小儿推拿
实用图册

郭长青　郭妍　主编

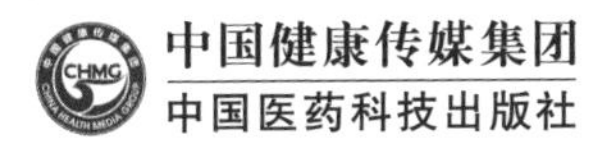

中国健康传媒集团
中国医药科技出版社

内 容 提 要

本书主要介绍了小儿推拿的基本技巧、常用穴位、常用手法和小儿常见病的治疗等内容。在预防保健和饮食注意部分，还介绍了一些日常生活保健的小妙招，能够指导读者在日常饮食、生活习惯、体育锻炼等方面帮助宝宝健康成长。书中配有精美插图，并以口诀的形式概括常用推拿穴位及其主治功能，文字通俗易懂，朗朗上口，读者一看就懂，一学就会，是家庭保健的必备手册。

图书在版编目（CIP）数据

小儿推拿实用图册 / 郭长青，郭妍主编 .— 北京：中国医药科技出版社，2020.11

ISBN 978-7-5214-2017-3

Ⅰ.①小… Ⅱ.①郭… ②郭… Ⅲ.①小儿疾病—推拿—图解 Ⅳ.① R244.15-64

中国版本图书馆 CIP 数据核字（2020）第 176588 号

美术编辑 陈君杞

版式设计 也 在

出版 **中国健康传媒集团** | 中国医药科技出版社

地址 北京市海淀区文慧园北路甲 22 号

邮编 100082

电话 发行：010-62227427 邮购：010-62236938

网址 www.cmstp.com

规格 710 × 1000 mm 1/16

印张 19 1/4

字数 322 千字

版次 2020 年 11 月第 1 版

印次 2020 年 11 月第 1 次印刷

印刷 三河市万龙印装有限公司

经销 全国各地新华书店

书号 ISBN 978-7-5214-2017-3

定价 59.00 元

获取新书信息、投稿、为图书纠错，请扫码联系我们。

目 录

第一章

小儿推拿的基本技巧

001

第二章

小儿推拿常用穴位

015

前　言

近年来，随着社会的进步和生活水平的提高，小儿推拿这种绿色疗法越来越受到人们的欢迎，在全国各地广泛流行，此方法不打针，不吃药，主要是通过按摩穴位激发儿童自身抗病与调节能力，既避免了对儿童身体的物理创伤，又可强身健体预防保健，越来越多家长选择此方法为儿童治疗疾病，但缺乏相关知识，不知从何下手。本书致力于帮助父母解决这一难题，不仅介绍了小儿推拿的常见穴位及操作方法，如何根据不同的疾病进行相关操作，还增加了一些日常生活保健的小妙招，让家长朋友们也能在日常饮食、生活习惯、体育锻炼等方面帮助宝宝健康成长，让每位小朋友都能拥有自己的家庭医生。且书中配有精美插图，文字通俗易懂，使各位家长朋友一看就懂，一学就会，由衷地希望每一位小朋友都能拥有更加健康的身体以及更快乐的童年。

郭长青

2020 年 3 月

编委会

主　编　郭长青　郭　妍

副主编　刘乃刚　陈烯琳　杨　雪

编　委　郭长青　郭　妍　刘乃刚

陈烯琳　杨　雪　王　彤

王军美　刘　聪　尹孟庭

谢占国　付昕怡　赵　莉

谢汶姗　陈幼楠　芮　娜

第三章 小儿推拿常用手法

小儿推拿常见病

067

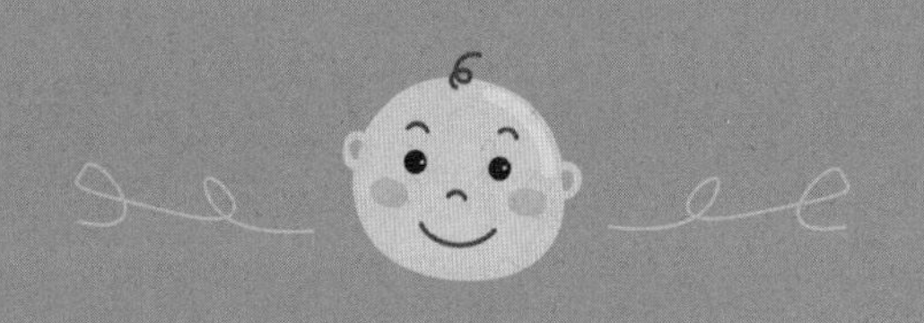

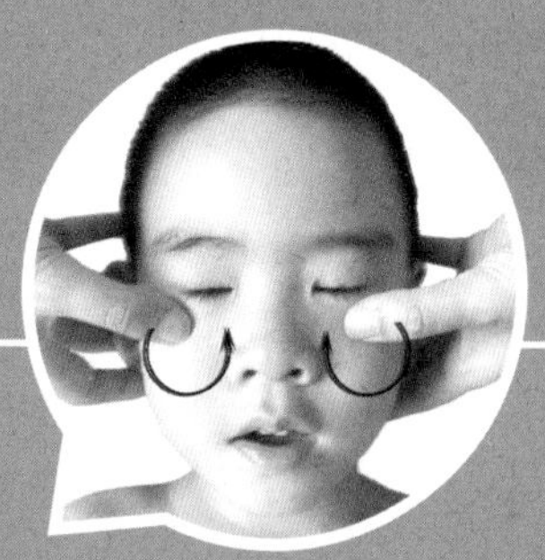

第一章 小儿推拿的基本技巧

爱的抚触让孩子更健康

小儿推拿的历史渊源

小儿推拿的特点

婴幼儿的生理和病理特点

小儿推拿治病的作用原理

小儿推拿常用的介质

小儿推拿的治则和处方

……

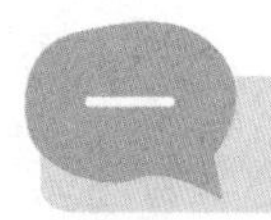

一 爱的抚触让孩子更健康

小儿推拿，又称“婴幼儿按摩”，是根据婴幼儿的生理病理特点，在其体表特定的穴位或部位进行按摩。作为助长益智或防病治病的一种外治疗法，小儿推拿可称得上是一种无痛苦、减少用药、缩短病程的最好的保健方法和绿色疗法。

小儿推拿历史悠久，是人类古老智慧累积的产物，是原本普遍存于各大古文明的一种育儿艺术。埃及古老的医学经典里有利用按摩治疗婴幼儿哭闹不止的记载，印度最早的医学典籍中也列举了很多按摩恢复患病婴幼儿健康的事例。墨西哥人也经常会用按摩的方式治疗婴幼儿的腹胀、便秘、消化不良、腹泻和呕吐等症，效果均非常显著。

20 世纪 70 年代初，美国国际婴幼儿按摩协会创始人薇曼拉 · 马可尔在印度瑜伽功的启发下，结合自身的育儿经验研发出了一种适用于西方婴幼儿的按摩法。在几经摸索、实践、改善之后，薇曼拉 · 马可尔最终于 1976 年成立了国际婴幼儿按摩协会，全球有 27 个分部，拥有会员上万名，自此婴幼儿按摩正式进入人们的视线。

在中国，小儿推拿也是有着 2000 多年的悠久历史。早在唐代，“药王”孙思邈的《备急千金要方》和王焘的医学巨著《外台秘要》都提到了运用按摩来治疗婴幼儿疾病的方法，可谓历史久远。到了明清时期，小儿推拿形成了独特的医疗体系，出现了大量相关的医学著作，从此小儿推拿开始系统、深入地发展。

西医学中的婴幼儿按摩是指医护人员或父母对婴幼儿非特定部位肌肤施以一定手法和规则的、轻柔的爱抚。经临床实验证明，适当的抚触和按摩可促进婴幼儿的生长发育，提高婴幼儿的免疫反应性，增进亲子间的感情沟通和交流，从而提高婴幼儿的情商，使他们更好地适应客观环境。据美国 20 世纪 80 年代对平均 32 周的早产儿的抚触实验表明，在 10 天的期限内，每天进行 3 次 15 分钟背部按摩的早产儿比未做按摩的早产儿体重多增长将近 80 克，体重增长速率比未接受按摩的早产儿增快约50%，体重、身高、头围也都有明显的增加。

然而，对婴幼儿进行按摩的好处却远远不止于此，除了促进营养吸收及生长发育，还能增强婴幼儿免疫力和抵抗力，减少他们生病的机会；减缓因长牙、鼻塞、腹胀及情绪波动所带来的不适；增进血液循环系统、神经系统的发育及协调；强化呼吸、消化系统等。

在现今社会，婴幼儿按摩已经是一种普遍的护理习惯。在尼日利亚、乌干达、印度、印度尼西亚、斐济、新几内亚、新西兰等国家，人们从孩子几个月就开始进行按摩，大部分在白天洗澡和睡觉前辅以油剂对婴幼儿进行按摩。

由于婴幼儿生理病理特点与成人相比，有很大的差异，因此，小儿推拿也就有别于成人按摩，诸如按摩手法、常用穴位、常见疾病、按摩适应证、禁忌证等都有自身的特点。但总的来说，小儿推拿是一种安全、绿色、用药少、副作用少、起效快的治疗方法，时常接受按摩的婴儿，不但变得安静、机灵、满足、不易哭闹、睡眠好，生物钟也渐趋平缓规律。而父母对孩子爱的抚触，除了可以让孩子更健康，同时还能强化亲子关系，增进父母和孩子之间的沟通。

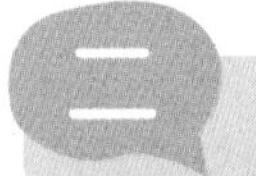

二　小儿推拿的历史渊源

小儿推拿历史悠久，是中国传统按摩疗法的一个重要组成部分。早在唐代孙思邈的《备急千金要方》中就有记载：“小儿虽无病，早起常以膏摩囟上及手足心，甚辟风寒”。唐代另一部医学巨著《外台秘要》也提到：“又疗小儿夜啼，至明不安寐……亦以摩儿头及脊，验。”可见，那时人们就知道运用按摩治疗婴幼儿疾病。

到了明清时期小儿推拿形成了独特的体系，有了大量的专著，如熊应雄的《小儿推拿广意》、骆如龙的《幼科推拿秘书》、周于番的《小儿按摩秘诀》、徐谦光的《推拿三字经》等。随着社会和科学的不断进步，小儿推拿也必将日臻完善，并为人类医疗保健事业做出更大的贡献。

三 小儿推拿的特点

小儿推拿的对象一般是指6岁以下的婴幼儿。小儿推拿是一种良性、有序，具有双向调节作用的物理刺激，易被小儿形体及内脏感知，从而产生功效。中医学认为推拿作用于体表某一局部，通过人体经络、气血，起着疏经通络、行气活血、濡润筋骨、滑利关节的作用。

1 培养婴幼儿优良性格和爱心

经常受到抚摸或按摩的婴幼儿不会感到孤单、寂寞，且能增加婴幼儿安全感、自信心和爱心，长期坚持对婴幼儿的按摩可以让婴幼儿性格开朗、勇敢自信、平易近人。

2 提高婴幼儿免疫能力

长期的按摩能有效地增强食欲、促进胰岛素及胰高血糖的分泌、促进胃酸分泌、加强胃窦收缩和消化道功能、锻炼四肢的活动能力、消除外界刺激、改善婴幼儿睡眠等。

3 简单方便、经济安全、易学易用

小儿推拿同时也可作为疾病的辅助疗法，是一种无针、无药、无创伤、无副作用的物理疗法，可作为部分疾病如便秘、近视等的主要治疗方法的选择，亦可作为部分疾病的辅助疗法，有利无弊，且易学、易掌握、易操作、方便灵活、见效快。

4 易于为婴幼儿接受

小儿推拿作为疾病辅助疗法，不用打针吃药，故不会给婴幼儿带来打针吃药的恐惧感，不受时间、地点、环境和条件的限制，仅凭按摩者双手与婴幼儿肌肤的接触，多数手法均轻揉、舒适，能增加按摩者对婴幼儿的亲和力，易为婴幼儿接受。

5 提高婴幼儿对自身的主动认识和锻炼婴幼儿的交际能力

尤其是小于 1 岁的婴幼儿，对自身的主动认识能力很差。通过父母及亲人的抚摸或按摩，可加强其对自身的主动认识。在抚摸或按摩过程中，通过肌肤的触觉神经和非语言性的情感交流，能激发他们的感知能力并锻炼交际能力。

四 婴幼儿的生理和病理特点

婴幼儿从出生到成年，处于不断生长发育的过程中，无论在形体、生理、病理等方面都与成人有所不同，年龄越小，差异越显著。

1 中医学的认识

❶ 脏腑娇嫩，形气未充：中医学认为婴幼儿肌肤柔嫩，肠胃柔弱，筋骨不强，血气未充，经脉未盛，内脏精气未足，卫外功能未固，阴阳二气均属不足，中医学提出了“稚阴稚阳”“稚阳未充，稚阴未长”的观点，即认为婴幼儿无论在物质基础和生理功能方面都是幼稚和不完全的，尤其是肺、脾、肾等脏腑。

❷ 生机蓬勃，发育迅速：中医学认为婴幼儿生机旺盛，发育迅速，年龄越小，生长越快，对水谷精气需要迫切，即对营养的需求较大。

❸ 抵抗力差，容易发病：由于婴幼儿脏腑娇嫩、形气未充的生理特点决定了婴幼儿对外界环境的被动适应性和依赖性，然而婴幼儿寒暖不能自调，饮食不能自节，故易为外邪风寒暑湿温热六淫所侵，或内由乳食不节所伤，故容易发病。

❹ 传变速度：由于婴幼儿生理功能的不完善，导致婴幼儿病情变化迅速，年龄越小越突出。具体表现为易虚、易实、易寒、易热，若调治不当，容易轻病变重，重病转危。

❺ 脏气清灵，易趋康复：婴幼儿为“纯阳之体”，生机蓬勃、活力充沛、脏气清灵、反应敏捷。在疾病过程中，其组织再生和修补能力也是旺盛的，且病因单纯，很少受七情影响，在患病之后，如能及时调治，容易痊愈，较快恢复其生理功能。

2 西医学的认识

西医学认为婴幼儿生长发育最为旺盛，代谢快、吸收快、排泄快。但婴幼儿由于体质和功能均较脆弱，极易受外界因素影响，因此抗病能力差，免疫能力低下。婴幼儿在呼吸、循环、消化、神经等系统方面，均有其生理病理特点；

❶ 呼吸系统：婴幼儿整个呼吸道（鼻腔、咽喉、气管、支气管）比成人狭小，黏膜下的血管和淋巴管丰富，有炎症时黏膜充血肿胀，易使狭小的管腔阻塞。如新生儿和婴幼儿患感冒，易发生鼻塞不通；患支气管炎、肺炎时，鼻煽、气促、发绀等呼吸困难症状特别明显。由于婴幼儿新陈代谢旺盛，需氧量大，因此每分钟呼吸次数因生理性代偿而增多。

❷ 循环系统：婴幼儿的心率较成人为快，随着年龄的增大，心率逐渐减慢，到 14 岁才接近成人心率；血压与此相反，年龄越小，其生理常值也越低。

❸ 消化系统：婴幼儿 3~6 个月间唾液分泌由少到多，可以出现生理性流涎。婴幼儿胃多呈水平位，贲门肌肉松弛，幽门肌肉紧张，空气容易进入胃内，因而易溢乳和呕吐。在婴幼儿分泌的各种消化液中，消化酶的活力较低，消化道的运动功能也不稳定，因此如饮食不当，就易造成消化不良。婴幼儿肠管相对的较成人长，肠系膜也长，故易发生肠套叠或肠扭转。由于婴幼儿肠壁的通透性较高，消化不全产物和肠内毒素易于透过肠壁进入血液，故易引起中毒和过敏现象。

❹ 神经系统：新生儿大脑皮层细胞分化不全，皮层功能较差，受到刺激后，易疲劳面进入抑制，因此新生儿大部分时间处于睡眠状态中。婴幼儿大脑皮层对皮层下中枢的控制能力薄弱，故熟睡时易受惊扰。又因神经髓鞘形成不全，兴奋易于扩散，因此婴幼儿高热时易惊厥。

五　小儿推拿治病的作用原理

小儿推拿是一种良性的、有序的和具有双向调节性的物理刺激，易被婴幼儿内脏或形体感知，从而产生功效。中医学认为按摩表现为作用于体表某一局部通过人体经络、气血起着疏经通络、行气活血、濡润筋骨、滑利关节，进而影响到五脏六腑及至全身各部，故又有全面调整阴阳平衡、扶正祛邪的作用。西医学证实：按摩通过“力”“能”“信息”的转化和传递，可促使机体向良性方向转化。

作用于皮肤组织

皮肤是直接接受按摩治疗的人体组织，然而皮肤具有调节机体温度和保护皮下组织不受伤害的功能。按摩手法能加强皮脂腺及汗腺的分泌，清除衰亡脱落的上皮细胞，改善皮肤代谢，软化疤痕，增强机体的防卫功能；同时还能增强皮肤的光泽和弹性，延缓皮肤的衰老。摩法、抹法、揉法、擦法等手法都很容易使皮肤毛细血管扩张、皮肤温度升高。

作用于肌肉组织

肌肉做功后，由于代谢的中间产物乳酸大量产生，沉积在肌肉组织中，因而出现肌肉痉挛疼痛和疲劳现象。按摩能促进乳酸的消散和排出，使疼痛缓解、疲劳消除，能增强肌肉的张力和弹性。

纠正异常解剖位置

凡关节错位、肌腱滑脱等有关组织解剖位置异常而致的病症，均可运用按摩手法得以纠正。例如：婴幼儿桡骨小头半脱位，患肢活动障碍处于强迫体位，只要手法运用正确，真可谓是手到病除。

改善血液循环

实验证明，按摩能增加毛细血管的数量，增大管径，使血液循环大大改善。同时还能促进病变组织血管网的重建，恢复血管壁的弹性，改善管道的通畅性能，降低血液流动的外摩擦力等。由于按摩手法能够改善血液和循环系统，作为临床疾病中的一种辅助治疗手段还是很受欢迎的。

帮助消化

实验证明，对消化系统投影于体表处的局部按摩，对脾胃相关的经络穴位如脾经、胃经及脾俞、胃俞、足三里等按摩能引起胃肠蠕动增强或减弱，即对消化系统具有兴奋和抑制的双向良性调节作用。也有实验证明，对这些穴位按摩后，可降低胃泌素的分泌和增强小肠的吸收功能等，所以对消化系统功能性病变有较好的治疗效果。

调节神经系统

按摩可降低周围感觉神经末梢的兴奋性，故常用于止痛；重手法则用来治疗肌痉挛，亦能促进损伤的功能恢复。腹部按摩可通过自主神经的作用，刺激消化腺分泌，增进消化吸收和调节胃肠蠕动功能。背俞穴的按摩治疗，可通过神经反射，影响脊髓和大脑的调节功能，从而使相应脏器的功能发生变化，如肺俞对呼吸系统，脾俞、胃俞对消化系统，肾俞对泌尿生殖系统等的作用。

改善心理

轻柔的按摩手法能使婴幼儿情绪放松、稳定，可减轻或消除心理上对疾病的不良反应。因此按摩不仅对器质性病变是一种有效治疗方法，而且也是心理治疗的一种手段。

综前所述，小儿推拿疗法确实是一种简便、实用、疗效确切的治疗方法，但关键的问题是要正确掌握按摩手法、穴位、解剖部位，临床上要运用恰当。要达到得心应手的境界，应认真学习，刻苦练习，反复体会、实践，逐步摸索和掌握按摩治疗的规律。有临床研究表明，按摩通过穴位补泻及脘腹部的直接操作，能调节胃肠蠕动，改善胃肠道血液循环和淋巴回流，加速消化液分泌，促使炎症消散，利于组织恢复。这种治疗方法不使用药物，又能够起到用药的作用，有时比用药起效还快、疗效还好，没有药物的副作用，还解决了婴幼儿服药困难的难题。

六　小儿推拿常用的介质

推拿时为了减少对皮肤的摩擦，可借助某些润滑物质，如水、酒、油类的液体或滑石粉等以润滑皮肤，增强手法的作用，这些物质统称为推拿介质。推拿介质的选用有一定的学问。感冒时等多选用解表类药，如葱汁、姜汁、薄荷汁等；与血瘀有关的疾病常用活血化瘀类药，如麝香液、红花鸡油膏等；热性病症则多选用寒凉类药物，如薄荷汁、猪胆汁、淡竹叶浸液。

现具体介绍部分常用推拿介质如下。

鸡蛋清

把鸡蛋打一小洞，取蛋清用。或将蛋清与白面和成面团，施术者手执面团在患儿胸、腹、腰背部搓摩滚动。该法是治疗婴幼儿感冒的常用方法。

嫩藕汁

取嫩藕根茎部分绞汁，其有清热生津、凉血止血、散瘀的作用，婴幼儿疳积、婴幼儿皮肤病如皮肤燥痒，斑疹疖痘时常用。

鲜葱汁

将葱放入 95% 的酒精中浸泡，两周后取汁用。用于婴幼儿风寒外感。

生姜汁

把生姜捣烂如泥，绞出姜汁装瓶备用。姜汁柔滑，用之不易擦破皮肤，且生姜本身又有温经散寒，祛邪外出的作用，因而成为小儿推拿最常用的介质之一。生姜汁尤其适用于婴幼儿风寒外感及虚性的病证。

荷叶汁

取鲜荷叶洗净捣烂取汁，其能清热解暑、散瘀止血、升阳清解的作用，婴幼儿夏季中暑，头痛头胀、不思乳食或消化不良时常用，此外，本品还具有散瘀止痛的作用。

大蒜汁

将大蒜去皮洗净捣汁，加少量清水，其性辛、温中健脾，蘸汁揉膻中、脾俞、清肺经可治疗婴幼儿咳嗽，以该汁擦疹能退疹止痒。

清凉油

其能散风、消肿、止痛、止痒、清脑、醒神。该品治疗范围较广，如婴幼儿夏季中暑、头昏、呕吐或皮肤因蚊虫叮咬引起燥痒时常用。

婴儿油

婴儿油专门针对婴幼儿娇嫩的皮肤而研发，其性较为温和。

七　小儿推拿的治则和处方

温、运、补、泻、汗、吐、散、清八法是小儿推拿治病的基本法则，在该治则指导下才能发挥小儿推拿的平衡阴阳、调和脏腑、疏通经络、行气活血、扶正祛邪的作用。

小儿推拿的处方

是由手法、穴位、次数（或时间）所组成，其中有主穴和配穴，主穴是针对疾病的主症，起到主要治疗作用的穴位。配穴的意义有以下几种：❶加强主穴的作用；❷制约主穴的作用；❸协助主穴治疗的一些次要症状。本书中主穴即是基本处方中选用的穴位，配穴即是随证加减时选用的穴位，本书配穴主要任务是根据辨证分型，协助主穴治疗一些次要症状。

八　小儿推拿的适应证和禁忌证

1　小儿推拿的适应证

小儿按摩的适应证相当广泛，凡小儿内科、外科疾病都可应用，且有良好的效果。特别是对小儿消化、呼吸、神经系统疾病的疗效显著。另外，小儿保健按摩对健康无病儿童有增进食欲、提高机体免疫力和抗病能力的作用。

2 小儿推拿的禁忌证

❶ 皮肤发生烧伤、烫伤、擦伤、裂伤及生有疮疖等，局部不宜按摩。

❷ 局部皮肤红、肿、热、痛，有感染性疾病，如脓肿、丹毒、骨结核、骨髓炎等不宜按摩。

❸ 损伤后引起的各种骨折、脱位等，按摩前应排除。

❹ 高热、惊厥等危重证候应去医院就诊，避免单独按摩治疗。

九 小儿推拿手法操作要求

小儿推拿手法种类较多，有不少推拿手法与成人手法相似。但因婴幼儿脏腑娇嫩、形气未充、肌肤柔弱、耐受力差，故有的手法，虽然在名称上和成人手法一样，而在具体操作时却完全不同。

❶ 小儿推拿操作顺序是先头面，其次上肢，再次胸、腹、腰、背，最后是下肢；穴位顺序是先推主穴后推配穴，或先推配穴后推主穴。

❷ 小儿推拿手法的总要求是轻快，柔和，平稳，着实，透达病所，刺激强度要适宜，不可竭力攻伐。

❸ 手法刺激的强度应根据患儿年龄大小，体质强弱，病史长短，病势急缓而定。如病轻患儿，操作时间宜短，用力宜轻，速度宜缓，一日或两日一次；病重患儿，操作时间宜长，用力宜重，速度宜快，每日按摩一至二次。

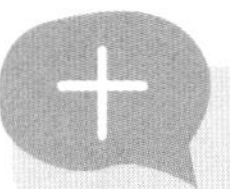

小儿推拿的注意事项

❶ 施术环境：室内保持一定温度，不宜过冷过热；夏天要通风，寒冷季节，施术者双手要保持温暖，不可过凉，以免使小儿产生惊慌；室内应光线充足，以利于诊察婴幼儿病情，以及按摩后的反应。按摩治疗结束后应令患儿避风。同时施按摩者应态度和蔼，要注意经常剪修指甲，勤洗手，保持清洁卫生，避免损伤婴幼儿皮肤，造成感染。

❷ 施术体位：按摩治疗时，根据婴幼儿的病情、所选取的穴位以及操作手法等因素，婴幼儿分别采取坐位、俯卧位、仰卧位等体位。施术时固定好婴幼儿体位，注意婴幼儿的体位坐卧舒适、力求自然，以免婴幼儿躁动时引起外伤。按摩者以方便操作，便于用力为前提，选取坐位或站位施治。

❸ 小儿推拿的穴位有点状、线状、面状。小儿推拿的穴位一般不分男女，上肢只推左侧穴位，但也有推右侧的；其他部位一般双侧。

❹ 婴幼儿皮肤娇嫩，按摩时应准备好润滑剂作为介质如前所述的滑石粉、姜汁、松花粉、蛋清、肥皂等，从而避免损伤皮肤；或者用温开水或姜葱水润滑按摩者手指皮肤，一般春夏用温热水，秋冬用姜葱水，外感用姜葱水，内伤用温热水。

❺ 小儿推拿的操作以推法、揉法次数较多，而摩法时间较长，掐法则重、快、少。掐、拿、捏等重手法多在最后使用。一般情况下用弱刺激手法，如推、摩、揉、运等时，每穴可做 50~100 次，或 3~5 分钟；用强刺激手法，如掐、拿、挤、捏等时，每次只需 3~5 次治疗。中强刺激手法都应

在最后操作，以免婴幼儿哭闹影响操作和治疗效果。另外，操作者手法注意力度，尤其是用掐法时，切忌粗暴，宜轻快柔和，平稳扎实，才能达到预期的效果。

❻ 按摩时间的长短与次数的多少，对预期疗效有重要影响，必须在实际工作时，根据病情的虚实缓急，定出比较适当的治疗时间和次数。一般说来，凡属实证与急性疾病，每日按摩次数宜多、时间宜短，每日可以按摩 2 次，甚至更多，每次按摩的时间为 20~30 分钟；属虚证与慢性病，每日按摩次数宜少，时间宜长，每日可按摩 1 次或间日 1 次，每次按摩时间为 30~40 分钟。从刺激强度上而言，实施手法时的力量要均匀、柔和、轻重适宜、深透有力。当然，按摩时间的长短，还需要根据选用穴位的多少来具体决定，不要拘泥。总之，小儿推拿以皮肤红润为定量的依据。

❼ 关于推拿疗法的补泻问题，一般说来补泻与手法的轻重、速度和方向相关，顺、上、轻、缓为补，逆、下、重、急为泻。另有一种说法是用力轻、速度慢、顺经方向为补，反之则为泻，如用力和速度在两者之间，往返方向进行则为平补平泻。

❽ 推拿时还要注意小儿是否患皮肤病，有出血倾向或尚未明确诊断的急性病，尤其是疑有外科疾病时，不宜推拿治疗。

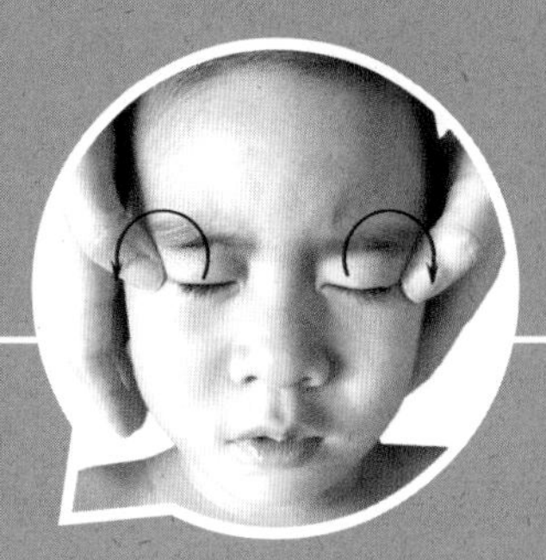

第二章
小儿推拿常用穴位

小儿推拿常用的穴位有：十四经经穴、经外奇穴和小儿推拿特定穴。除了十四经经穴和经外奇穴为小儿与成人所共有外，小儿推拿特定穴则为小儿所专用。小儿推拿特定穴的形态，除有“点”状外，还有“线”“面”状，充分体现了穴位形态与推拿手法操作形式相适应的特点。小儿推拿特定穴多分布在小儿肘部以下和头颈部，所以应用推拿治疗比较方便。本章简明介绍了小儿推拿常用的穴位、穴线及穴面。

一 头颈部

1 天门解表发汗特效穴

位　置 两眉中点至前发际成一直线（图 2-1）。

手法操作 两拇指自下而上交替直推，称开天门，又称推攒竹（图 2-2、图 2-3）。

功　效 按揉本穴能疏风解表、开窍醒脑、镇静安神。主治：①感冒发热、头痛等外感表证；②精神萎靡不振、烦躁不安等精神疾病。

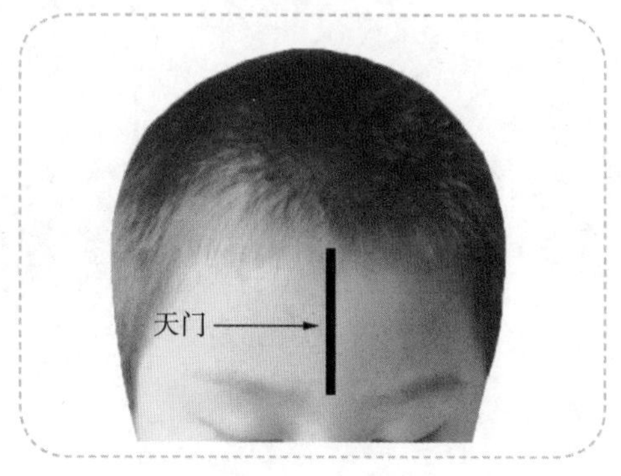

图 2-1　天门

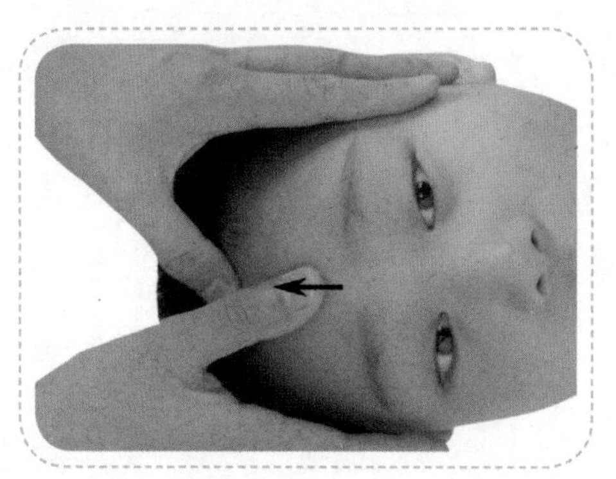

图 2-2　开天门 1

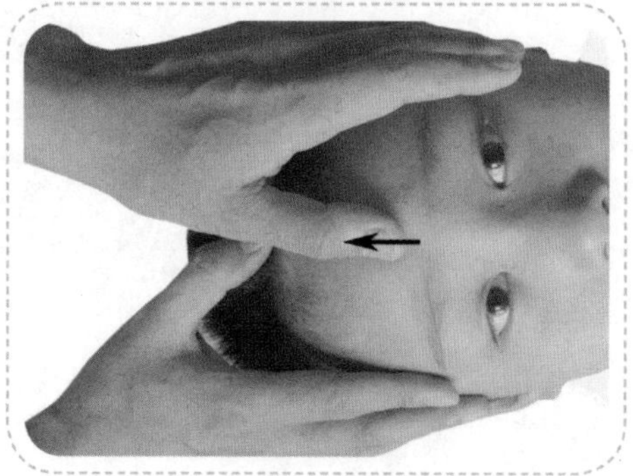

图 2-3　开天门 2

2 坎宫疏风解表止头痛

位　置 眉心至眉梢成一横线（图 2-4）。

手法操作 两拇指自眉心向两侧眉梢分推，称推坎宫，亦称分头阴阳（图 2-5、图 2-6）。

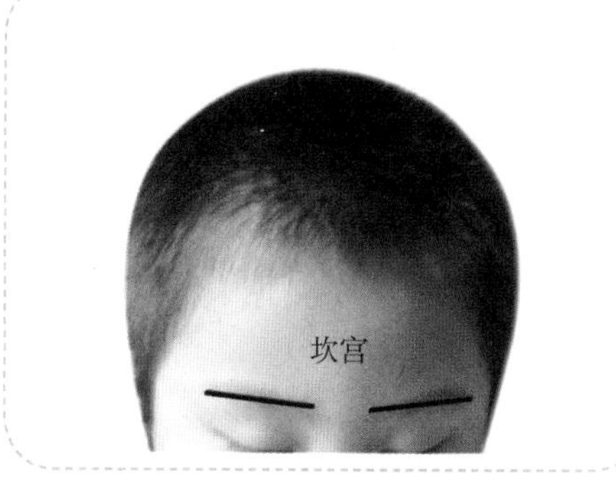

图 2-4　坎宫

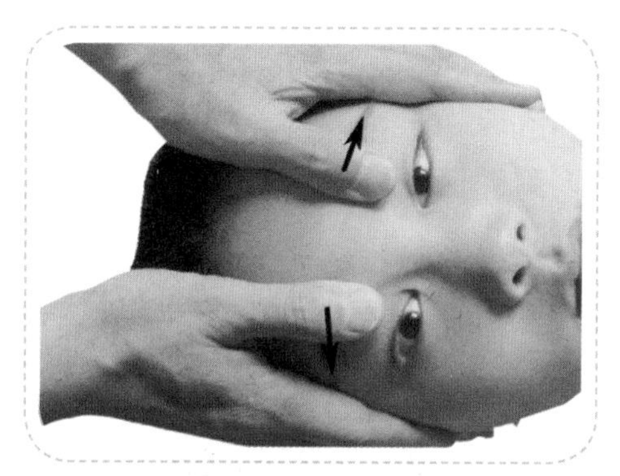

图 2-5　推坎宫 1

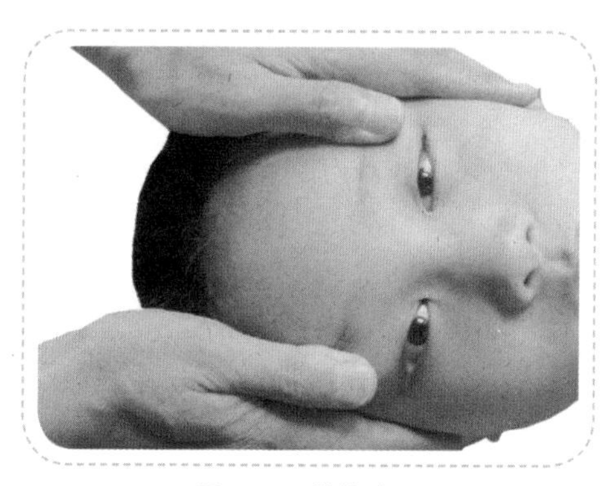

图 2-6　推坎宫 2

功　效 按揉本穴能疏风散寒、醒脑明目、止头痛。主治：①发热、头痛等外感表证；②目赤肿痛；③鼻塞流涕。

③ 太阳宁神醒脑止头痛

位　置 眉梢与外眼角中点，向后约一横指凹陷处（图 2-7）。

手法操作 用中指或拇指指端揉或运，称揉太阳或运太阳。向眼角方向为补，向耳方向为泻（图 2-8）。

功　效 按揉本穴能疏风散表、清热明目、止头痛。主治：①发热、头痛等外感表证；②目赤肿痛。

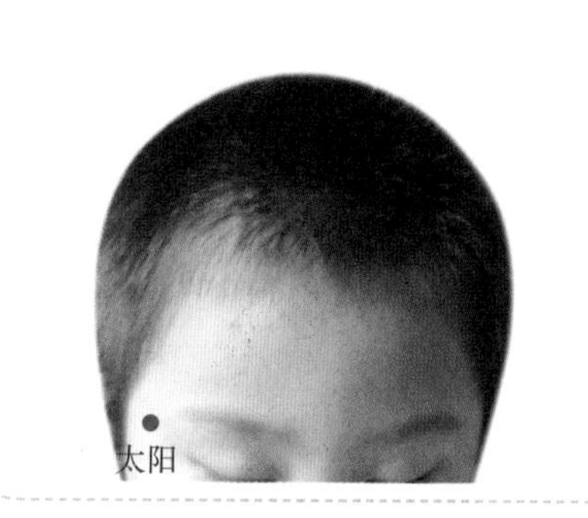

图 2-7　太阳

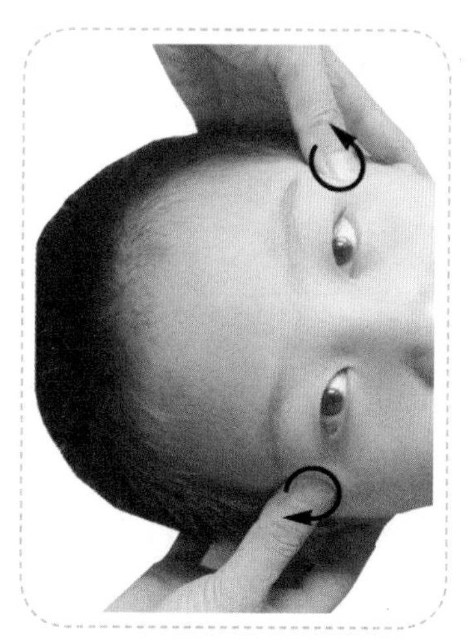

图 2-8　揉太阳

4 人中醒脑开窍急救穴

位 置 人中沟上 1/3 与下 2/3 交界处（图 2-9）。

手法操作 用拇指指甲掐按，称为掐人中（图 2-10）。

功 效 按揉本穴能醒脑开窍。主治主要用于急救。治疗惊厥、抽搐、昏迷、不省人事等有特效。

本穴归于督脉，督脉入属于脑，故本穴可调节神志，具有清热开窍、回阳救逆、苏厥安神之功，为急救要穴，主治昏迷、晕厥、中暑、癫痫、急慢惊风、牙关紧闭、瘟疫、黄疸、霍乱等症。

本穴位于人中沟中，为督脉、手、足阳明的交会穴，还具有开鼻窍、祛风通络、清热止痛之功，主治齿痛、风水面肿、鼻塞、鼻衄等。《铜人腧穴针灸图经》：风水面肿，针此一穴，出水尽即顿愈。

本穴归于督脉，可调节督脉经气，具有通络、强脊、止痛之功，主治脊膂强痛、挫闪腰痛等。

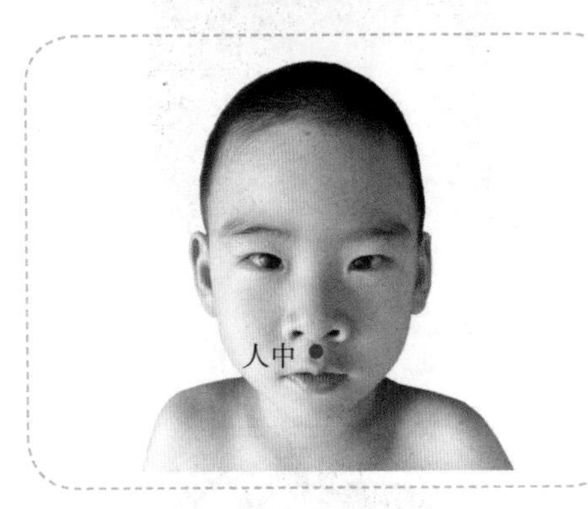

图 2-9 人中

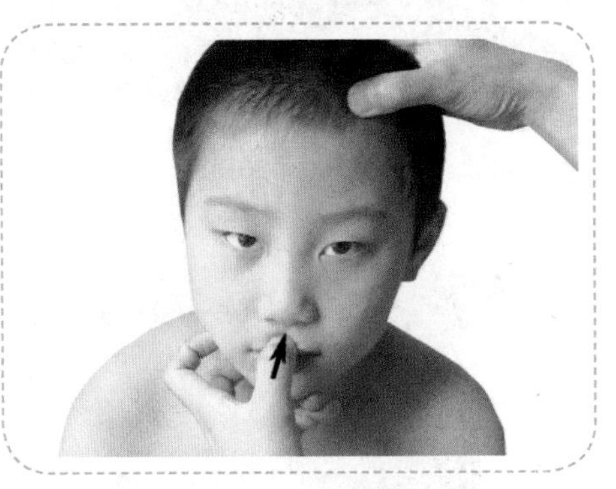

图 2-10 掐人中

5 迎香祛风通窍治鼻炎

位 置 鼻翼旁 0.5 寸，鼻唇沟中（图 2-11）。

手法操作 用食指或中指按揉，称揉迎香（图 2-12）。

功 效 按揉本穴能宣肺气、通鼻窍。主治：①鼻塞流涕；②口眼㖞斜。

本穴位居鼻旁，有疏散风热、宣通鼻塞、清利头面的作用，是治疗鼻疾的常用穴，主治鼻塞、不闻香臭、鼻衄、鼻渊、鼻息肉、面痒、面浮肿等。

《针灸大成》载：本穴治鼻塞不闻香臭、鼻衄不止。

本穴有祛风邪、通经络之功，用以治疗口眼㖞斜。

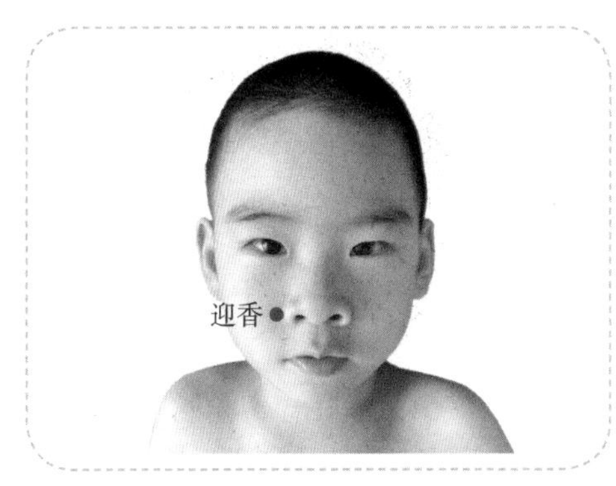

图 2-11　迎香

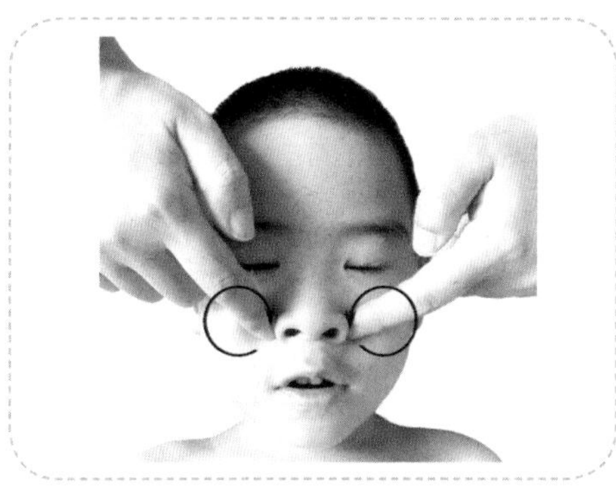

图 2-12　揉迎香

6 百会（囟门）遗尿脱肛有特效

位　置 头顶正中线与两耳尖连线的交点（图 2-13）。

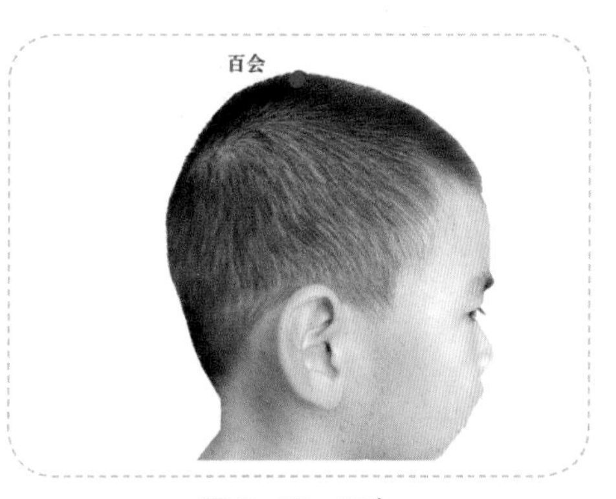

图 2-13　百会

手法操作 用拇指指端按揉，称揉百会（图 2-14）。

功　效 按揉本穴能镇静安神、升阳举陷。主治：①头痛、惊风、鼻塞等清阳不升的病症；②神昏烦躁、痴呆等精神病症。

本穴归于督脉，居脑之上，督脉入属于脑，脑为元神之府，故本穴可调节神志，有开窍醒脑、息风化痰、定惊安神之功，主治尸厥、惊悸、中风不语、耳鸣、眩晕等。

督脉为阳经之海，总统一身之阳，百会归于督脉，位居巅顶，有居上治下之性，具有升阳举陷、益气固脱之功，主治脱肛、遗尿、痔疾等。

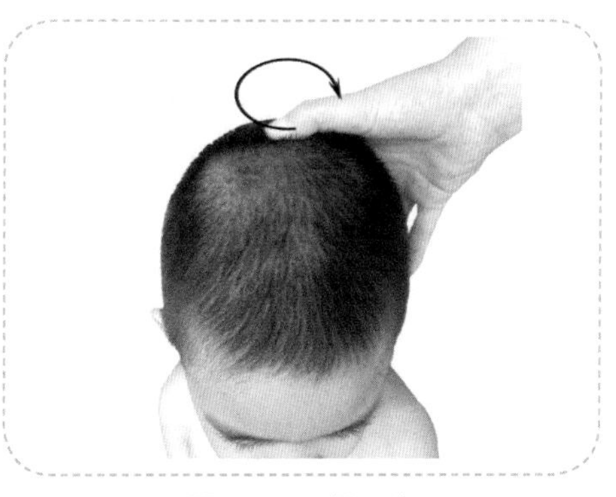

图 2-14　揉百会

7 风池发汗解表治项强

位 置 颈后枕骨下，胸锁乳突肌与斜方肌三角凹陷中（图 2–15）。

手法操作 用拇指、食指按揉或用拿法，称为按揉风池或拿揉风池（图 2–16）。

功 效 按揉本穴能发汗解表、祛风散寒。主治：①感冒、发热、头痛等外感风寒表证；②颈项强痛等局部病症。

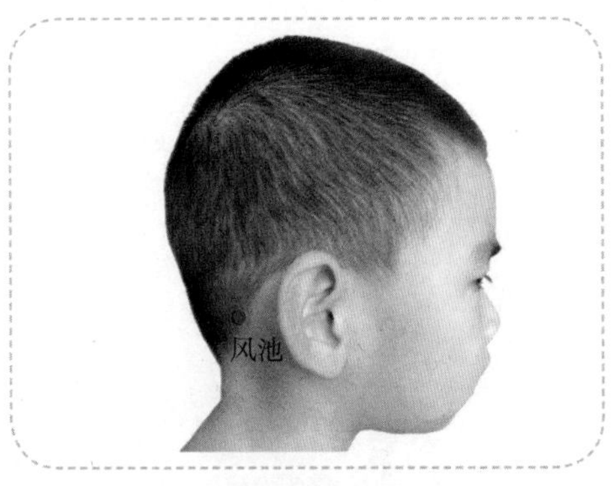

图 2–15 风池

本穴为足少阳、阳维之会，阳维为病苦寒热，故有祛风散邪解表的作用，是治疗表证的常用穴，主治感冒、头痛、热病初期、疟疾、颈项强痛等。《伤寒论》：太阳病，初服桂枝汤，反烦不解者，先刺风池、风府。

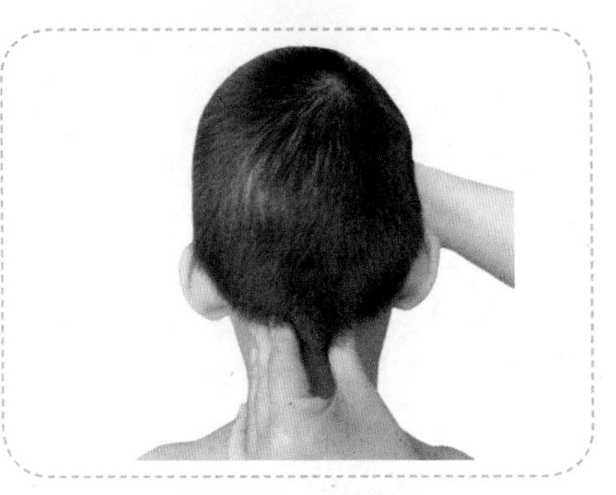
图 2–16 拿揉风池

本穴能疏散少阳风热、清头目、利官窍，主治耳聋、气闭、目赤痛、目泪出、鼻渊、鼻衄等。

本穴还能平息内风，具有息风止痉、通络之功，用以治疗眩晕、中风。

8 天柱骨清理头目强筋骨

位 置 颈后发际正中至大椎穴成一直线（图 2–17）。

手法操作 用拇指或食、中二指，自上而下直推，称为推天柱骨（图 2–18）。

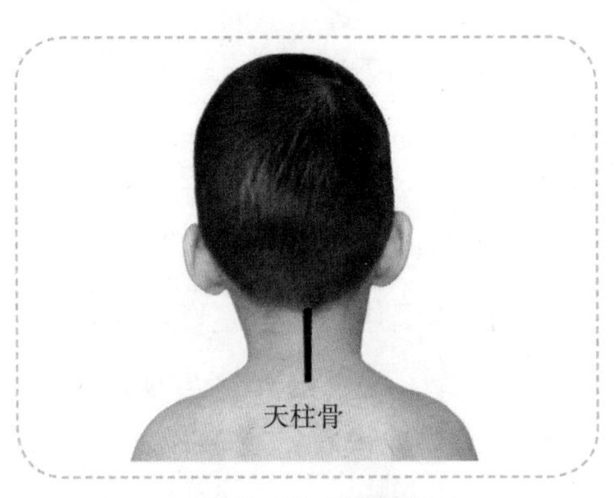

图 2–17 天柱骨

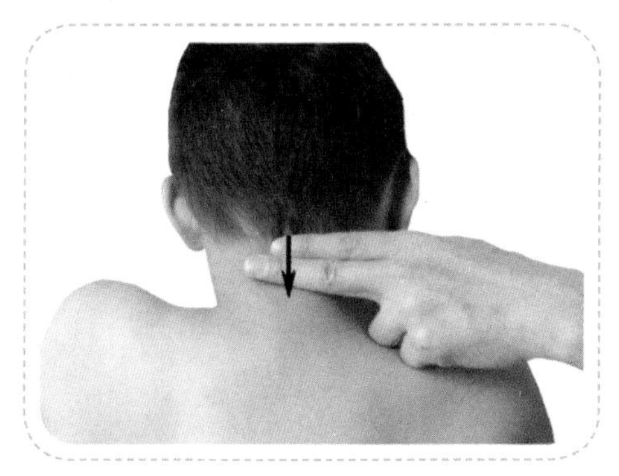

图 2-18 推天柱骨

功 效 按揉本穴能降逆止呕、祛风散寒。主治：①发热、感冒等外感风寒表证；②呕吐、呃逆等胃气上逆病症。

9 桥弓舒筋通络治项强

位 置 颈部两侧沿胸锁乳突肌成一线（图 2-19）。

手法操作 用拇指或食、中、环三指提拿，或用拇指抹（图 2-20）。

功 效 按揉本穴能舒筋活血、解痉止痛。主治小儿肌性斜颈、项强等症。

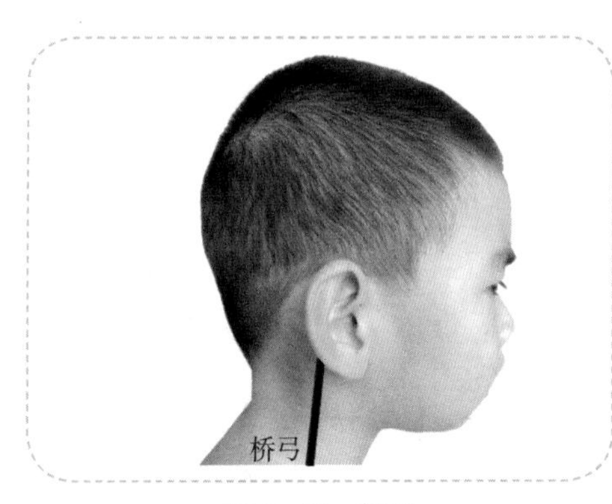

图 2-19 桥弓

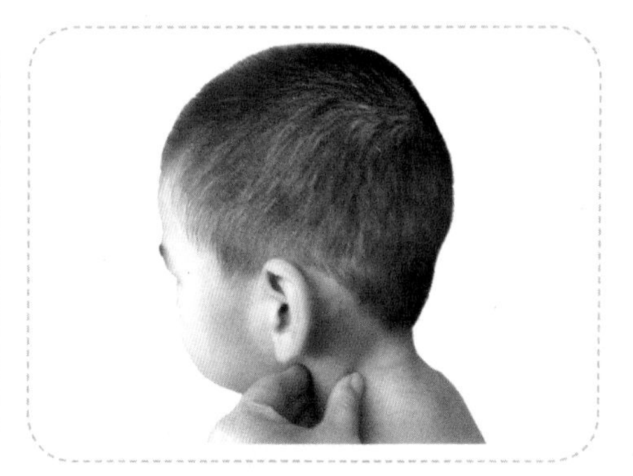

图 2-20 提拿桥弓

10 阳白清理头目治风热

位 置 目正视，瞳孔直上，眉上 1 寸（图 2-21）。

手法操作 用拇指或中指指腹点揉（图 2-22）。

功 效 按揉本穴能明目。主治：①前头痛；②目赤肿痛、视物模糊、眼睑跳动等眼部病症。

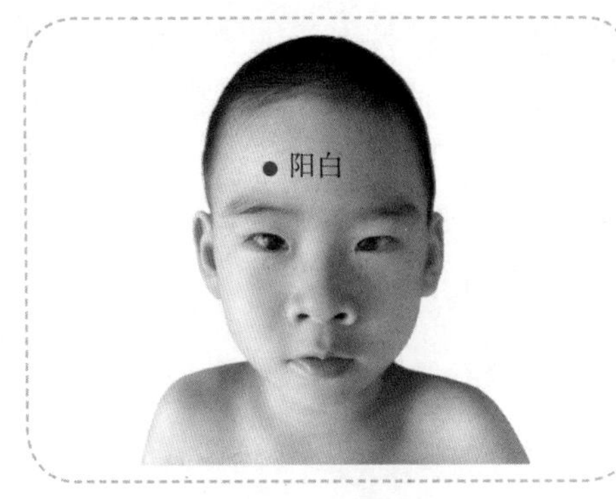

图 2-21 阳白

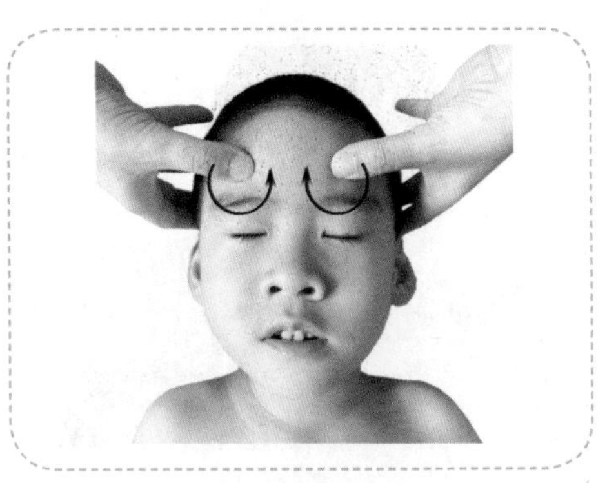

图 2-22 按揉阳白

11 睛明各种眼病均有效

位 置 目内眦角稍内上方凹陷处（图 2-23）。

手法操作 用拇指或中指指腹点揉（图 2-24）。

功 效 按揉本穴能明目、疏风散邪、通鼻窍。主治：①目赤肿痛，视物模糊、流泪、目眩、近视、花眼、色盲、夜盲等眼部病症；②急性腰扭伤；心动过速。

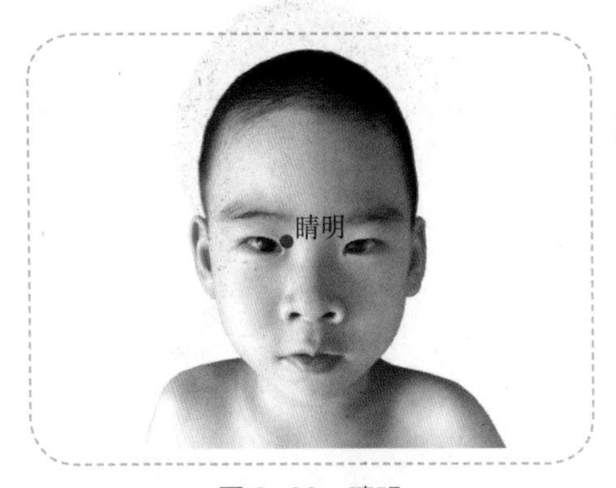

图 2-23 睛明

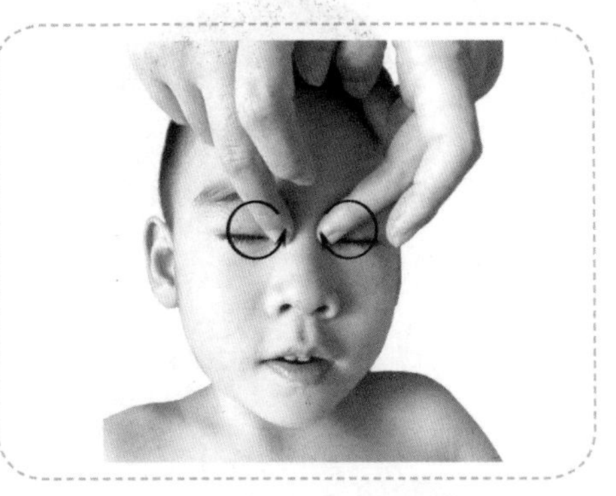

图 2-24 按揉睛明

12 鱼腰镇惊安神通经络

位 置 在额部，瞳孔直上，眉毛正中（图 2-25）。

手法操作 用拇指或中指指腹点揉（图 2-26）。

功 效 按揉本穴能祛邪明目、止眉棱骨疼痛。主治：①眉棱骨痛；②眼睑跳动、眼睑下垂、目赤肿痛、视物模糊等眼部病症。

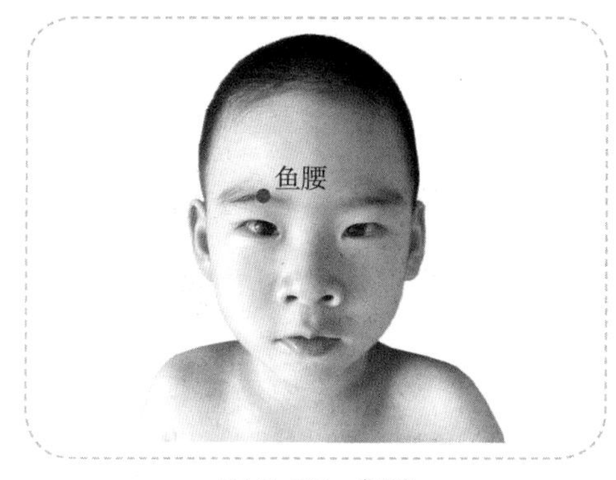

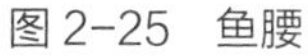
图 2-25　鱼腰

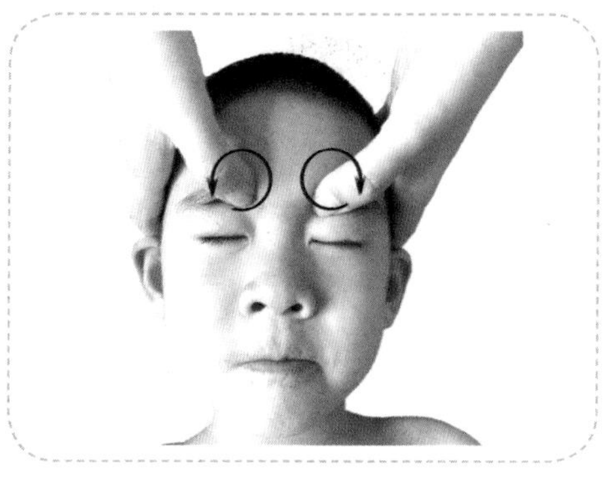

图 2-26　点揉鱼腰

⑬ 瞳子髎养肝明目祛湿浊

位　置 目外眦外侧约 0.5 寸，眶骨外缘凹陷中（图 2-27）。

手法操作 用拇指或中指指腹点揉（图 2-28）。

功　效 按揉本穴能疏通气血，祛风明目。主治：①头痛；②目赤肿痛，羞明流泪、内障、视物模糊等目疾。

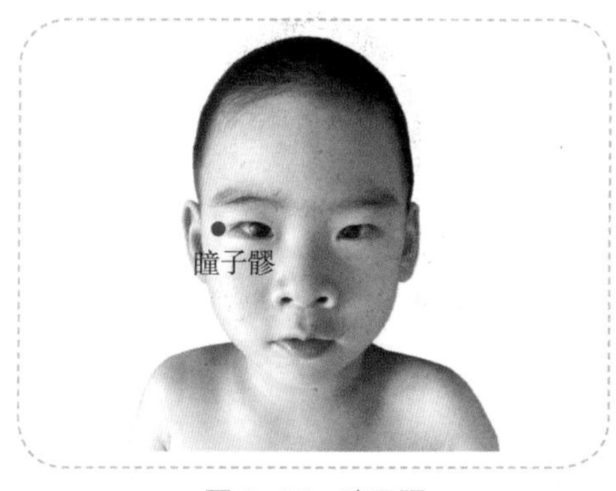

图 2-27　瞳子髎

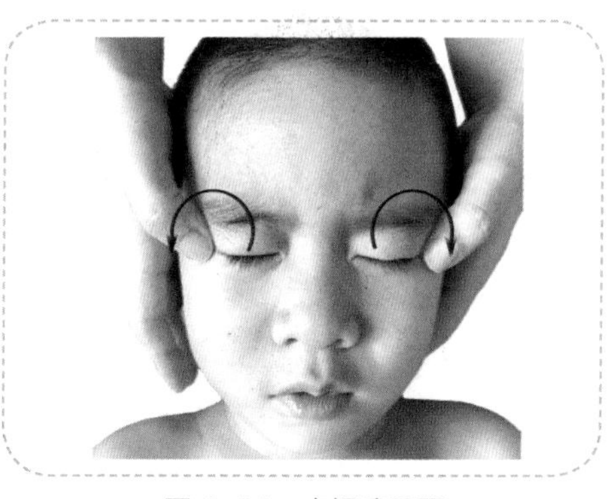

图 2-28　点揉瞳子髎

⑭ 球后清热明目调气血

位　置 在面部，当眶下缘外 1/4 与内 3/4 交界处（图 2-29）。

手法操作 用拇指或中指指腹点揉（图 2-30）。

功　效 按揉本穴能祛风散邪、止眶下缘痛、明目。主治一切目疾。

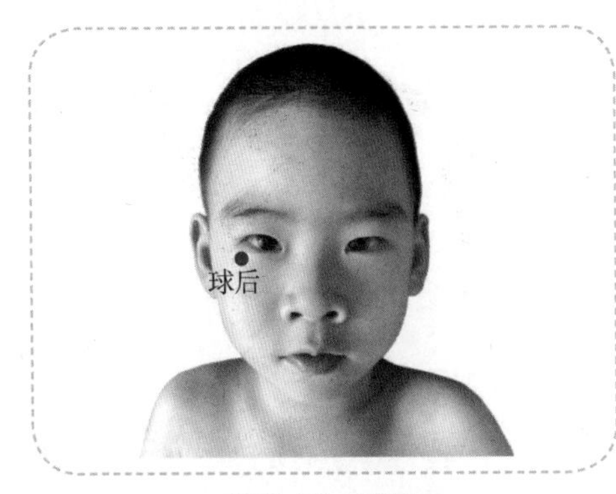

图2-29 球后

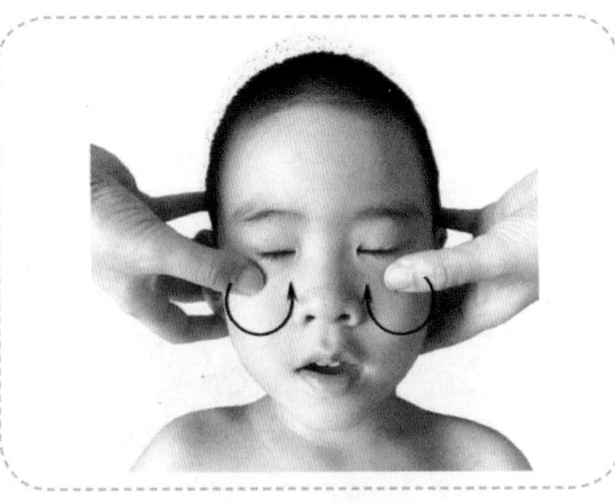
图2-30 点揉球后

⑮ 四白祛风明目通经络

位 置 目正视，瞳孔直下，当眶下孔凹陷处（图2-31）。

手法操作 用拇指或中指指腹点揉（图2-32）。

功 效 按揉本穴能祛风散邪、明目。主治①目赤肿痛、眼睑跳动、视物模糊等目疾；②口眼㖞斜、面肌痉挛等面部病症；③头痛、眩晕。

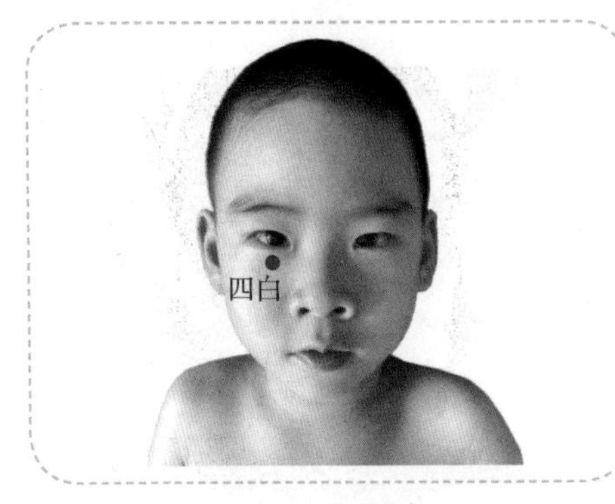

图2-31 四白

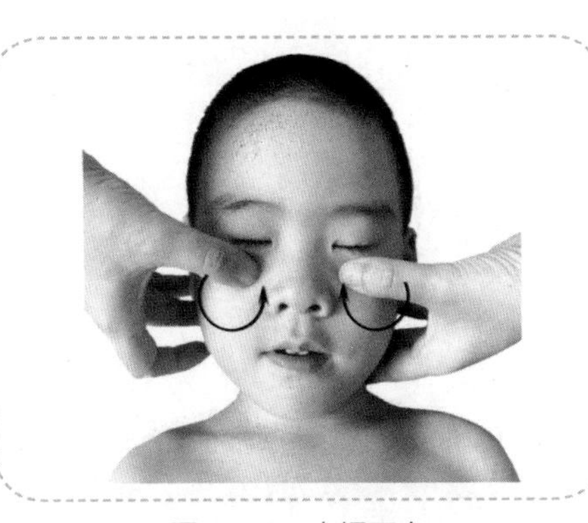
图2-32 点揉四白

⑯ 听会开窍聪耳通经络

位 置 耳屏间切迹前，下颌骨髁状突后缘，张口凹陷处（图2-33）。

手法操作 用拇指或中指指腹点揉（图2-34）。

功 效 按揉本穴能益聪、祛风除痹。主治：①耳鸣、耳聋、聤耳等耳疾；②齿痛、口眼㖞斜等局部病症。

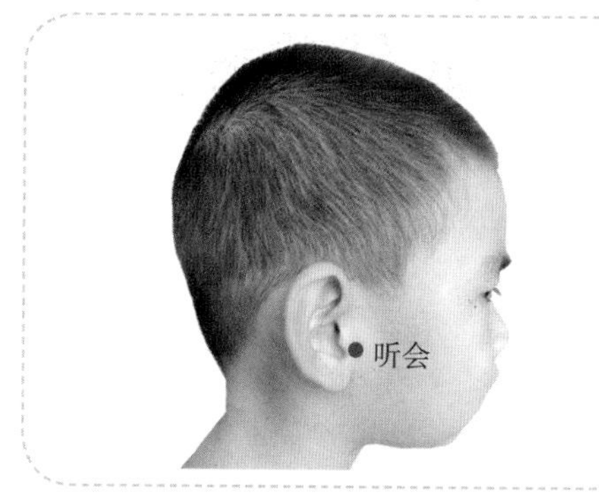

图 2-33　听会

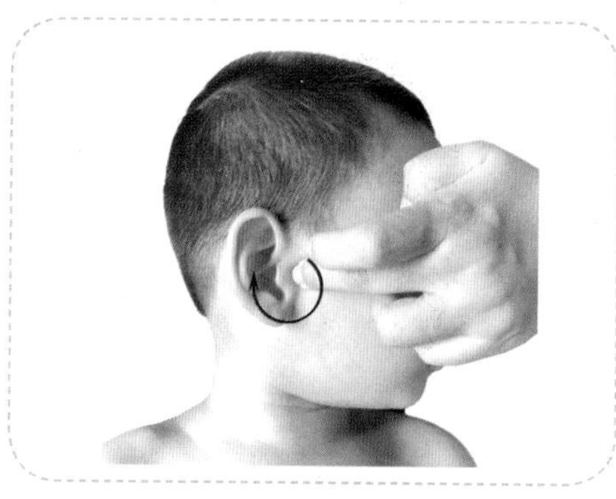

图 2-34　点揉听会

⑰ 地仓面神经麻痹有奇效

位　置 口角旁约 0.4 寸，上直对瞳孔（图 2-35）。

手法操作 用拇指或中指指腹点揉（图 2-36）。

功　效 按揉本穴能止口水、化痰祛风除痹。主治口角㖞斜、流涎等面部局部病症。

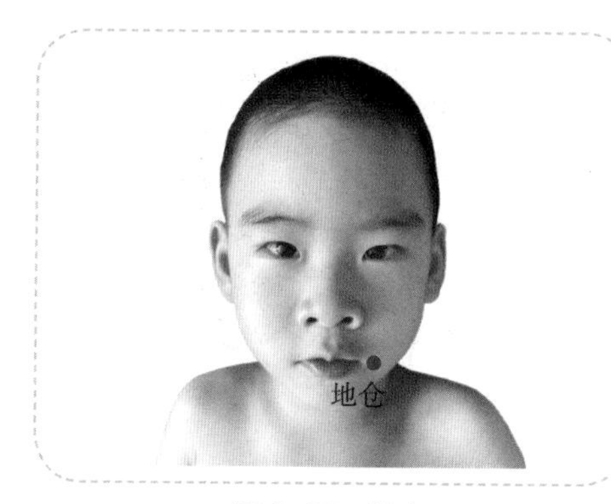

图 2-35　地仓

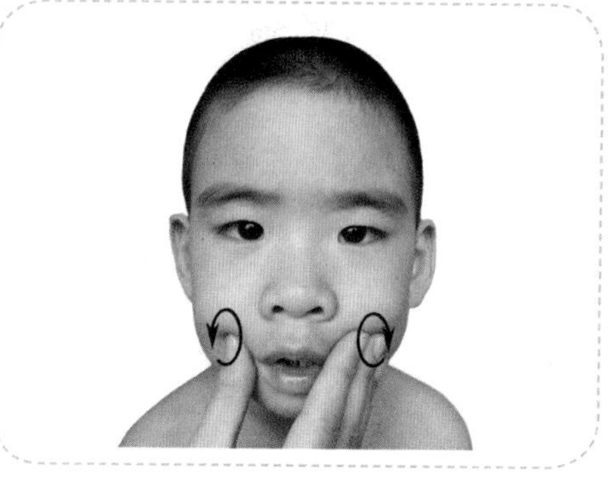

图 2-36　点揉地仓

⑱ 翳风聪耳通窍治耳疾

位　置 乳突前下方与下颌角之间的凹陷中（图 2-37）。

手法操作 用中指指腹点揉（图 2-38）。

功　效 按揉本穴能益聪，散风邪。主治：①耳鸣、耳聋等耳疾；②口眼㖞斜、牙关紧闭、颊肿等面、口疾病。

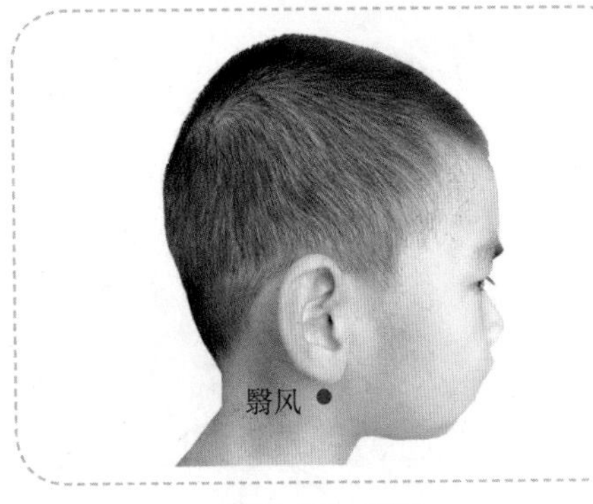

图 2-37 翳风

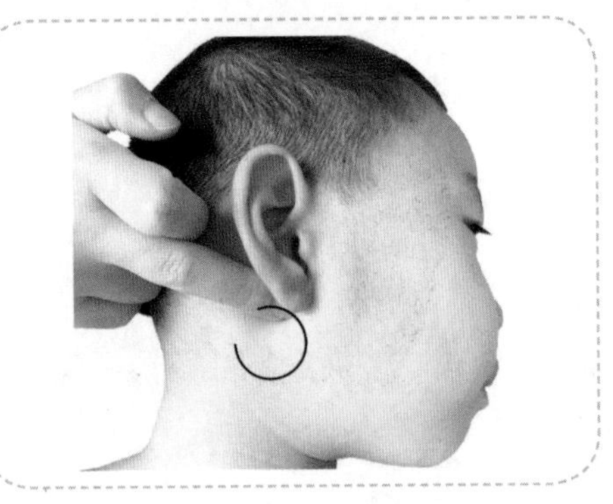

图 2-38 点揉翳风

⑲ 颊车祛风清热止牙痛

位 置 在下颌角前上方约一横指，按之凹陷处，当咀嚼时咬肌隆起最高点处（图 2-39）。

手法操作 用拇指或中指指腹点揉（图 2-40）。

功 效 按揉本穴能止口水，化痰祛风除痹。主治齿痛、牙关不利、颊肿、口角㖞斜、腮腺炎等局部病症。

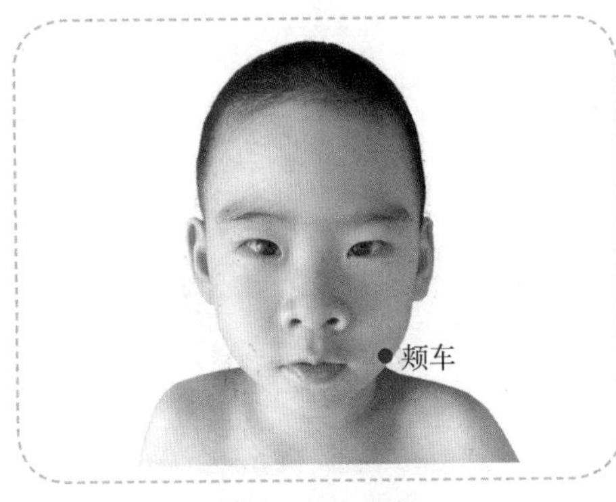

图 2-39 颊车

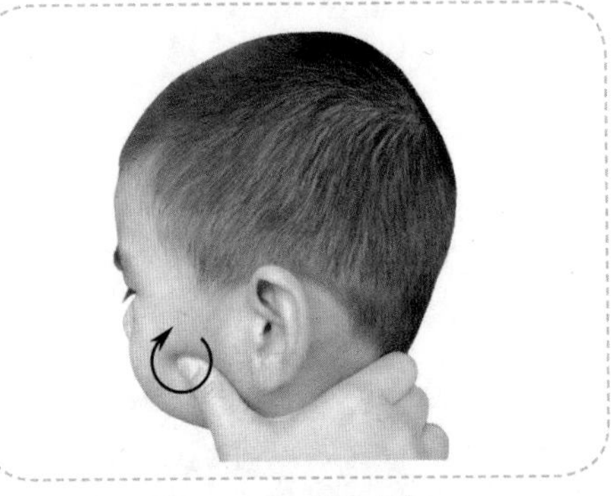

图 2-40 点揉颊车

⑳ 下关聪耳明目有奇效

位 置 在耳屏前，下颌骨髁状突前方，当颧弓与下颌切迹所形成的凹陷中。合口有孔，张口即闭，宜闭口取穴（图 2-41）。

手法操作 用中指指腹点揉（图 2-42）。

功 效 按揉本穴能祛风化痰除痹。主治：①牙关不利、齿痛、口眼㖞斜等面口病症；②耳聋、耳鸣、聤耳等耳疾。

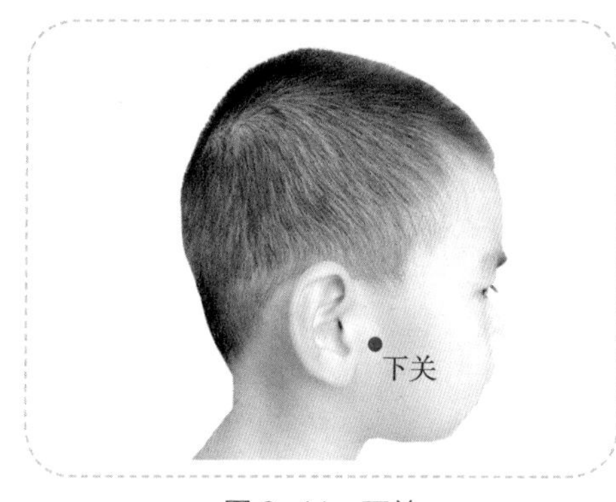

图 2-41　下关

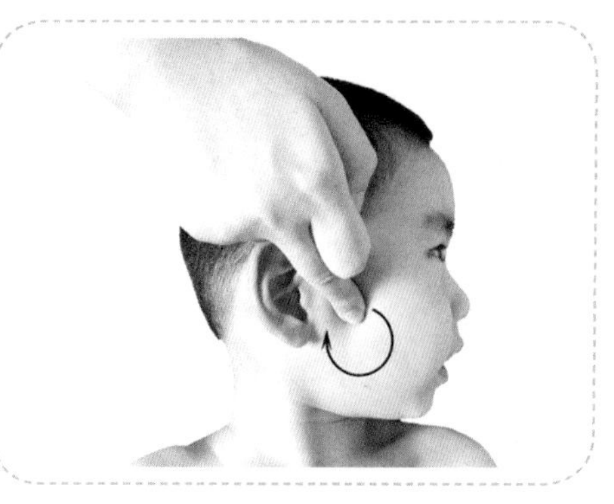

图 2-42　点揉下关

二　胸腹部

1 天突降逆止呕有奇功

位　置 胸骨切迹上缘凹陷正中（图 2-43）。

手法操作 用中指指端按揉，称按揉天突；用双手拇、食两指对称挤捏，称挤捏天突（图 2-44）。

功　效 按揉天突能理气化痰、降逆止呕。主治：①咳喘胸闷，恶心呕吐等胸部气机不利病症；②咽痛。

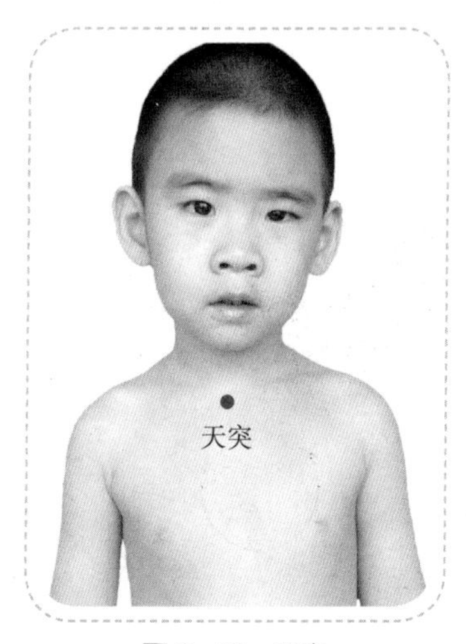

图 2-43　天突

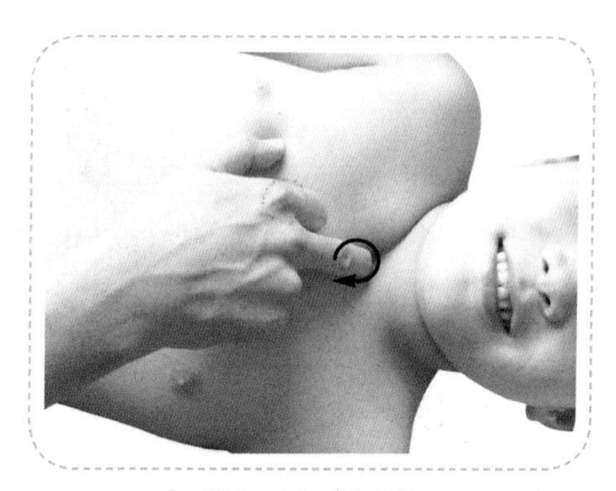

图 2-44　揉天突

② 膻中快速止咳又平喘

位　置 胸骨正中，两乳头连线中点，约平第4肋间隙（图2-45）。

手法操作 用中指端按揉，称揉膻中（图2-46）。

功　效 按揉膻中能宽胸理气、止咳化痰。主治：①胸闷、呕吐、呃逆等气机不利病症；②痰鸣、哮喘、咳嗽。

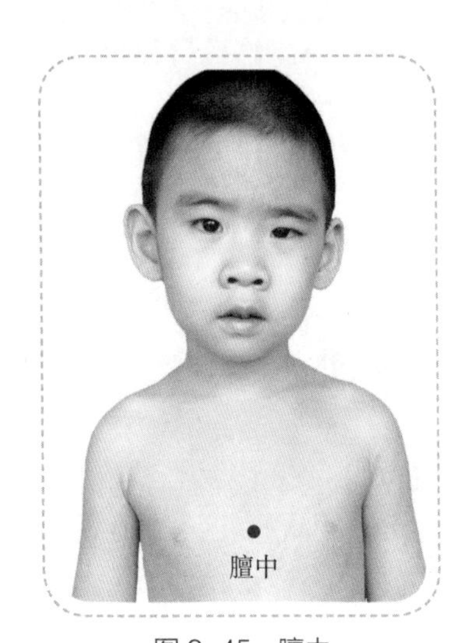

图2-45　膻中

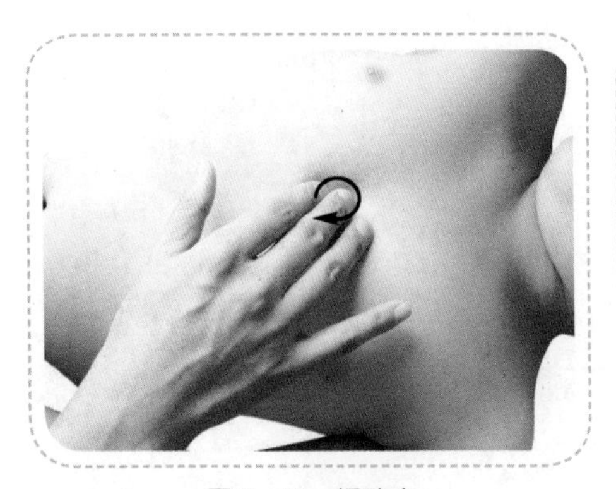

图2-46　揉膻中

③ 中脘健脾养胃吃饭香

位　置 脐上4寸，位于剑突与脐连线的中点（图2-47）。

手法操作 用指端或掌根按揉，称为揉中脘（图2-48）。

功　效 按揉中脘能健脾和胃、消食和中。主治腹胀、腹痛、呕吐、泄泻、厌食、疳积等脾胃病症。

本穴归于任脉，位居腹部，为胃的募穴，腑之会，是胃气结聚之处，也是治疗胃病要穴，具有调胃肠、理气滞、健脾和胃、降逆止呕、消食化

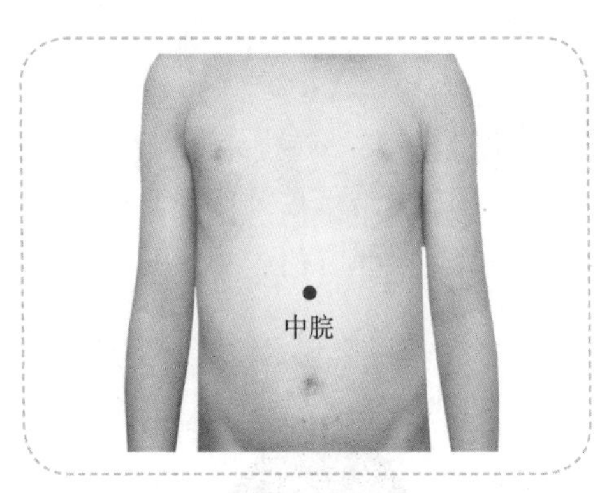

图2-47　中脘

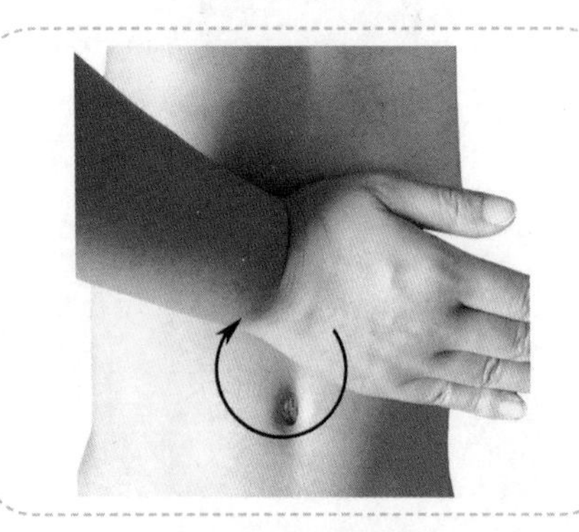

图2-48　揉中脘

积、祛湿止泻、通腑止痢之功，主治胃脘痛、呕吐、呃逆、翻胃、吞酸、纳呆、食不化、疳积、腹胀、肠鸣、泄泻、便秘、痢疾等。

4 腹健脾助运除腹胀

位　置 位于整个腹部。

手法操作 自剑突下到脐，用两拇指从中间向两旁分推，称分推腹阴阳；用掌或四指围脐周摩，称摩腹。摩腹分为顺时针摩腹和逆时针摩腹，顺时针为泻，逆时针为补（图 2–49 至图 2–51）。

功　效 ①分推腹阴阳能消食、理气、降气；②顺时针摩腹有降胃气的作用；③逆时针摩腹有升提脾气的作用。主治腹胀、腹痛、呕吐、泄泻、疳积、便秘等症。

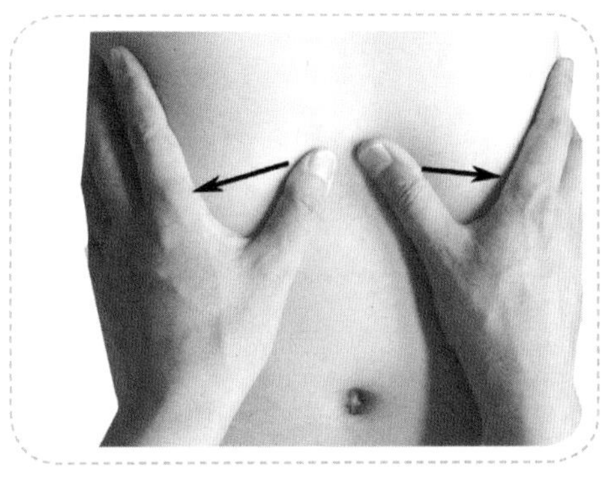

图 2–49　分推腹阴阳 1

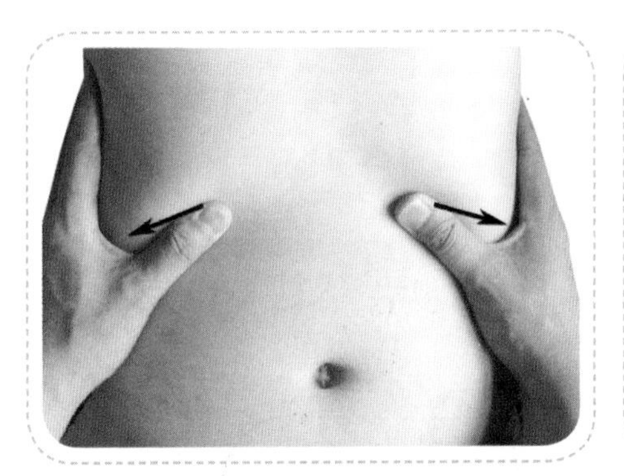

图 2–50　分推腹阴阳 2

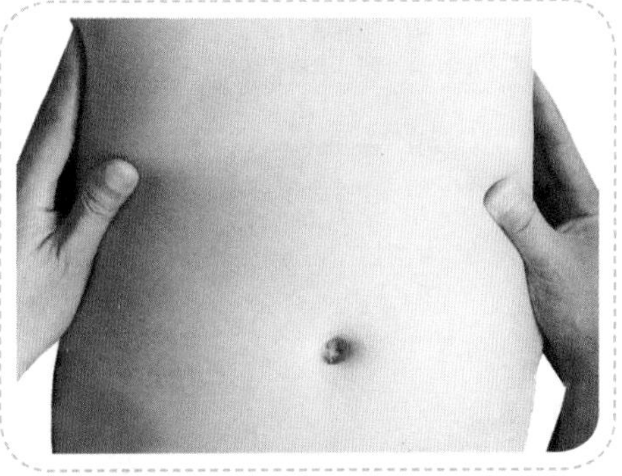

图 2–51　分推腹阴阳 3

5 天枢消食导滞止痢疾

位　置 肚脐旁开 2 寸（图 2–52）。

手法操作 用食、中二指揉，称为揉天枢（图 2–53）。

功　效 按揉本穴能理气导滞、调理大肠。主治腹胀、腹痛、泄泻、便秘等症。

本穴归于足阳明胃经，居腹部，为大肠募穴，是大肠经气聚结之处，具有调理肠胃、降逆止呕、理气止痛、通腑泻热、祛湿止泻之功，为治疗肠胃病要穴，主治绕脐痛、呕吐、腹胀、肠鸣、泄泻、痢疾、便秘等。如《针灸大成》：本穴治泄泻、肠疝、赤白痢、水痢不止、烦满呕吐、霍乱。

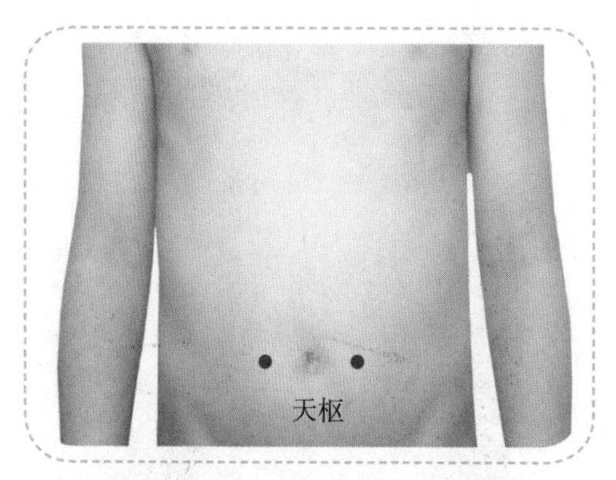

图 2-52　天枢

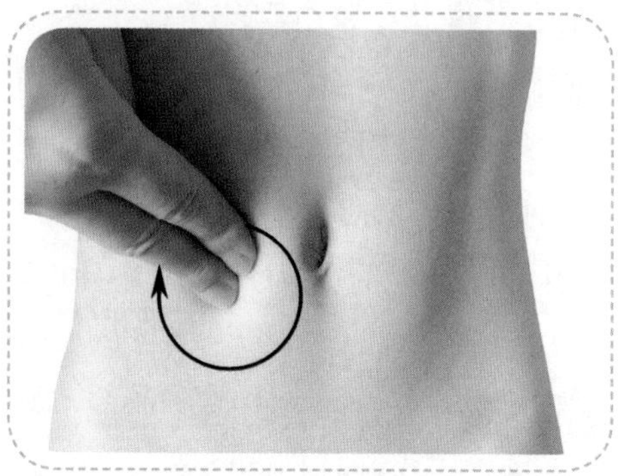

图 2-53　揉天枢

6 丹田培补肾气不尿床

位　置 脐下 2.5 寸（图 2-54）。

手法操作 用全掌揉或摩，称为揉丹田或摩丹田（图 2-55）。

功　效 按揉丹田能温肾固元、温补下元、泌别清浊。主治腹泻、脱肛、遗尿、尿潴留等症。

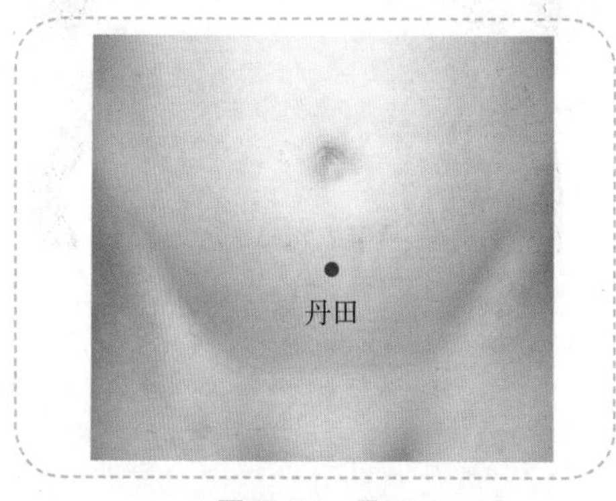

图 2-54　丹田

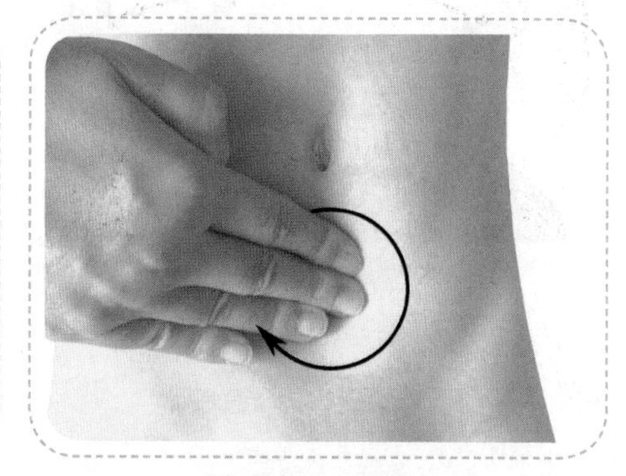

图 2-55　揉丹田

7 肚角理气消食止腹痛

位　置 脐下 2 寸，石门旁开 2 寸大筋处（图 2-56）。

手法操作 用拇、食、中三指，由脐向两旁深处拿捏，一拿一松为一次，称拿肚角（图 2-57）。

功 效 按揉本穴能止腹痛。主治腹痛（特别是寒痛、伤食痛效果尤佳），腹泻、便秘等症。

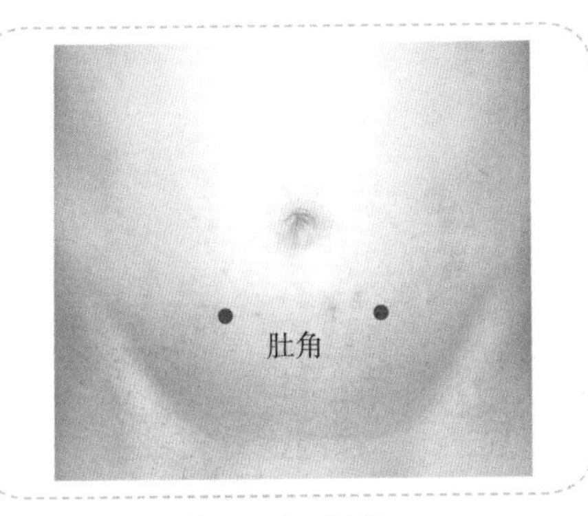

图 2-56 肚角

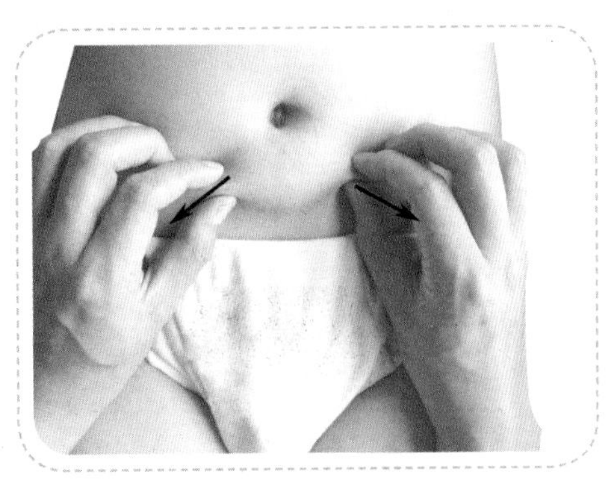

图 2-57 捏肚角

三 腰背部

1 大椎清热解表治感冒

位 置 第七颈椎与第一胸椎棘突之间（图 2-58）。

手法操作 用拇指或中指指端揉，称揉大椎（图 2-59）。

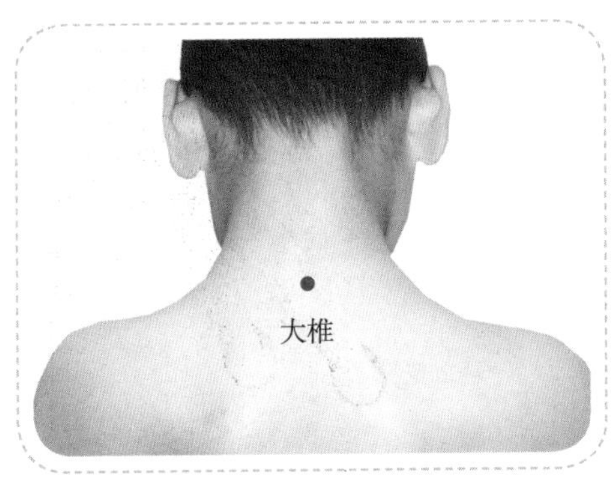

图 2-58 大椎

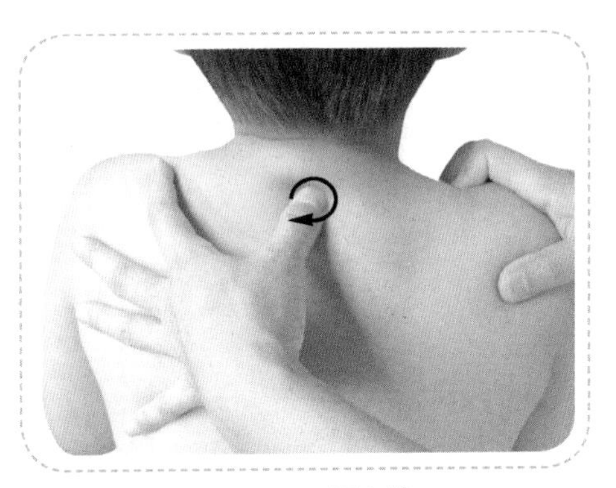

图 2-59 揉大椎

功 效 按揉本穴能清热解表。主治：①发热、咳嗽等外感症状；②项强等颈项部病症。

2 肩井（膊井）发汗解表治感冒

位 置 在大椎与肩峰连线之中点，肩部筋肉处（图 2−60）。

手法操作 用拇指与食、中二指对称用力提拿，称为拿肩井（图 2−61）。

功 效 按揉本穴能宣通气血、发汗解表、通窍行气。主治：①发热、恶寒等外感表证；②上肢抬举不利、肩背不适等上肢、肩背症状。

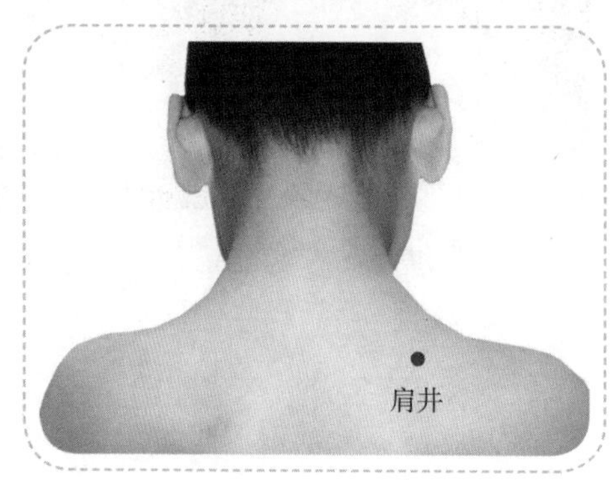

图 2−60 肩井

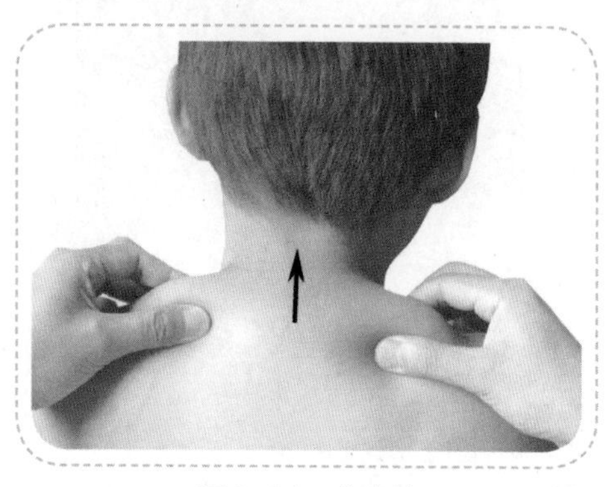

图 2−61 拿肩井

3 肺俞补益肺气咳嗽少

位 置 第三颈椎棘突下，旁开 1.5 寸（图 2−62）。

手法操作 用两拇指或食、中二指指端揉，称揉肺俞（图 2−63）。

功 效 本穴为肺的背俞穴，是肺脏经气输注于背部之处，近肺脏，可调节肺气，具有宣肺平喘、化痰止咳、补益肺气之功，主治咳嗽、气喘、胸满等。

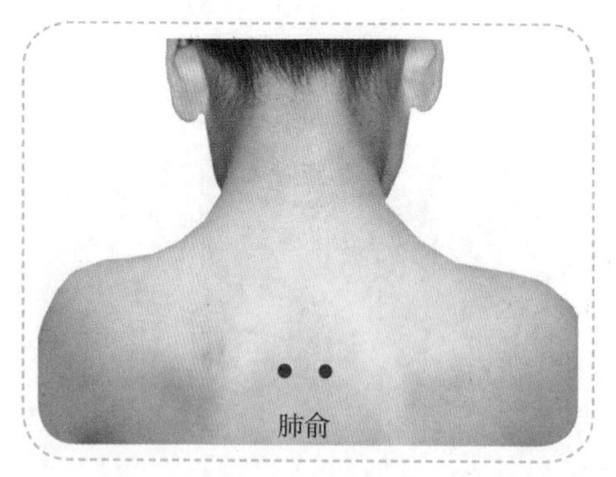

图 2−62 肺俞

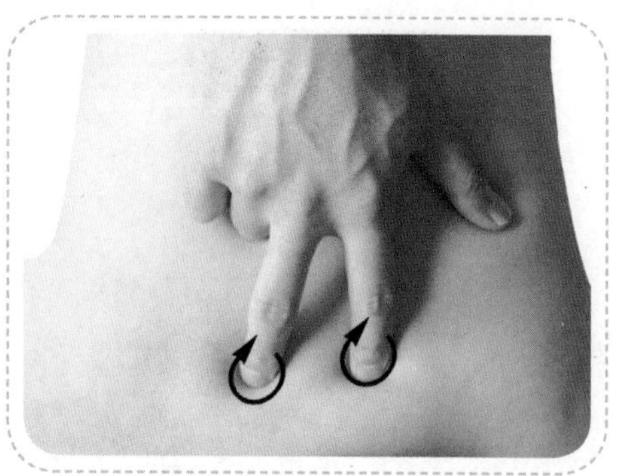

图 2−63 揉肺俞

4 脾俞健脾和胃利水湿

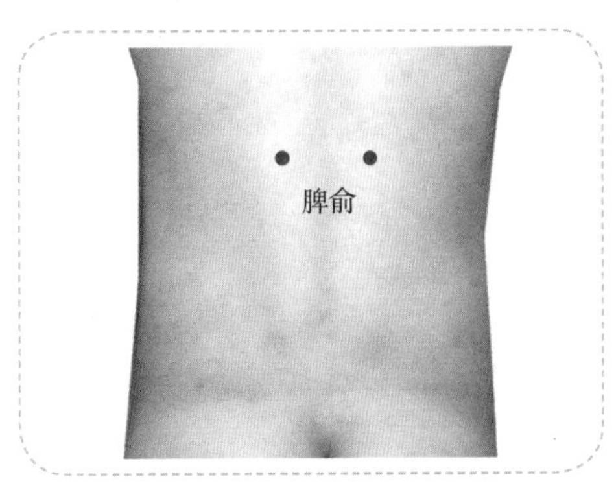

图 2-64　脾俞

位　置 第十一胸椎棘突下，旁开 1.5 寸（图 2-64）。

手法操作 用食、中二指指端揉，称为揉脾俞（图 2-65）。

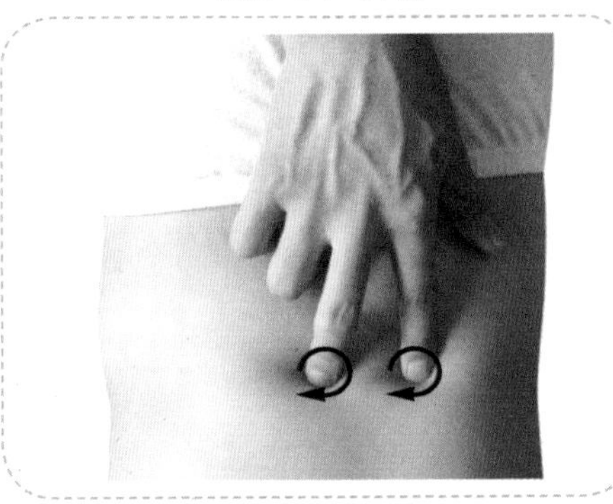
图 2-65　揉脾俞

功　效 本穴为脾之背俞穴，是脾气输注背部之处，具有益气养血、温阳健脾、和胃降逆、祛湿利水、消食化滞之功，是治疗脾胃虚弱、气血不足的要穴。按揉本穴主治腹胀、呕吐、泄泻、完谷不化、水肿、胁痛、痢疾，黄疸等。《医宗金鉴·刺灸心法要诀》：脾俞穴，主治内伤脾胃、吐泻、疟痢、黄疸、食积、癥瘕、吐血、喘急，及小儿慢脾风证。

5 肾俞益肾助阳治遗尿

位　置 第二腰椎棘突下，旁开 1.5 寸（图 2-66）。

手法操作 用食、中二指指端揉，称揉肾俞（图 2-67）。

功　效 本穴为肾之背俞穴，是肾气输注之处，能调补肾气，为治疗肾虚要穴，具有滋阴填精、温肾壮阳、培元固本、回阳固脱之功，主治中风脱症、虚劳羸瘦、遗精、阳痿、月经不调、白带、小便频数等。《医宗金鉴·刺灸心法要诀》：肾俞穴，主治下元诸虚，精冷无子。

肾开窍于耳，本穴为肾之俞，有益肾聪耳之功，主治耳鸣，耳聋等。

肾主水，本穴有温肾健脾、祛湿止泻，利水消肿之功，主治洞泄不止、水肿、小便不利等。

肺主呼吸，肾主纳气，故本穴有补肾纳气、止咳平喘之功，是治疗肾虚喘咳要穴。

腰为肾之府，本穴还有补肝肾、强腰脊、止痹痛之功，亦是治疗肾虚腰膝酸痛的常用穴。《玉龙歌》：肾弱腰疼不可当，施为行止甚非常，若知肾俞二穴处，艾火频加体自康。

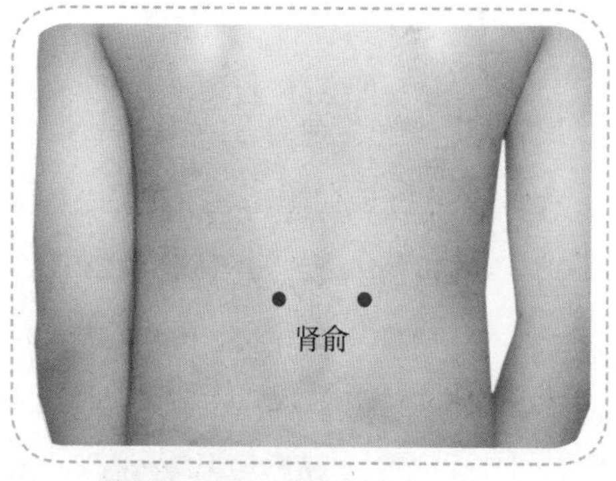

图 2-66 肾俞

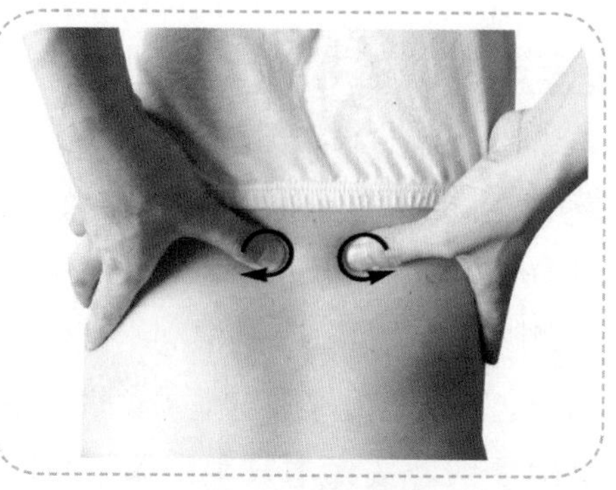

图 2-67 揉肾俞

6 脊柱增强体质不生病

位 置 大椎至长强成一直线（图 2-68）。

手法操作 自下而上用捏法称捏脊，捏三下提一下脊背，称为三捏一提法（图 2-69、图 2-70）。

功 效 捏脊是小儿保健常用手法，具有强身健体的功能，能和阴

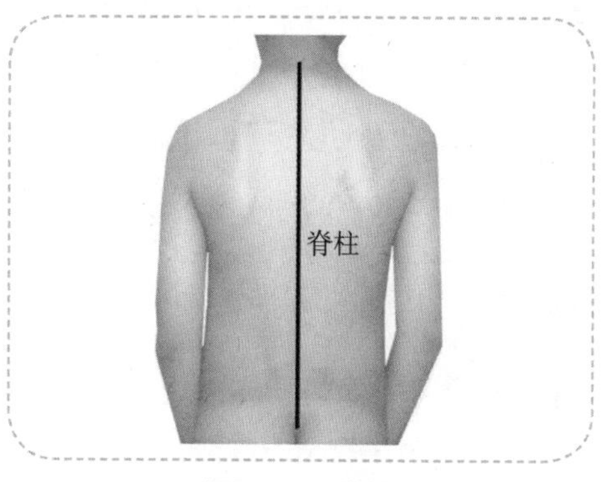

图 2-68 脊柱

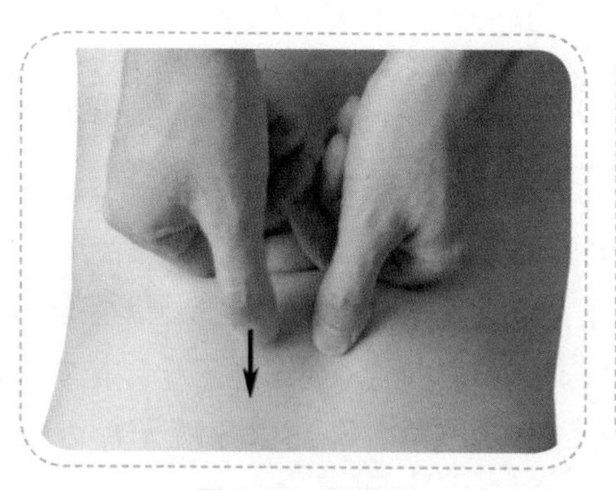

图 2-69 捏脊 1

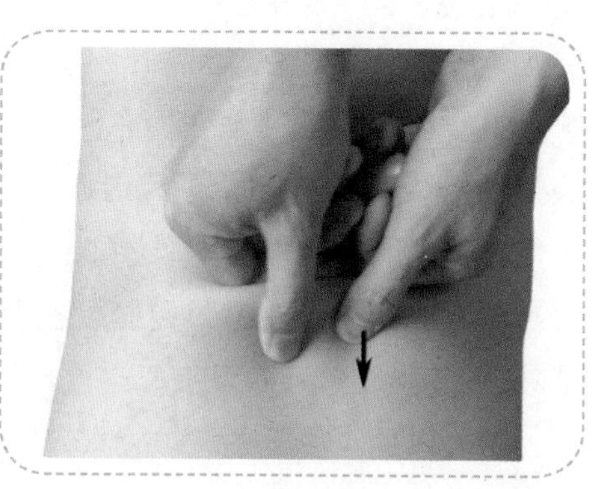

图 2-70 捏脊 2

阳、理气血、通经络、调脏腑、补元气，对于先天不足和后天获得的一些慢性病症均有一定的治疗作用。主治：①发热、惊风、癫痫、疳积、腹泻等全身症状；②脊柱侧弯等脊柱病变。

7 七节骨止泻通便双向调

位　置 第四腰椎棘突至尾椎骨骨端（长强穴）成一直线（图 2−71）。

手法操作 用拇指桡侧或食、中二指指面自下而上作直推，称为推上七节骨；反之称为推下七节骨（图 2−72、图 2−73）。

功　效 ①推上七节骨具有温阳止泻的作用；②推下七节骨具有泻热通便的功能。主治泄泻、便秘、脱肛等症。

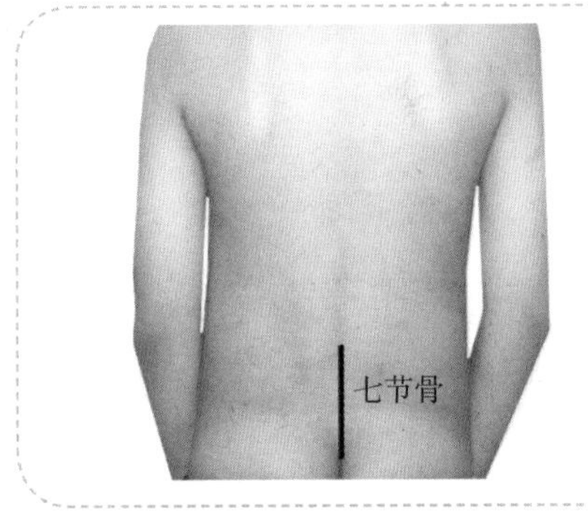

图 2−71　七节骨

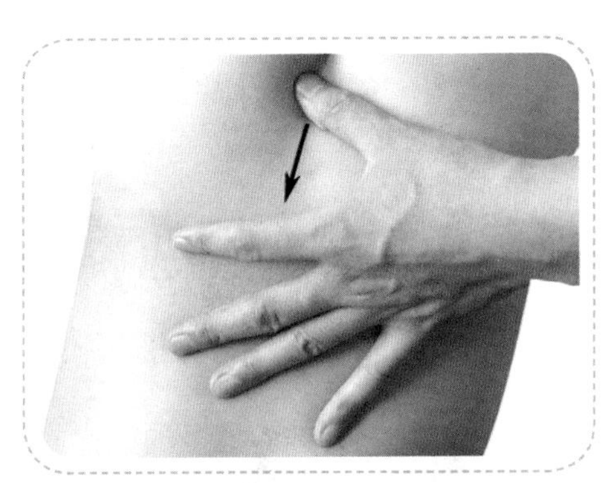
图 2−72　推上七节骨 1

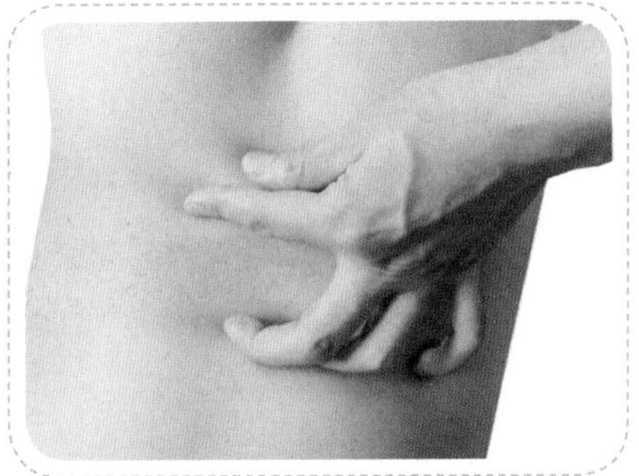
图 2−73　推上七节骨 2

8 龟尾通调督脉治便秘

位　置 在尾椎骨骨端（图 2−74）。

手法操作 用拇指或中指指端揉，称为揉龟尾（图 2−75）。

功　效 按揉本穴能通调督脉经气、调理大肠，既能止泻，又能通便。主治泄泻、便秘、脱肛、遗尿等症。

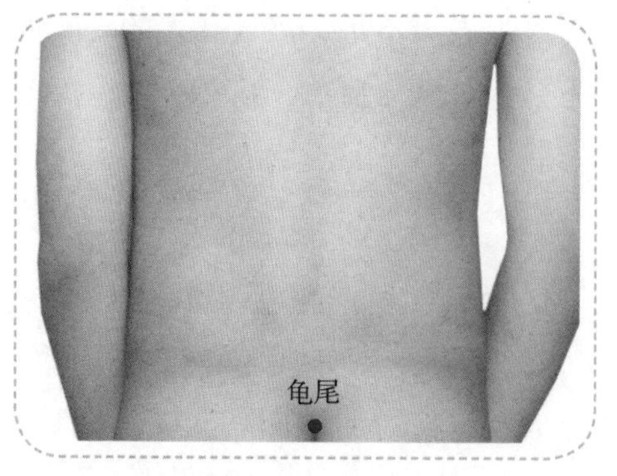

图 2-74 龟尾

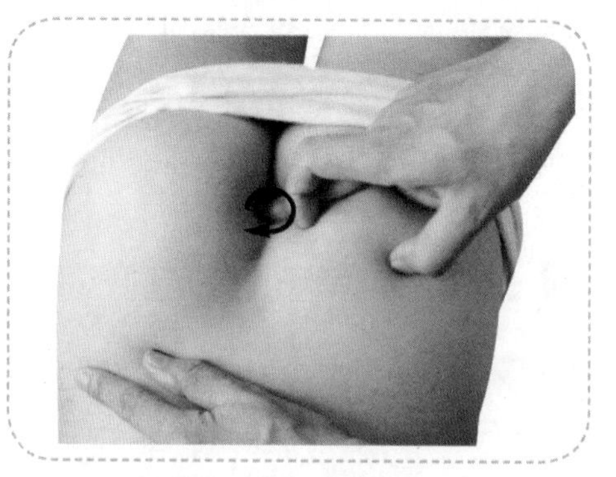

图 2-75 揉龟尾

四 上肢部

1 肩髃保护孩子小肩膀

位 置 肩峰端下缘，当肩峰与肱骨大结节之间，三角肌上部中央。臂外展或平举时，肩部出现两个凹陷，当肩峰前下方凹陷处（图 2-76）。

手法操作 拇指点揉（图 2-77）。

功 效 按揉本穴能舒经活络、止局部疼痛。主治：①肩关节活动不利、肩臂挛痛、上肢麻木不遂等肩、上肢病症；②瘾疹、荨麻疹。

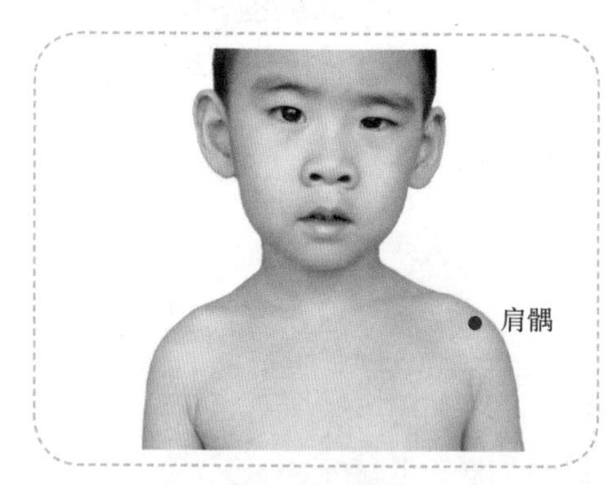

图 2-76 肩髃

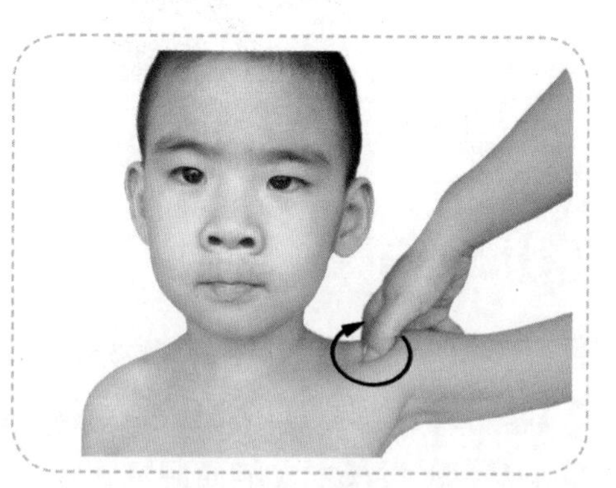

图 2-77 揉肩髃

❷ 肩髎活络止痛治肩麻

位　置 肩峰后下方，上臂外展时，当肩髃穴后寸许凹陷中（图 2-78）。

手法操作 拇指点揉（图 2-79）。

功　效 按揉本穴舒经活络、止局部疼痛。主治肩关节屈伸不利、肩臂麻木挛痛不遂。

❸ 臂臑点揉弹拨止疼痛

位　置 在曲池与肩髃穴连线上，曲池穴上 7 寸，三角肌止点处（图 2-80）。

手法操作 拇指点揉或弹拨（图 2-81）。

功　效 按揉本穴能舒经活络、止局部疼痛。主治：①肩臂麻木疼痛不遂、颈项拘挛等肩、颈项病症；②瘰疬；③目疾。

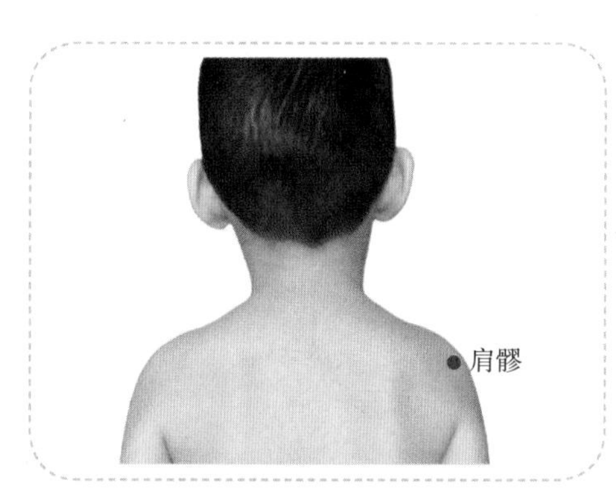

图 2-78　肩髎

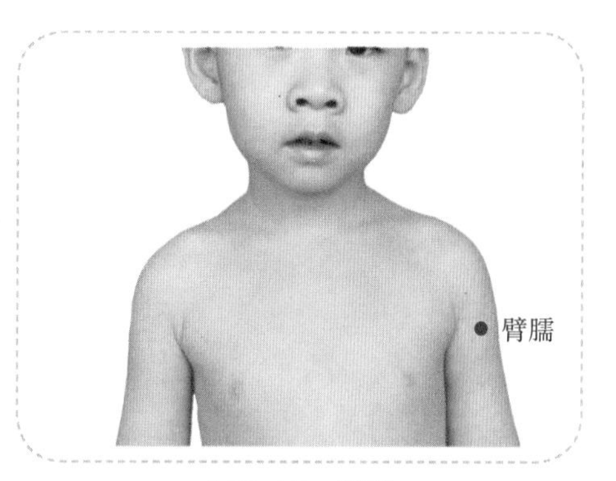

图 2-80　臂臑

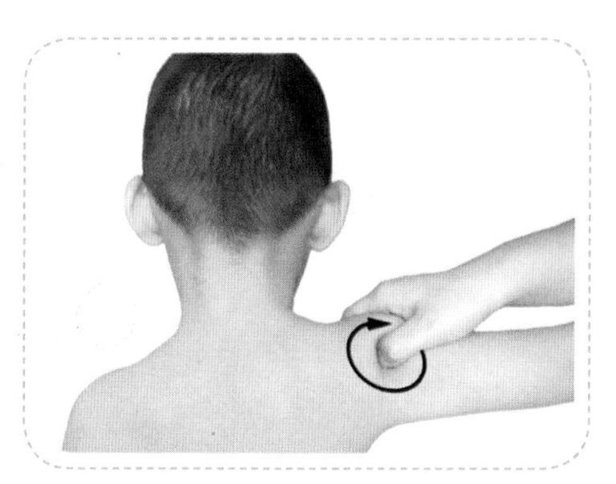

图 2-79　揉肩髎

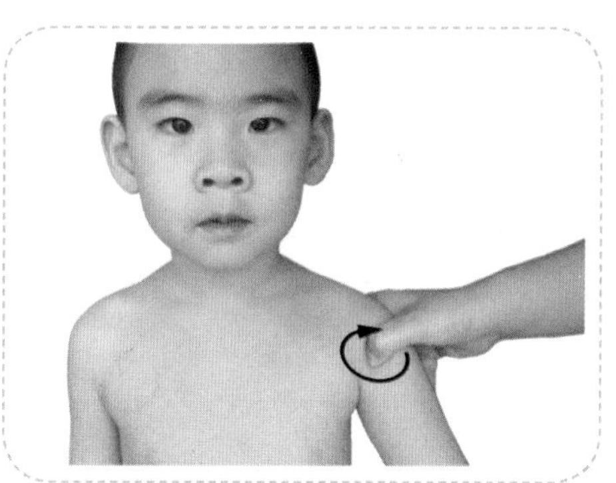

图 2-81　揉臂臑

4 小海舒筋活络止抽搐

位 置 屈肘，当尺骨鹰嘴与肱骨内上髁之间凹陷处（图2-82）。

手法操作 拇指点揉或用拨法（图2-83）。

功 效 按揉本穴能舒经活络、止抽搐。主治：①肘臂疼痛、麻木；②癫痫。

5 少海安神定惊清心热

位 置 屈肘，当肘横纹内侧端与肱骨内上髁连线的中点（图2-84）。

手法操作 拇指点揉或用拨法（图2-85）。

功 效 按揉本穴能安神定惊、舒经活络、清心热。主治：①心痛、癔症等心病、神智病症；②肘臂挛痛，臂麻手抖；③头项强痛、腋胁痛；④瘰疬。

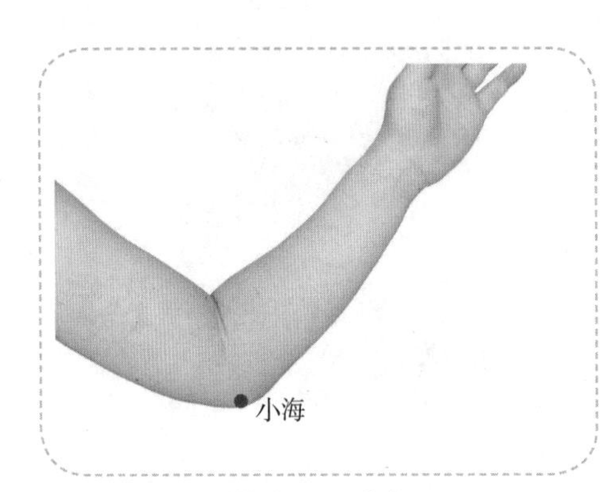

图2-82 小海

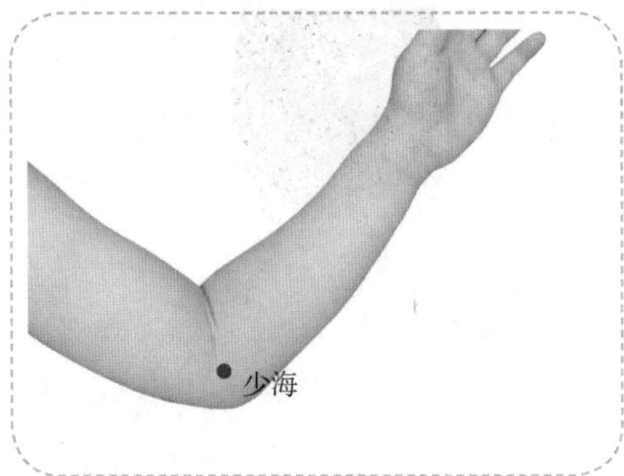

图2-84 少海

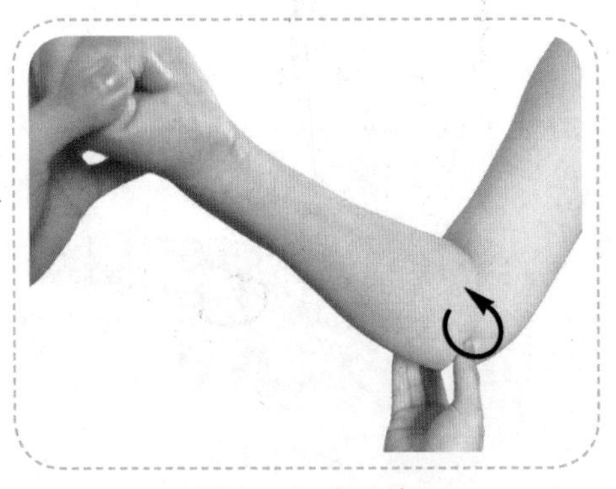

图2-83 揉小海

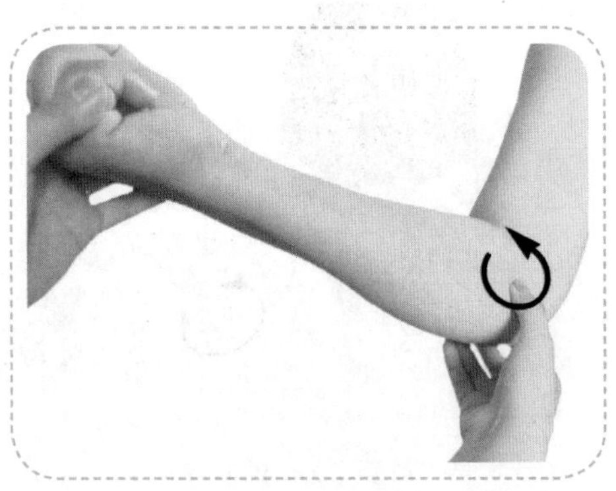

图2-85 揉少海

6 曲池清热祛风止热痛

位　置 屈肘成直角，在肘横纹外侧端与肱骨外上髁连线中点（图 2–86）。

手法操作 拇指点揉或用拨法（图 2–87）。

功　效 按揉本穴能清热、止痉、止热痛、祛风。主治：①手臂痹痛、上肢不遂等上肢病症；②热病；③高血压；④癫狂；⑤腹痛、吐泻等肠胃病症；⑥咽喉肿痛、齿痛、目赤肿痛、五官热性病症；⑦瘾疹、湿疹、瘰疬等皮、外科病症。

7 尺泽祛暑止痉清肺热

位　置 在肘横纹中，肱二头肌腱桡侧凹陷处（图 2–88）。

手法操作 拇指点揉或用拨法（图 2–89）。

功　效 按揉本穴能清肺热、止肘臂痹痛、祛暑止痉。主治：①咳嗽、气喘、咳血、咽喉肿痛等肺系实热病症；②肘臂挛痛；③急性吐泻、中暑、小儿惊风等急症。

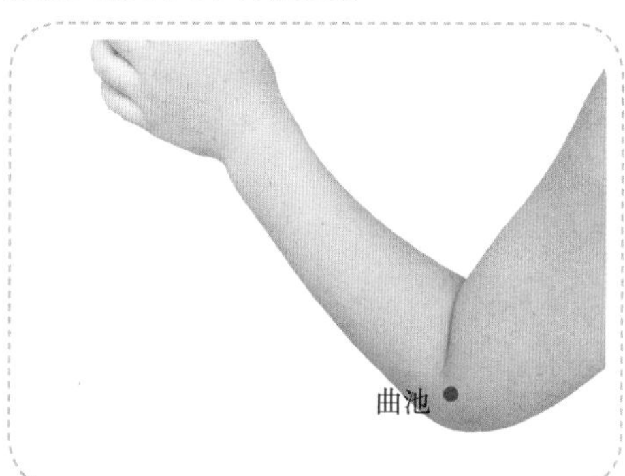

图 2–86　曲池

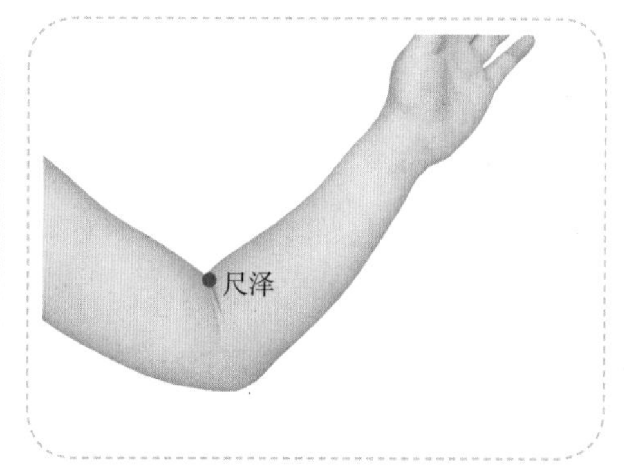

图 2–88　尺泽

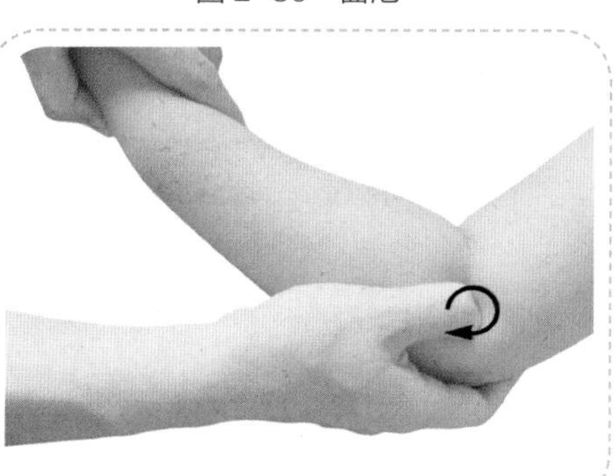

图 2–87　揉曲池

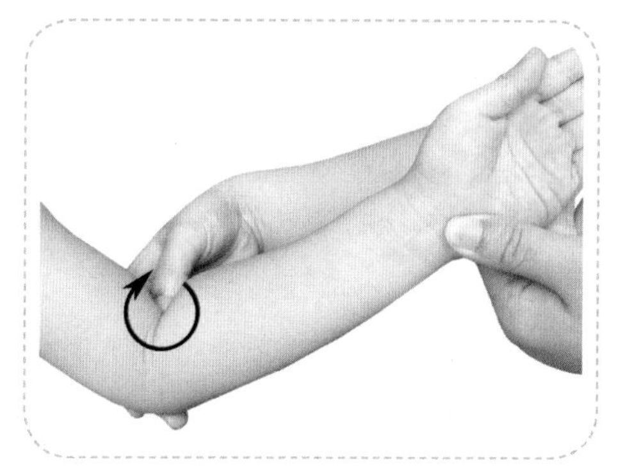

图 2–89　揉尺泽

8 合谷发汗解表治表证

位　置 在手背第一、二掌骨间，第二掌骨桡侧中点处（图 2–90）。

手法操作 拇指点揉（图 2–91）。

功　效 按揉本穴能止痛、发汗解表。主治：①头痛、目赤肿痛、齿痛、鼻衄、口眼㖞斜、耳聋等头面五官各种病症；②发热、恶寒等外感表证。

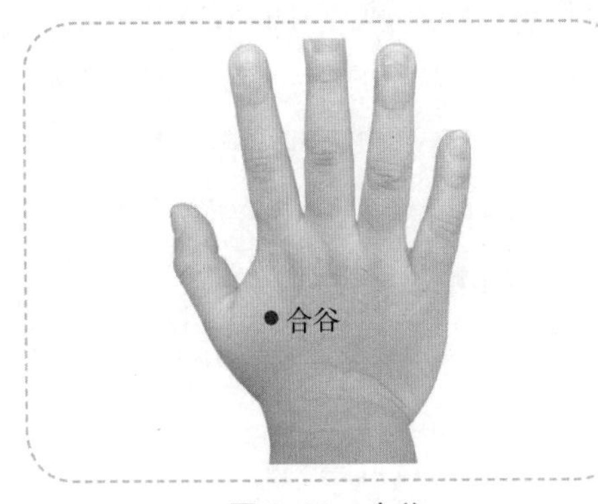

图 2–90　合谷

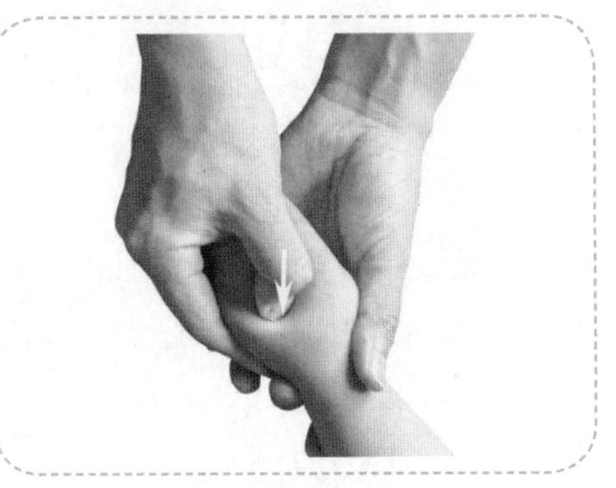
图 2–91　点揉合谷

9 脾经健脾养胃治疳积

位　置 拇指桡侧缘或拇指末节罗纹面（图 2–92）。

手法操作 将患儿拇指屈曲，循拇指桡侧缘由指尖向指根方向直推，或者旋推拇指末节罗纹面，统称为补脾经。将患儿拇指伸直，自指根推向指尖，称为清脾经。若来回直推为平补平泻，称清补脾经（图 2–93、图 2–94）。

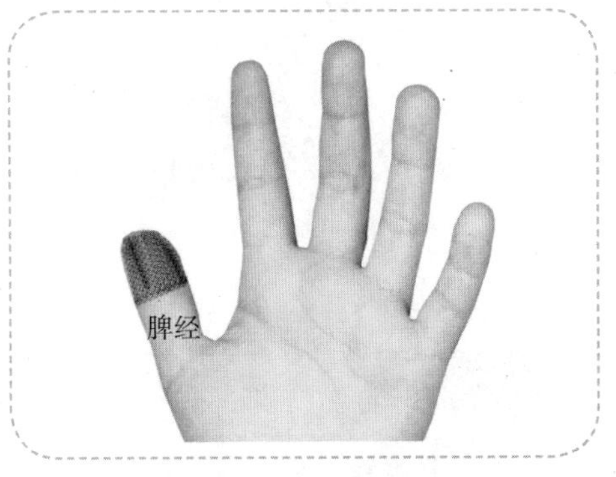

图 2–92　脾经

功　效 ①补脾经有健脾养胃、调补气血的作用；②清脾经有清热利湿、化痰止呕的作用；③推补脾经用于小儿体虚、正气不足，患斑疹热病时，可使隐疹透出，但手法宜快，用力宜重。主治：①腹泻、便秘、痢疾、食欲不振等脾气失调症状；②生长迟缓、小儿痴呆。

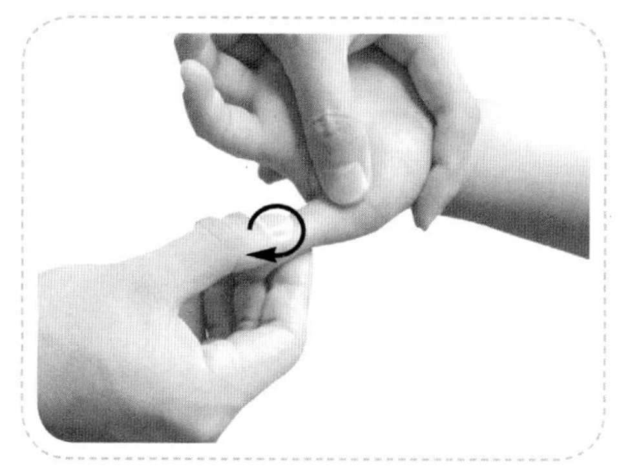

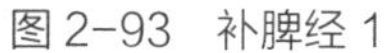
图 2-93　补脾经 1

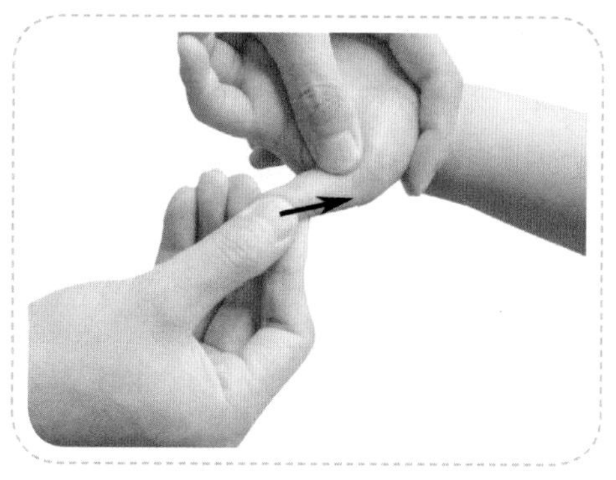

图 2-94　补脾经 2

⑩ 肝经息风镇惊止抽搐

位　置 食指末节罗纹面（图 2-95）。

手法操作 用推法自是指末节指纹推向指尖，称清肝经；反之为补肝经（图 2-96）。

功　效 按揉本穴能①清肝经有平肝泻火、解郁除烦、息风止痉的作用；②肝经宜清不宜补，肝虚时可以补肾经代替。主治：①目赤、惊风、咽干口苦等肝经病症；②烦躁、易怒、抑郁等情致病症。

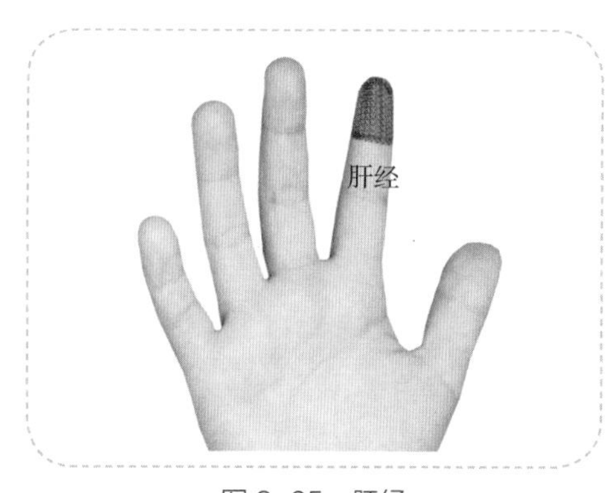

图 2-95　肝经

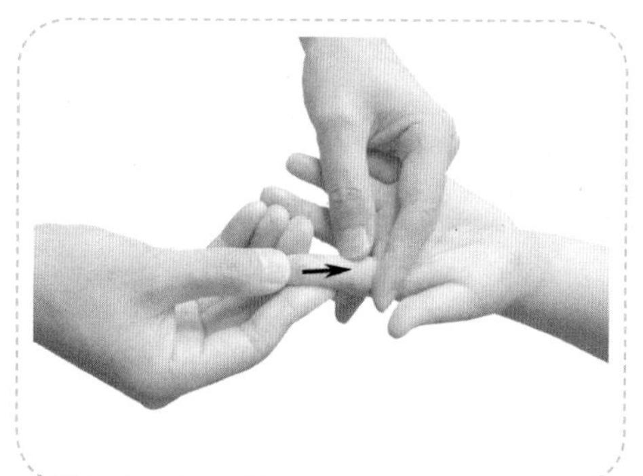

图 2-96　推肝经

⑪ 心经养心安神退高热

位　置 中指末节罗纹面（图 2-97）。

手法操作 用推法自中指末节指纹推向指尖，称为清心经；反之为补心经（图 2-98）。

功 效 ①清心经有清热退心火的作用；②心经宜清不宜补，若需用补法时，可以补脾经代替。主治：①五心烦热、惊惕不安、夜啼等心神被扰病症；②小便短赤、口舌生疮等心经病症。

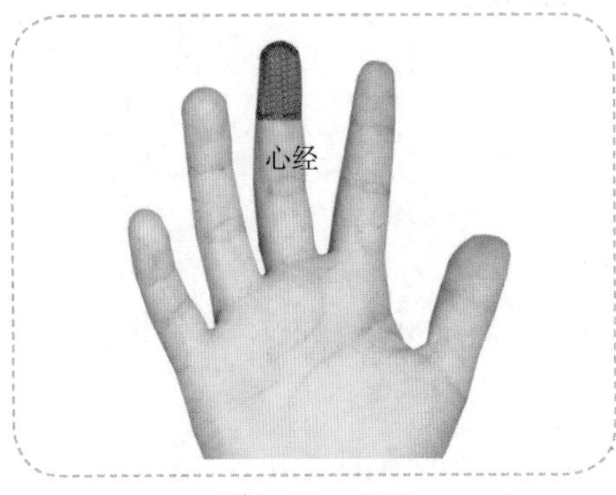

图 2-97 心经

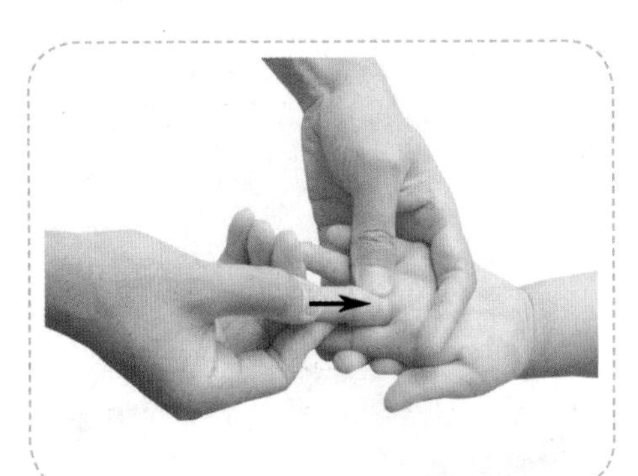
图 2-98 推心经

⑫ 肺经清热宣肺治咳喘

位 置 无名指末节指面（图 2-99）。

手法操作 用推法自无名指末节指纹推向指尖，称为清肺经；反之为补肺经（图 2-100）。

功 效 ①清肺经有清肺泻热、化痰止咳的作用；②补肺经有补益肺的作用。主治：①感冒、咳嗽、恶风寒等外感表证；②气喘、痰鸣等肺气受阻病症；③自汗、盗汗、遗尿、脱肛等肺气亏虚病症。

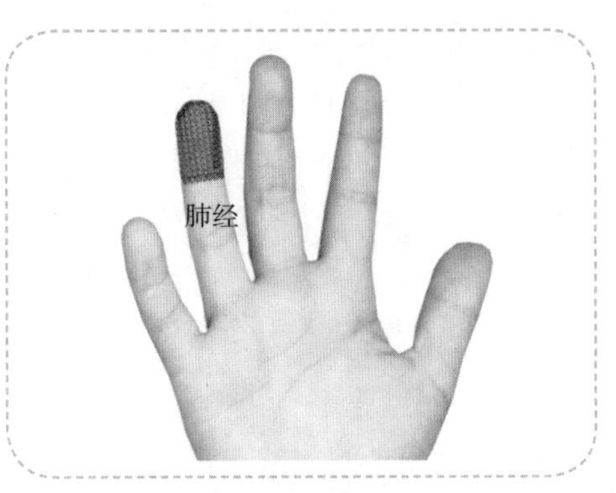

图 2-99 肺经

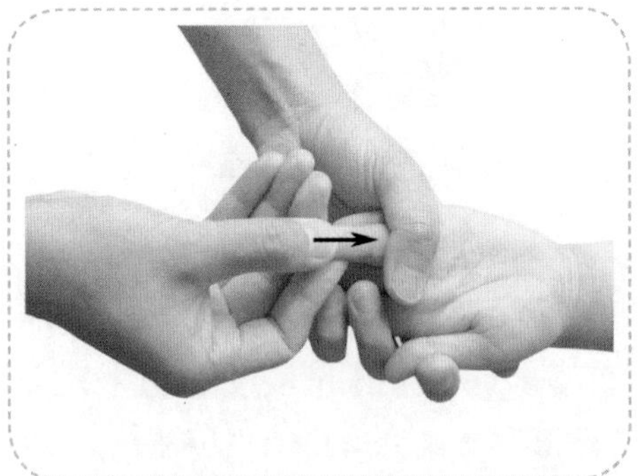
图 2-100 推肺经

13 肾经补肾益脑治遗尿

位　置 小指末节罗纹面（图2-101）。

手法操作 用推法自小指末节指纹推向指尖，称为补肾经；反之为清肾经；来回直推为清补肾经（图2-102）。

功　效 ①补肾经有补肾健脑、温养下元的作用；②清肾经有清利下焦湿热的作用。主治：①久病体虚；②五更泄泻、遗尿、尿频、夜尿、小便淋漓刺痛；③虚喘、生长迟缓。

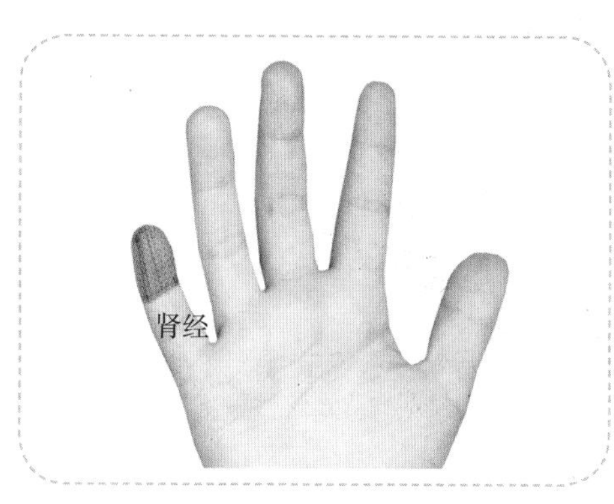

图2-101　肾经

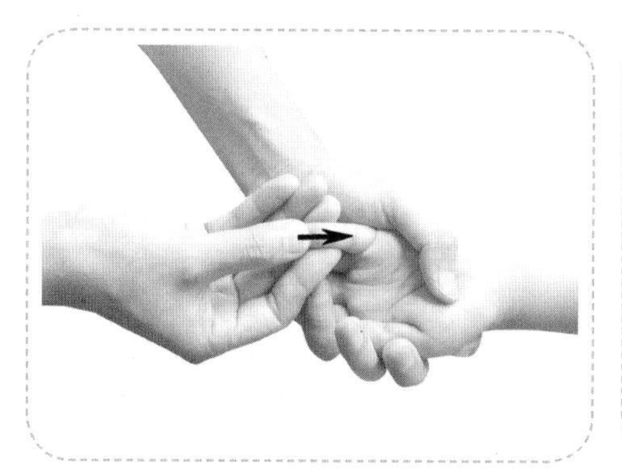
图2-102　推肾经

14 大肠清利肠腑导积滞

位　置 在食指桡侧缘，指尖至虎口成一直线（图2-103）。

手法操作 用右手拇指桡侧面，自指尖推向虎口为补，称补大肠；反之为清大肠（图2-104）。

功　效 ①补大肠有涩肠固脱、温中止泻的作用；②清大肠有清利肠腑、祛湿热、导积滞的作用。主治泄泻、便秘、痢疾、脱肛等症。

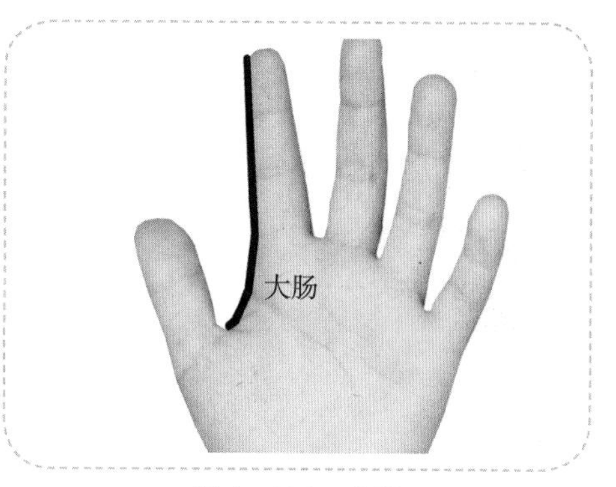

图2-103　大肠

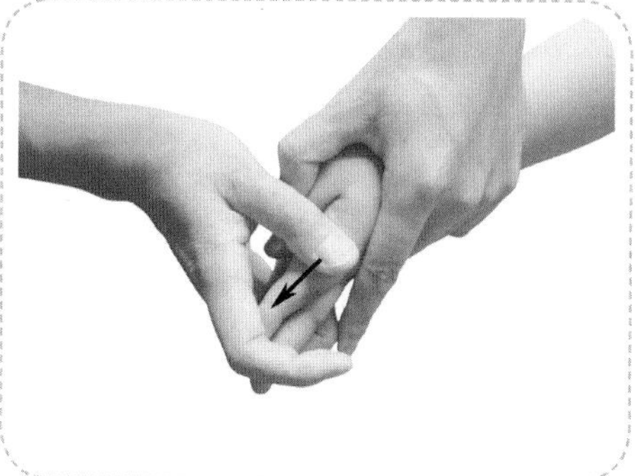
图2-104　推大肠

⑮ 小肠温补下焦治遗尿

位 置 小指尺侧缘，指尖至指根成一直线（图 2-105）。

手法操作 用推法自指尖向指根直推为补，称补小肠；反之为清小肠（图 2-106、图 2-107）。

功 效 清小肠有清热利尿、泌别清浊的作用。本穴很少用补法。主治小便赤涩、水样泄泻、口舌糜烂等症。

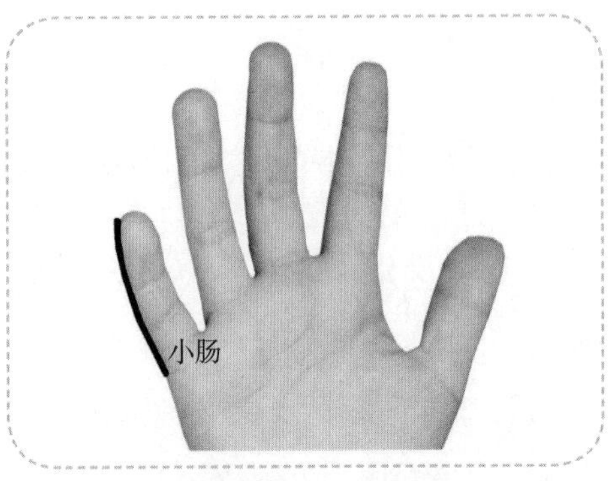

图 2-105 小肠

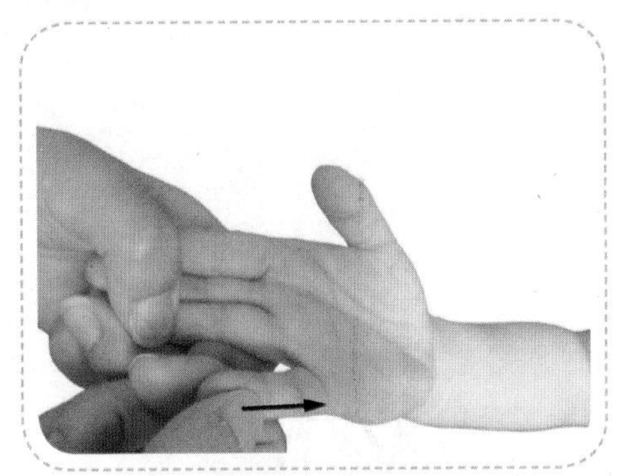
图 2-106 补小肠

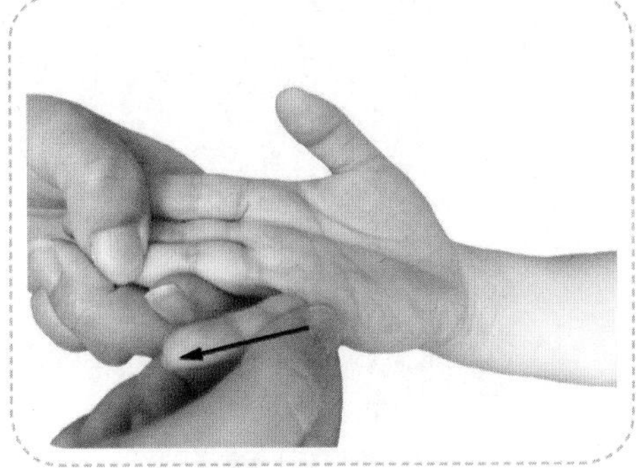
图 2-107 清小肠

⑯ 四横纹行滞消食治腹胀

位 置 手掌面，第二至第五指间关节横纹（图 2-108）。

手法操作 四指并拢，从食指横纹处推向小指横纹处，称为推四横纹（图 2-109 至图 2-111）。

功 效 按揉本穴能调和气血、消胀。主治：①气血不畅；②消化不良、疳积、腹痛、腹胀、唇裂等症。

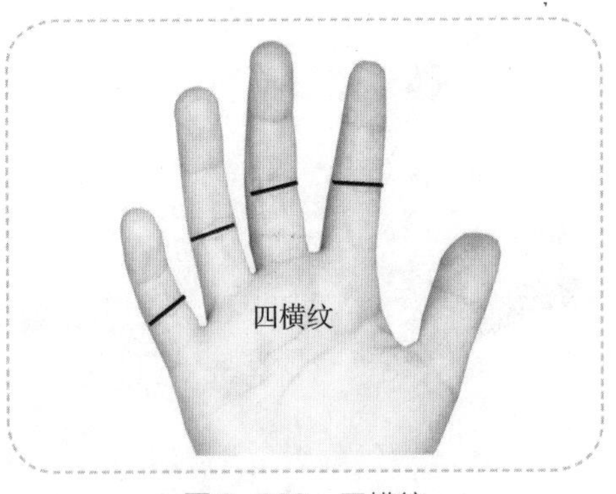

图 2-108 四横纹

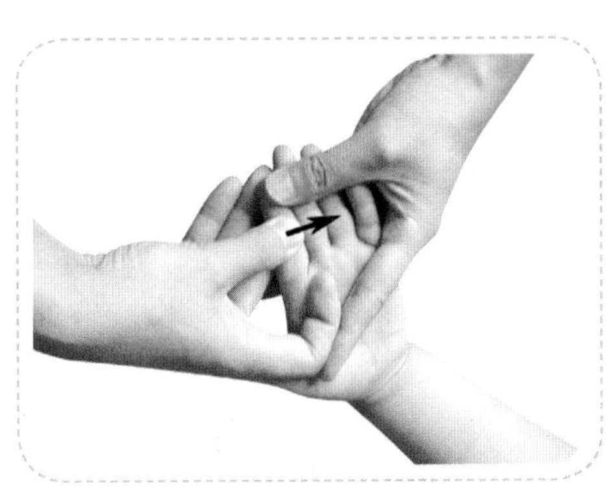
图 2-109　推四横纹 1

17 胃经和胃降逆泻胃火

位　置 大鱼际桡侧赤白肉际，从掌根至拇指根部（图 2-112）。

手法操作 用拇指或中指从掌根推至拇指根部，称清胃经（图 2-113）。

功　效 按揉本穴能清中焦湿热、和胃降逆、泻胃火、除烦止渴。主治呕吐、呃逆、便秘、胃胀、胃痛等症。

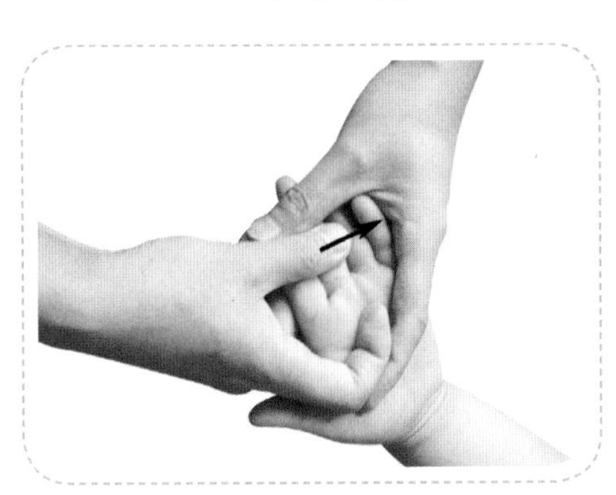
图 2-110　推四横纹 2

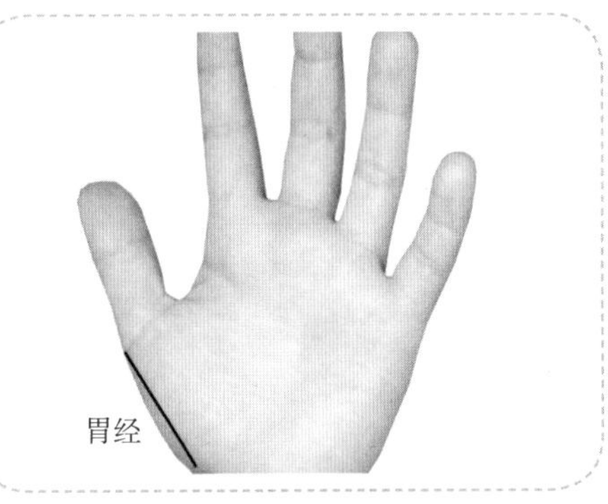

图 2-112　胃经

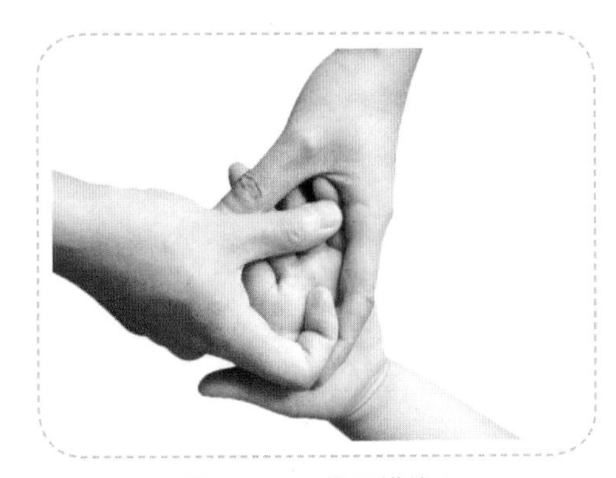
图 2-111　推四横纹 3

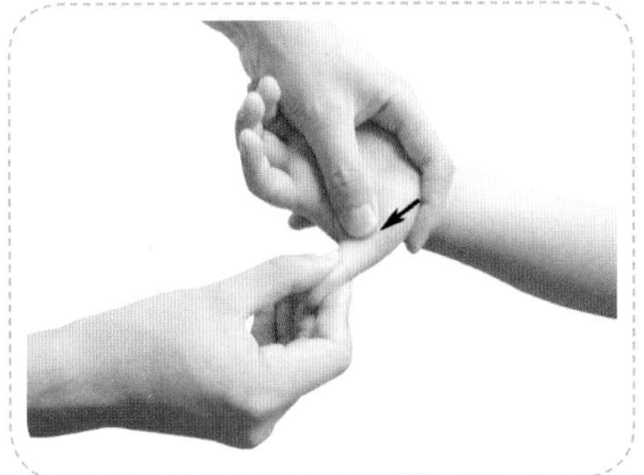
图 2-113　清胃经

18 板门健脾和胃治腹胀

位　置 手掌大鱼际平面（图 2-114）。

手法操作 用拇指揉大鱼际平面中点，称揉板门（图 2–115）。

功 效 按揉本穴能健脾和胃、消食导滞。主治：①食积、腹胀、呕吐、泄泻、食欲不振等胃气失和病症；②气喘、嗳气等气机阻滞病症。

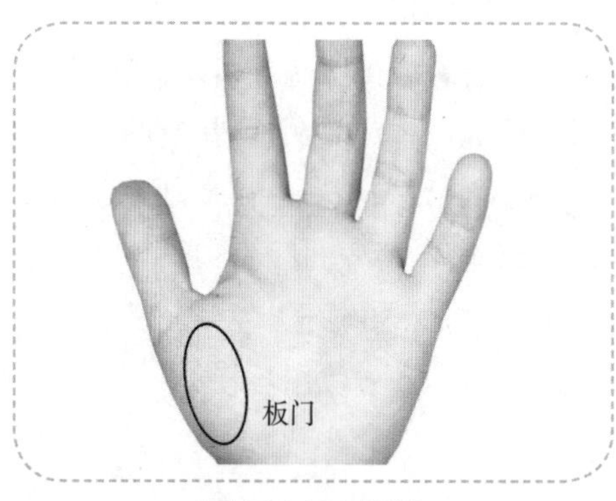

图 2–114 板门

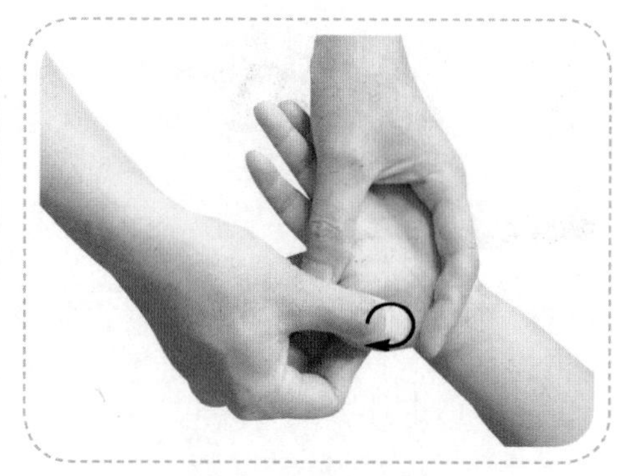

图 2–115 揉板门

⑲ 内八卦宽胸降气利平喘

位 置 手掌面，以掌心为圆心，以圆心至中指根横纹内 2/3 和外 1/3 交界点为半径（图 2–116）。

手法操作 画一圆，八卦穴即在此圆上。按顺时针方向用运法，周而复始，称为运内八卦（图 2–117 至图 2–119）。

功 效 按揉本穴能理气化痰、行滞消食。主治：①咳嗽、气喘、胸闷、呕吐、呃逆等气机不利病症；②便秘、疳积。

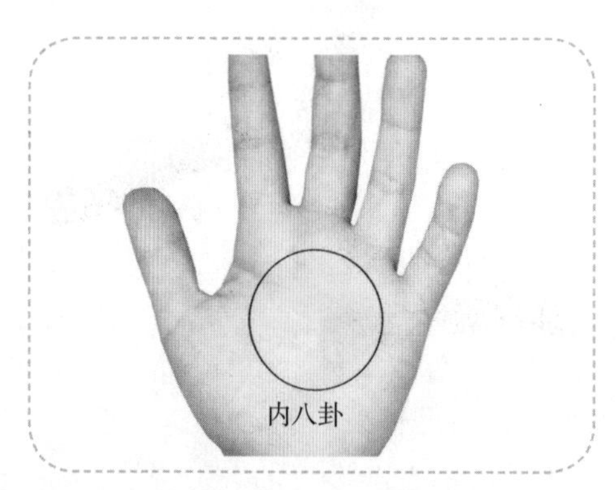

图 2–116 内八卦

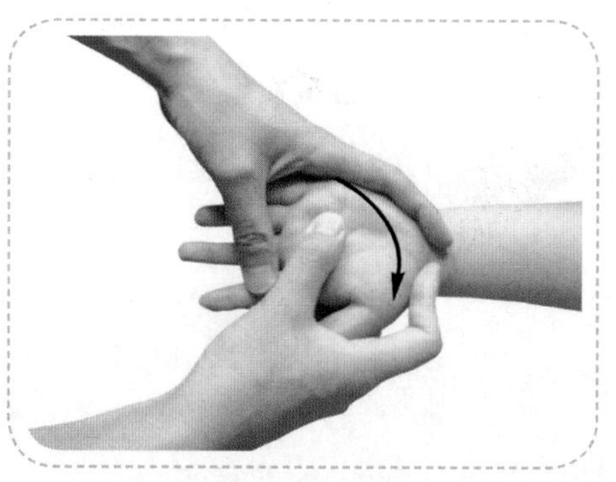

图 2–117 运内八卦 1

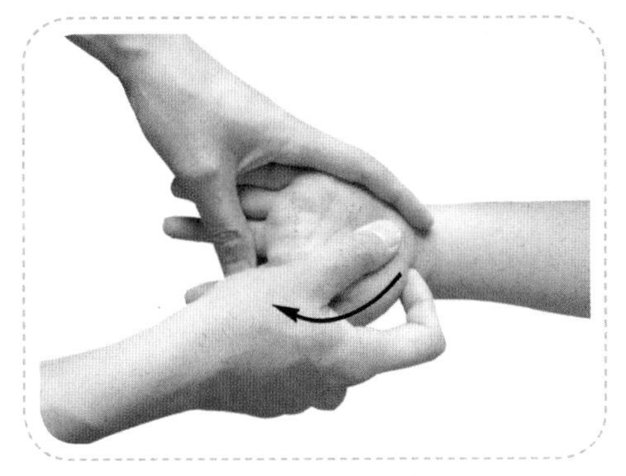

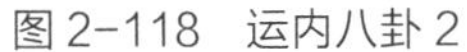
图 2-118　运内八卦 2

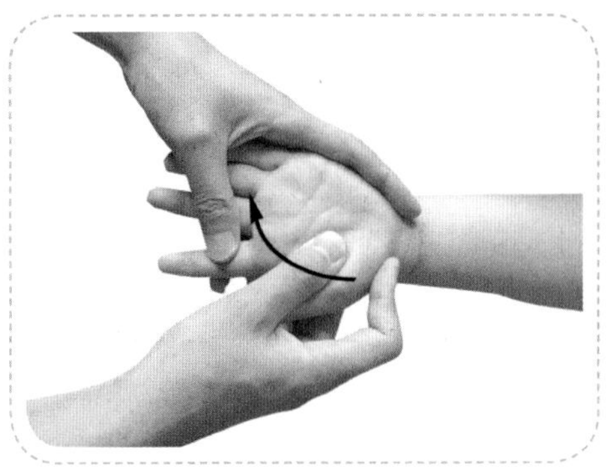

图 2-119　运内八卦 3

20 小天心镇惊安神止抽搐

位　置 大小鱼际交接处凹陷中（图 2-120）。

手法操作 用拇指端揉，称揉小天心（图 2-121）。

功　效 按揉本穴能清热、明目、利尿。主治惊风、抽搐、烦躁不安、夜啼、小便短赤、癃闭、目赤肿痛等病症。

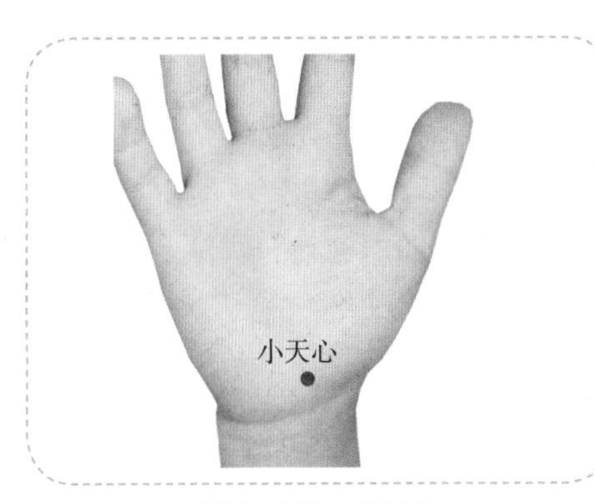

图 2-120　小天心

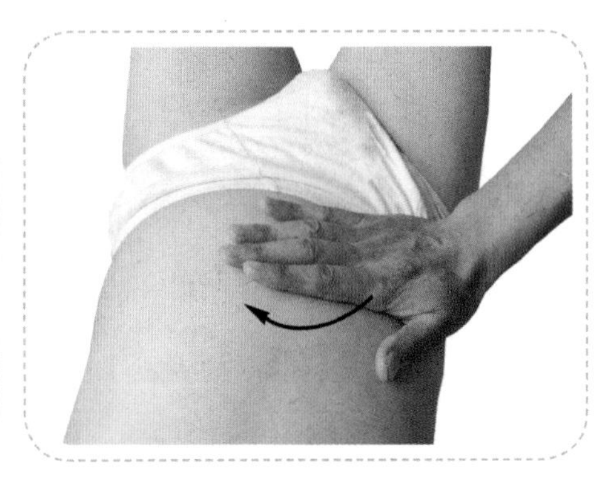

图 2-121　揉小天心

21 二扇门清热解表治风寒

位　置 手背中指根两旁凹陷中（图 2-122）。

手法操作 用两手拇指掐揉，称为掐揉二扇门（图 2-123）。

功　效 按揉本穴能发汗解表、退热平喘。本穴为发汗特效穴，揉时稍用力，速度宜快。主治：①无汗、恶寒、身热等外感表证；②喘息气促等症。

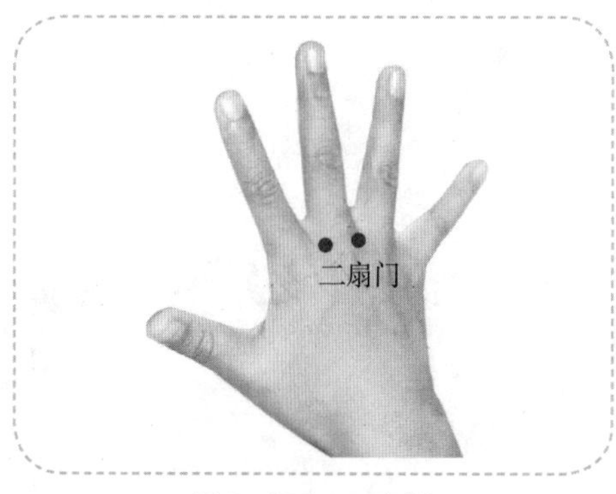

图 2-122 二扇门

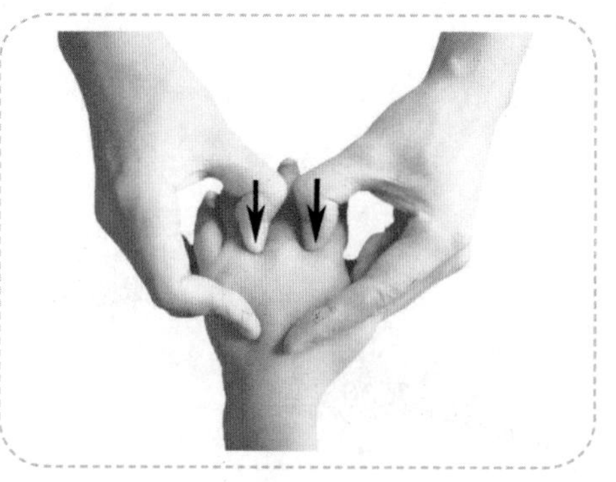

图 2-123 掐二扇门

22 二人上马散结利水治淋证

位 置 手背第四、五掌骨小头中间的后方凹陷中（图 2-124）。

手法操作 用拇指和中指相对揉二马穴，称为揉二马（图 2-125）。

功 效 按揉本穴能补肾滋阴。主治小便赤涩、牙痛、潮热烦躁等阴虚阳亢证。

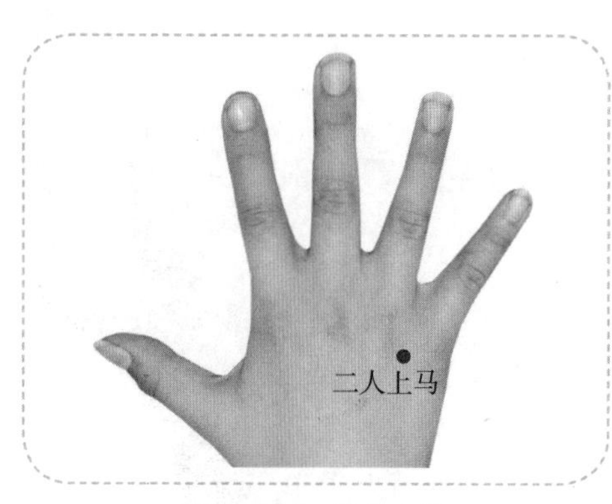

图 2-124 二人上马

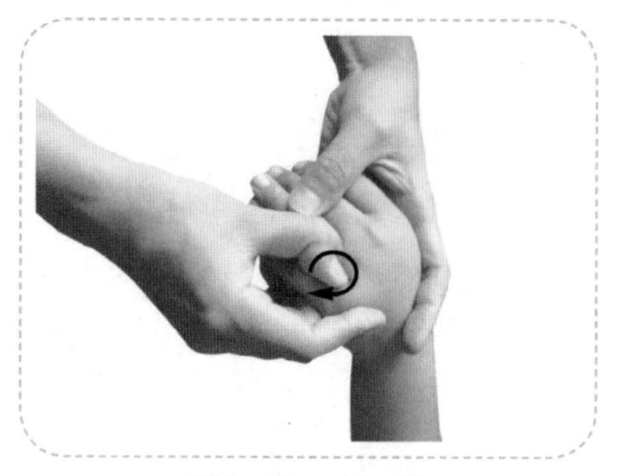

图 2-125 揉二马

23 外劳宫发汗解表治寒证

位 置 手背处，与内劳宫相对，在手背侧，第一、二掌骨之间，掌指关节后 0.5 寸处（图 2-126）。

手法操作 用中指端揉，称揉外劳宫（图 2-127）。

功 效 按揉本穴能温阳散寒、升阳举陷、发汗解表。主治一切寒证：①外感风寒、鼻塞流涕等外感风寒证；②腹痛、腹泻、肠鸣、完谷不化等脏腑积寒证。

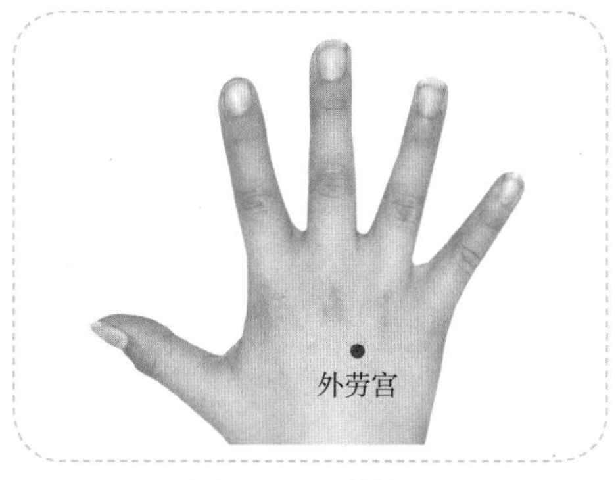

图 2-126　外劳宫

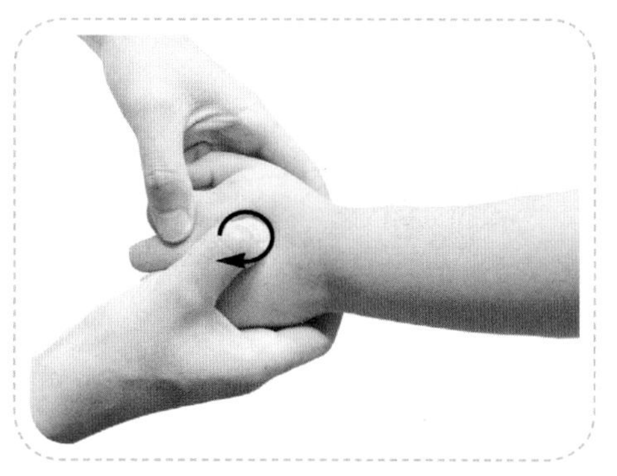

图 2-127　揉外劳宫

24 一窝风温中行气止痹痛

位　置 手背腕横纹中央凹陷处（图 2-128）。

手法操作 用中指端揉，称为揉一窝风（图 2-129）。

功　效 按揉本穴能温中行气、止痹痛。主治：①腹痛、关节痛等寒性凝滞导致的疼痛；②无汗、恶寒、发热等外感风寒表证。

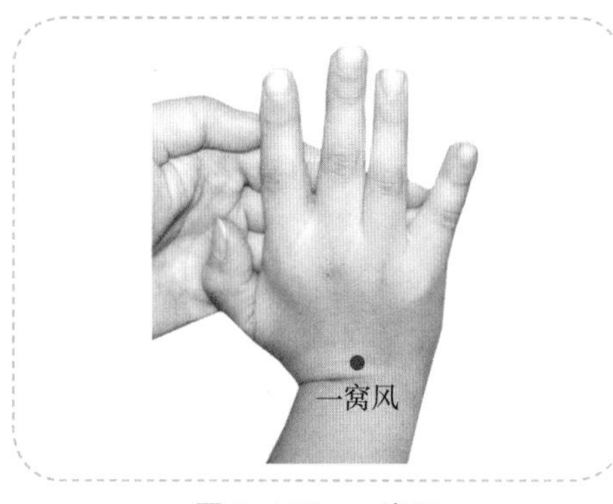

图 2-128　一窝风

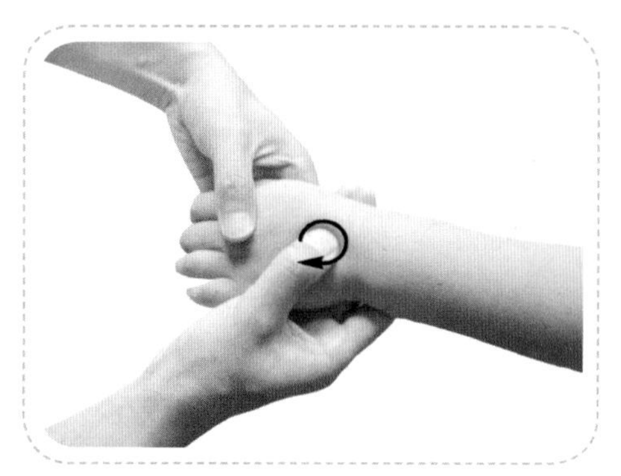

图 2-129　揉一窝风

25 三关益气活血治虚寒

位　置 前臂桡侧，阳池至曲池成一直线（图 2-130）。

手法操作 用拇指桡侧面或食中二指指面，自腕推向肘，称为推三关（图 2-131 至图 2-133）。

功　效 按揉本穴能性温，补气行气、温阳散寒。推三关有益气活血、发汗解表的作用。主治：①一切虚寒证，腹痛、腹泻、四肢厥冷、面色无华、疳积等阳气不足证；②推三关治疗感冒、畏寒肢冷、疹出不透等外感表证。

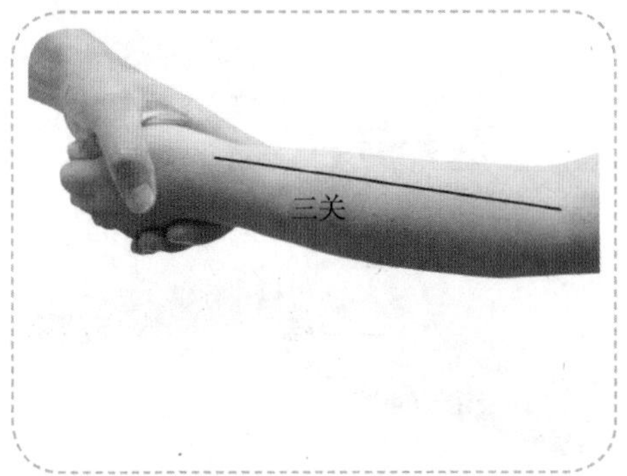

图 2-130 三关

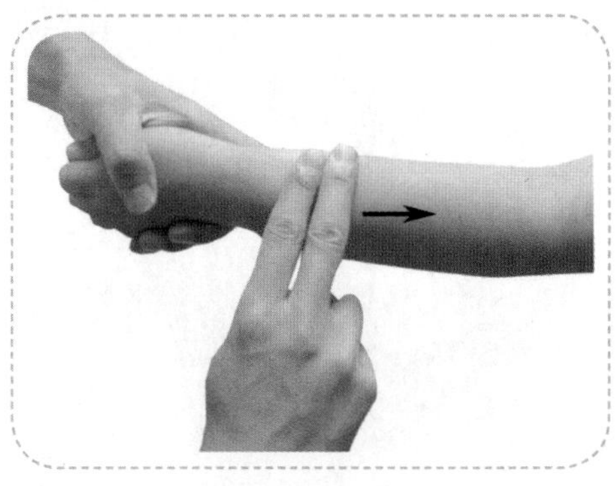

图 2-131 推三关 1

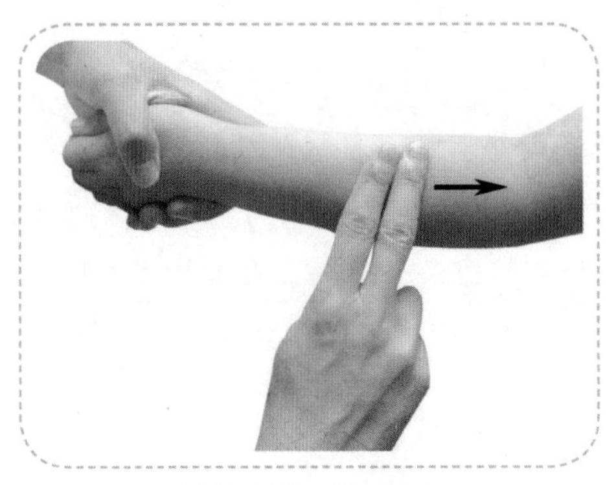

图 2-132 推三关 2

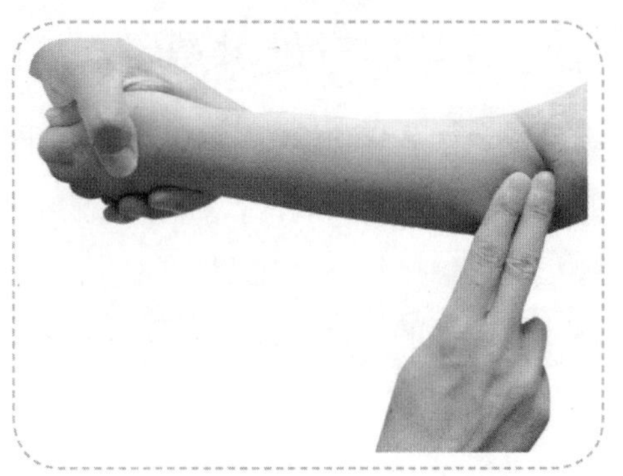

图 2-133 推三关 3

26 天河水清热解表治热证

位　置 前臂内侧正中，腕横纹至肘横纹成一直线（图 2-134）。

手法操作 用食、中二指指腹，从腕推向肘，称为清天河水（图 2-135 至图 2-137）。

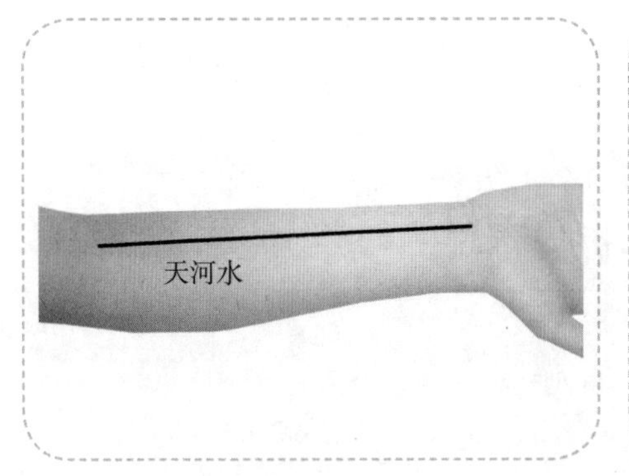

图 2-134 天河水

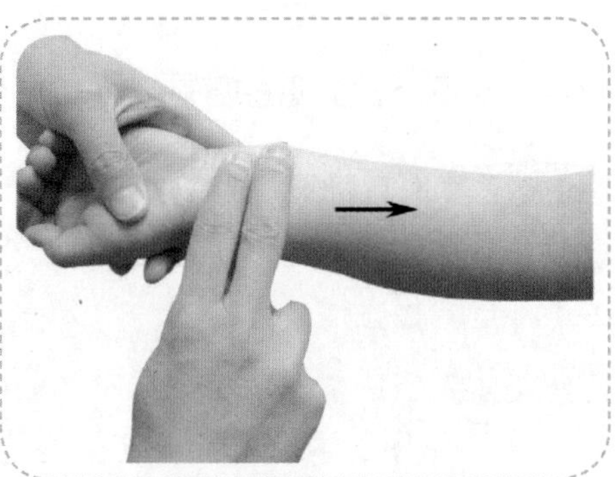

图 2-135 清天河水 1

功　效 按揉本穴能性微凉，清热解表、泻热除烦。主治一切热证：①五心烦热、口燥咽干、唇舌生疮等热性病症；②外感发热、头痛、咽痛等外感热证。

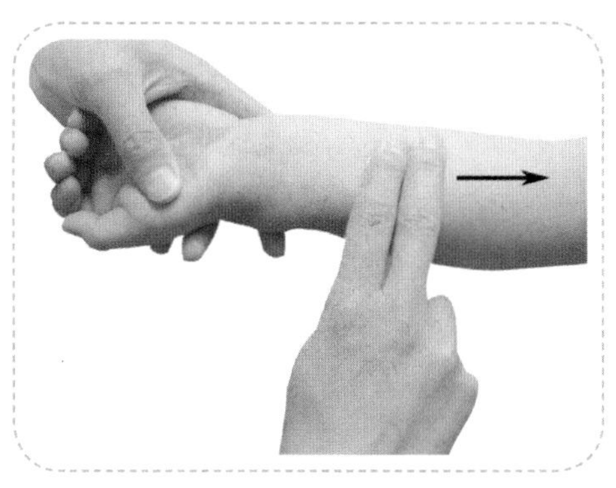

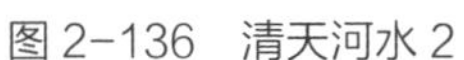
图 2-136　清天河水 2

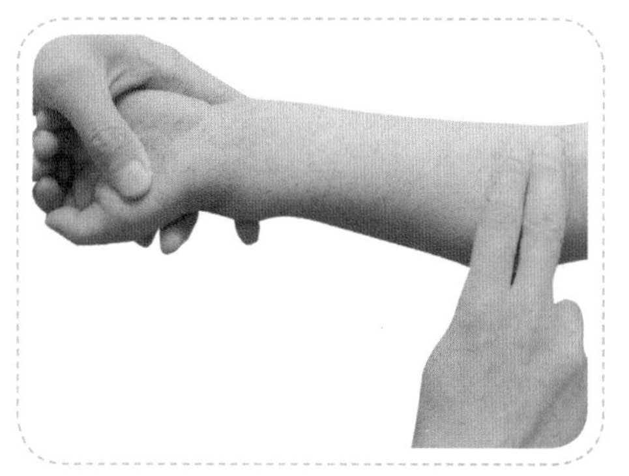

图 2-137　清天河水 3

27 六腑清热解毒治多汗

位　置 前臂尺侧，肘尖至阴池成一直线（图 2-138）。

手法操作 用食、中二指指腹，自肘尖推向腕横纹，称为退六腑（图 2-139、图 2-140）。

功　效 按揉本穴能性寒凉，清热、凉血、解毒。主治一切实热证，如高热、烦躁、口渴、痄腮、惊风、咽痛、便秘、鹅口疮等症。

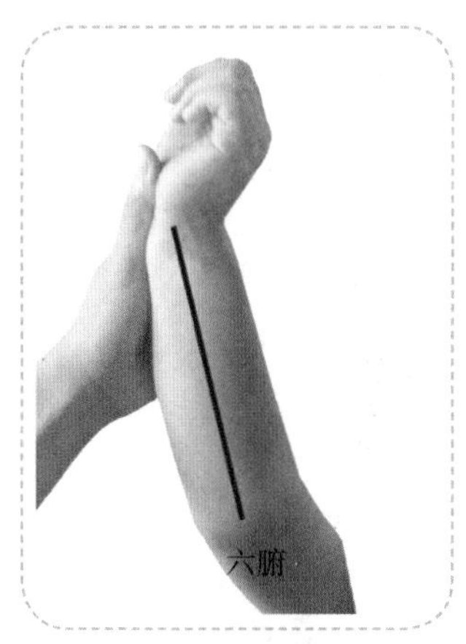

图 2-138　六腑

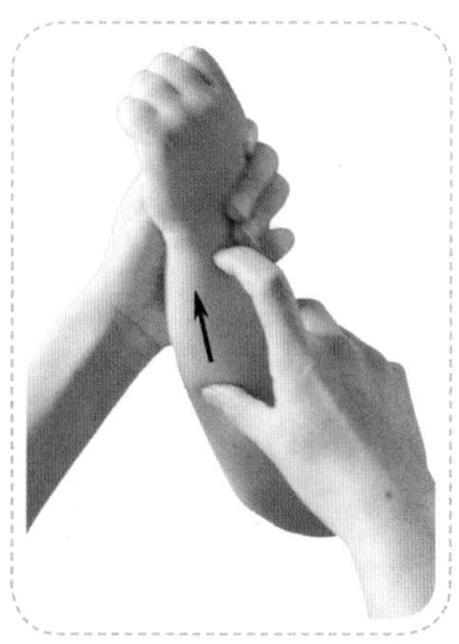

图 2-139　退六腑 1

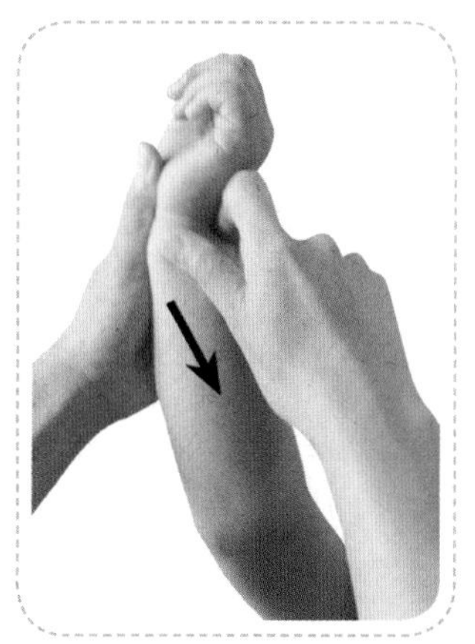

图 2-140　退六腑 2

五 下肢部

1 居髎疏通气血止痹痛

位　置 在髋部，髂前上棘与股骨大转子高点连线的中点处（图 2-141）。

手法操作 拇指点揉或弹拨（图 2-142）。

功　效 按揉本穴能疏通局部气血、通经活络。主治：①腰腿痹痛、瘫痪；②疝气、少腹痛。

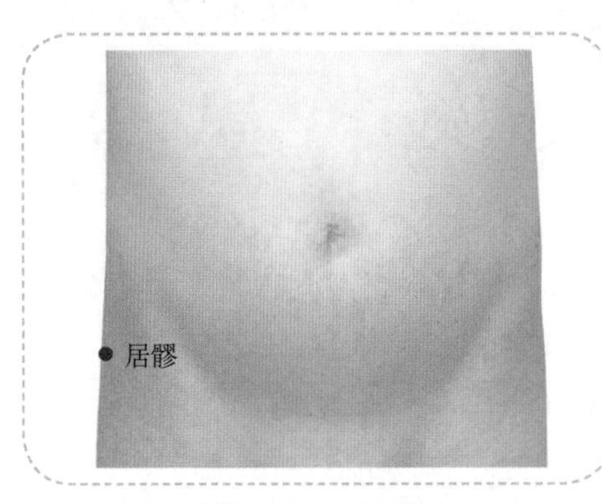

图 2-141　居髎

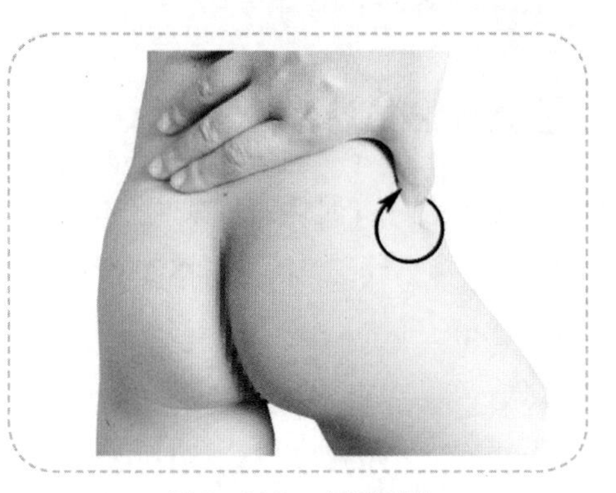

图 2-142　点揉居髎

2 环跳通经活络祛风证

位　置 侧卧屈股，当股骨大转子高点与骶管裂孔连线的外 1/3 与内 2/3 交点处（图 2-143）。

手法操作 拇指点揉或弹拨（图 2-144）。

功　效 按揉本穴能通经活络、祛风。主治：①腰胯疼痛、下肢痿软无力等腰腿病症；②风疹。

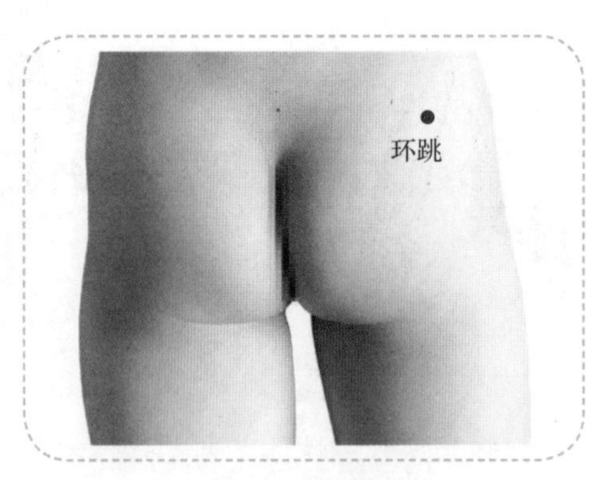

图 2-143　环跳

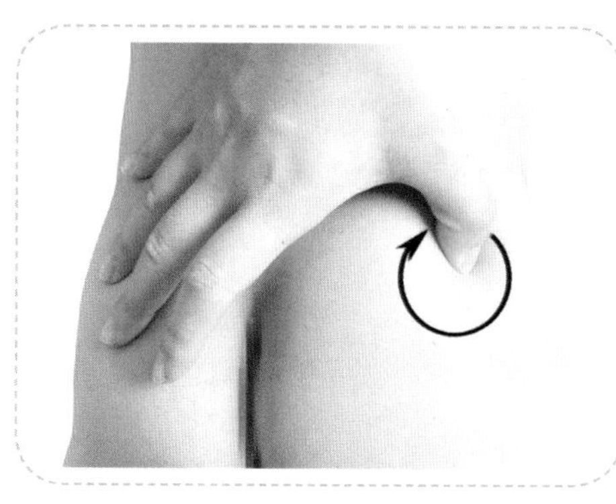
图 2-144　点揉环跳

3 承扶活血通络治疼痛

位　置 臀横纹的中点处（图 2-145）。

手法操作 拇指点揉或弹拨（图 2-146）。

功　效 按揉本穴能活血通络。主治：①腰、骶、臀、股部疼痛；②痔疮。

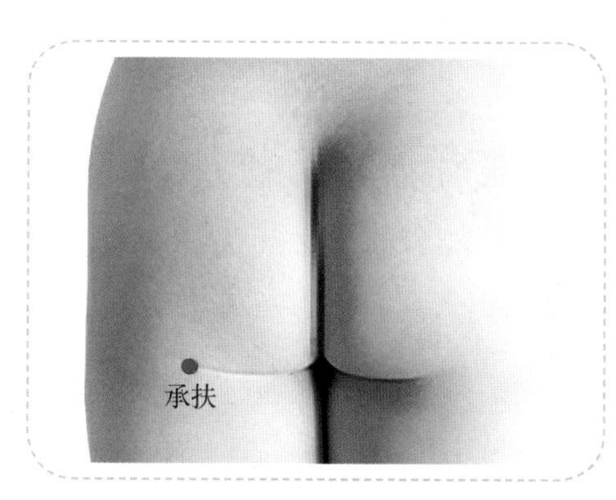

图 2-145　承扶

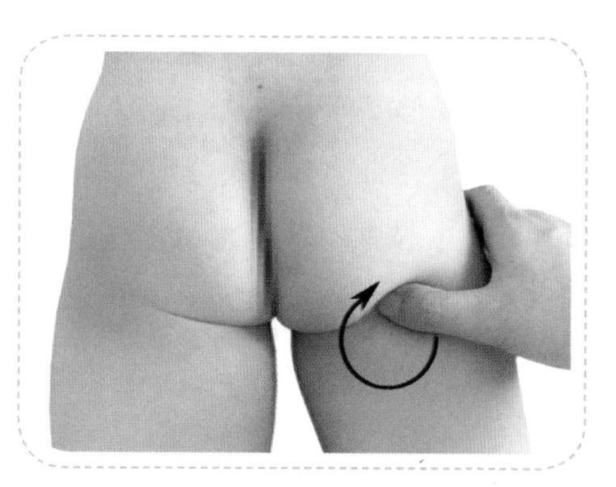
图 2-146　点揉承扶

4 血海疏通经络止抽搐

位　置 膝上内侧肌肉丰厚处（图 2-147）。

手法操作 用拇指和食、中二指对称提拿，称为拿血海；用拇指指端按揉，称为按揉血海（图 2-148、图 2-149）。

功　效 按揉本穴能两者均通经络、止抽搐。主治下肢瘫痪痹痛、四肢抽搐等症。

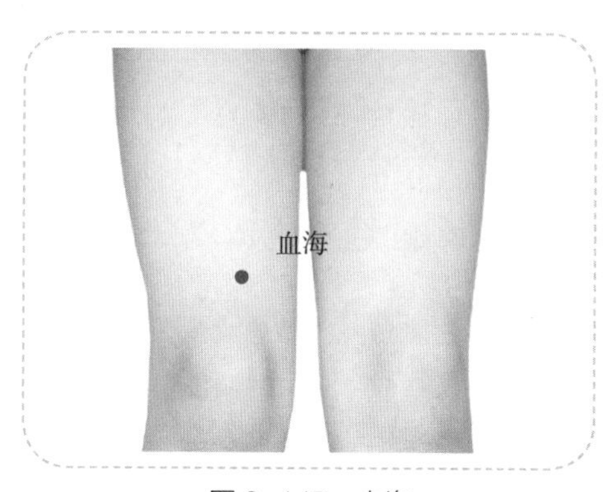

图 2-147　血海

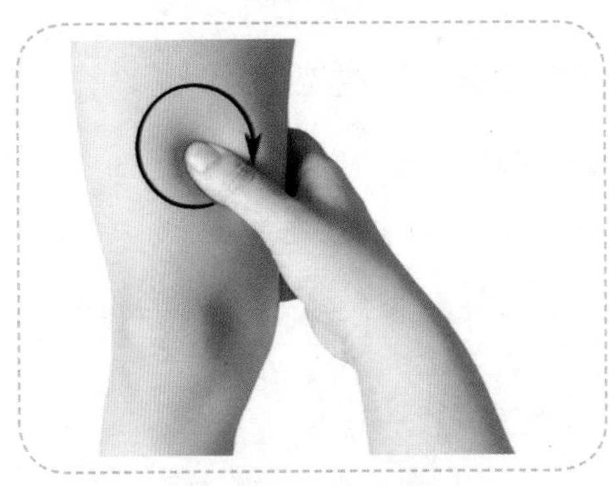

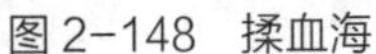
图 2-148 揉血海

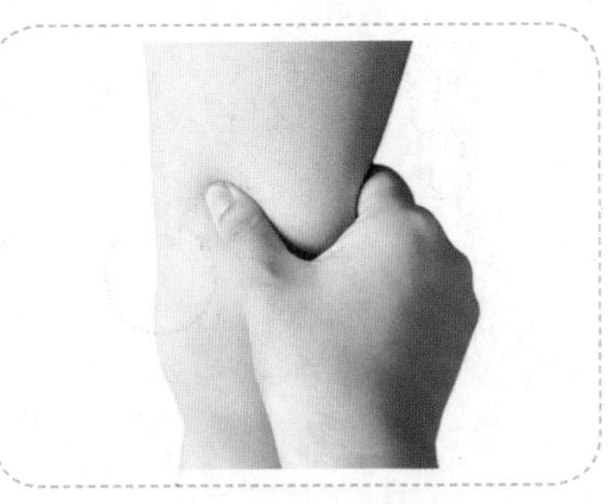

图 2-149 拿血海

5 膝眼息风止痉定惊风

位　置 膝盖两旁凹陷中（图 2-150）。

手法操作 用拇、食二指分别在两侧膝眼上按揉，称为按揉膝眼（图 2-151）。

功　效 按揉本穴能息风止痉。主治惊风抽搐、下肢痿软无力、膝痛、膝关节扭伤的病症。

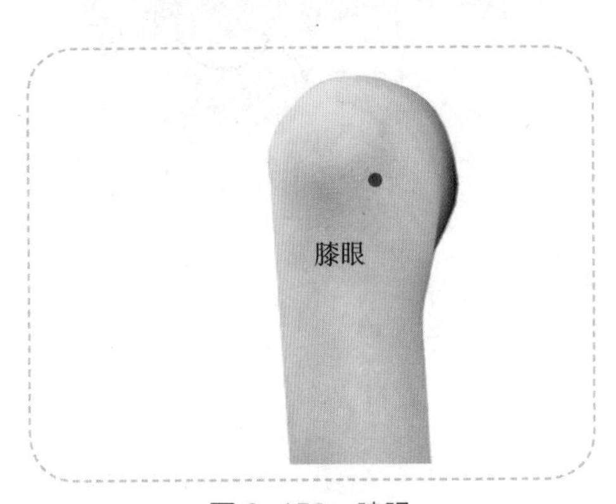

图 2-150 膝眼

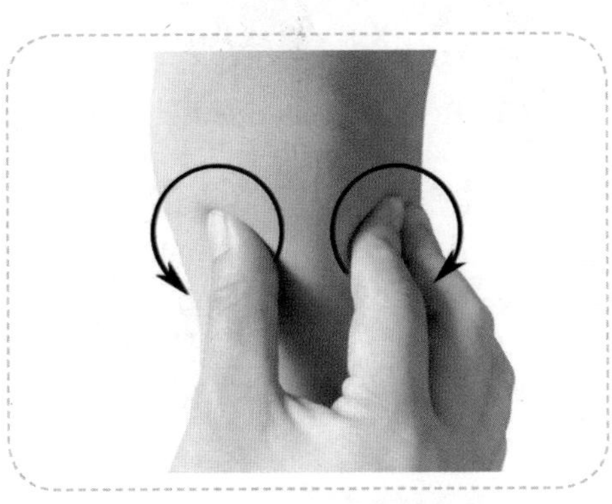

图 2-151 揉膝眼

6 委中疏通经络治痿软

位　置 腘窝正中央，两大筋之间（图 2-152）。

手法操作 用拇、食指拿腘窝中筋腱，称为拿委中（图 2-153）。

功　效 按揉本穴能止抽搐、通经络。主治四肢抽搐、下肢痿软无力等经络不通病症。

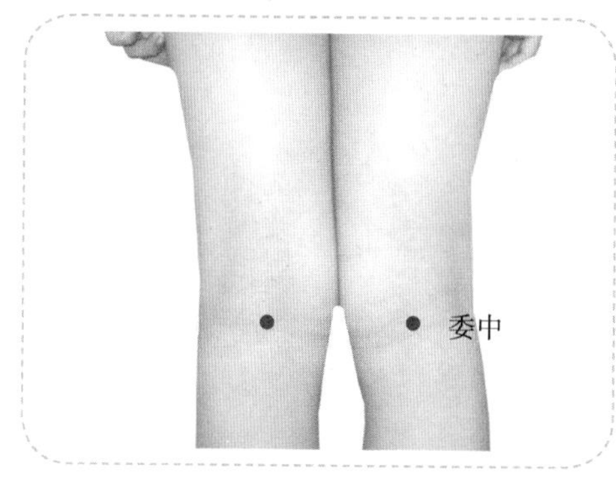

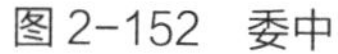
图 2-152　委中

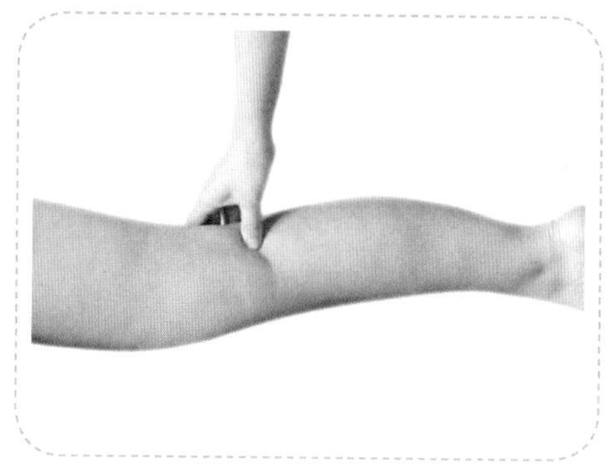

图 2-153　拿委中

7 足三里小儿保健常用穴

位　置 外侧膝眼下 3 寸，胫骨外侧约一横指处（图 2-154）。

手法操作 用拇指按揉，称为按揉足三里（图 2-155）。

功　效 ①健脾和胃、调中理气；②小儿保健常用穴。主治：①呕吐、泄泻、腹胀、腹痛等消化系统疾患；②各种慢性病。

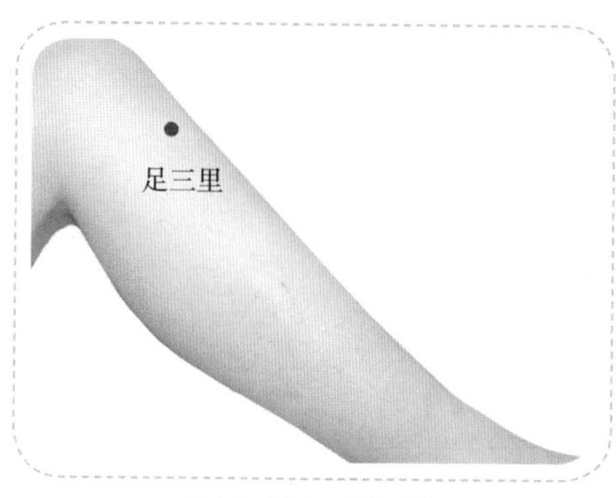

图 2-154　足三里

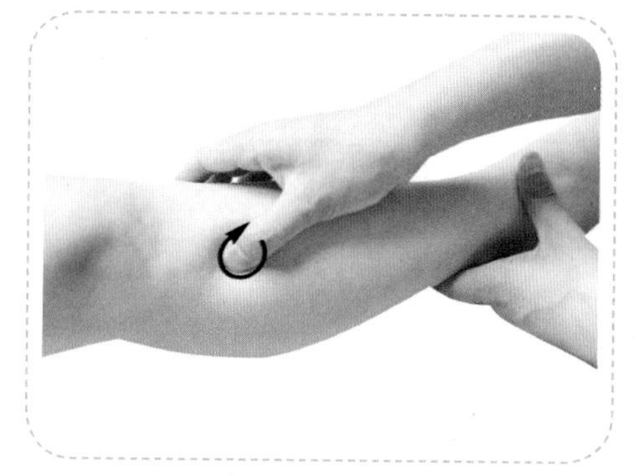

图 2-155　揉足三里

8 三阴交清利湿热通血脉

位　置 内踝尖直上 3 寸处（图 2-156）。

手法操作 用拇指或中指指端按揉，称为按揉三阴交（图 2-157）。

功　效 按揉本穴能通血脉、活经络、疏通下焦、清利湿热。主治：①遗尿、癃闭、小便短赤涩痛等泌尿系统病症；②消化不良、腹胀等脾胃病症。

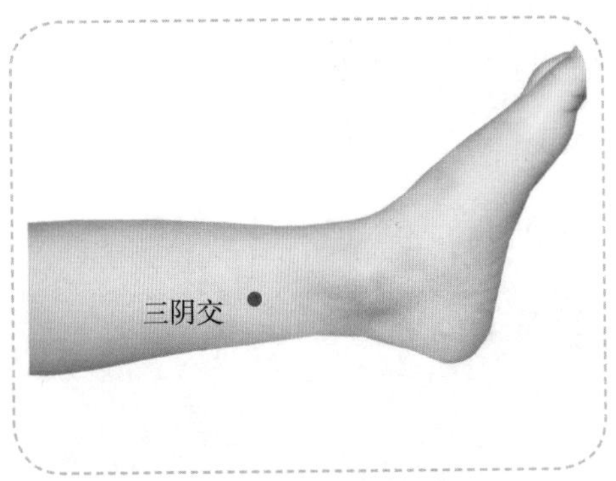

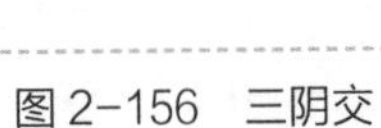
图 2-156　三阴交

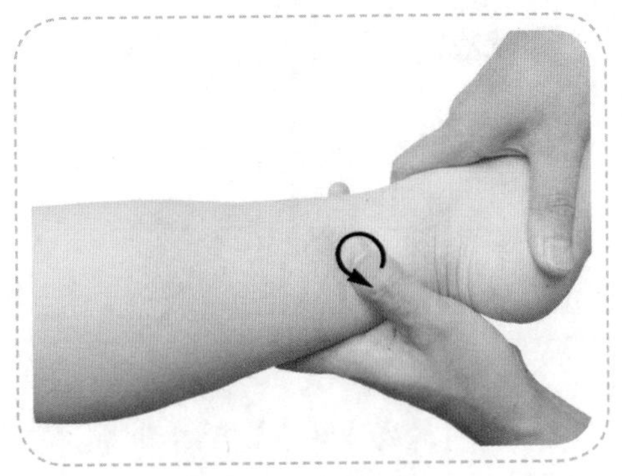
图 2-157　揉三阴交

9 涌泉引火归元退虚热

位　置 足掌心前 1/3 凹陷处（图 2-158）。

手法操作 用拇指端按揉，称为揉涌泉（图 2-159）。

功　效 按揉本穴能引火归元、退虚热、止吐泻。左揉止吐，右揉止泻。主治：①五心烦热、夜啼、烦躁不安等虚火上炎病症；②发热、呕吐等实热证。

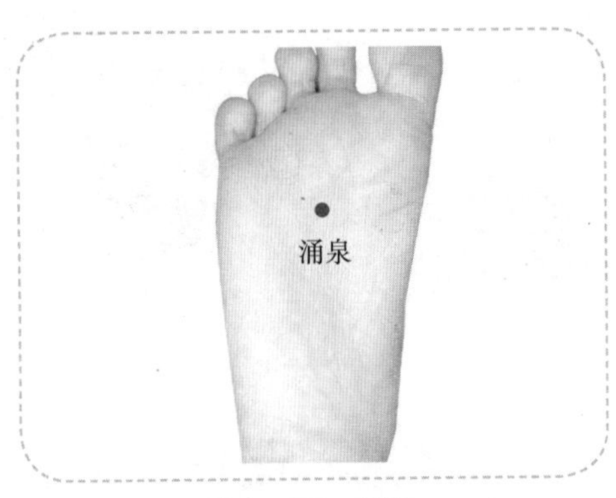

图 2-158　涌泉

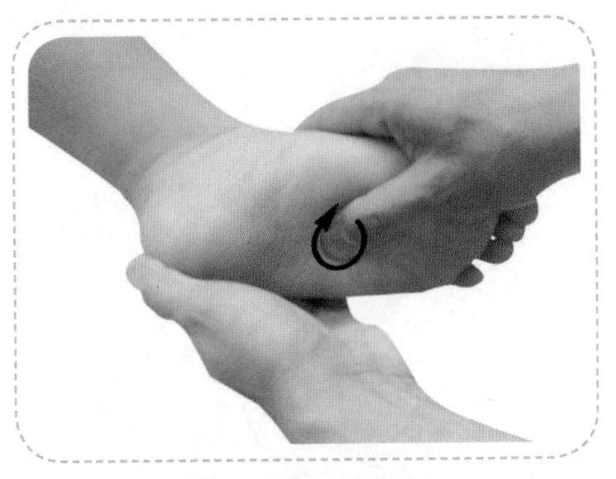
图 2-159　揉涌泉

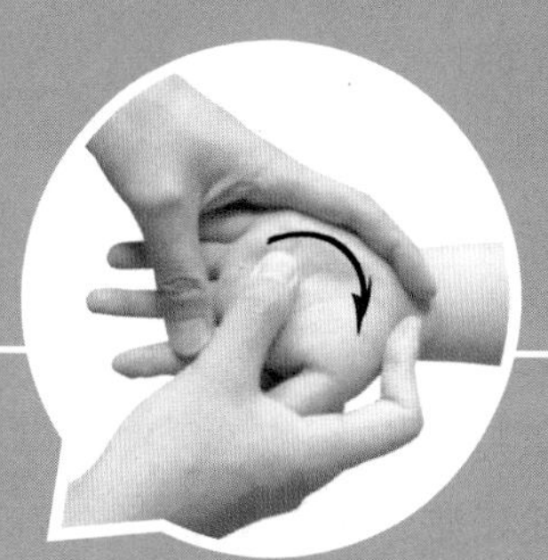

第三章 小儿推拿常用手法

小儿按摩常用基本手法，其名称和操作手法虽与成人按摩手法基本相同，但在临床运用则有较大出入。小儿按摩重用指法，多用手指着力，在患儿治疗部位或穴位上操作，主要包括摩法、掐法、指推法、拿法、揉法、擦法、抹法、捣法、运法、捏法、搓法、弹拨法等手法。

一 摩法

摩法，是运用手指指腹或手掌等着力，轻按于患儿肢体的治疗部位或穴位的皮肤之上，反复进行环行摩擦皮肤，使其产生轻松舒适之感，具有理气和血、镇静止痛作用的手法。主要有指摩法和掌摩法，其中以掌摩法常用。

掌摩法 以手掌置于腹部，反复进行环形而有节律地抚摩，又称“摩腹”（图 3-1 至图 3-3）。

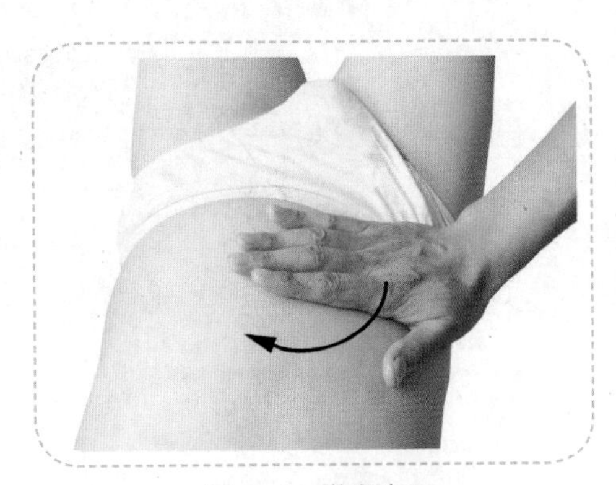

图 3-1 掌摩法 1

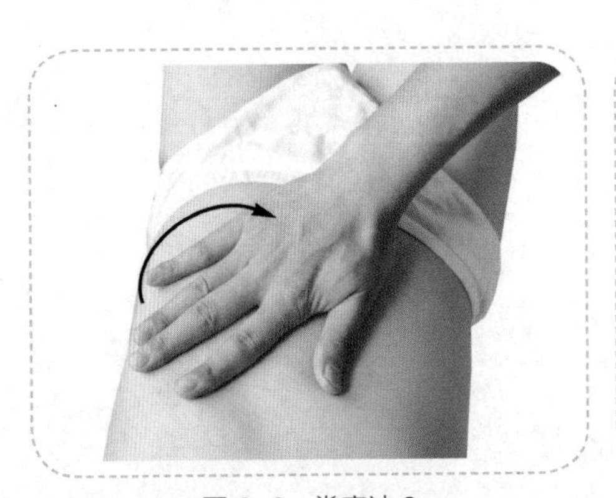

图 3-2 掌摩法 2

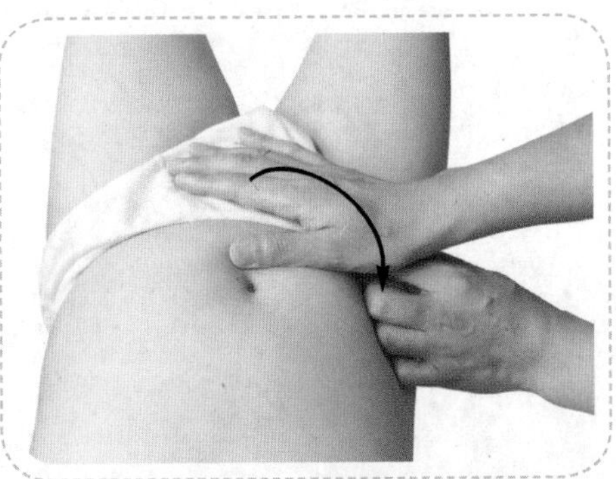

图 3-3 掌摩法 3

二　掐法

掐法，是用拇指指甲尖着力，掐于患儿穴位上，使其产生相应的感觉，具有疏通经络、解痉镇痛、急救等作用的手法。是一种刺激较强的手法，使用时注意不可刺破皮肤。包括双手掐法和单手掐法。

双手掐法 以双手的拇指指甲同时用力，掐按治疗部位（图 3–4）。

单手掐法 以单手的拇指指甲用力，掐按治疗部位（图 3–5）。

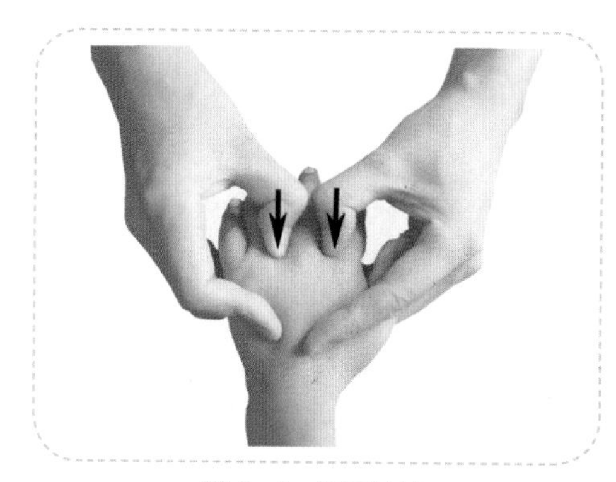

图 3–4　双手掐法

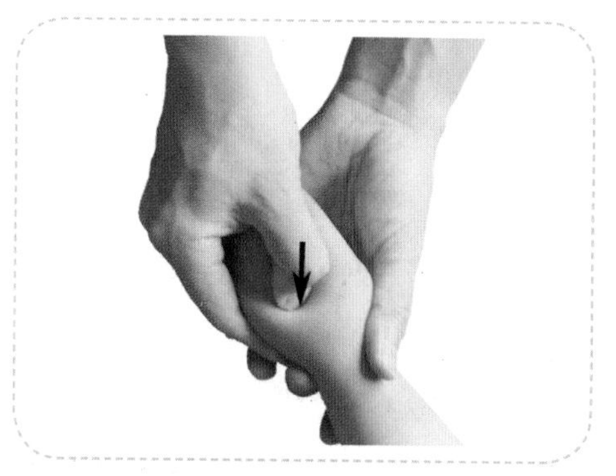

图 3–5　单手掐法

三　指推法

指推法，是运用单手或双手手指按于患儿治疗部位或穴位上，向前，或由中间向两侧，或由两侧向中间用力推之的手法。具有通经活络，调节气血的作用。主要包括直推法、分推法、合推法。

直推法 以拇指或食、中指指面按于治疗部位，向前沿直线单方向推动（图 3–6、图 3–7）。

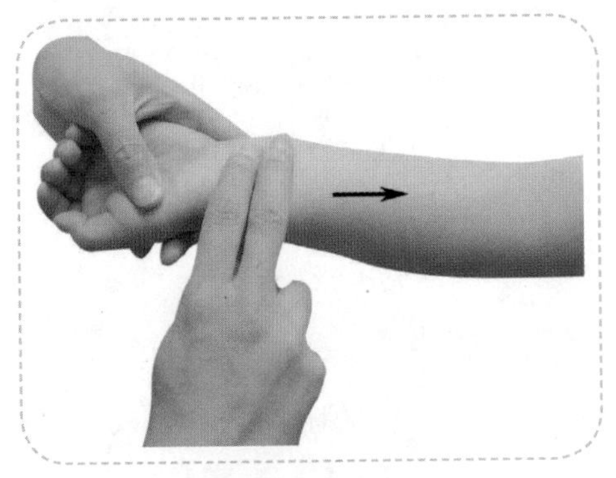

图 3-6 直推法 1

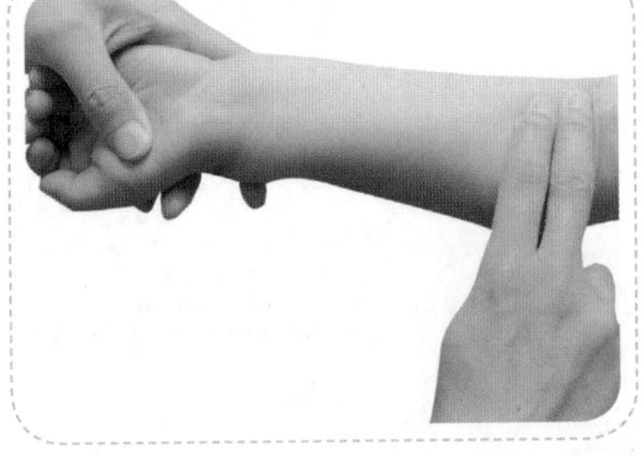

图 3-7 直推法 2

分推法 以双手拇指桡侧或指面，自穴位中间向两旁分推（图 3-8、图 3-9）。

合推法 以拇指桡侧缘自穴位两端向中央推动（图 3-10、图 3-11）。

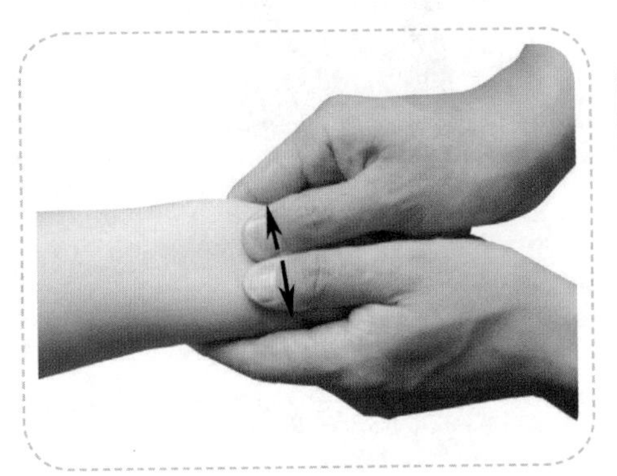

图 3-8 分推法 1

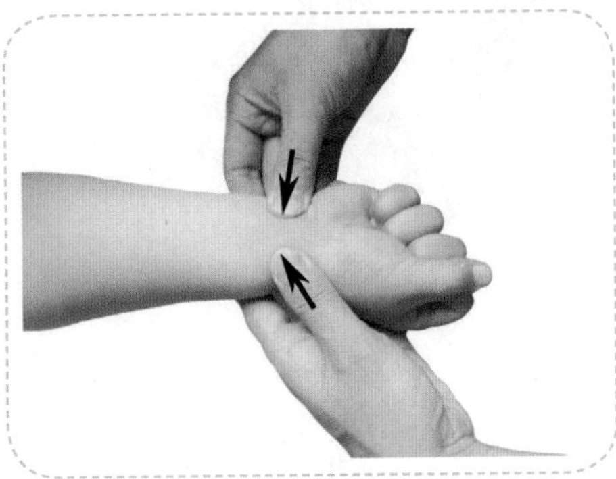

图 3-10 合推法 1

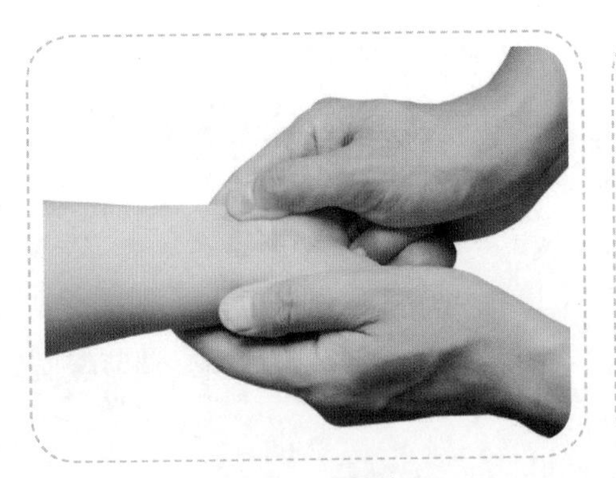

图 3-9 分推法 2

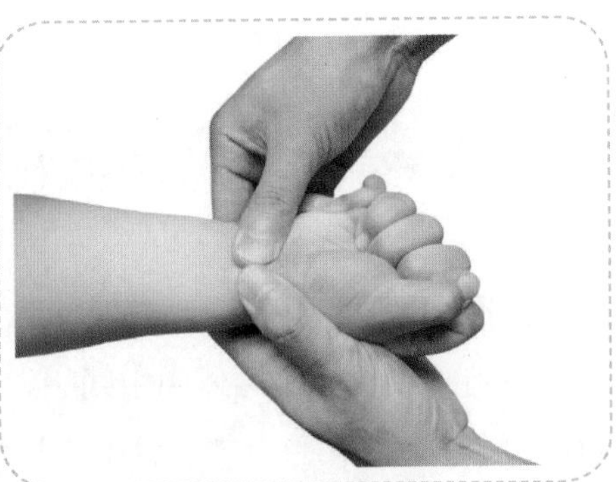

图 3-11 合推法 2

四　拿法

拿法，是运用单手或双手，以拇指掌面与其余四指掌面对合呈钳形，施以夹力，以掌指关节的屈伸运动所产生的力将患者肌肉提起的手法。具有通经活络、活血化瘀、放松肌肉、缓解痉挛的作用（图 3-12）。

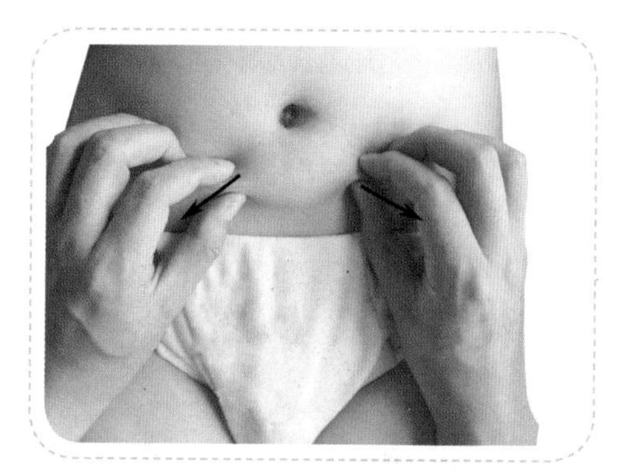

图 3-12　拿法

五　揉法

揉法，是运用手指或手掌按于患儿肢体的治疗部位或穴位之上，反复进行“顺时针”或“逆时针”方向的环旋揉动，使力渗透达肌肉层，具有通经活络、活血化瘀、缓解痉挛、调节脏腑功能的作用。包括掌揉法、指揉法。

指揉法 以指端着力于穴位环旋揉动（图 3-13）。

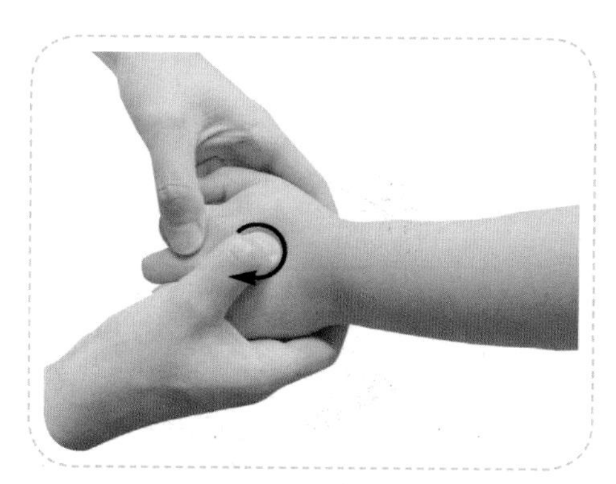

图 3-13　指揉法

六 擦法

擦法，是运用手掌掌面或手掌大、小鱼际着力，按于患儿治疗部位或穴位上，沿直线快速往返擦动皮肤的手法，其力只达皮肤及皮下，具有调和营卫、消炎散肿、散风祛寒的作用。擦法主要包括掌擦法、鱼际擦法。

鱼际擦法 以大鱼际或小鱼际在治疗部位上往返擦动（图 3–14、图 3–15）。

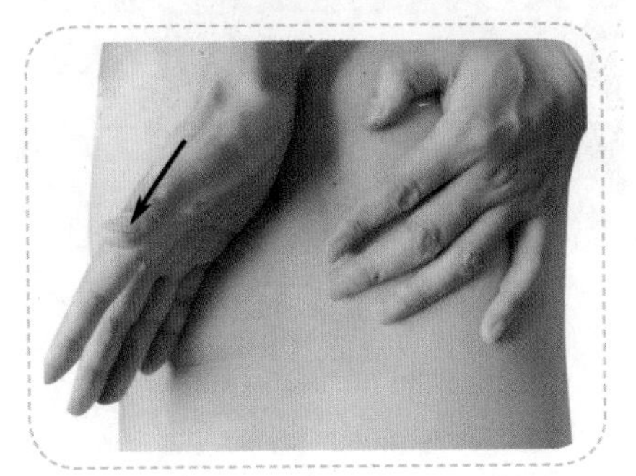

图 3–14　鱼际擦法 1

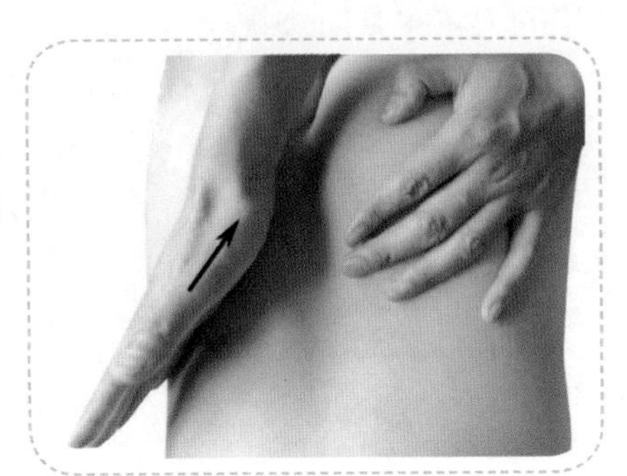

图 3–15　鱼际擦法 2

七 抹法

抹法，是运用手指或手掌着力，在患儿治疗部位上，做上下或左右的单方向反复抹动的手法，有调和营卫、疏通经络、理气活血的作用（图 3–16、图 3–17）。

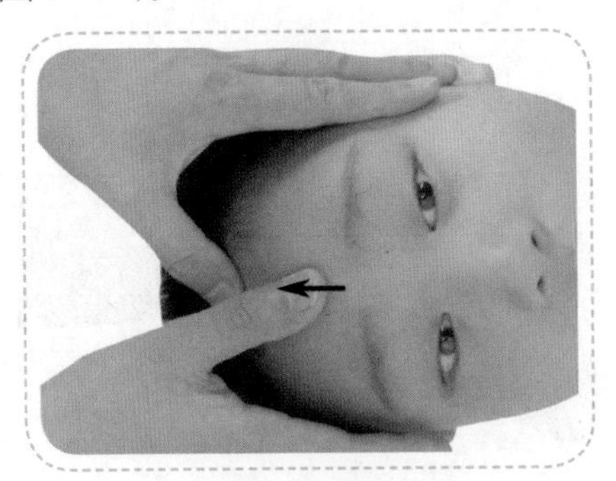

图 3–16　抹法 1

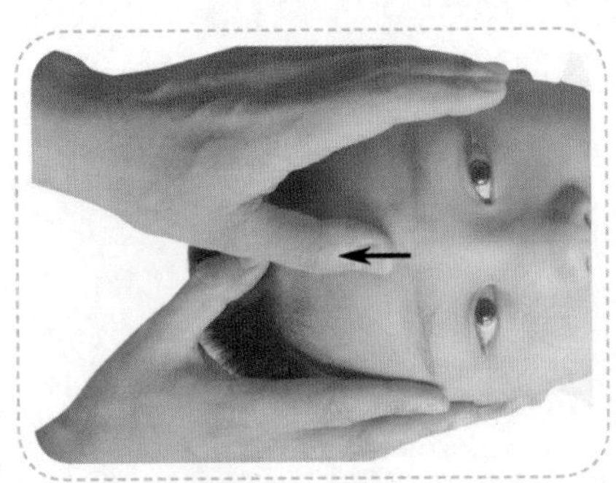

图 3–17　抹法 2

八 捣法

捣法，是运用中指尖或指间关节突着力，反复快速而有节奏地叩击捣动的手法，有疏通经络、调节气血的作用（图 3-18、图 3-19）。

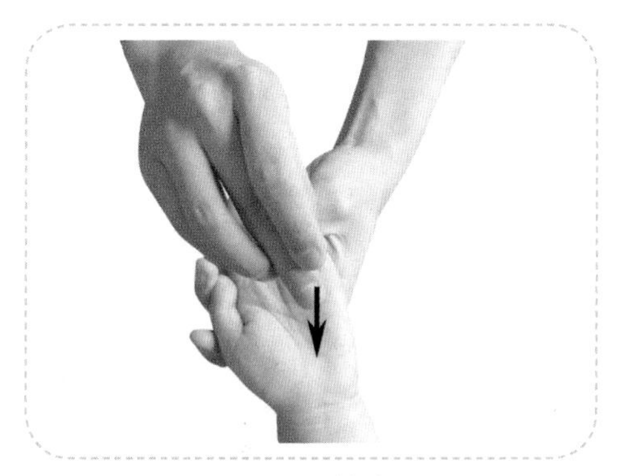
图 3-18 捣法 1

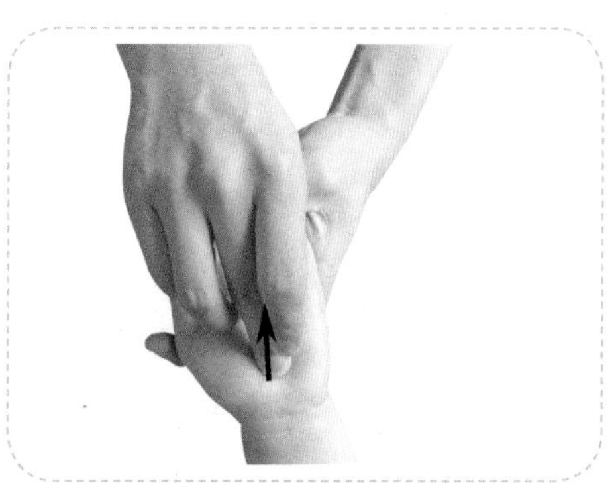
图 3-19 捣法 2

九 运法

运法，以拇指或食、中指端在一定穴位上由此往彼做弧形或环行推动的手法，有调和营卫、散风祛寒的作用（图 3-20、图 3-21）。

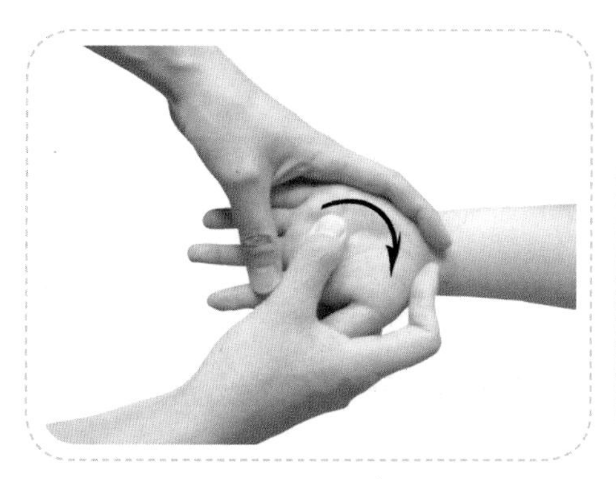
图 3-20 运法 1

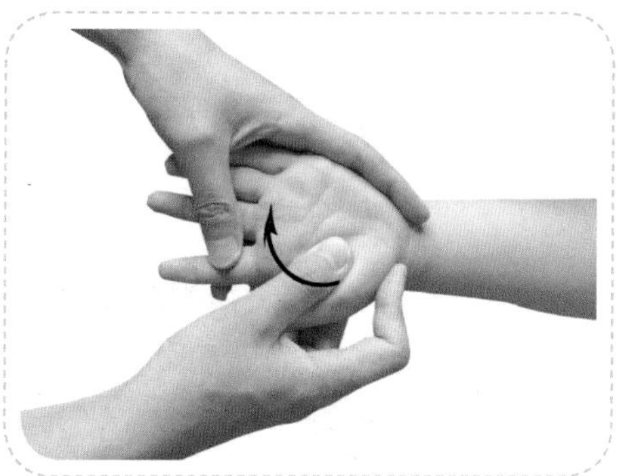
图 3-21 运法 2

十 捏法

捏法，是运用双手拇指指腹与食中指指腹相对，或与食指中节桡侧相对着力，夹持于治疗部位上，合力将其捏起，边捏边移动位置的手法，具有放松肌肉、缓解痉挛、调理脏腑功能的作用。包括三指捏法、二指捏法。现主要作用于脊柱，故又称“捏脊”（图 3–22、图 3–23）。

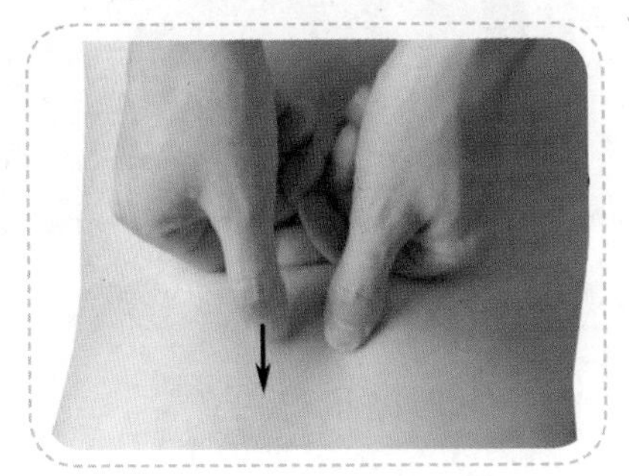
图 3–22 捏法 1

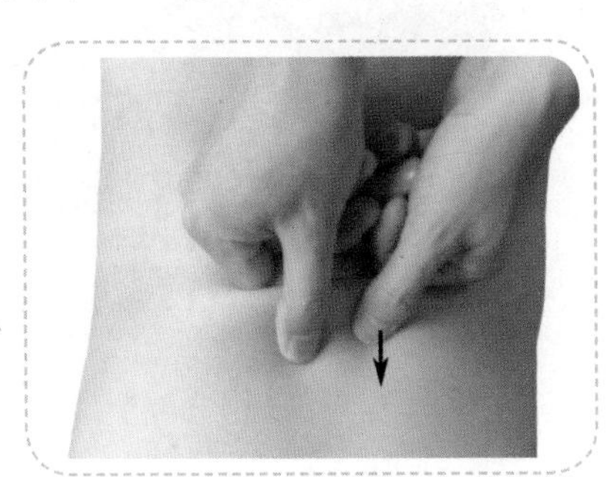
图 3–23 捏法 2

十一 搓法

搓法，以两手夹住肢体，相对用力，做相反方向的快速搓动，同时上下往返移动。本法主要用于四肢、胸胁，有舒理肌筋、调和气血的作用，多作为治疗结束时的手法（图 3–24、图 3–25）。

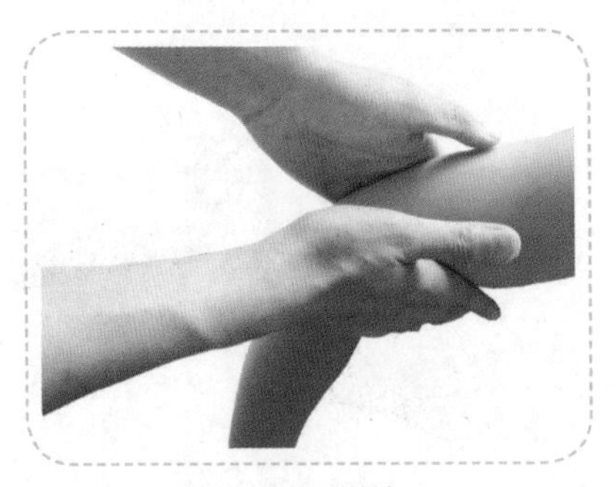
图 3–24 搓法 1

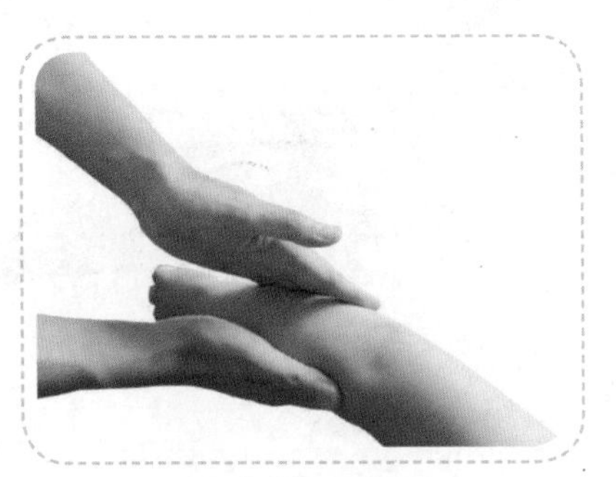
图 3–25 搓法 2

十二　弹拨法

弹拨法，用拇指罗纹面或尺骨鹰嘴着力于施术部位，垂直于肌腱、肌腹往返用力。本法分为拇指弹拨法和肘弹拨法。用拇指弹拨法时，以上肢带动拇指用力；小儿肢体柔弱，一般不用肘弹拨法（图 3-26）。

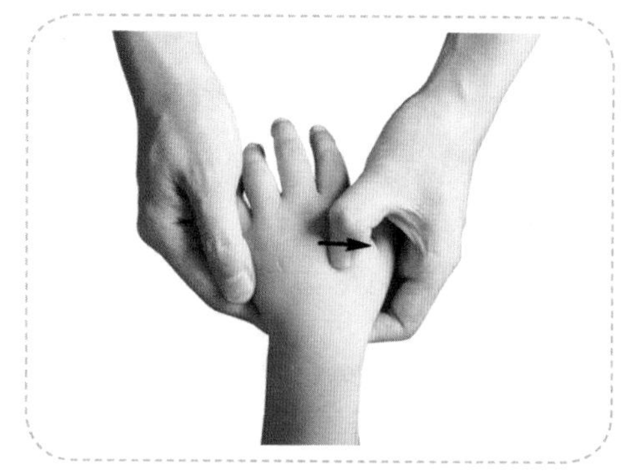

图 3-26　拇指弹拨法

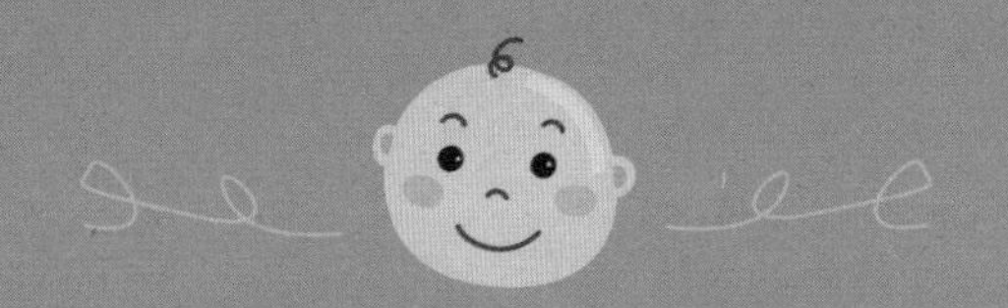

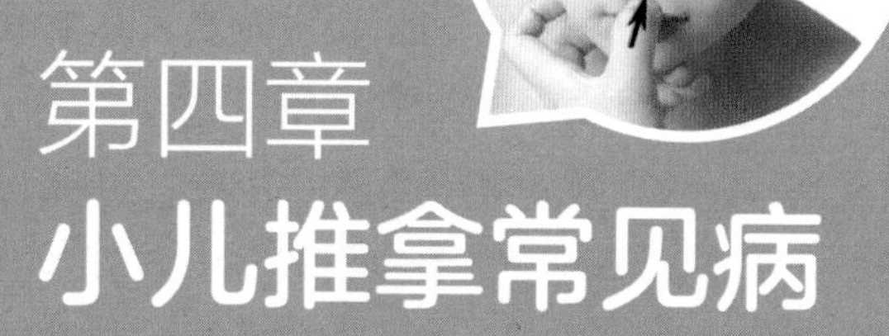

第四章 小儿推拿常见病

产伤麻痹不要慌，小儿推拿有妙方

发育迟缓要注意，小儿推拿可调理

脊柱侧弯危害大，小儿推拿有方法

“鸡鸣”咳嗽不要慌，小儿推拿能帮忙

腮腺肿大不要怕，小儿推拿有办法

小儿麻痹别大意，别让宝宝留残疾

宝宝得了鹅口疮，小儿推拿效果好

……

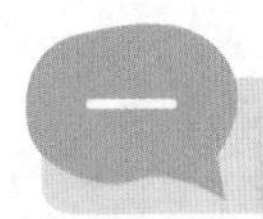

产伤麻痹不要慌，小儿推拿有妙方（小儿产伤麻痹）

十月怀胎，一朝分娩，迎接新生命是家庭中最幸福的时刻。但是有些婴儿在出生时由于体重过大或者胎位不正造成了产程延长，助产士使用产钳或助产器助产时，由于操作不当导致头部牵拉过猛，颈部和肩部过度分离，从而使新生儿臂丛神经撕裂，出现小儿产伤麻痹，为家庭以及儿童的未来蒙上了一层沉重的阴影。

1 疾病简介

婴儿出生时因损伤神经而引起该神经支配部位的麻痹，称为产伤麻痹。

2 常见症状

❶ 上臂麻痹：为第五、六颈神经损伤所致。三角肌、冈上肌、冈下肌，小圆肌、部分胸大肌、肱二头肌，旋后肌等不同程度受累。表现为患肢下垂，肩部不能外展，肘部微屈和前臂旋前。

❷ 前臂麻痹：是由第八颈神经与第一胸神经损伤引起。手指的屈肌和伸肌受累。因症状不明显，一般在出生后相当时间才发现，手大、小鱼际萎缩，屈指功能差，臂部感觉障碍。若颈交感神经亦受损，则有上睑下垂，瞳孔缩小。

❸ 全臂麻痹：由于臂丛神经束受到损伤而产生。主要为肩部肌肉受累，同时影响上肢其他肌肉。臂麻痹中以上臂麻痹多见，其次为前臂麻痹，全臂麻痹则极为少见。表现为前臂桡侧感觉消失，患肢下垂，肩部功能障碍。

❹ 面神经麻痹：由于面神经受到损伤而引起。表现为口眼㖞斜，患侧眼睑不能闭合，鼻唇间皱襞消失，哭时健侧面部运动正常。臂麻痹和面神经麻痹可同时存在。

3 辨证分型

❶ 风寒湿痹：兼见恶风，或得热痛减，或患处沉重、肌肤麻木不仁的症状，舌苔薄白或腻，指纹色红或青紫。

❷ 痰瘀痹阻：兼见疼痛时轻时重，舌质紫，苔白腻，指纹沉滞青紫。

4 治疗手法

—— 臂神经麻痹治疗手法 ——

❶ 揉搓患处：患儿取仰卧位，术者站在患儿的侧方，两手掌夹住患肢，相对用力，上下揉搓，反复操作 100 次。注意着力部位要紧贴皮肤，勿摩擦患儿皮肤，压力适中，做到轻而不浮，重而不滞。

❷ 按揉患处肌肉：患儿取仰卧位，术者站在患儿的侧方，一手扶住患儿手臂，一手用拇指面或其余四指指面按揉患处肌肉，反复操作至患处肌肉松软为度。注意着力部位要紧贴皮肤，移动时做到紧推慢移，勿摩擦，力量渗透入患处肌肉，压力适中，做到轻而不浮，重而不滞。

❸ 揉板门：患儿取仰卧位，术者站在患儿的侧方，两手握住患儿手掌，掌心向上，两手拇指分别按揉大、小鱼际，反复操作 100 次。注意着力部位要紧贴患儿皮肤，力量要深透，勿摩擦，压力适中，做到轻而不浮，重而不滞。（图 4-1）

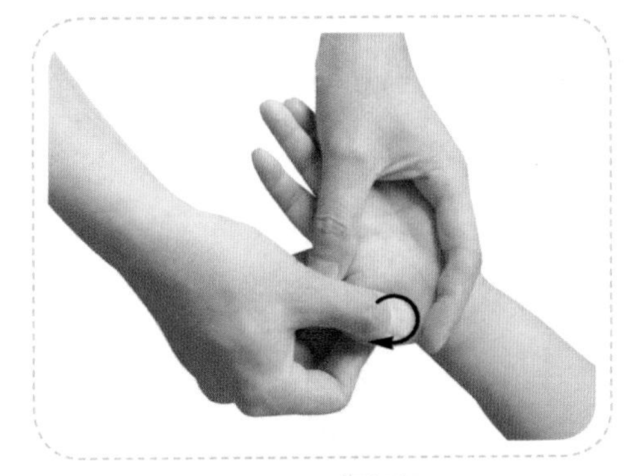

图 4-1　揉板门

❹ 清天河水：患儿取仰卧位，术者站在患儿的侧方，一手扶住患儿的前臂，另一手以食指、中指罗纹面沿着患儿前臂正中自腕推向肘部，称为“清天河水”，反复操作 100 次。注意着力部位要紧贴皮肤，压力适中，做到轻而不浮，重而不滞。应沿着直线推动（图 4-2 至图 4-4）。

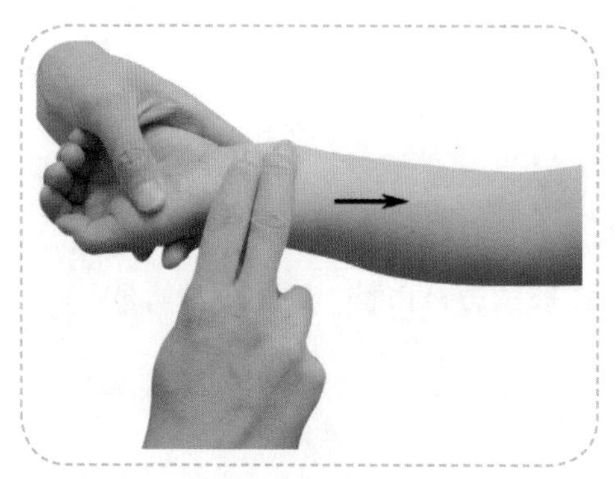

图 4-2 清天河水 1

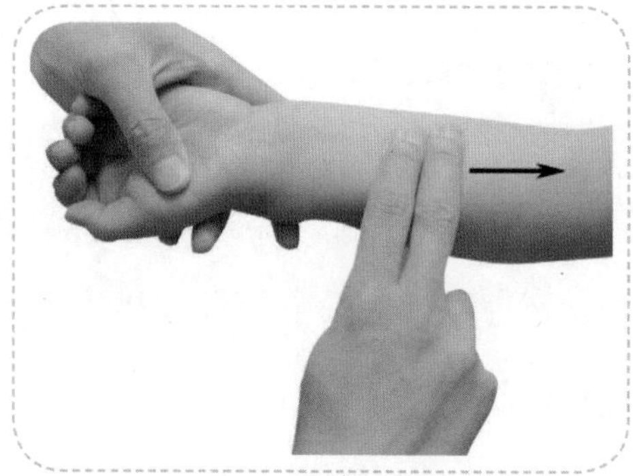

图 4-3 清天河水 2

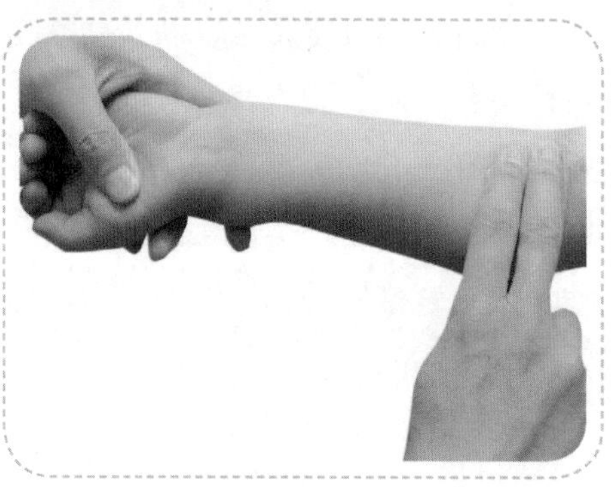

图 4-4 清天河水 3

❺ 退六腑：患儿取仰卧位，术者站在患儿的侧方，一手扶住患儿的前臂，另一手以拇指或食、中指指面沿着患儿前臂尺侧，从患儿的肘部向腕部直推，称为“退六腑”，反复操作 200 次。在推动的过程中，要注意指面要紧贴患儿的皮肤，压力要适中（图 4-5、图 4-6）。

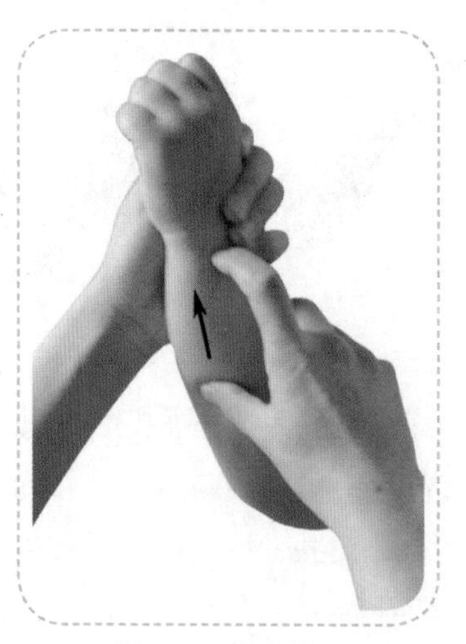

图 4-5 退六腑 1

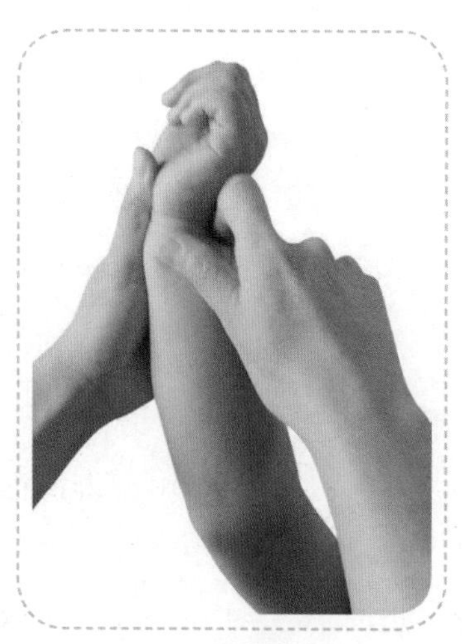

图 4-6 退六腑 2

❻ 推三关：患儿取仰卧位，术者站在患儿的侧方，一手扶住患儿的前臂，另一手以拇指桡侧面或食、中指指面沿着患儿前臂桡侧，从患儿的腕部向肘部直推，称为“推三关”，反复操作200次。在推动的过程中，要注意指面要紧贴患儿的皮肤，压力要适中（图4-7至图4-9）。

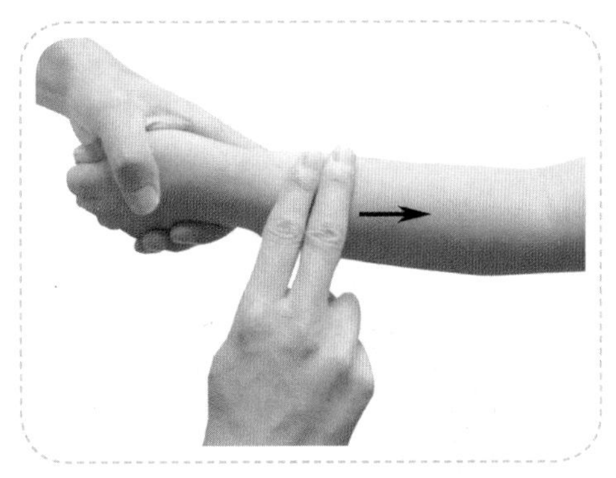
图4-7　推三关1

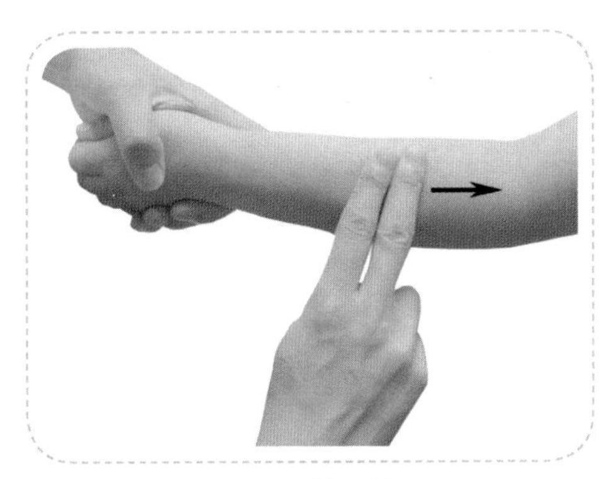
图4-8　推三关2

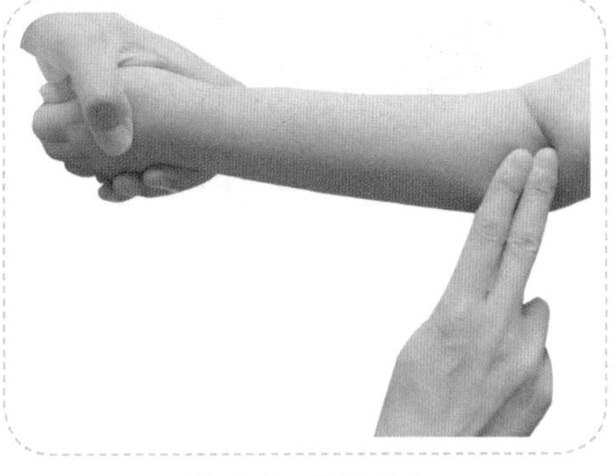
图4-9　推三关3

❼ 按揉大椎：患儿取正坐位或俯卧位，术者站在患儿的侧方，以一手拇指置于患儿大椎（第七颈椎棘突下缘）穴上，向下按压同时环旋揉动穴位2分钟，注意拇指须吸定于穴位，力度以患儿能耐受为宜（图4-10）。

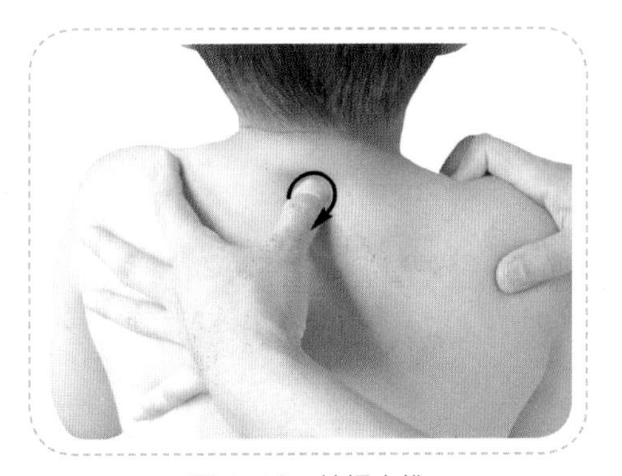
图4-10　按揉大椎

—— 面神经麻痹治疗手法 ——

❶ 揉太阳：患儿取仰卧位，术者坐于患儿头前，将两拇指罗纹面紧贴于患儿头部两侧太阳穴（在眉眼后凹陷中）处做环旋揉动，其余四指轻扶于患儿脑后，称为“揉太阳”，反复揉2分钟。揉动时压力要均匀，动作要协调有

节律。此法可以减轻感冒头痛（图4-11）。

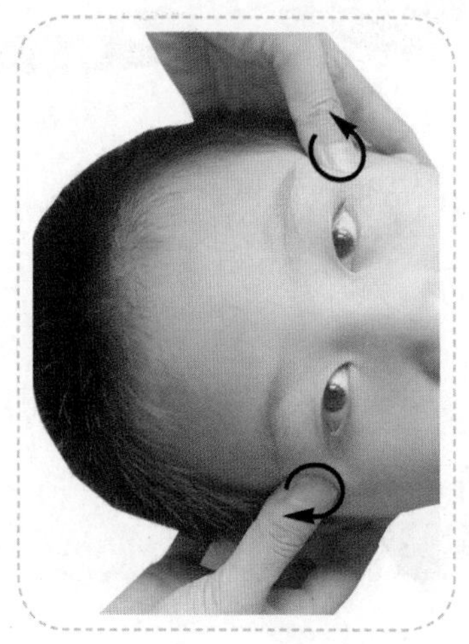

图 4-11 揉太阳

❷ 掐合谷：患儿取坐位或仰卧位，术者站在患儿的侧方，一手扶住患儿的前臂，另一手以拇指指甲掐揉患儿合谷穴，动作均匀深透，但指甲不可掐破患儿皮肤（图 4-12）。

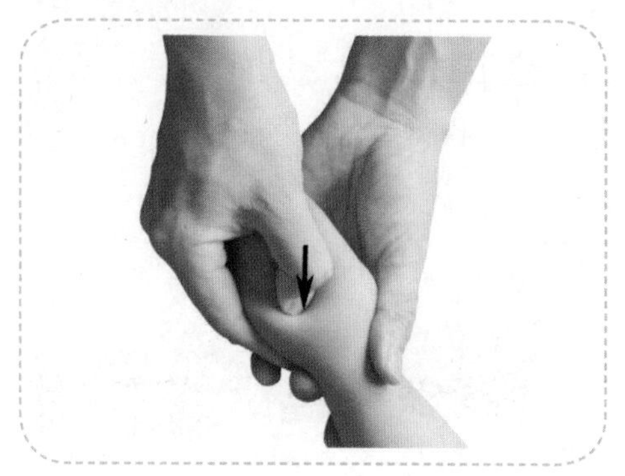

图 4-12 掐合谷

❸ 按揉阳白：患儿取坐位或仰卧位，术者站或坐在患儿的侧方，一手扶住患儿的头部，另一手以拇指指腹按揉患儿阳白（图 4-13）。

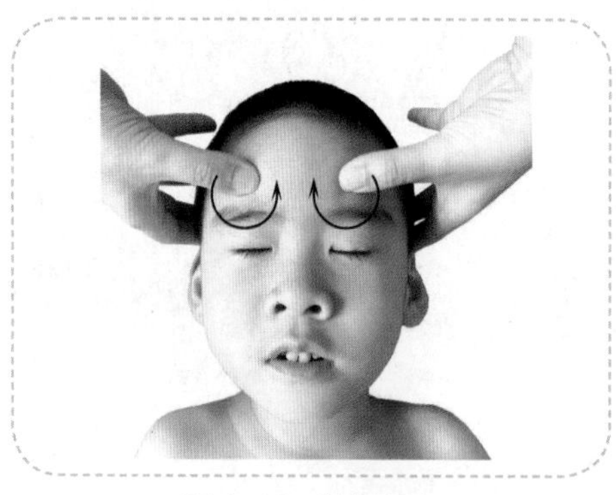

图 4-13 按揉阳白

❹ 按揉四白：患儿取坐位或仰卧位，术者站或坐在患儿的侧方，一手扶住患儿的头部，另一手以拇指指腹按揉患儿四白（图 4-14）。

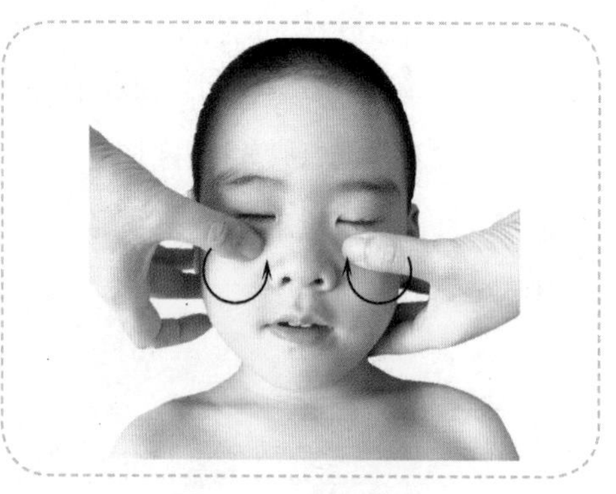

图 4-14 按揉四白

❺ 按揉听会：患儿取坐位或仰卧位，术者站或坐在患儿的侧方，一手扶住患儿的头部，另一手以拇指指腹按揉患儿听会（图 4–15）。

❻ 按揉地仓：患儿取坐位或仰卧位，术者站或坐在患儿的侧方，一手扶住患儿的头部，另一手以拇指指腹按揉患儿地仓（图 4–16）。

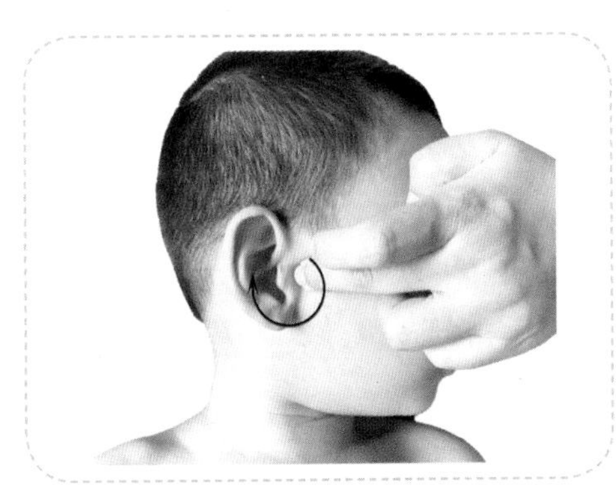

图 4–15　按揉听会

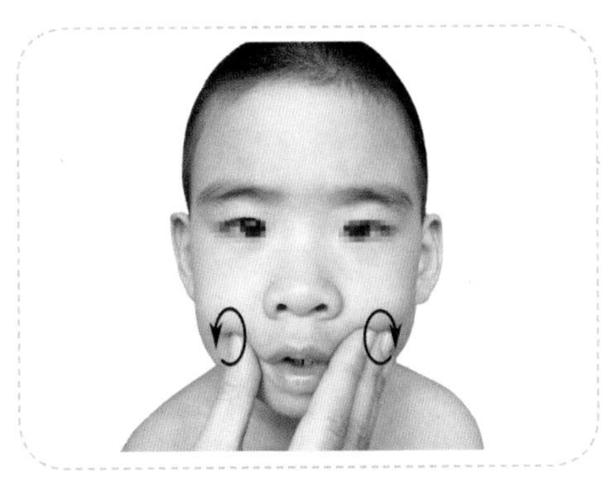

图 4–16　按揉地仓

❼ 按揉翳风：患儿取坐位或仰卧位，术者站或坐在患儿的侧方，一手扶住患儿的头部，另一手以拇指指腹按揉患儿翳风（图 4–17）。

❽ 按揉颊车：患儿取坐位或仰卧位，术者站或坐在患儿的侧方，一手扶住患儿的头部，另一手以拇指指腹按揉患儿颊车（图 4–18）。

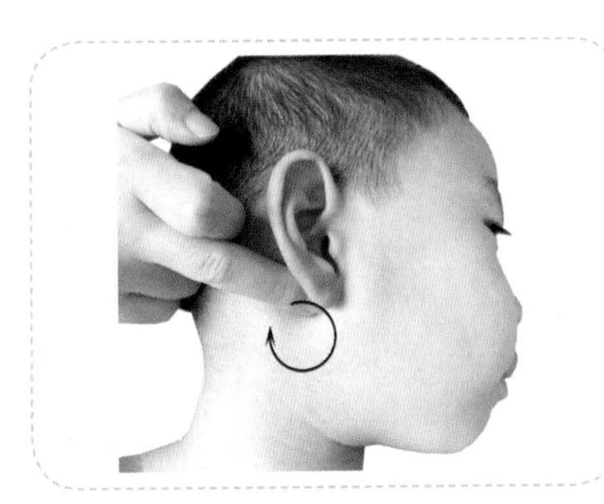

图 4–17　按揉翳风

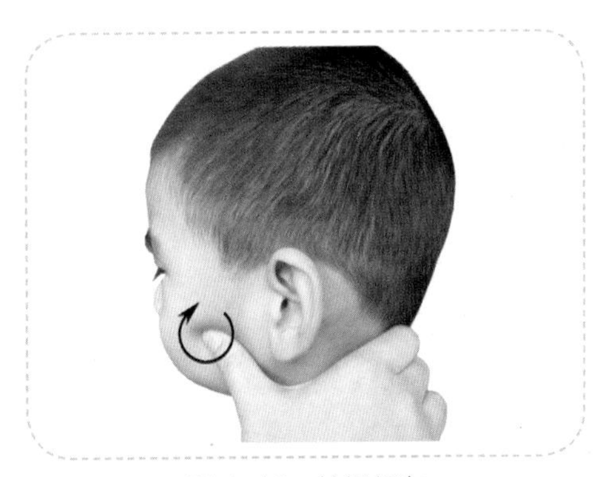

图 4–18　按揉颊车

5 预防保健

（1）患儿局部应注意保暖，以免受寒加重病情。

（2）可在患处用中药热敷、针灸治疗或用艾条施灸等配合推拿疗法共同治疗，这些疗法可以促进局部的血液循环，改善肌肉功能。

（3）还应注重肌肉功能锻炼，多做运动，预防后遗症的发生。

6 饮食注意

（1）对于臂丛神经损伤的小儿来说，日常饮食中可以适当加入一些营养神经的食物，富含卵磷脂的食物可以促进大脑发育、提高机体的免疫能力、营养神经，推荐的食物有大豆、黑豆、核桃、花生等。

（2）儿童可以每天早餐吃 1~2 个鸡蛋，不仅可以强身健体，还能使孩子在学习中精力旺盛。此外适当摄入鱼类也可以帮助记忆，这是因为鱼肉中含有蛋白质及不饱和脂肪酸，以及丰富的钙、磷、铁及维生素等营养元素，适当摄取可增强儿童的记忆力。但在食用时应多加小心，别让鱼刺卡住孩子的喉咙。

（3）牛奶中富含钙质，钙有调节神经、兴奋肌肉的功能，儿童可在每天早饭后喝一杯牛奶，有利于改善认知能力，保证大脑高效地工作。

（4）一些蔬菜水果也具有营养神经的作用，比如猕猴桃中含有丰富的维生素 C、钙等营养物质，对神经传导物质的合成有所帮助；蘑菇和豆芽中也含有丰富的蛋白质和维生素，适当服用可以营养神经改善大脑功能。

二 发育迟缓要注意，小儿推拿可调理（小儿五迟、五软）

五迟、五软均属于小儿生长发育障碍的表现。大多为先天不足，后天失养，临床治疗困难，恢复缓慢。中医辨证可分为气血不足、肝肾不足、瘀血阻络、脾胃虚弱等类型，治疗通常以补养肝肾、强筋壮骨为主。

1 疾病简介

小儿五迟、五软是出生前后因各种原因造成的非进行性脑损害综合征。

临床分为痉挛型、运动障碍型、共济失调型及混合型。西医称之小儿脑性瘫痪。

2 常见症状

（1）围产期各种原因引起缺氧史，或有难产、产伤、头颅外伤等引起的颅内出血史，胎内及出生后中枢神经系统感染史等。

（2）患儿多哭，易激惹、嗜睡、惊掣、吸吮及吞咽困难，抬头和坐立困难，运动发育迟缓，步态不稳，动作笨拙，四肢运动不均衡、不协调，或手足徐动，舞蹈样动作。

（3）肢体强直，四肢抽搐，肢体瘫痪。2~3 岁后痉挛性瘫痪的姿势更明显，伴智力低下，学习困难，听力障碍，反应迟钝，行为障碍。

3 辨证分型

❶ 肾精不足：筋骨痿软，行走艰难，走路较迟，毛发稀疏，齿不速长，坐不能稳。先天肾精不足是本病的基础，是本病的基本病机。

❷ 肝肾亏损：筋骨痿弱无力，起、立、坐、行均迟于同龄小儿，发稀枯黄，眼睛干涩，口渴不欲饮，有些可并发痫证。

❸ 血滞心窍：不能言语或虽语言而不清晰，精神呆钝，肢体软弱，动作不协调，智力欠发达，记忆力明显低于同龄的儿童。

❹ 脾胃虚弱：活动较少，四肢肌肉痿弱不用，口开不合，舌常伸于口外而流涎，睡眠露睛，不思乳食，大便时溏时干。

❺ 瘀阻脑络：筋骨痿弱无力，反应迟钝，舌有瘀斑，指纹深紫。

❻ 痰浊内蒙：筋骨软弱，神情呆滞，不思乳食，孔窍不利，耳聪目不明，舌苔厚腻。

4 治疗手法

—— 基本手法 ——

❶ 推肾经：患儿取仰卧位，术者站在患儿的侧方，一手扶住患儿的前臂，另一手以拇指罗纹面从患儿小指指尖向其指根方向直推，称为“推肾经”，反复操作 100 次（图 4–19）。

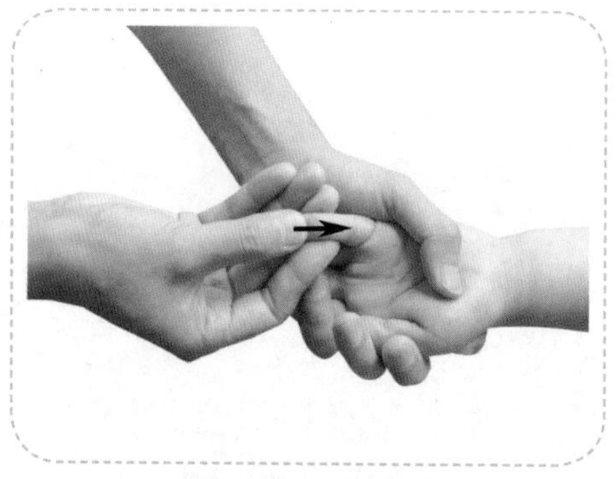

图 4-19　推肾经

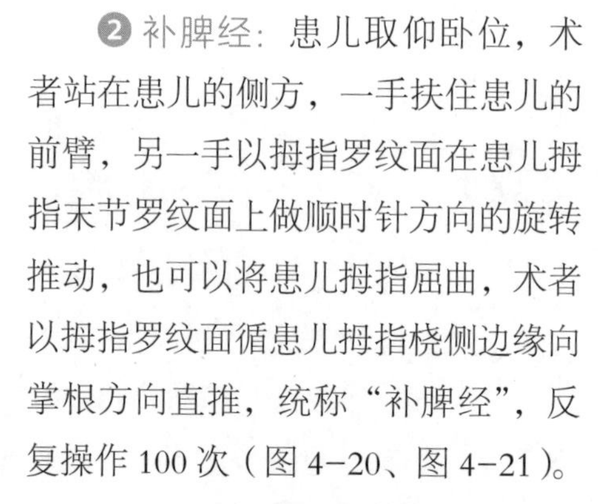

❷ 补脾经：患儿取仰卧位，术者站在患儿的侧方，一手扶住患儿的前臂，另一手以拇指罗纹面在患儿拇指末节罗纹面上做顺时针方向的旋转推动，也可以将患儿拇指屈曲，术者以拇指罗纹面循患儿拇指桡侧边缘向掌根方向直推，统称“补脾经”，反复操作 100 次（图 4-20、图 4-21）。

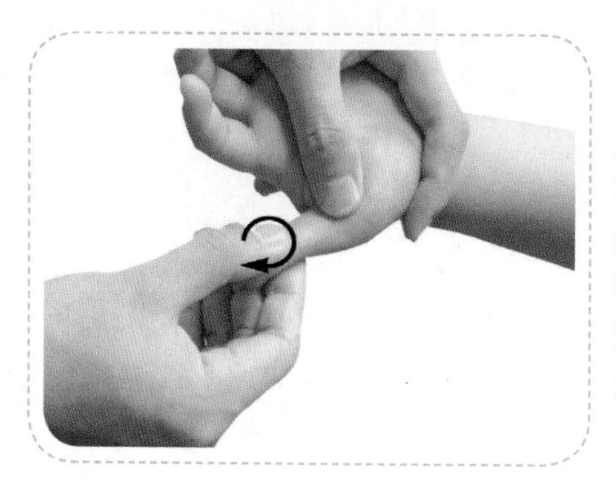

图 4-20　补脾经 1

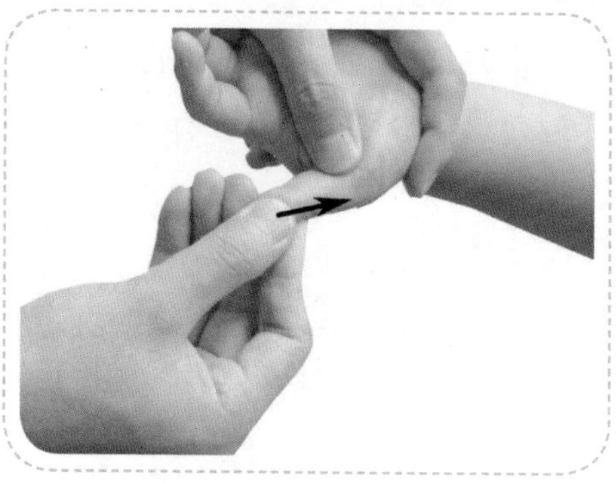

图 4-21　补脾经 2

❸ 掐合谷：患儿取抱坐位或仰卧位，术者站在患儿的侧方，一手扶住患儿的前臂，另一手以拇指指甲掐揉患儿合谷穴（在手背第一、二掌骨间，第二掌骨桡侧中点处）（图 4-22）。

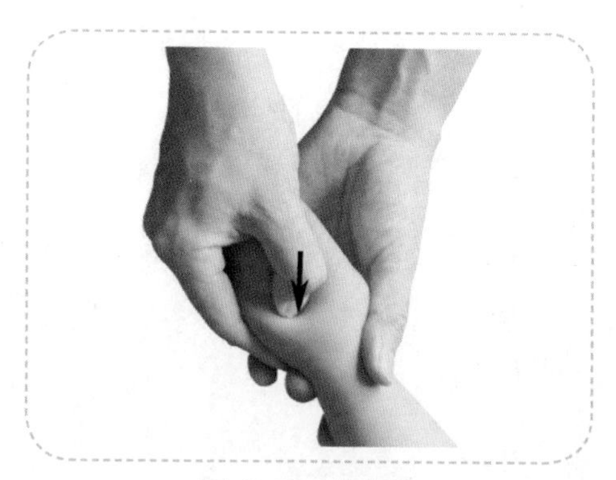

图 4-22　掐合谷

❹ 摩腹：患儿取仰卧位，术者站在患儿的侧方，将手掌轻放于患儿腹部，沉肩垂肘，以前臂带动腕，按照左上腹、右上腹、右下腹、左下腹的顺序做环形而有节律的抚摩约 5 分钟。用力宜轻不宜重，速度宜缓不宜急。在

摩腹之前可以在患儿腹部涂上适量滑石粉，以免摩腹过程中损伤患儿皮肤（图 4–23 至图 4–25）。

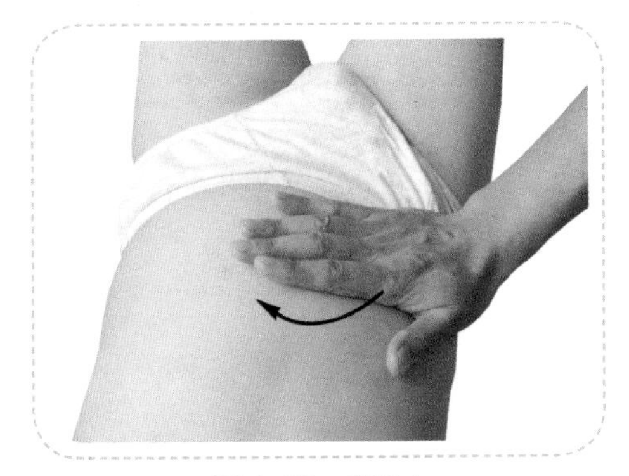

图 4–23 摩腹 1

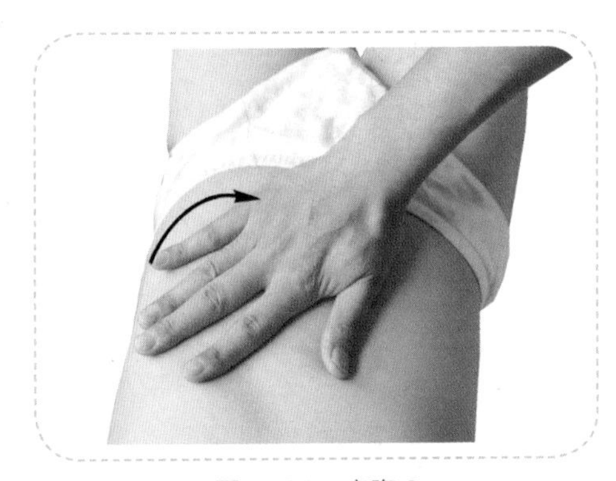

图 4–24 摩腹 2

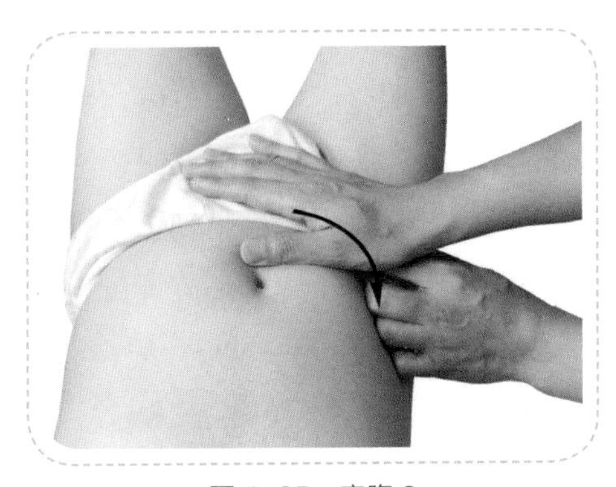

图 4–25 摩腹 3

❺ 按揉大椎：患儿取正坐位或俯卧位，术者站在患儿的侧方，以一手拇指置于患儿大椎（第七颈椎棘突下缘）穴上，向下按压同时环旋揉动穴位 2 分钟，注意拇指须吸定于穴位，力度以患儿能耐受为宜（图 4–26）。

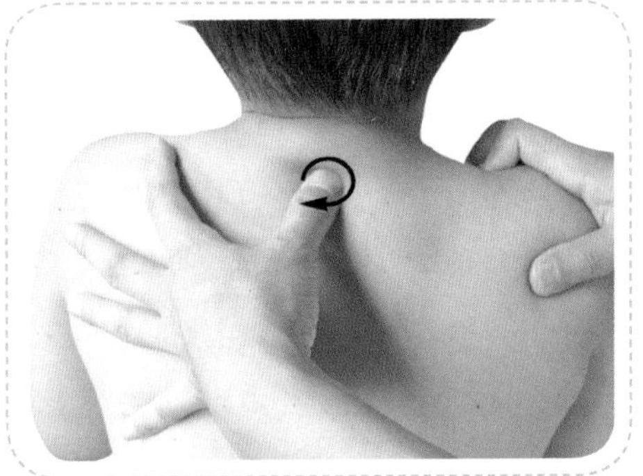

图 4–26 按揉大椎

❻ 捏脊：患儿取俯卧位，术者双手食指抵于背脊之上，再以两手拇指伸向食指前方，合力夹住肌肉，捏起，采用食指向前拇指后退之翻卷动作，二手交替向前移动。自长强穴（尾骨端下，当尾骨端与肛门连线中点处）起一直捏到大椎穴（后正中线上，第七颈椎棘突下凹陷中）为 1 次。如此反复操作 5~6 次。注意要直线捏，所捏皮肤的厚、薄、松、紧应适宜，捏拿速度要适中，动作轻快、柔和，避免肌肤从手指尖滑脱（图 4–27、图 4–28）。

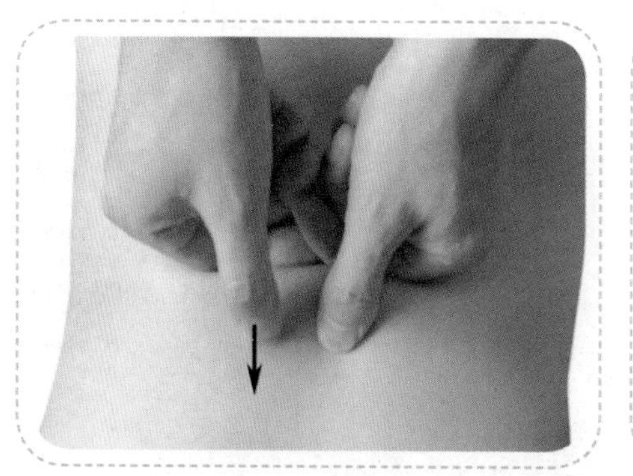

图 4-27 捏脊 1

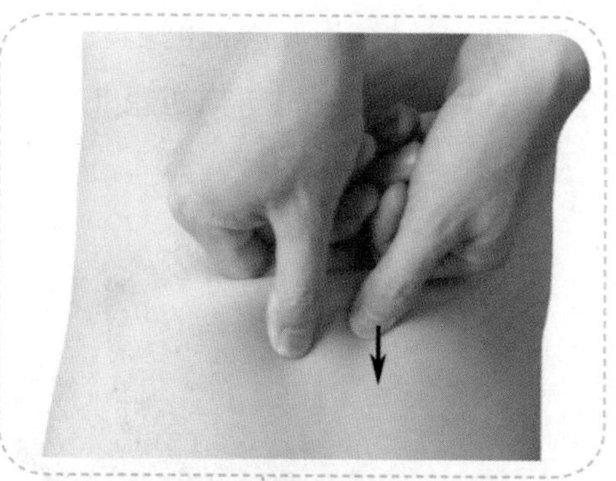

图 4-28 捏脊 2

❼ 揉足三里：患儿取仰卧位，术者站在患儿的侧方，以一手拇指于患儿足三里穴（小腿前外侧，髌骨与髌韧带外侧凹陷下 3 寸，距胫骨前缘一横指）穴上，施以点揉法 5 分钟。施术时以拇指指端吸定于足三里穴上，以肢体的近端带动远端，做带动深层组织的小幅度环旋揉动，压力要均匀，动作要协调有节律（图 4-29）。

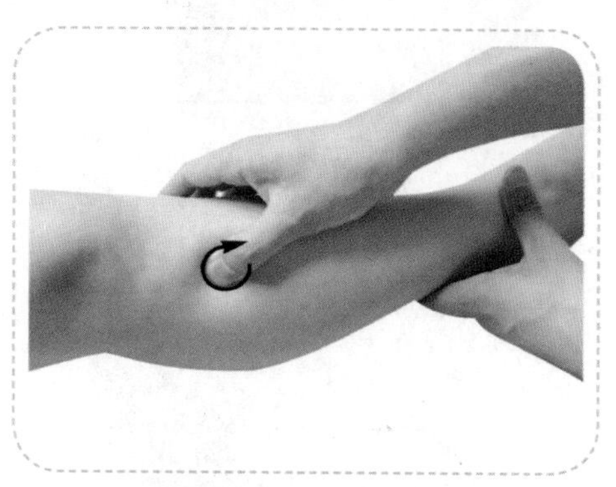

图 4-29 揉足三里

❽ 揉三阴交：患儿取正坐位，术者站在患者的前方，一手托住患儿小腿，另一手拇指点按于患儿内踝上 3 寸处，即三阴交穴，施以点揉法 3 分钟。术者以拇指指端吸定于三阴交穴上，以肢体的近端带动远端，做带动深层组织的小幅度环旋揉动，压力要均匀，动作要协调有节律（图 4-30）。

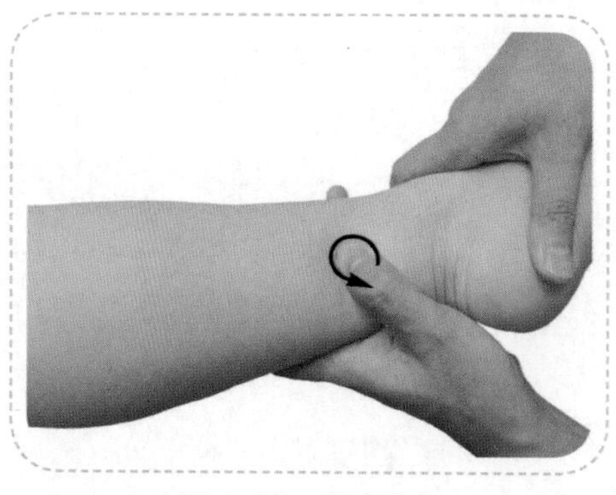

图 4-30 揉三阴交

❾ 揉涌泉：患儿取仰卧位，术者站在患儿的侧方，一手托住患儿足跟，另一手以拇指罗纹面揉患儿涌泉穴（足底部，卷足时足前部凹陷处，约当足底二、三趾趾缝纹头与足跟连线的前 1/3 与后 2/3 交点处）50~100 次（图 4-31）。

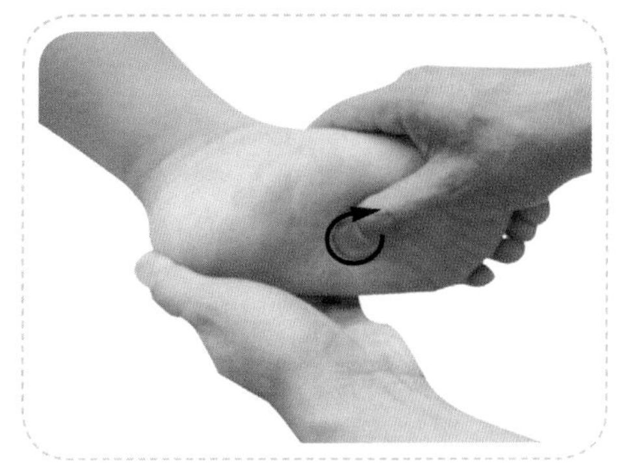

图 4-31　揉涌泉

—— 上肢瘫痪治疗手法 ——

❶ 拿揉上肢：患儿取坐位或仰卧位，术者站在患儿的侧方，一手扶住患肢，另一手拿揉该患肢，从上到下，反复操作 1 分钟。施术时动作要和缓，指力要吸定于患儿皮肤，力量要深透，紧推慢移，切不可摩擦皮肤，压力均匀，动作协调有节律（图 4-32）。

❷ 点揉肩髃：患儿取坐位或仰卧位，术者站在患儿的侧方，一手扶住患肢，另一手点揉该患肢肩髃穴，点揉 2 分钟。施术时动作要和缓，指力要吸定于患儿皮肤，力量要深透达穴位的深层组织，压力均匀，动作要协调有节律（图 4-33）。

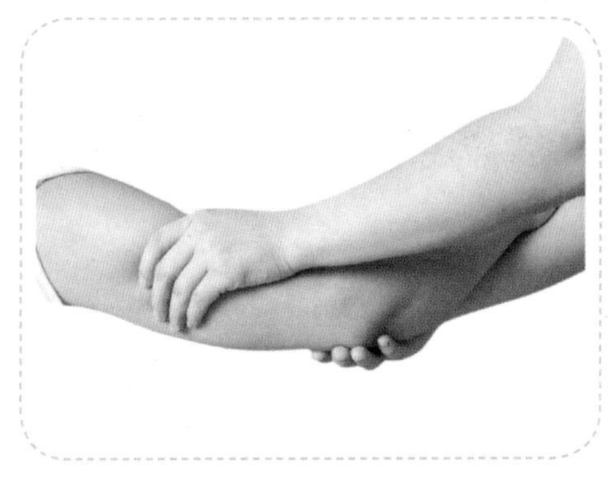

图 4-32　拿揉上肢

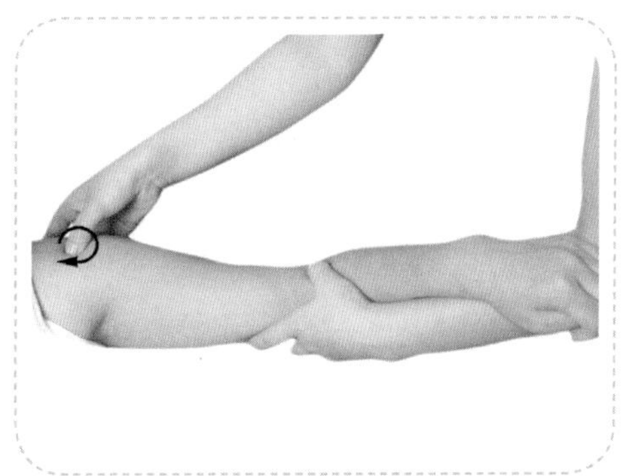

图 4-33　点揉肩髃

❸ 点揉肩髎：患儿取坐位或仰卧位，术者站在患儿的侧方，一手扶住患肢，另一手点揉该患肢肩髎穴，点揉 2 分钟。施术时动作要和缓，指力要吸

定于患儿皮肤，力量要深透达穴位的深层组织，压力均匀，动作要协调有节律（图 4-34）。

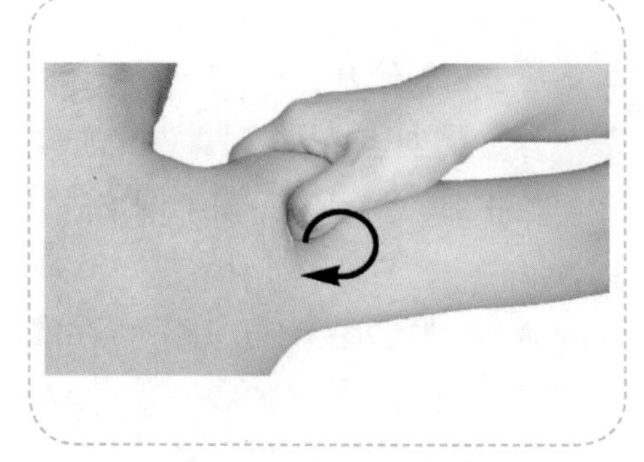

图 4-34　点揉肩髃

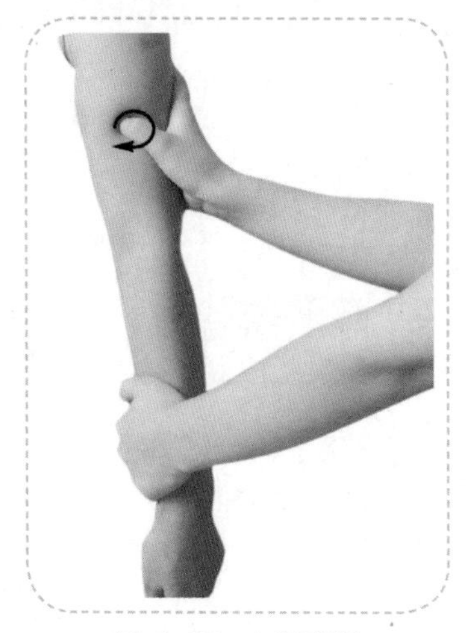

图 4-35　点揉臂臑

❹ 点揉臂臑：患儿取坐位或仰卧位，术者站在患儿的侧方，一手扶住患肢，另一手点揉该患肢臂臑穴，点揉 2 分钟。施术时动作要和缓，指力要吸定于患儿皮肤，力量要深透达穴位的深层组织，压力均匀，动作要协调有节律（图 4-35）。

❺ 点揉曲池：患儿取坐位或仰卧位，术者站在患儿的侧方，一手扶住患肢，另一手点揉该患肢曲池穴，点揉 2 分钟。施术时动作要和缓，指力要吸定于患儿皮肤，力量要深透达穴位的深层组织，压力均匀，动作要协调有节律（图 4-36）

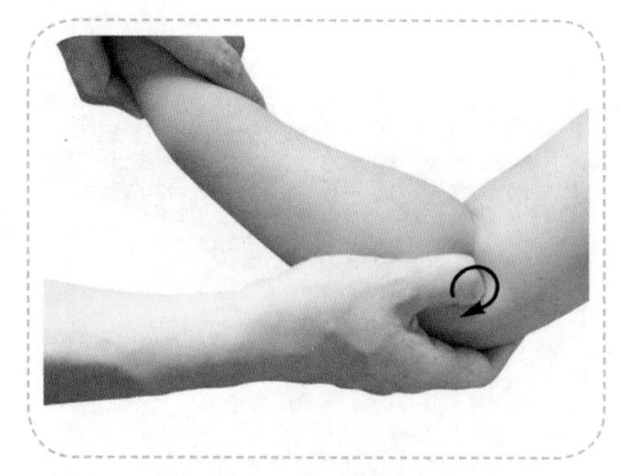

图 4-36　点揉曲池

❻ 搓上肢：患儿取坐位或仰卧位，术者站在患儿的侧方，双手掌相对用力，做相反方向的快速搓动，从上到下，再从下到上，反复操作 1 分钟结束上肢的治疗。施术时动作要快而有节奏，用力要对称，紧推慢移，力量要深透，手掌不可摩擦患儿皮肤（图 4–37）

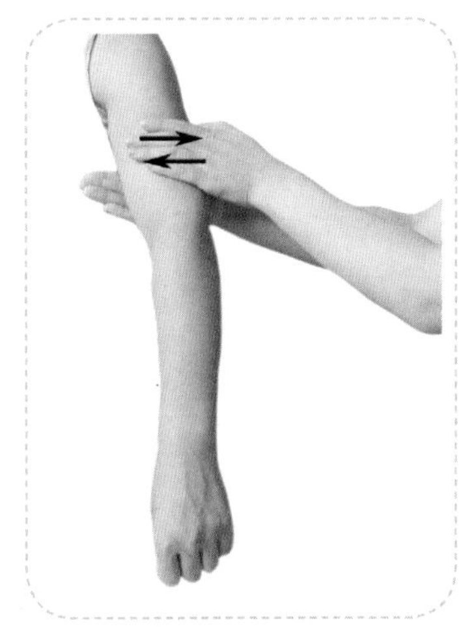

图 4–37　搓上肢

—— 下肢瘫痪治疗手法 ——

❶ 拿揉下肢：患儿取俯卧位，术者站在患儿的侧方，一手按住患肢，另一手拿揉该患肢，从上到下，反复操作 1 分钟。施术时动作要和缓，指力要吸定于患儿皮肤，力量要深透，紧推慢移，切不可摩擦皮肤，压力均匀，动作协调有节律（图 4–38）。

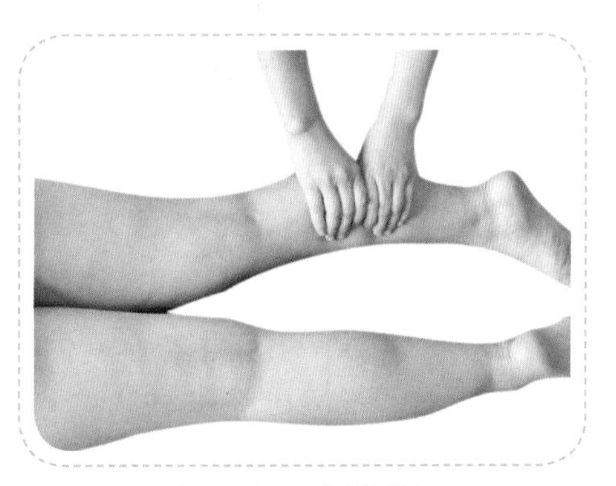

图 4–38　拿揉下肢

❷ 点揉环跳：患儿取俯卧位，术者站在患儿的侧方，一手按住患肢，另一手点揉该患肢环跳穴，2 分钟。施术时动作要和缓，指力要吸定于患儿皮肤，力量要深透达穴位的深层组织，压力均匀，动作要协调有节律（图 4–39）。

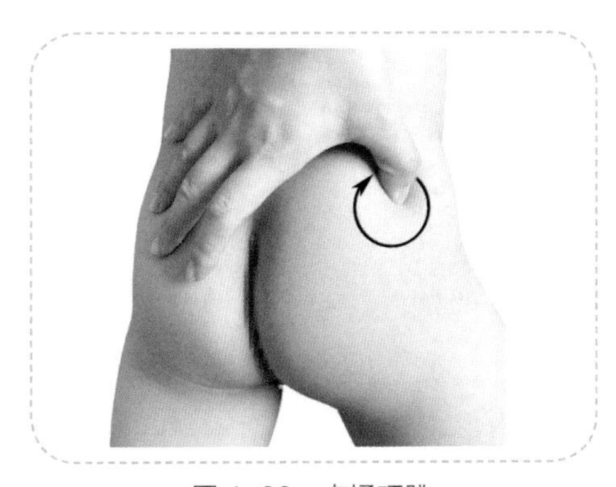

图 4–39　点揉环跳

❸ 点揉居髎：患儿取俯卧位，术者站在患儿的侧方，一手按住患肢，另一手点揉该患肢居髎穴，2 分钟。施术时动作要和缓，指力要吸定于患儿皮肤，力量要深透达穴位的深层组织，压力均匀，动作要协调有节律（图 4−40）。

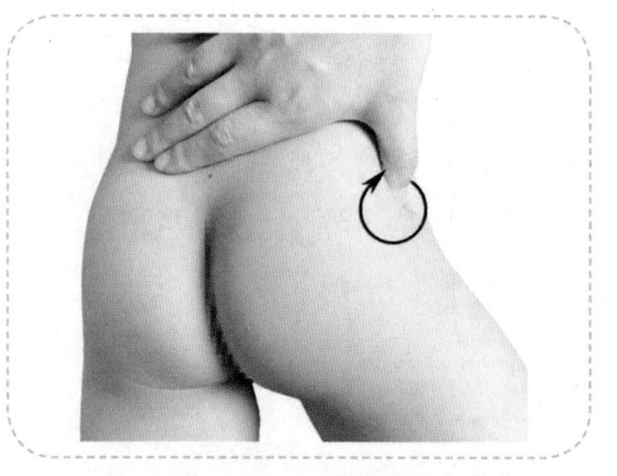

图 4−40　点揉居髎

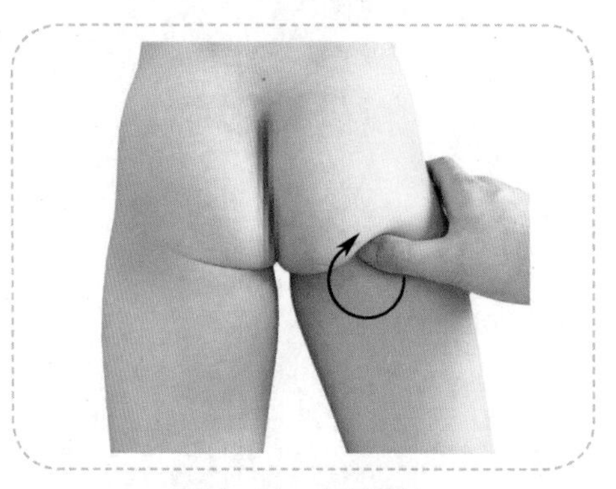

图 4−41　点揉承扶

❹ 点揉承扶：患儿取俯卧位，术者站在患儿的侧方，一手按住患肢，另一手点揉该患肢承扶穴，2 分钟。施术时动作要和缓，指力要吸定于患儿皮肤，力量要深透达穴位的深层组织，压力均匀，动作要协调有节律（图 4−41）。

❺ 点揉委中：患儿取俯卧位，术者站在患儿的侧方，一手按住患肢，另一手点揉该患肢委中穴，2 分钟。施术时动作要和缓，指力要吸定于患儿皮肤，力量要深透达穴位的深层组织，压力均匀，动作要协调有节律（图 4−42）。

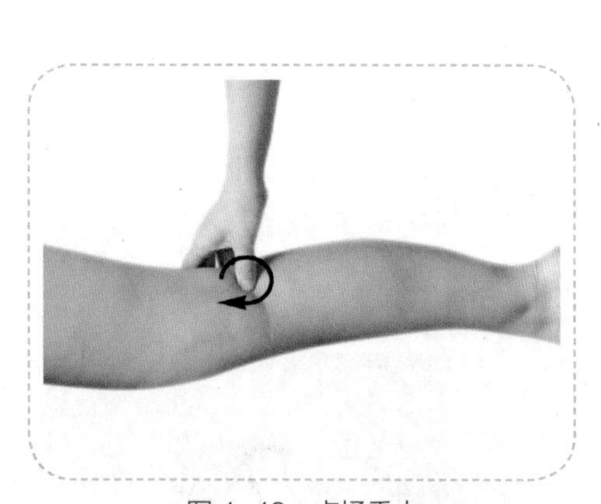

图 4−42　点揉委中

❻ 搓下肢：患儿取俯卧位，术者站在患儿的侧方，双手掌相对用力，做相反方向的快速搓动，从上到下，再从下到上，反复操作 1 分钟。施术时动作要快而有节奏，用力要对称，紧推慢移，力量要深透，手掌不可摩擦患儿皮肤（图 4−43、图 4−44）。

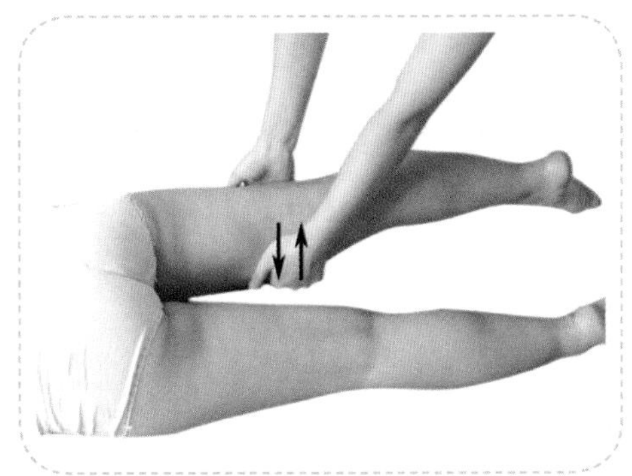

图 4-43　搓下肢 1

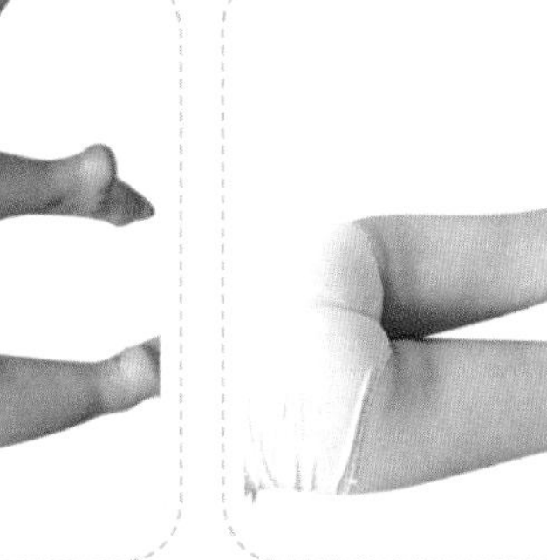

图 4-44　搓下肢 2

5 预防保健

（1）大力宣传优生优育知识，禁止近亲结婚。婚前进行健康检查，可有效避免遗传性疾病的发生。

（2）孕妇应注意养胎和护胎，加强营养，不滥服药物，避免毒副作用伤害胎儿。

（3）婴儿应合理喂养，及时添加辅食，保证儿童正常的营养需求。

（4）本病要坚持长期治疗，重者可能需要较长时间治疗才会有所好转，同时应保持合适的功能训练、语言训练、相关肌肉训练等，多陪伴孩子进行户外运动，有助于增强体质，活跃心情，促进康复。

（5）多与患儿进行语言交流，多鼓励患儿，不可歧视患儿以免产生孤独自卑感影响疾病的康复。

6 饮食注意

（1）小儿五迟五软多由于先天肝脾肾不足，故应注重后天补益，山药甘平，入脾经，具有补脾健脾的作用，在补脾气的同时还能养脾阴，是补益肺、脾、肾之佳品，凡脾肾之气不足之人，宜常食之。

（2）芝麻，性平味甘，归肝肾经，有补肝肾，润五脏的作用，故孩子平时多吃黑芝麻有益肾健脑之功，可以促进脑部的健康发育。

（3）此外杏仁、松子、榛子、核桃等坚果具有丰富的蛋白质，不饱和脂肪酸，维生素等营养物质，可以营养脑部，改善记忆力，促进神经发育，但年龄过小的儿童不宜直接进食，可将此类坚果磨碎成粉，配合主食一起食用。

（4）豆类食品具有很好的补益效果，宜多食之，如黑豆味甘、性平、归脾肾经，是滋补之佳品，其中富含蛋白质和膳食纤维，可以营养脑部。但产气较多，消化不良的孩子应该少食。

7 应用举例

易宣超等观察小儿推拿对于脑瘫患儿的临床疗效，将伴轻度智力障碍脑瘫患儿随机分为治疗组和对照组，对照组 35 例，治疗组 38 例，对照组只采用基础治疗（针灸、头针、康复训练等疗法），治疗组采用推拿配合基础治疗，具体推拿手法为：①开窍：开天门、推坎宫、推太阳、掐总筋、分阴阳各 24 次；②推五经：补肾经 600 次、补脾经 600 次、补肺经 300 次、清肝经 100 次、补心经 200 次，补后加清 100 次；③掐揉百会 100 次、掐揉印堂 100 次、掐揉精灵 50 次、掐老龙 5 次；④关窍：拿按肩井 2~3 次。疗程：1 次 1 天，每次约半小时，5 次 1 周，4 周为 1 个疗程，共 3 个疗程，两疗程间休息 15 天。结果显示，与单独应用基础治疗的对照组比较，治疗组在运动能力方面有明显提升，差异有显著性意义。

参考文献：易宣超，李向荣，郝盼盼，等．刘氏小儿推拿治疗 38 例脑瘫患儿的临床疗效观察［J］．中医药导报，2016，22（09）：47–51.

三 脊柱侧弯危害大，小儿推拿有方法（小儿特发脊柱侧弯）

脊柱侧弯严重影响了患儿的身心健康，其中特发性脊柱侧弯发病率较高，若不及时治疗此病，对患儿的身体健康、心肺功能以及精神状态均会产生较大影响，一旦发现应该尽早治疗，为孩子争取最佳治疗机会，这样更有利于疾病的恢复，从而给孩子一个更加美好、自信的童年。

1 疾病简介

正常人的脊柱从背面观是直的，如果在枕骨中点（枕外隆凸）至骶骨棘的连线上，脊柱向左或右偏离这条中线，称为脊柱侧弯。特发性脊柱侧弯系指原因不明的脊柱侧弯畸形。根据发病年龄不同，分为婴儿型和青少年型。

2 常见症状

—— 婴儿型 ——

（1）出生后 3 年以内出现的结构性弯曲。最早发现的常是左侧的剃刀背畸形，继而可见胸椎向左侧的单一弧度。

（2）男孩居多，以胸椎左侧突为主。大多可自行消失。

（3）少数不自行消失，不断恶化，弧度加重可扩展到胸 5~ 胸 12，出现严重的剃刀背畸形，常伴有脊柱后突。若患儿为双主弧侧弯畸形，一般均有不同程度的恶化，可严重损害心肺功能。

（4）常伴有先天性髋关节脱位。弧度较长，柔韧性好，90% 患儿可自行消失，完全消失的时间介于 1~2 岁，少数在 7~8 岁。

（5）患儿无神经和肌肉病变，除脊柱有侧弯外，椎体正常，无其他先天性发育畸形，临床和 X 线片无明显变化。

— 青少年型 ——

（1）此型最为常见，典型的为胸椎突向右侧的弧度。胸椎的侧弯畸形易发生剃刀背。

（2）女孩为主，男女比例为 1 ∶ 10。不会自行消失，几乎都会不同程度的恶化。

（3）剃刀背，双肩不等高，腰部不对称，脊柱侧弯向凸侧隆起。

（4）常伴 30° ~40° 的脊柱后突，少数轻度前突。一些患者还有对侧髋部隆起，凹侧下肢的相对长度变短。有躯干倾斜失衡。双主弧如对称发展，畸形不明显，有时只有身材矮小。

（5）X 线片上有明显的脊柱侧弯，临床畸形常超过 X 线片上的变化。

3 辨证分型

❶ 风寒湿凝滞筋脉：兼见恶风，恶寒喜暖，遇风寒加重，患处沉重感，舌苔薄白或白腻，指纹色红或青紫。

❷ 痰瘀痹阻经筋：兼见僵直畸形，活动不利，舌质暗紫，苔白腻，指纹沉滞紫暗。

4 治疗手法

❶ 按揉督脉：患儿取俯卧位，术者站在患儿的侧方，用手掌按揉患儿身体背部正中线，反复按揉2分钟。施术时动作要和缓有力，手掌心要吸定于患儿皮肤，力量要深透达穴位的深层组织，压力均匀，紧推慢移，动作要协调有节律，随患儿的呼吸一按一收（图4-45）。

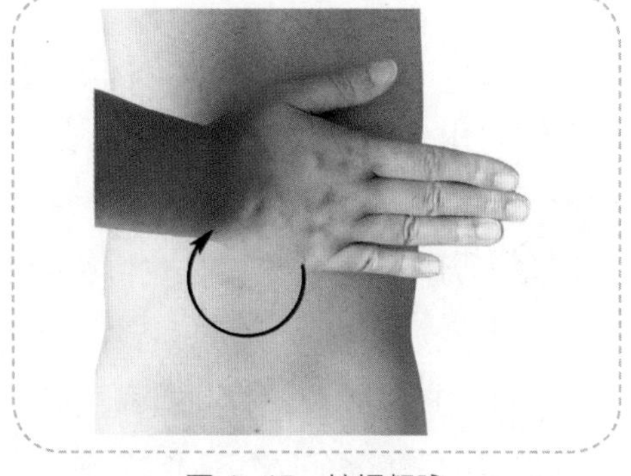

图4-45 按揉督脉

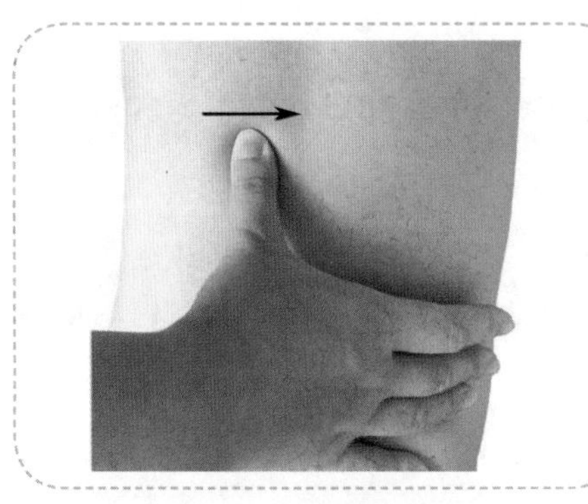

图4-46 弹拨膀胱经

❷ 弹拨膀胱经：患儿取俯卧位，术者站在患儿的侧方，用拇指指腹弹拨脊柱两侧膀胱经线，上下反复操作2分钟。施术时动作要和缓，力量要深透，以掌力带动指力，力量要深透达穴位的深层组织，不可摩擦患儿皮肤，用力均匀，紧推慢移，动作要协调有节律（图4-46）。

❸ 按揉大椎：患儿取正坐位或俯卧位，术者站在患儿的侧方，以一手拇指置于患儿大椎（第七颈椎棘突下缘）穴上，向下按压同时环旋揉动穴位2分钟，注意拇指须吸定于穴位，力度以患儿能耐受为宜（图4-47）。

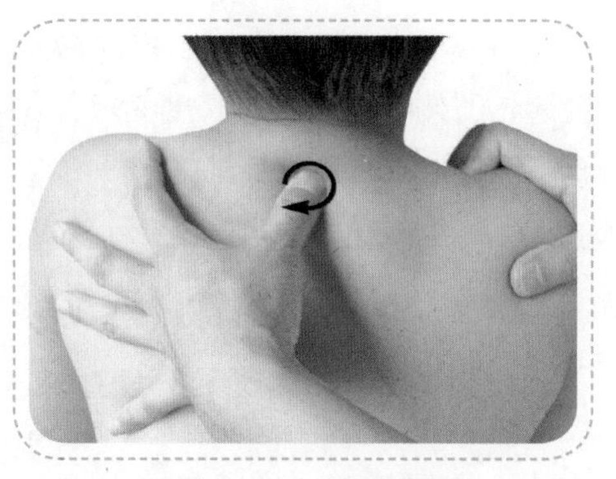

图4-47 按揉大椎

❹ 捏脊：患儿取俯卧位，术者双手食指抵于背脊之上，再以两手拇指伸向食指前方，合力夹住肌肉，捏起，采用食指向前拇指后退之翻卷动作，二手交替向前移动。自长强穴（尾骨端下，当尾骨端与肛门连线中点处）起一直捏到大椎穴（后正中线上，第七颈椎棘突下凹陷中）为1次。如此反复操作5~6次。注意要直线捏，所捏皮肤的厚、薄、松、紧应适宜，捏拿速度要适中，动作轻快、柔和，避免肌肤从手指尖滑脱（图4-48、图4-49）。

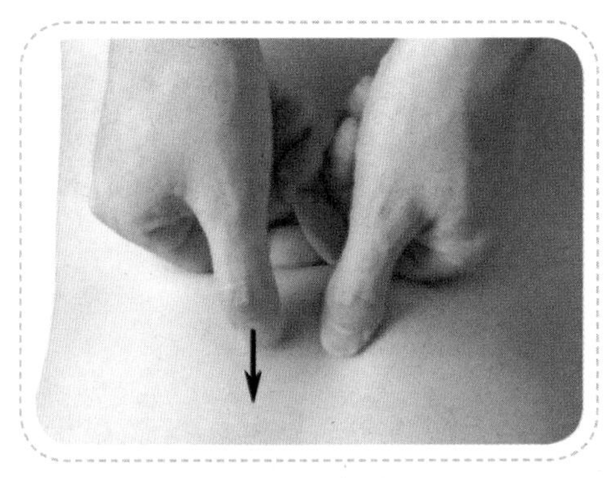

图4-48　捏脊1

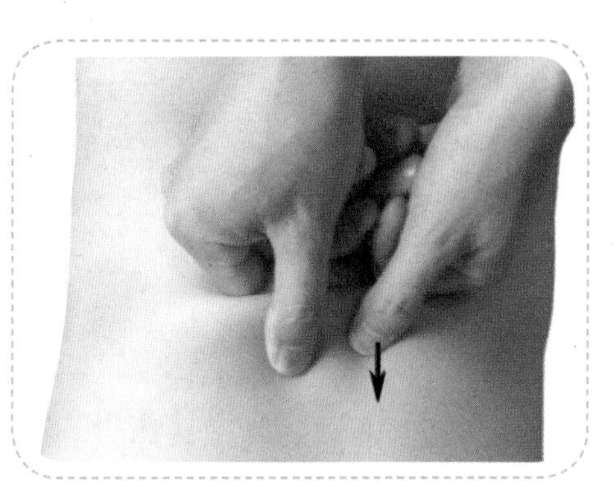

图4-49　捏脊2

❺ 推上七节骨：患儿取俯卧位，术者站在患儿的侧方，以双手拇指桡侧缘从患儿尾椎自下而上直推到第四腰椎处为“推上七节骨”，操作50次。注意要紧贴患儿腰部皮肤，压力适中，动作要连续，速度要均匀且要沿直线往返操作，不可歪斜（图4-50、图4-51）。

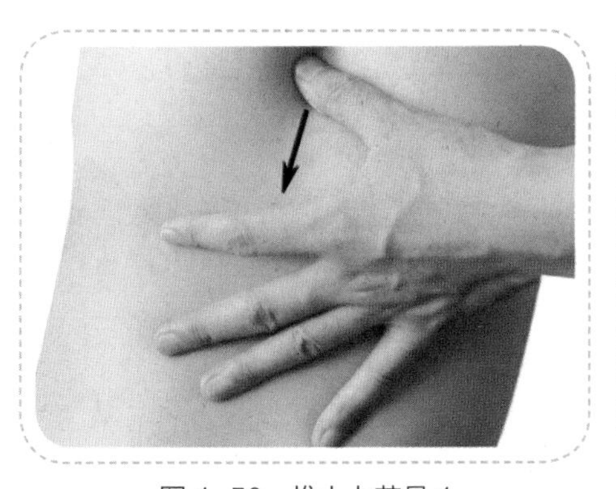

图4-50　推上七节骨1

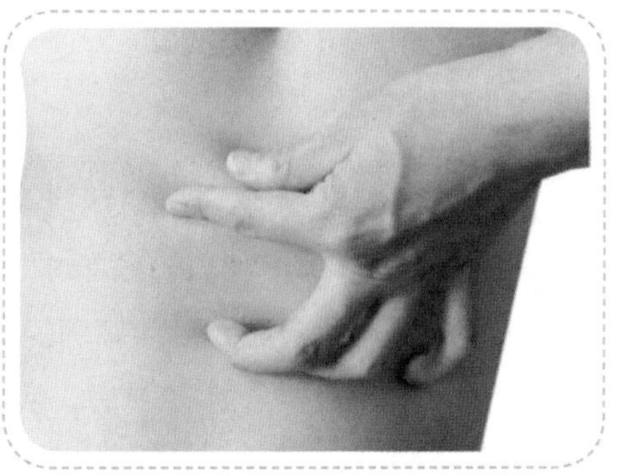

图4-51　推上七节骨2

❻ 推下七节骨：患儿取俯卧位，术者站在患儿的侧方，以双手拇指桡侧缘从患儿第四腰椎自上而下直推到尾椎处为“推下七节骨”，操作100次。注

意要紧贴患儿腰部皮肤，压力适中，动作要连续，速度要均匀且要沿直线往返操作，不可歪斜（图 4–52、图 4–53）。

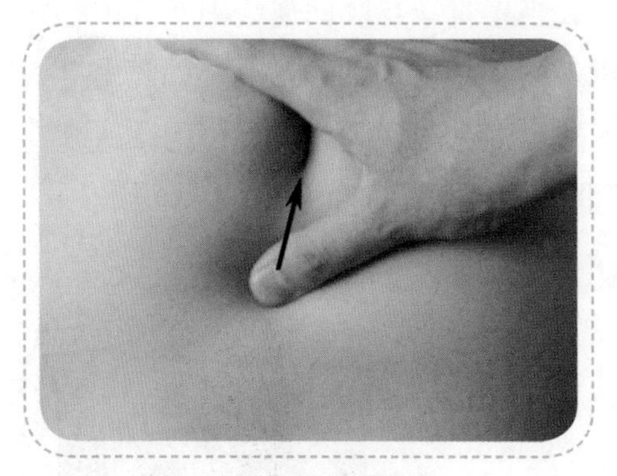

图 4–52　推下七节骨

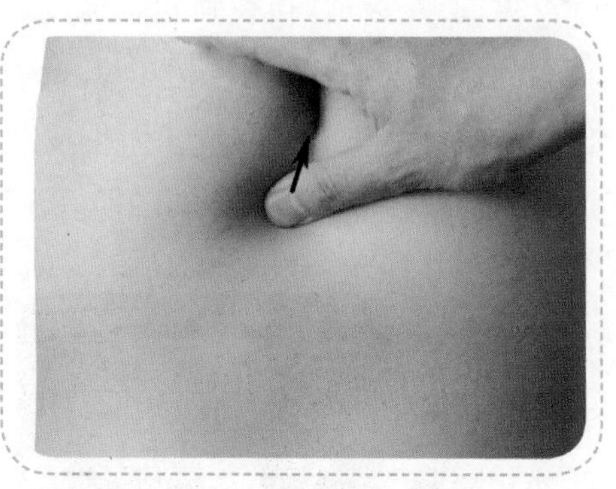

图 4–53　推下七节骨

❼ 揉承山：患儿取俯卧位，术者站在患儿的侧方，一手扶住患儿的小腿，另一手拇指按压住承山穴（在小腿后面正中，足跟上提时腓肠肌肌腹下尖角凹陷处）后点揉 2 分钟（图 4–54）。

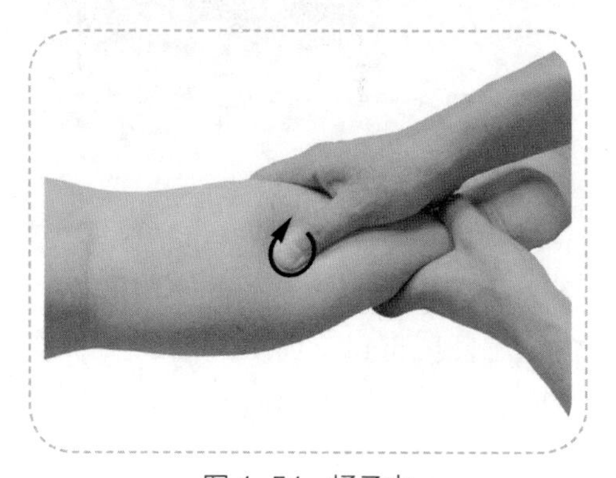

图 4–54　揉承山

5 预防保健

（1）本病应早发现，早治疗，接受治疗越早对本病的恢复越有利。

（2）同时可以配合其他疗法如肌肉电刺激、康复治疗、针灸治疗等，这些疗法能促进血液循环，帮助疾病的恢复。

（3）在治疗取得一定进展后，应重视功能锻炼，在日常生活中保持校正后的正常姿势，否则可能导致复发。

（4）孩子可在天气晴朗时户外散步 20~30 分钟。钙与骨骼发育有密切的关系，维生素 D 可以促进钙的吸收，经常晒太阳，可预防维生素 D 缺乏。

（5）对于重症患儿，推拿及其他保守疗法无效者，可考虑手术治疗。

6 饮食注意

（1）建议患儿多吃一些富含钙质的食物，可以促进骨骼发育，如鸡蛋、牛奶、海菜、海带、虾皮、鱼类、虾类等。

（2）此外有一些绿色蔬菜中富含钙，也是低调的补钙小能手，如苋菜、菠菜、韭菜、油麦菜等。但其中含有的草酸可能影响钙质的吸收，在烹饪之前应先用沸水烫 3~5 秒，就可以将其中的草酸除去一大部分，可以使钙质更加充分地吸收。

四 “鸡鸣”咳嗽不要慌，小儿推拿能帮忙（小儿顿咳）

初起类似感冒，但咳嗽日渐增剧，日轻夜重。其典型症状为阵发性痉挛性咳嗽，连续十几声至数十声，最后做一长吸气，发出高音调鸡鸣样回音。本病较一般感冒更加严重，是一种呼吸道的传染疾病，在春季、冬季较为流行，任何年龄小儿均可感染，家长朋友们应注意防范。

1 疾病简介

顿咳是小儿常见的一种呼吸道传染病。本病若不经过适当治疗，病程可达 2~3 个月以上，故西医亦称之为“百日咳”。

2 常见症状

（1）本病以 2~5 岁的小儿多见，好发于冬春两季，患病后可获得终身免疫。

（2）发病初期与一般感冒症状相似，感冒症状消失后，咳嗽逐渐加重，并有鸡鸣样回声，吐出黏稠分泌物。

（3）发作时表现为一连串的、反复性的痉挛性咳嗽，并有深长的鸡鸣样回声。咳时面色潮红，或口唇青紫，涕、泪旁溢，夜间甚于白天。轻者一昼夜发作 10 余次，重者几十次，甚至痰中带血。婴儿常不出现痉咳，而以阵发性呼吸暂停、口唇青紫为主要表现。

（4）发病两周后，化验血常规白细胞计数及淋巴细胞百分率明显增高。细菌培养早期阳性率较高，可以确诊。

3 辨证分型

❶ 风寒型：阵咳，咳声重浊低沉，痰白，鼻塞流清涕，舌淡红，苔白厚腻，指纹色淡红。

❷ 痰热型：阵咳，咳声黏腻不爽，痰黄稠，面赤身热，或咯血气急，舌红，苔黄腻色绛，指纹色红。

❸ 肺虚型：阵咳，咳声无力，痰少，颧红，潮热，体虚乏力，舌淡红，苔淡白或光，指纹色淡。

4 治疗手法

❶ 拿揉风池：患儿取坐位，术者站在患儿的后方，一手扶住患儿前额，另一手以拇、食二指罗纹面相对用力拿揉患儿风池穴（颈后枕骨下，胸锁乳突肌与斜方肌三角凹陷中），反复操作 2 分钟。注意本法操作时不可过度用力，以免引起小儿不适（图 4–55）。

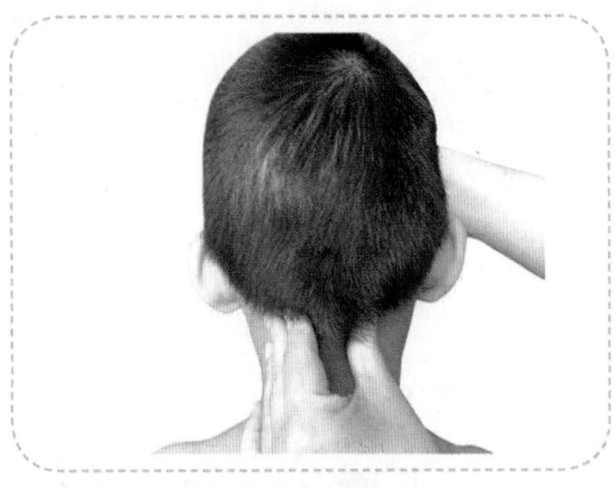

图 4–55 拿揉风池

❷ 清肺经：患儿取仰卧位，术者站在患儿的侧方，一手扶住患儿的前臂，另一手以拇指罗纹面从患儿无名指末节罗纹面向其指根方向直推，称为“清肺经”，反复操作 100 次。注意做推法时力量要均匀，着力部位要紧贴患儿皮肤沿直线推（图 4–56）。

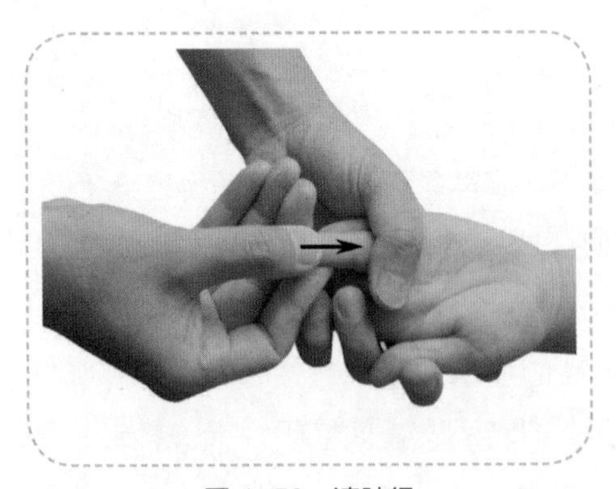

图 4–56 清肺经

❸ 清天河水：患儿取仰卧位，术者站在患儿的侧方，一手扶住患儿的前臂，另一手以食指、中指罗纹面沿着患儿前臂正中自腕推向肘部，称为“清天河水”，反复操作100次。注意着力部位要紧贴皮肤，压力适中，做到轻而不浮，重而不滞。应沿着直线推动（图4-57至图4-59）。

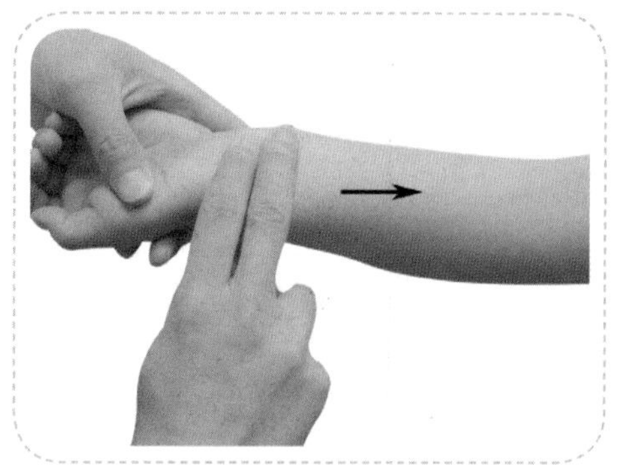
图4-57 清天河水1

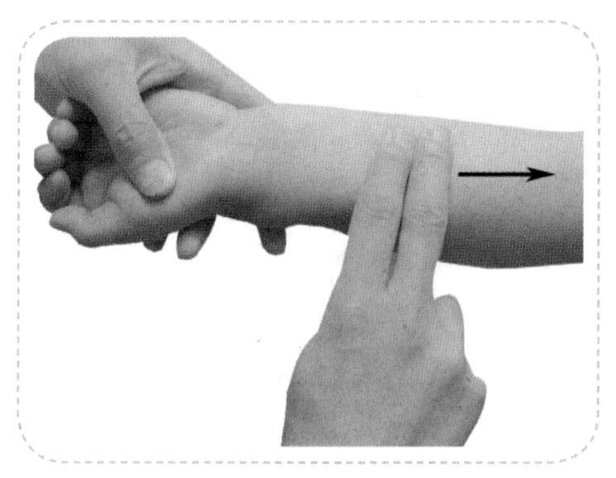
图4-58 清天河水2

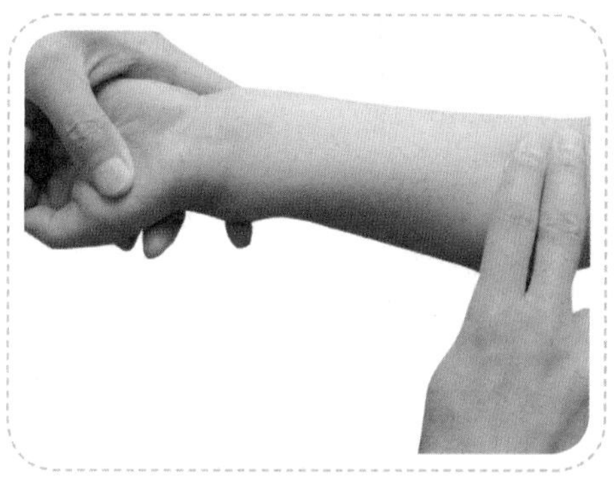
图4-59 清天河水3

❹ 运内八卦：患儿取仰卧位，术者站在患儿的侧方，一手扶住患儿的四指，使其掌心向上，另一手以食、中二指夹住患儿拇指，并以拇指端自患儿掌根处顺时针方向做环形推动，称为“运内八卦”，反复操作100次。操作时宜轻不宜重，宜缓不宜急，在体表旋绕摩擦推动（图4-60至图4-62）。

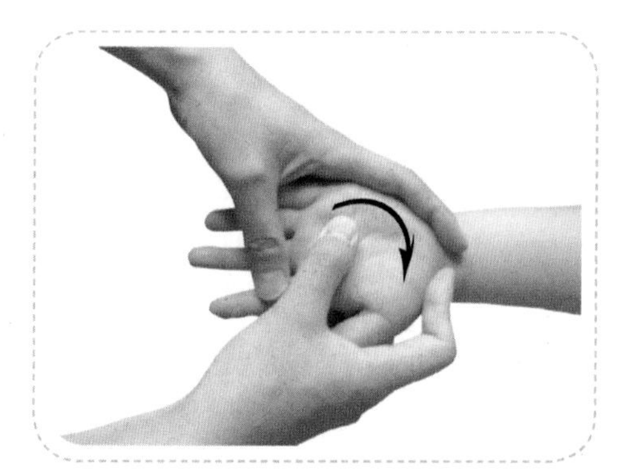
图4-60 运内八卦1

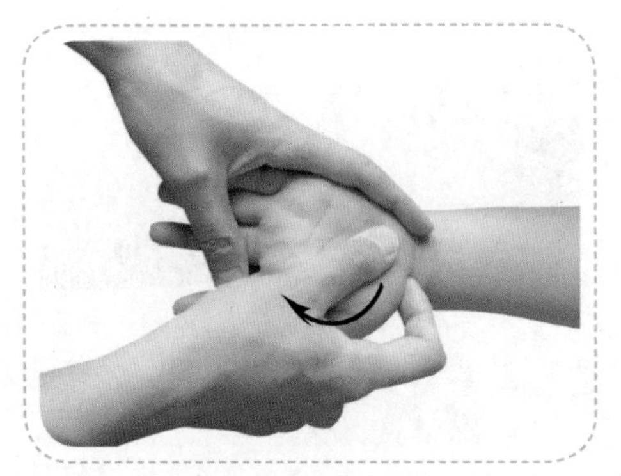
图 4-61 运内八卦 2

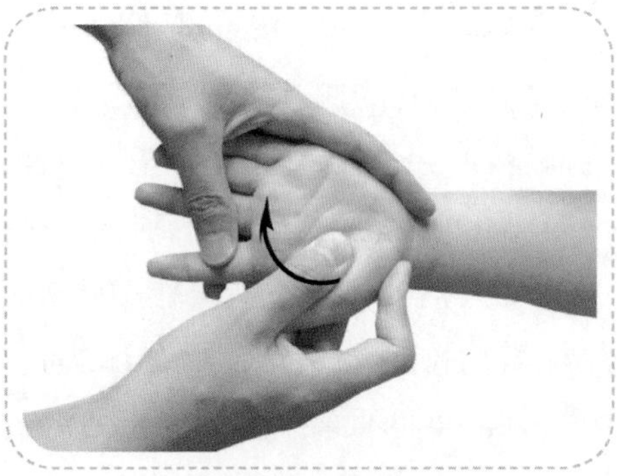
图 4-62 运内八卦 3

❺ 揉小天心：患儿取仰卧位，术者站在患儿的侧方，一手托住患儿的前臂，使其掌心向上，另一手以拇指罗纹面在患儿手掌大小鱼际交界的凹陷处按揉，称为“揉小天心”，操作 100 次。注意用力均匀，力度适中，以患儿可以忍受为度（图 4-63）。

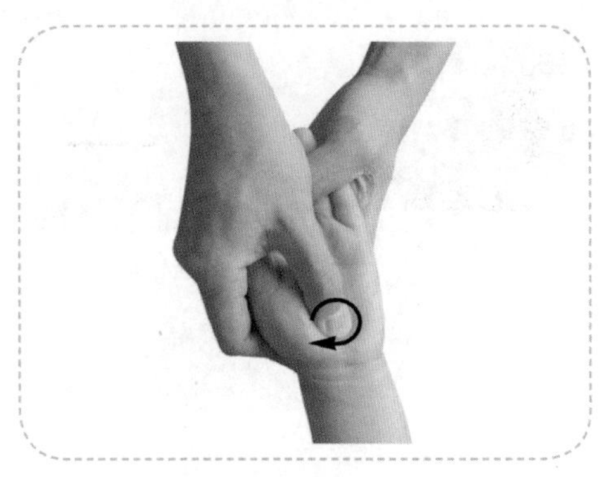
图 4-63 揉小天心

❻ 揉一窝风：患儿取仰卧位，术者站在患儿的侧方，一手托住患儿的前臂，使其掌心向下，另一手以拇指罗纹面按揉患儿一窝风（手背腕横纹中央凹陷处），操作 100 次。注意用力均匀，力度适中，以患儿可以忍受为度（图 4-64 至图 4-66）。

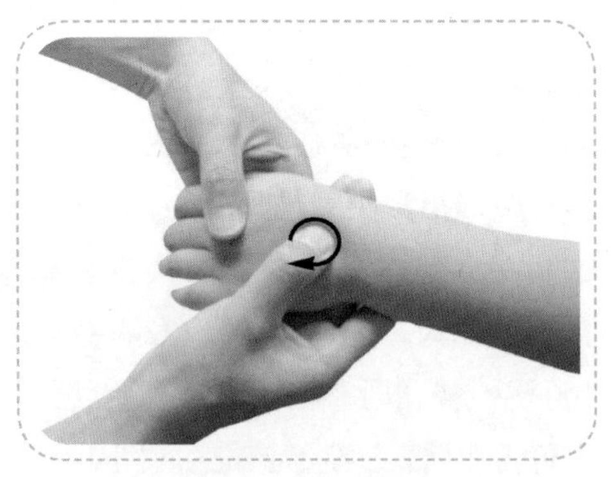
图 4-64 揉一窝风 1

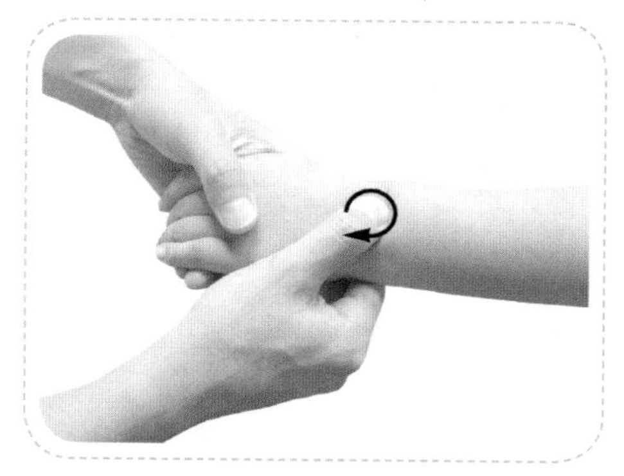

图 4-65 揉一窝风 2

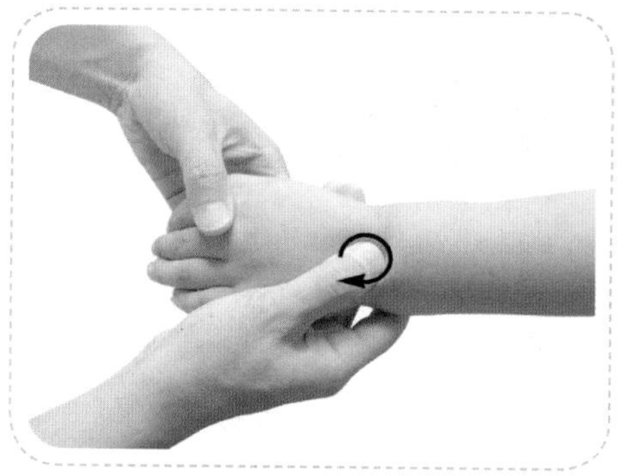

图 4-66 揉一窝风 3

❼ 揉天突：患儿取仰卧位，术者站在患儿的侧方，以中指指端着力，按揉天突穴（在胸骨切迹上缘凹陷处正中）30~50 次，用力以患儿能耐受为度（图 4-67）。

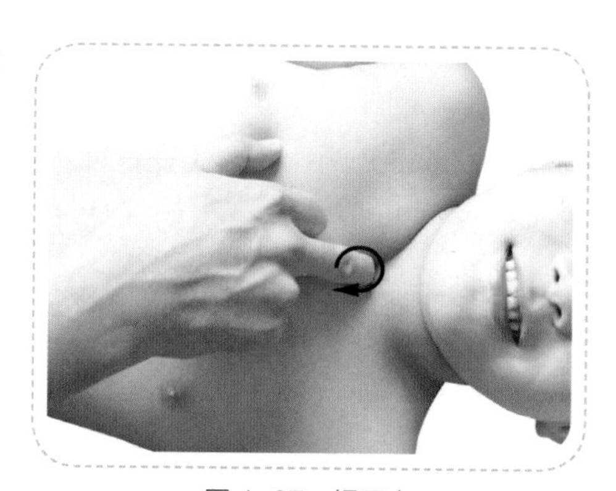

图 4-67 揉天突

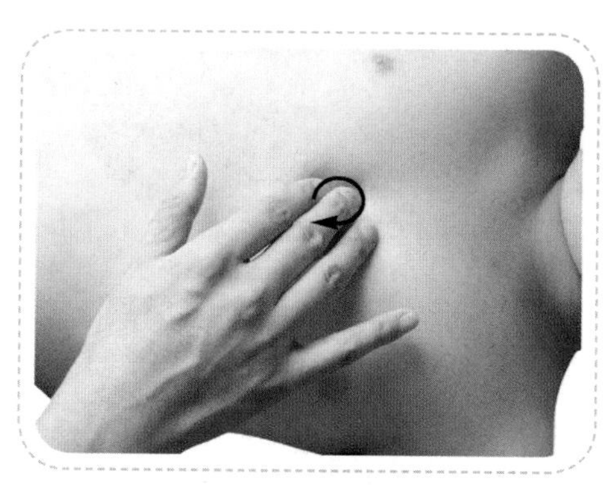

图 4-68 揉膻中

❽ 揉膻中：患儿取仰卧位，术者站在患儿的侧方，以一手食指中指指端按于患儿两乳头连线中点处，即膻中穴，以指端为着力点做环旋揉动，揉 100 次（图 4-68）。

❾ 开胸法：患儿取仰卧位，术者站在患儿的侧方，用双手拇指及大鱼际着力，自胸骨下端沿肋间隙向两侧分推，同时由上向下沿胸骨中线移动，反复 5~8 遍（图 4-69、图 4-70）。

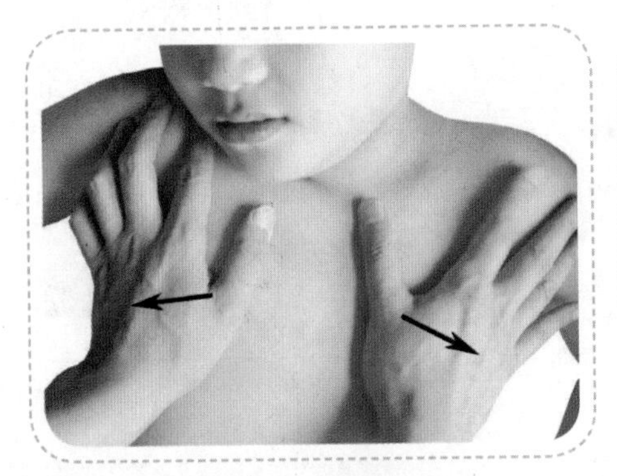

图 4-69　开胸法 1

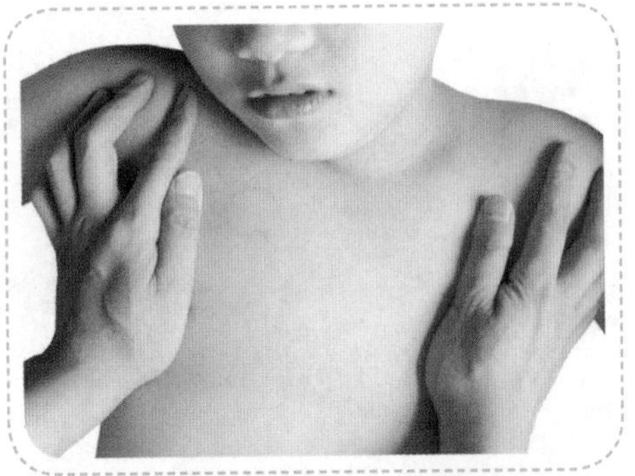

图 4-70　开胸法 2

⑩ 揉肺俞：患儿取俯卧位，术者站在患儿的侧方，以一手食、中指端分别置于患儿两侧肺俞（在背部第三胸椎棘突下，旁开 1.5 寸处）穴上环旋揉动 2~3 分钟（图 4-71）。

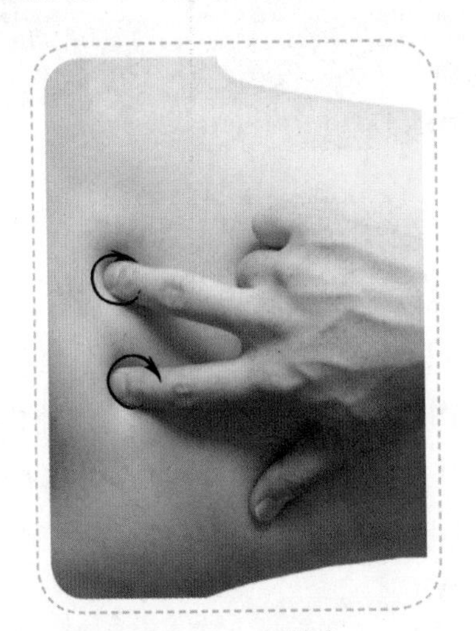

图 4-71　揉肺俞

⑪ 揉涌泉：患儿取仰卧位，术者站在患儿的侧方，一手托住患儿足跟，另一手以拇指罗纹面揉患儿涌泉穴（足底部，卷足时足前部凹陷处，约当足底二、三趾趾缝纹头与足跟连线的前 1/3 与后 2 /3 交点处）50~100 次（图 4-72）。

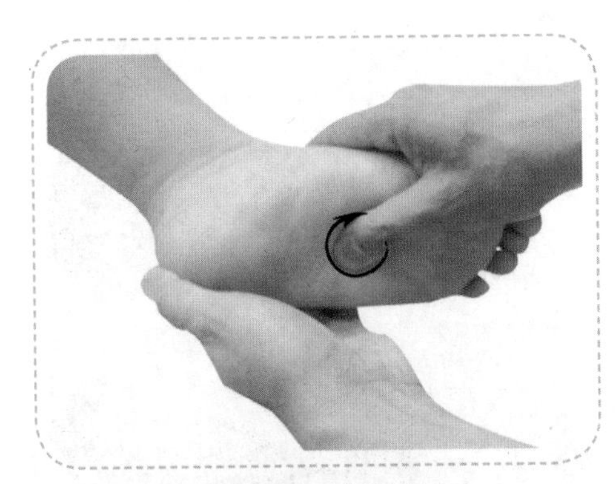

图 4-72　揉涌泉

5 预防保健

（1）发现患小儿顿咳时，要及时到医院就诊，防止病情加重。

（2）免疫力较低的患儿在冬季、春季疾病流行期间应避免去公共场所，避免与百日咳病儿有接触，防止传染。

（3）患儿居室要保持清洁，保持空气新鲜；发病后要注意休息，保证充足的睡眠，避免直接吹风，防止在免疫力低下的情况下诱发他病。

6 饮食注意

（1）饮食应富有营养，合理膳食，忌食生冷、油腻及辛辣刺激之品，以易消化、清淡为原则，避免加重肠胃负担。

（2）冰糖具有止咳化痰、润喉生津的功效，大蒜性温、入肺经，可用之治疗咳喘，将两者配合应用可以起到较好的治疗效果。将大蒜 5~6 瓣和一勺冰糖共同熬煮，煮沸后饮用即可，每日 3 次，连续服用 4~5 天可以起到较好的治疗效果。

（3）蜂蜜可以生津润燥、止咳化痰，梨入肺经，具有养阴生津之功，两者配合具有较好的止咳效果。将梨中间挖空，倒入蜂蜜，置于锅中蒸熟，每天 1 个，连续吃 1 个星期可以缓解剧烈咳嗽的症状。

五 腮腺肿大不要怕，小儿推拿有办法（小儿痄腮）

小儿痄腮，西医学称为“流行性腮腺炎”，多好发于儿童，且容易互相传染。主要的传染途径为直接接触和飞沫传染。但是一般感染 1 次后，可终身免疫。小儿痄腮主要临床症状是一个或多个腮腺的肿大，多发生于冬春两季，家长朋友应加强防护。

1 疾病简介

痄腮是以发热及耳下腮部漫肿疼痛为特征的流行性疾病。好发于 3~5 岁小儿，一年四季均可发生，冬春两季较流行。本病预后一般较好，并可获终身免疫力，但严重者可并发脑膜炎、睾丸炎等疾病。

2 常见症状

（1）初病时怕冷发热、头痛恶心、咽喉疼痛，1~2 天后以耳垂为中心漫肿疼痛，边缘不清，局部发硬，皮色不红，压之疼痛，张口、咀嚼时疼痛加重。常先发于一侧继发于另一侧。

（2）腮腺管口可见红肿，腮腺肿胀经 4~5 天开始消退，整个病程 1~2 周。

（3）发病前 2~3 周有痄腮接触史。

3 辨证分型

❶ 风温轻证：咽红，一侧或两侧耳下腮部漫肿疼痛，头痛，轻微发热或无热，咀嚼不便，舌质红，苔薄白，脉浮数。

❷ 风温重证：腮部漫肿、胀痛，坚硬拒按，咀嚼困难，头痛较重，壮热烦躁，口渴引饮，咽喉肿痛，舌质红，苔黄，脉数。

❸ 邪陷心包证（并发脑膜炎）：腮腺尚未肿大，或腮腺肿后 5~7 天发生。头痛项强，骤然壮热，可伴嗜睡，昏迷，抽搐，舌质红绛，脉数。

❹ 邪毒引睾证(并发睾丸炎)：年长体弱男孩多见，一侧或两侧睾丸肿胀，行走时有沉坠感，伴恶寒、发热，小便短赤，舌质红，苔黄，脉数。

❺ 邪壅少阳证（并发胰腺炎）：腮腺肿胀疼痛，胰腺炎大都在腮腺肿大 1 周内发生。轻者患儿仅有上腹隐痛，严重者呈突发性上腹剧痛，拒按，恶寒发热，呕吐，腹胀，腹泻或便秘，舌质红绛，苔黄，脉数。

4 治疗手法

—— 基本手法 ——

❶清胃经：患儿取仰卧位，术者站在患儿的侧方，一手扶住患儿的前臂，另一手以拇指罗纹面在患儿拇指掌侧第一节向指根方向直推，称为“清胃经”，反复操作 100 次（图 4–73）。

❷推肾经：患儿取仰卧位，术者站在患儿的侧方，一手扶住患儿的前臂，另一手以拇指罗纹面从患儿小指指尖向其指根方向直推，称为“推肾经”，反复操作 200 次（图 4–74）。

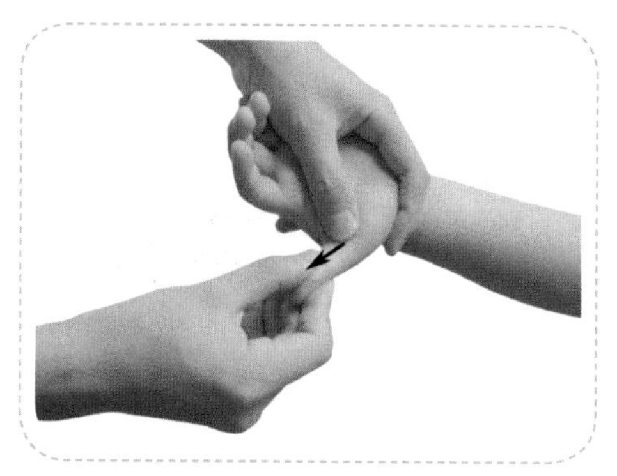

图 4-73　清胃经

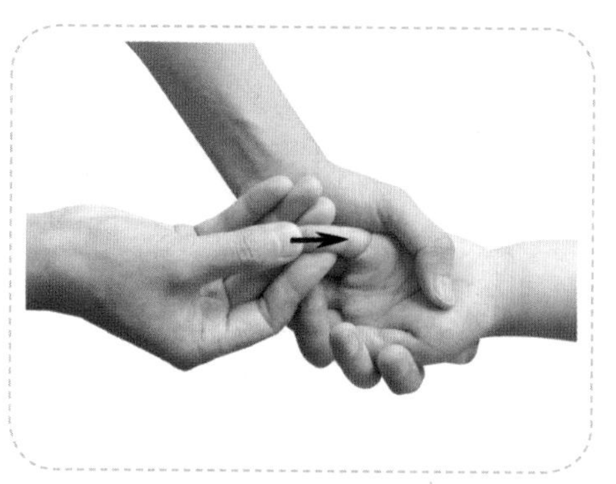

图 4-74　推肾经

❸ 揉二马：二马穴位于小儿掌背无名指与小指掌指关节后凹陷处。患儿取仰卧位，术者站在患儿的侧方，一手托住患儿的前臂，另一手以拇指指端揉其二马穴，揉 100~300 次（图 4-75）。

❹ 揉板门：患儿取仰卧位，术者站在患儿的侧方，一手扶住患儿的前臂，另一手以拇指罗纹面按揉患儿手掌大鱼际处往返按揉，反复操作 100 次（图 4-76）。

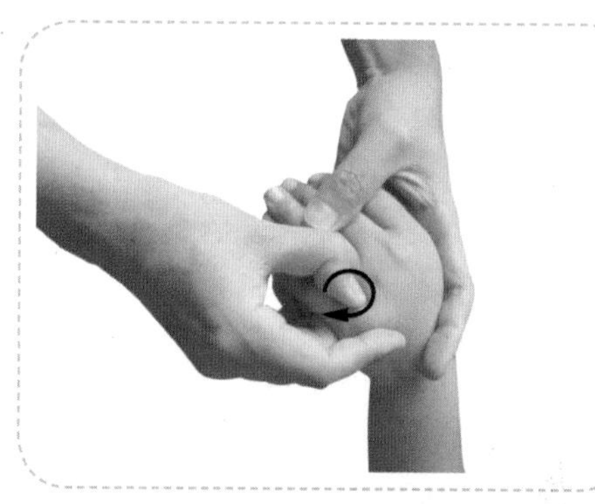

图 4-75　揉二马

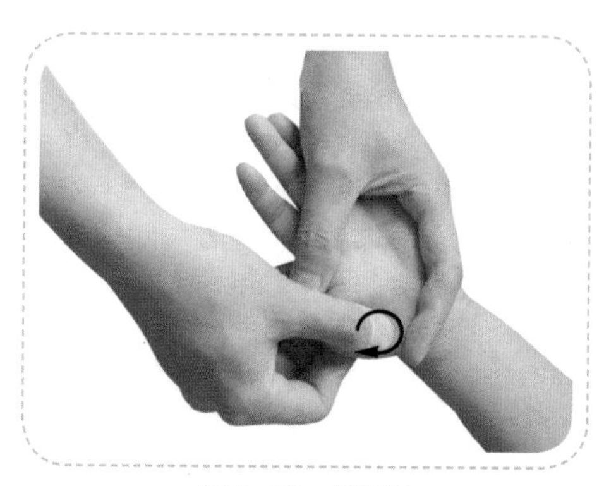

图 4-76　揉板门

❺ 揉小天心：患儿取仰卧位，术者站在患儿的侧方，一手托住患儿的前臂，使其掌心向上，另一手以拇指罗纹面在患儿手掌大小鱼际交界的凹陷处按揉，称为"揉小天心"，反复操作 100 次。注意用力均匀，力度适中，以患儿可以忍受为度（图 4-77）。

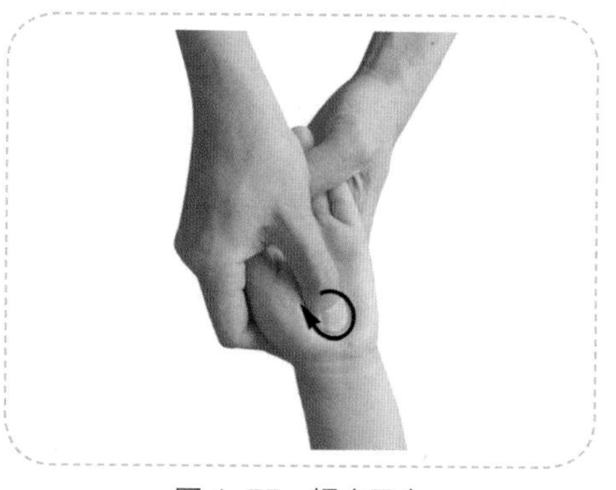

图 4-77　揉小天心

❻ 推三关：患儿取仰卧位，术者站在患儿的侧方，一手扶住患儿的前臂，另一手以拇指桡侧面或食中指指面沿着患儿前臂桡侧，从患儿的腕部向肘部直推，称为“推三关”，反复操作100次。在推动的过程中，要注意指面要紧贴患儿的皮肤，压力要适中（图4-78至图4-80）。

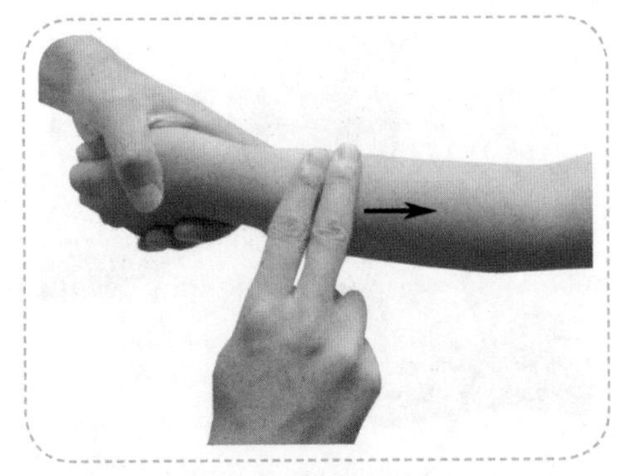
图4-78　推三关1

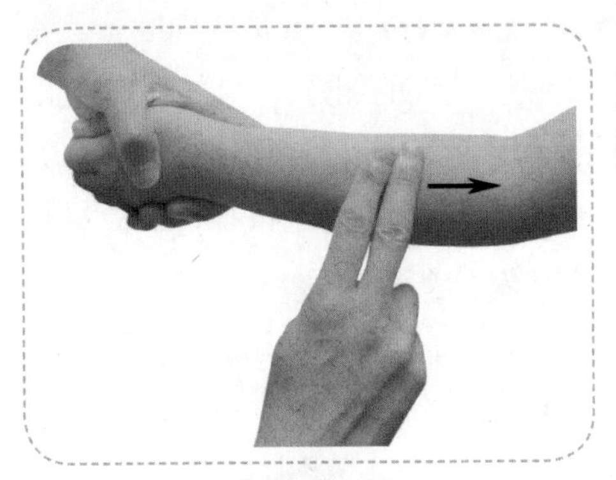
图4-79　推三关2

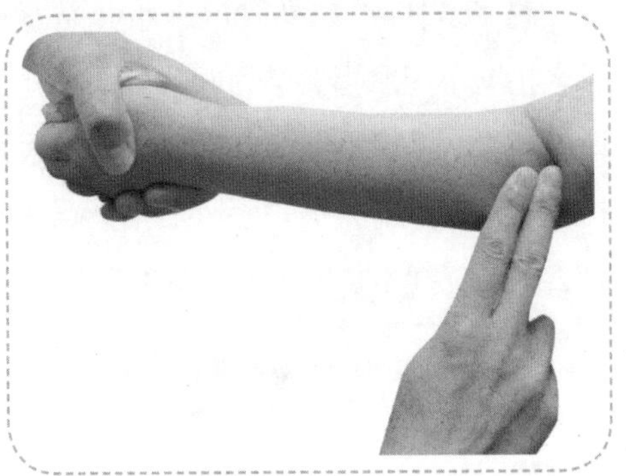
图4-80　推三关3

❼ 清天河水：患儿取仰卧位，术者站在患儿的侧方，一手扶住患儿的前臂，另一手以食指、中指罗纹面沿着患儿前臂正中自腕推向肘部，称为“清天河水”，反复操作100次。注意着力部位要紧贴皮肤，压力适中，做到轻而不浮，重而不滞，沿着直线推动（图4-81至图4-83）。

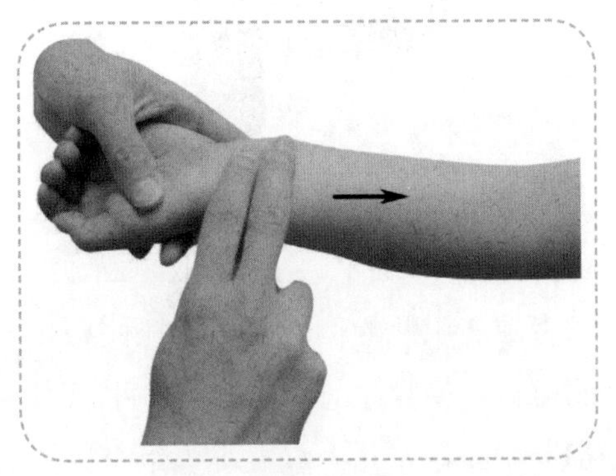
图4-81　清天河水1

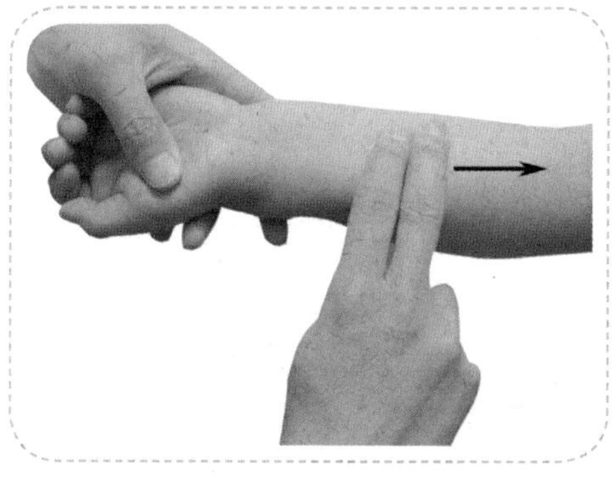

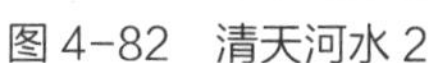

图 4-82 清天河水 2

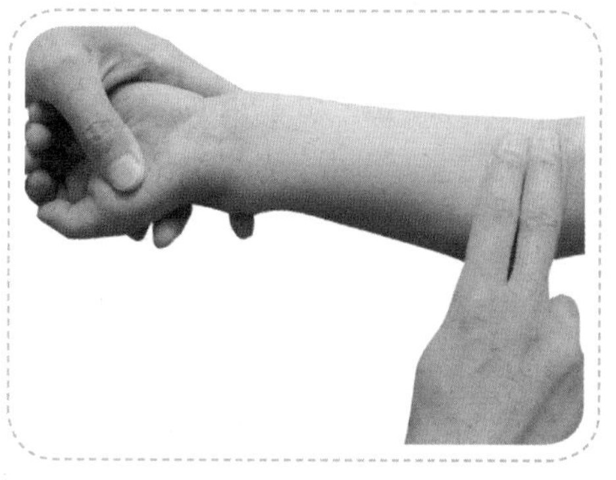

图 4-83 清天河水 3

❽退六腑：患儿取仰卧位，术者站在患儿的侧方，一手扶住患儿的前臂，另一手以拇指或食、中指指面沿着患儿前臂尺侧，从患儿的肘部向腕部直推，称为“退六腑”，反复操作 100 次。在推动的过程中，要注意指面要紧贴患儿的皮肤，压力要适中（图 4-84、图 4-85）。

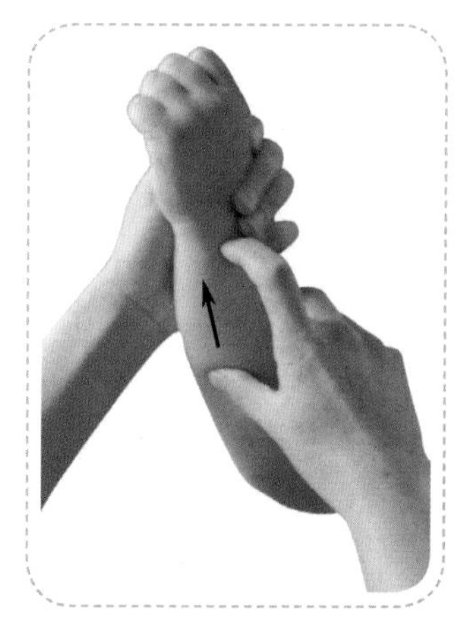

图 4-84 退六腑 1

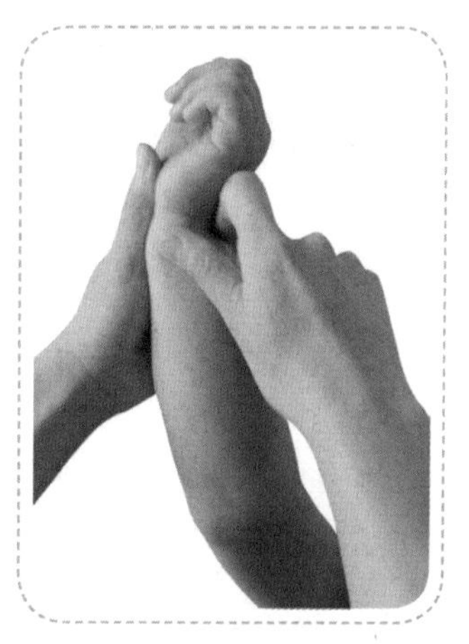

图 4-85 退六腑 2

❾揉涌泉：患儿取仰卧位，术者站在患儿的侧方，一手托住患儿足跟，另一手以拇指罗纹面揉患儿涌泉穴（足底部，卷足时足前部凹陷处，约当足底二、三趾趾缝纹头与足跟连线的前 1/3 与后 2/3 交点处）50~100 次（图 4-86）。

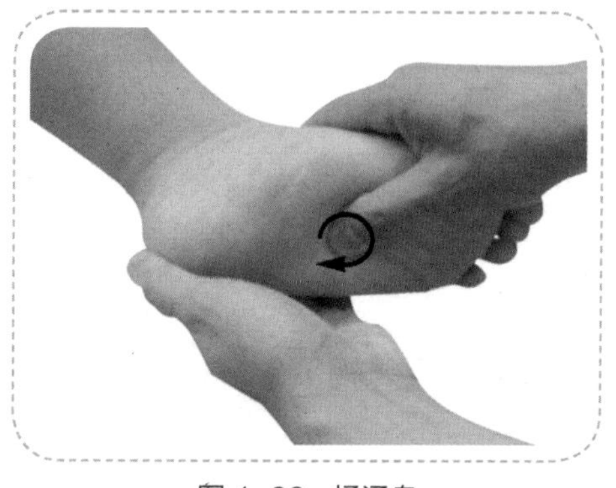

图 4-86 揉涌泉

—— 邪陷心肝者配伍清心经、清肝经 ——

❶ 清心经：患儿取仰卧位，术者站在患儿的侧方，一手扶住患儿的前臂，另一手以拇指罗纹面从患儿中指末节罗纹面向指根方向直推，称为“清心经”，反复操作200次（图4–87）。

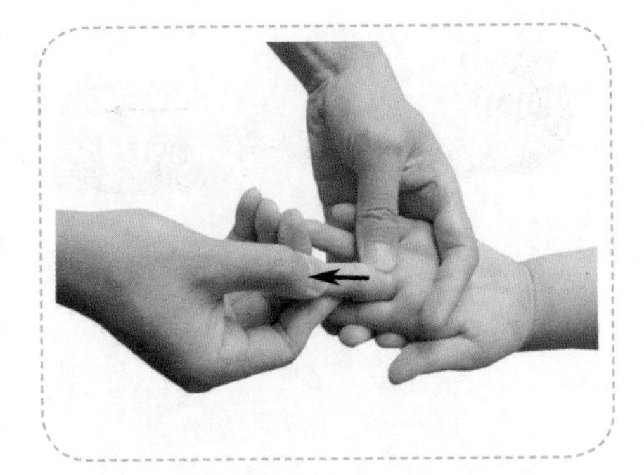

图4–87 清心经

❷ 清肝经：患儿取抱坐位或仰卧位，术者站在患儿的侧方，一手扶住患儿的前臂，另一手以拇指罗纹面从患儿食指末节罗纹面向指根方向直推，称为“清肝经”，反复操作100次（图4–88）。

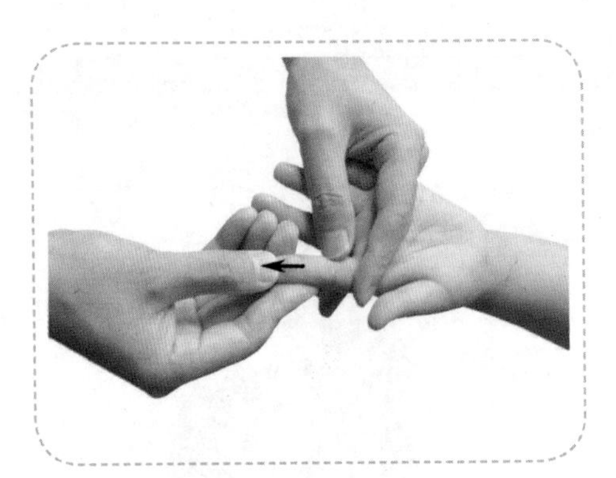

图4–88 清肝经

5 预防保健

（1）免疫力低下的儿童，可以服用板蓝根预防疾病，在此病高发期是避免去人流量较大的地方，预防传染。

（2）儿童一旦感染此病后应注意隔离，防止传染他人，一般积极治疗后，均可取得较好疗效。可用鲜马齿苋加面粉少量捣烂后局部外敷，以缓解肿痛。

6 饮食注意

（1）首先需要注意饮食，主要进食没有刺激性的食物。另外是进食一些相对比较柔软的食物，避免刺激腮腺，因为患儿的腮腺和淋巴结肿大，张嘴疼痛，如果咀嚼干硬的食物会引起更严重的疼痛，不利于疾病的恢复。如花生、核桃、苹果、饼干、玉米、猪骨、瘦肉、油炸食品等较硬的食物均不宜进食。

（2）患儿的饮食应避免过甜、过咸的食物，这类食物会刺激腮腺，使疾病加重。酸性食物如醋、乌梅汤等会增加唾液分泌，加重腮腺的负担。

（3）患儿应进食一些清淡且易于消化的食物，如小米粥、牛奶、面条、蔬菜汤等。有些食物有清热抗炎作用也可以多吃，如西瓜、绿豆、冬瓜、大白菜等。患儿还需要吃一些水果来补充营养，但由于不能大力咀嚼，家长最好榨成果汁，这样有利于患儿疾病的恢复。

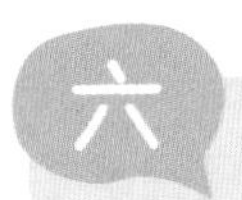

六 小儿麻痹别大意，别让宝宝留残疾（小儿麻痹症后遗症）

小儿麻痹症后遗症严重影响孩子的身心健康发展。不仅对儿童生长发育有较大影响，也影响着儿童的生活、学习以及以后步入社会，患有此病的儿童多会出现自卑心理，因此家长朋友们应该重视起来，下面介绍本病的疾病简介、常见症状、分类、治疗手法、预防保健以及饮食注意。

1 疾病简介

小儿麻痹症，西医又称脊髓灰质炎，是一种急性传染病，流行于夏秋季节，好发于6个月至5岁的小儿，临床出现发热，伴有咳嗽、咽喉红肿疼痛、全身肌肉疼痛，或有呕吐、腹泻等症状，继而出现肢体痿软、肌肉弛缓和萎缩。小儿麻痹症后遗症发生于脊髓灰质炎的后期，临床以肢体痿软、肌肉弛缓和萎缩为其主要特征。

2 常见症状

（1）有脊髓灰质炎病史。

（2）患侧肌肉明显萎缩、麻痹，瘫痪呈弛缓型，肢体可出现各种畸形，尤以下肢为多见。如肩关节脱臼状，脊柱侧突，膝后凸或外展，足外翻，内翻，马蹄形，仰趾足等。

（3）病情严重者，可出现血压下降、呼吸不整、吞咽困难，甚至惊厥、昏迷等危象。

3 辨证分型

❶ 邪犯肺胃（发病初期）：发热，咳嗽，头痛，汗出，全身不适，纳呆食少，或恶心，呕吐，腹泻等，舌质淡红，苔薄白，脉浮数，指纹色红。

❷ 邪窜经络（进展期）：发热，汗多，肢体疼痛，转侧不利，烦躁不安，舌质红，苔腻，脉濡细。

❸ 气虚血瘀、肝胃亏损（后遗症期）：热退后口眼㖞斜，头部左右倾倒，肢体瘫痪无力，日久肌肉明显消瘦，关节弛纵不收，肢体变细，皮肤不温，可以并发脊柱侧凸，肩关节松脱，膝后凸或外展，足外翻、内翻，马蹄形或仰趾足等畸形。

4 治疗手法

—— 上肢瘫痪治疗手法 ——

❶ 揉搓患处：患儿取仰卧位，术者站在患儿的侧方，两手掌夹住患肢，相对用力，上下揉搓，反复操作1分钟。注意着力部位要紧贴皮肤，勿摩擦患儿皮肤，压力适中，做到轻而不浮，重而不滞。

❷ 按揉患处肌肉：患儿取仰卧位，术者站在患儿的侧方，一手扶住患儿手臂，一手用拇指面或其余四指指面按揉患处肌肉，反复操作至患处肌肉松软为度。注意着力部位要紧贴皮肤，移动时做到紧推慢移，勿摩擦，力量渗透入患处肌肉，压力适中，做到轻而不浮，重而不滞。

❸ 推三关：患儿取仰卧位，术者站在患儿的侧方，一手扶住患儿的前臂，另一手以拇指桡侧面或食中指指面沿着患儿前臂桡侧，从患儿的腕部向肘部直推，称为“推三关”，反复操作200次。在推动的过程中，要注意指面要紧贴患儿的皮肤，压力要适中（图4-89至图4-91）。

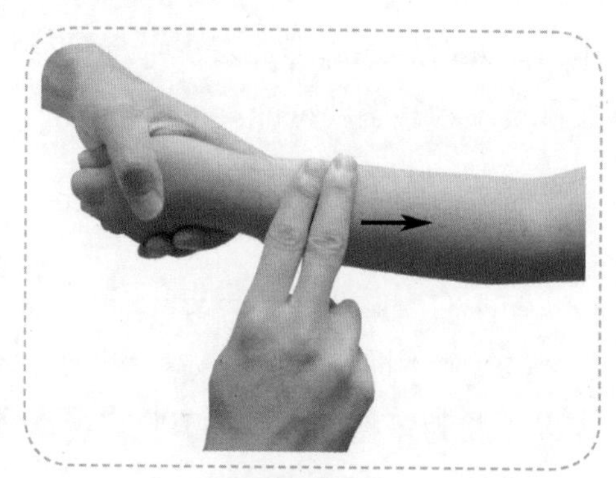

图4-89 推三关1

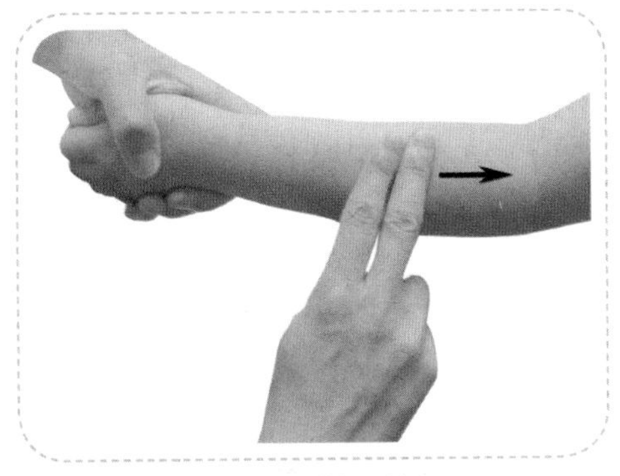

图 4-90　推三关 2

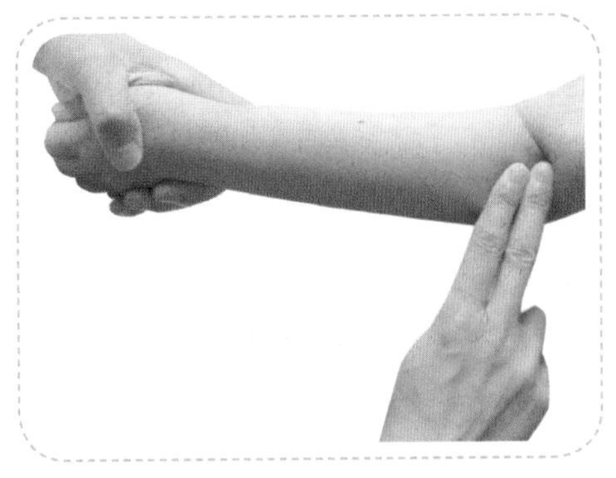

图 4-91　推三关 3

❹退六腑：患儿取仰卧位，术者站在患儿的侧方，一手扶住患儿的前臂，另一手以拇指或食、中指指面沿着患儿前臂尺侧，从患儿的肘部向腕部直推，称为“退六腑”，反复操作 200 次。在推动的过程中，要注意指面要紧贴患儿的皮肤，压力要适中，对于一切实热证均有效（图 4-92、图 4-93）。

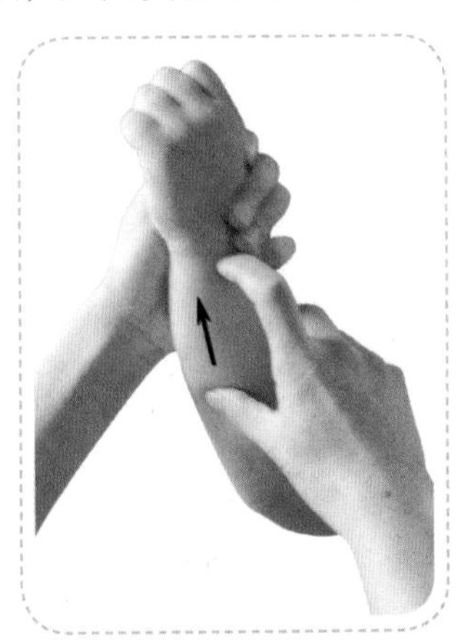

图 4-92　退六腑 1

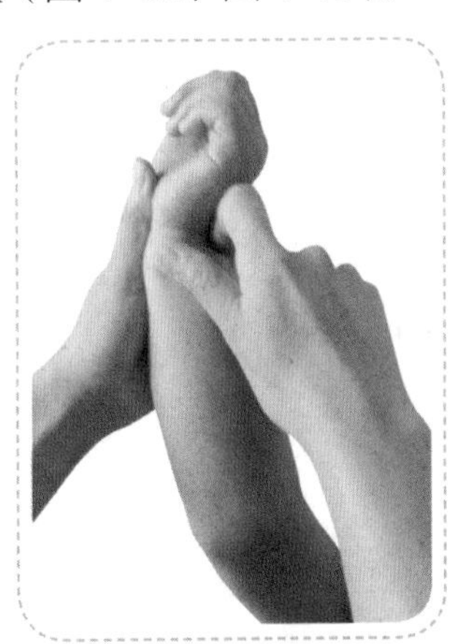

图 4-93　退六腑 2

❺清胃经：患儿取仰卧位，术者站在患儿的侧方，一手扶住患儿的前臂，另一手以拇指罗纹面在患儿拇指掌侧第一节向指根方向直推，称为“清胃经”，反复操作 100 次（图 4-94）。

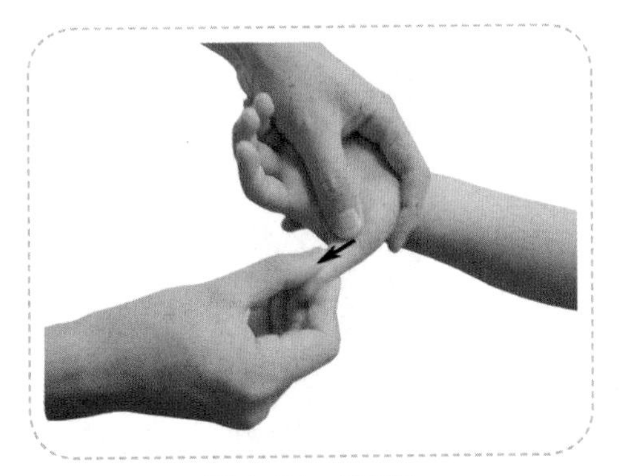

图 4-94　清胃经

❻补脾经：患儿取仰卧位，术者站在患儿的侧方，一手扶住患儿的前臂，另一手以拇指罗纹面在患儿拇指末节罗纹面上做顺时针方向的旋转推动，也可以将患儿拇指屈曲，术者以拇指罗纹面循患儿拇指桡侧边缘向掌根方向直推，统称“补脾经”，反复操作100次（图4-95、图4-96）。

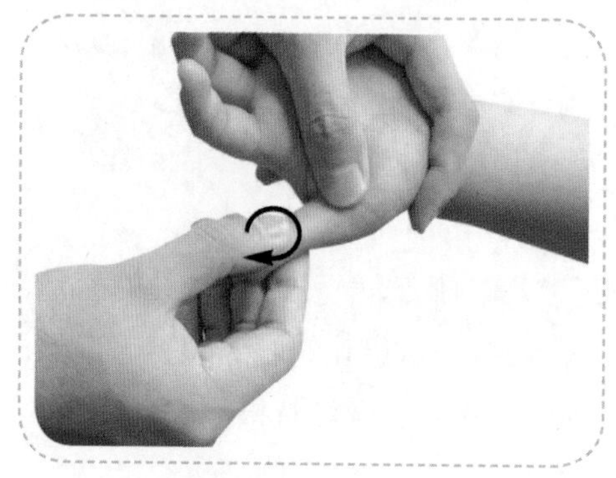

图4-95　补脾经1

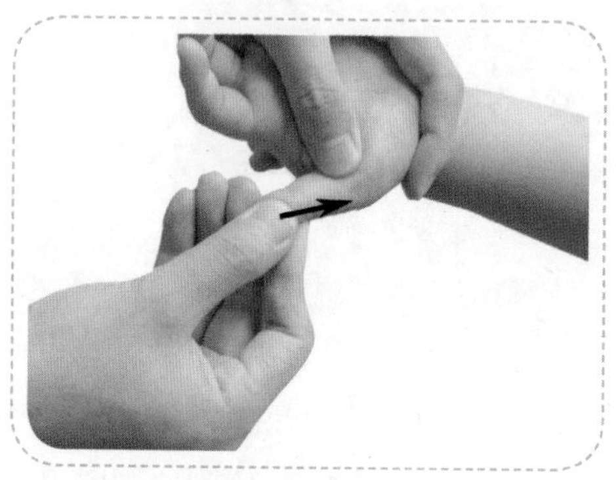

图4-96　补脾经2

❼掐合谷：患儿取抱坐位或仰卧位，术者站在患儿的侧方，一手扶住患儿的前臂，另一手以拇指指甲掐揉患儿合谷穴（在手背第一、二掌骨间，第二掌骨桡侧中点处）（图4-97）。

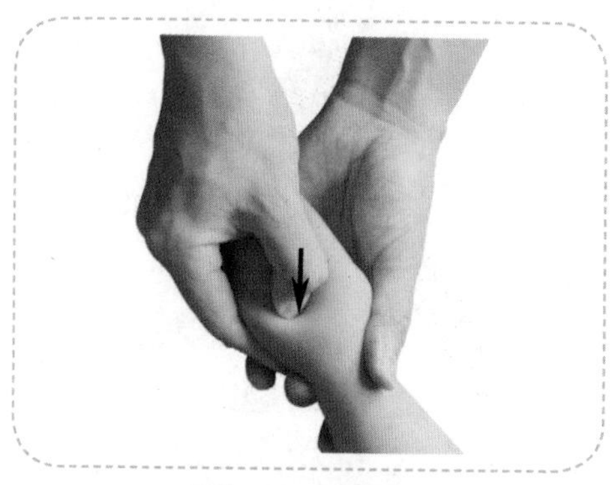

图4-97　掐合谷

❽揉小天心：患儿取仰卧位，术者站在患儿的侧方，一手托住患儿的前臂，使其掌心向上，另一手以拇指罗纹面在患儿手掌大小鱼际交界的凹陷处按揉为“揉小天心”，操作100次。注意用力均匀，力度适中，以患儿可以忍受为度（图4-98）。

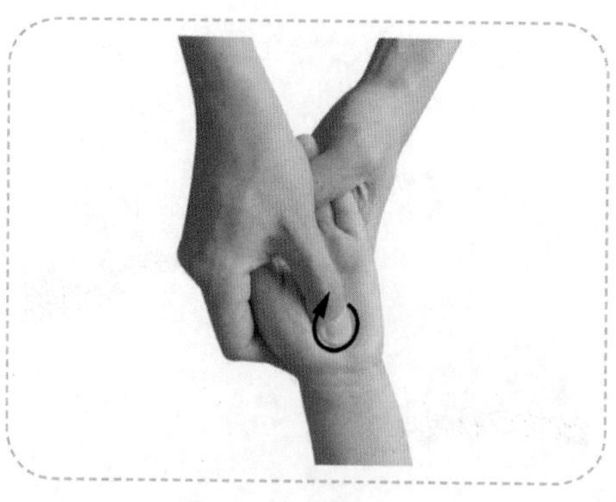

图4-98　揉小天心

⑨ 推肾经：患儿取仰卧位，术者站在患儿的侧方，一手扶住患儿的前臂，另一手以拇指罗纹面从患儿小指指尖向其指根方向直推，称为“推肾经”，反复操作100次（图4-99）。

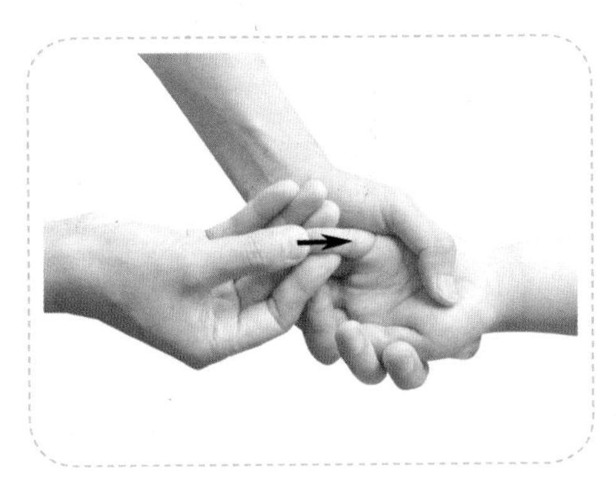

图4-99　推肾经

⑩ 按揉大椎：患儿取正坐位或俯卧位，术者站在患儿的侧方，以一手拇指置于患儿大椎（第七颈椎棘突下缘）穴上，向下按压同时环旋揉动穴位2分钟，注意拇指须吸定于穴位，力度以患儿能耐受为宜（图4-100）。

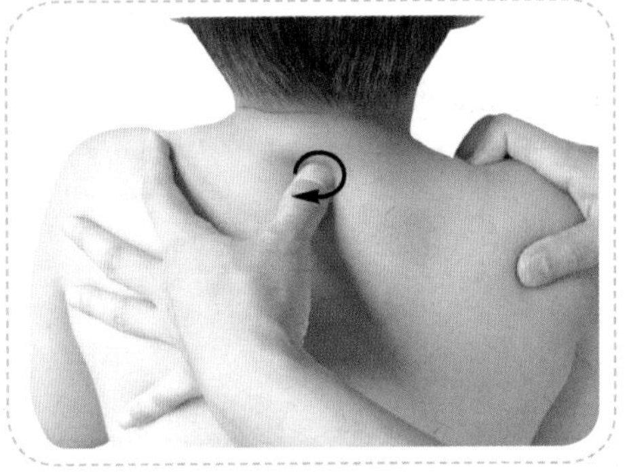

图4-100　按揉大椎

⑪ 拿肩井：患儿取正坐位，术者站于患儿后方，将双手分别置于双侧肩井（在肩上，当大椎穴与肩峰的连线的中点）部，以拇指与余四指指腹的对合夹力施用提拿法，以患儿能耐受为度，反复操作10~20遍。拿时注意前臂放松，手掌空虚，提拿的方向要与肌腹垂直（图4-101）。

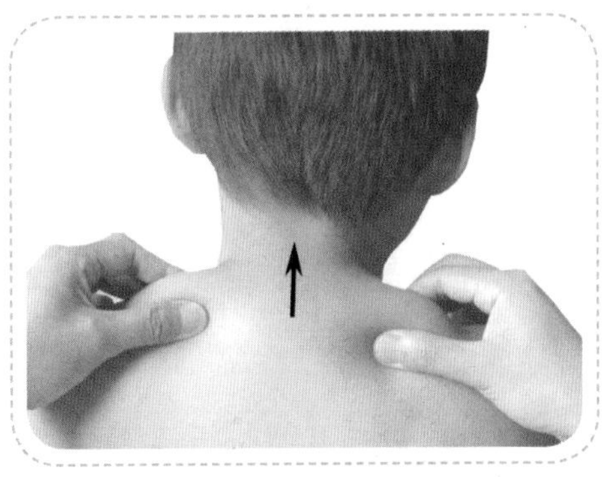

图4-101　拿肩井

—— 下肢瘫痪治疗手法 ——

❶ 拿揉下肢：患儿取俯卧位，术者站在患儿的侧方，一手按住患肢，另一手拿揉该患肢，从上到下，反复操作1分钟。施术时动作要和缓，指力要吸定于患儿皮肤，力量要深透，紧推慢移，切不可摩擦皮肤，压力均匀，动作协调有节律（图4-102）。

❷ 点揉环跳：患儿取俯卧位，术者站在患儿的侧方，一手按住患肢，另一手点揉该患肢环跳穴，2 分钟。施术时动作要和缓，指力要吸定于患儿皮肤，力量要深透达穴位的深层组织，压力均匀，动作要协调有节律（图 4-103）。

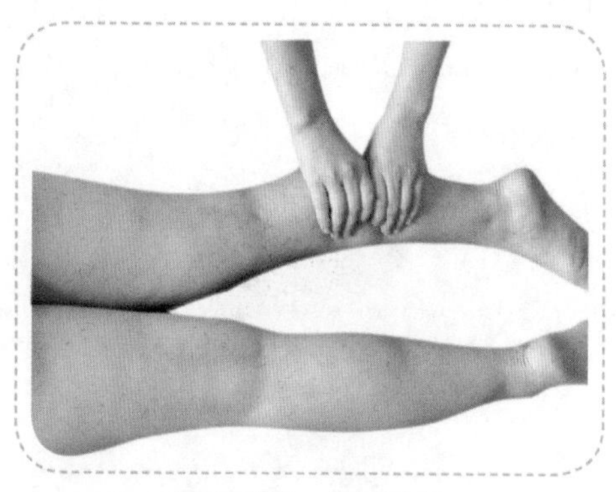

图 4-102 拿揉下肢

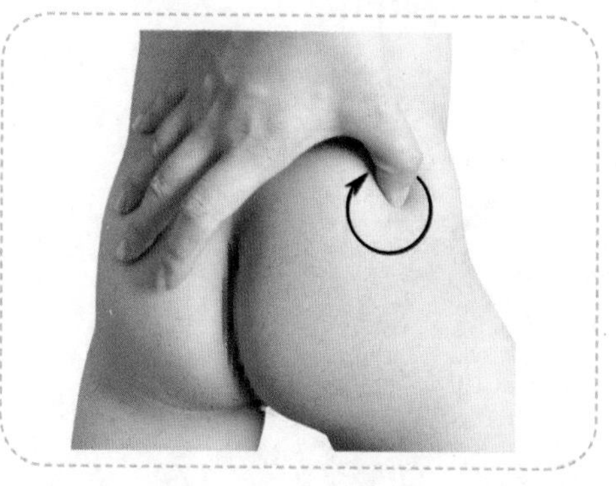

图 4-103 点揉环跳

❸ 点揉居髎：患儿取俯卧位，术者站在患儿的侧方，一手按住患肢，另一手点揉该患肢居髎穴，2 分钟。施术时动作要和缓，指力要吸定于患儿皮肤，力量要深透达穴位的深层组织，压力均匀，动作要协调有节律（图 4-104）。

❹ 点揉承扶：患儿取俯卧位，术者站在患儿的侧方，一手按住患肢，另一手点揉该患肢承扶穴，2 分钟。施术时动作要和缓，指力要吸定于患儿皮肤，力量要深透达穴位的深层组织，压力均匀，动作要协调有节律（图 4-105）。

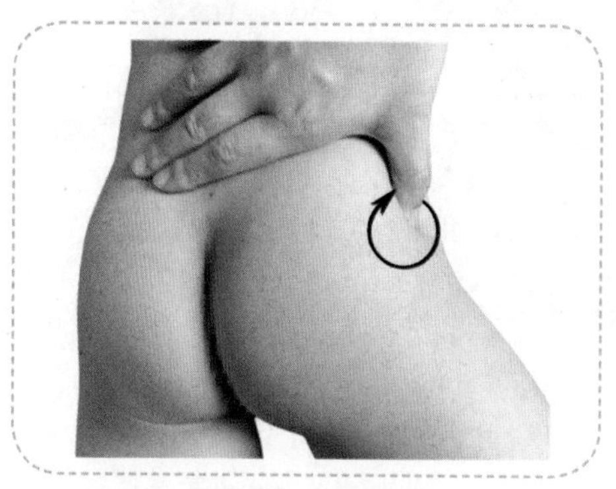

图 4-104 点揉居髎

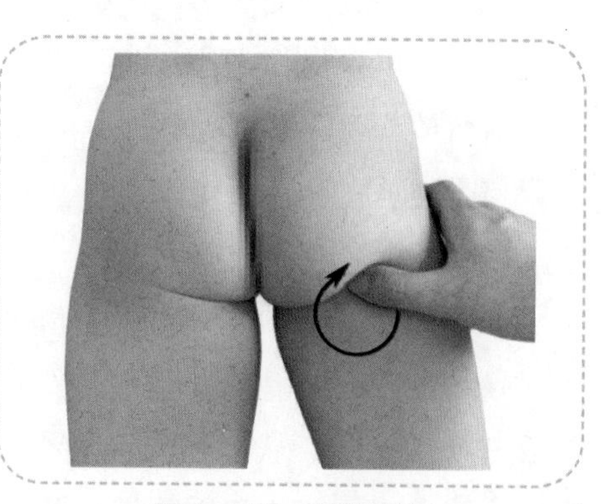

图 4-105 点揉承扶

❺ 点揉委中：患儿取俯卧位，术者站在患儿的侧方，一手按住患肢，另一手点揉该患肢委中穴，2 分钟。施术时动作要和缓，指力要吸定于患儿皮肤，力量要深透达穴位的深层组织，压力均匀，动作要协调有节律。

❻ 搓下肢：患儿取俯卧位，术者站在患儿的侧方，双手掌相对用力，做相反方向的快速搓动，从上到下，再从下到上，反复操作 1 分钟结束下肢的治疗。施术时动作要快而有节奏，用力要对称，紧推慢移，力量要深透，手掌不可摩擦患儿皮肤（图 4–106、图 4–107）。

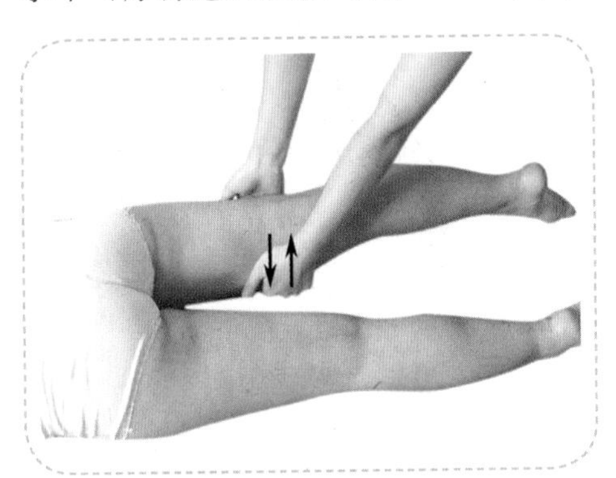

图 4–106　搓下肢 1

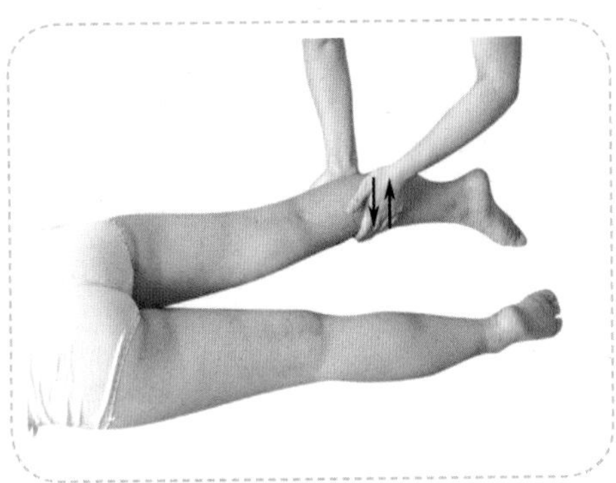

图 4–107　搓下肢 2

❹ 捏脊：患儿取俯卧位，术者双手食指抵于背脊之上，再以两手拇指伸向食指前方，合力夹住肌肉，捏起，采用食指向前拇指后退之翻卷动作，二手交替向前移动。自长强穴（尾骨端下，当尾骨端与肛门连线中点处）起一直捏到大椎穴（后正中线上，第七颈椎棘突下凹陷中）为 1 次。如此反复操作 5~6 次。注意要直线捏，所捏皮肤的厚、薄、松、紧应适宜，捏拿速度要适中，动作轻快、柔和，避免肌肤从手指尖滑脱（图 4–108、图 4–109）。

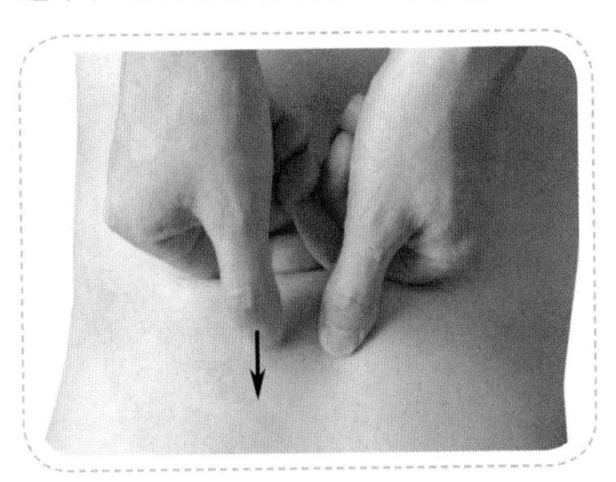

图 4–108　捏脊 1

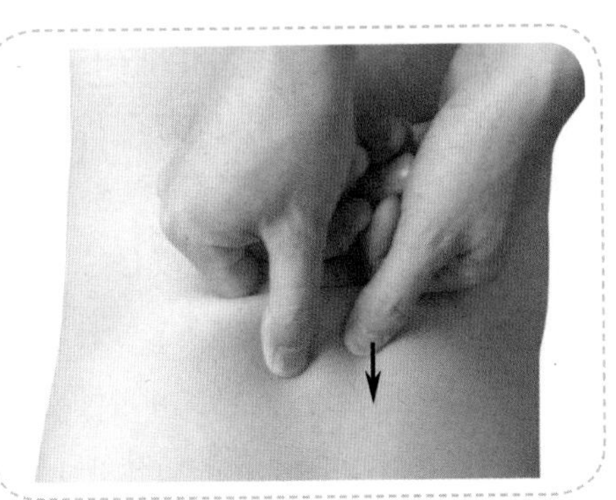

图 4–109　捏脊 2

❺ 擦八髎：患儿取俯卧位，术者站在患儿的侧方，将一手手掌放于患儿骶部八髎穴（正对八个骶后孔处，左右各四）处，沿着八髎穴走向做往返直线快速擦动 3 分钟。注意手掌要紧贴患儿腰部皮肤，压力适中，速度要均匀且快，要沿直线往返操作，不可歪斜，使产生的热量透达深层组织，即“透热”（图 4–110 至图 4–113）。

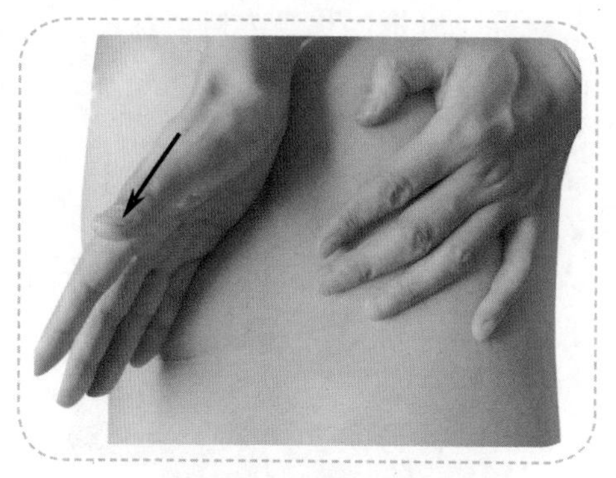
图 4–110 擦八髎 1

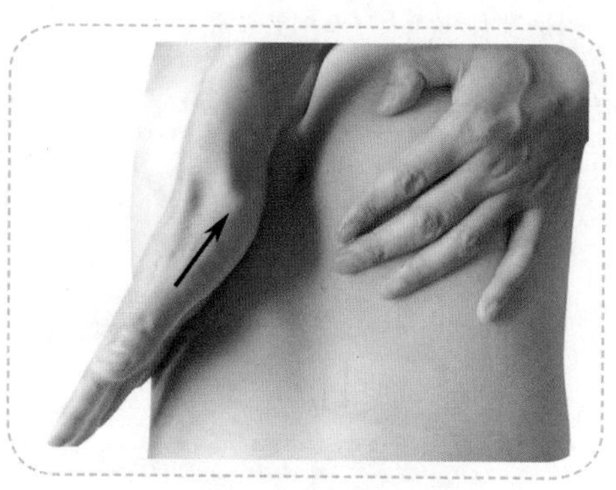
图 4–111 擦八髎 2

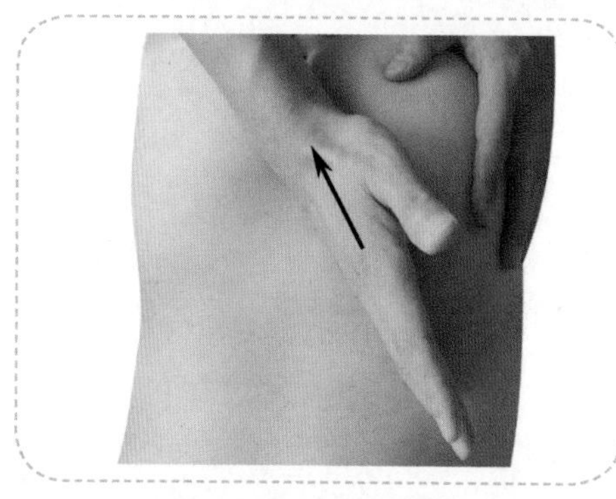
图 4–112 擦八髎 3

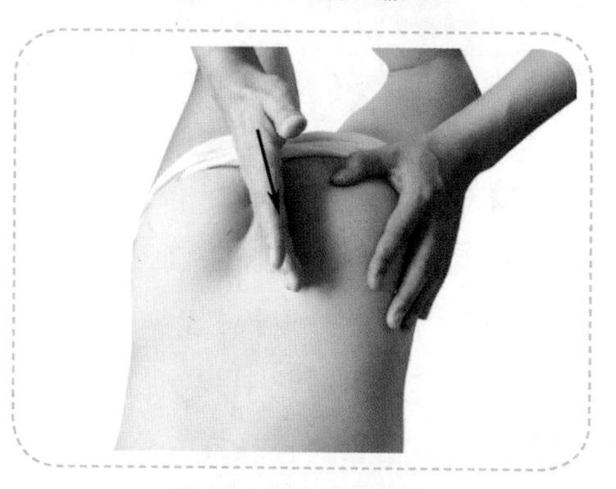
图 4–113 擦八髎 4

❻ 推上七节骨：患儿取俯卧位，术者站在患儿的侧方，以双手拇指桡侧缘从患儿尾椎自下而上直推到第四腰椎处为“推上七节骨”，操作 50 次。注意要紧贴患儿腰部皮肤，压力适中，动作要连续，速度要均匀且要沿直线往返操作，不可歪斜（图 4–114、图 4–115）。

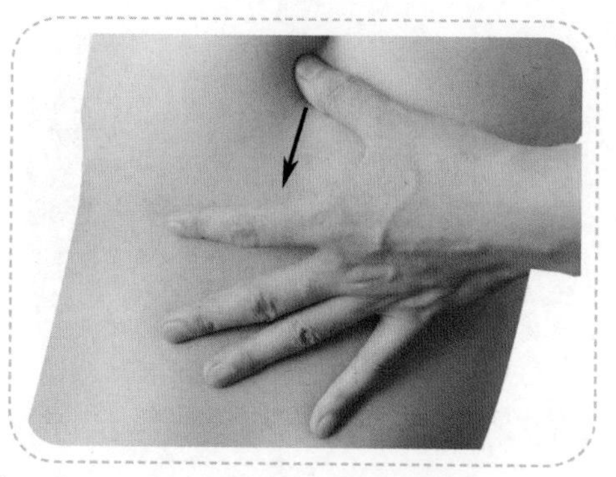
图 4–114 推上七节骨 1

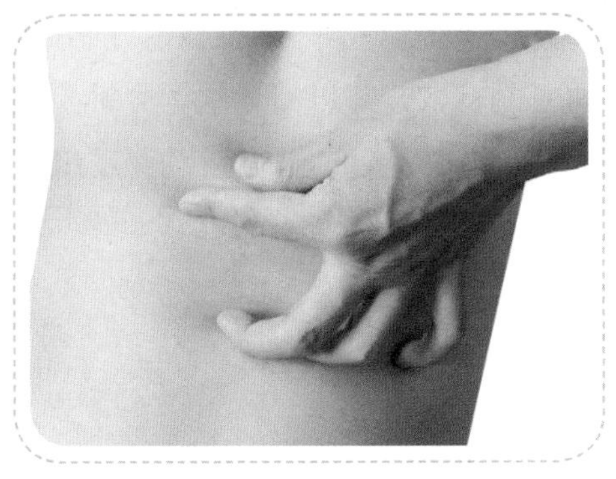

图 4-115　推上七节骨 2

❼ 推下七节骨：患儿取俯卧位，术者站在患儿的侧方，以双手拇指桡侧缘从患儿第四腰椎自上而下直推到尾椎处为“推下七节骨”，操作 100 次。注意要紧贴患儿腰部皮肤，压力适中，动作要连续，速度要均匀且要沿直线往返操作，不可歪斜（图 4-116、图 4-117）。

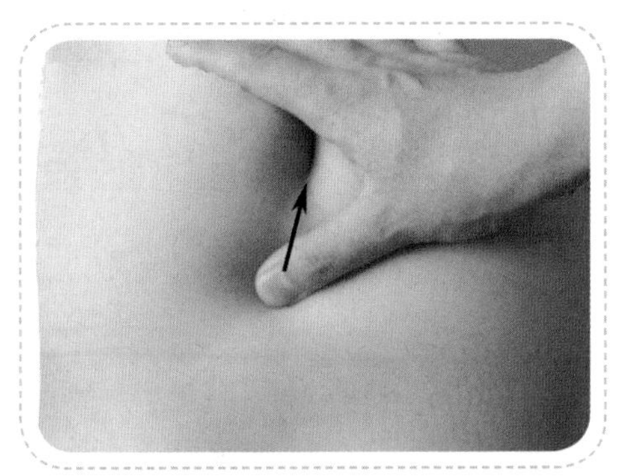

图 4-116　推下七节骨 1

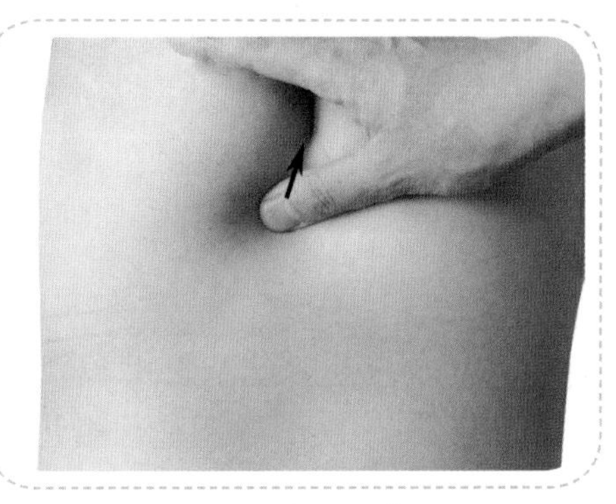

图 4-117　推下七节骨 2

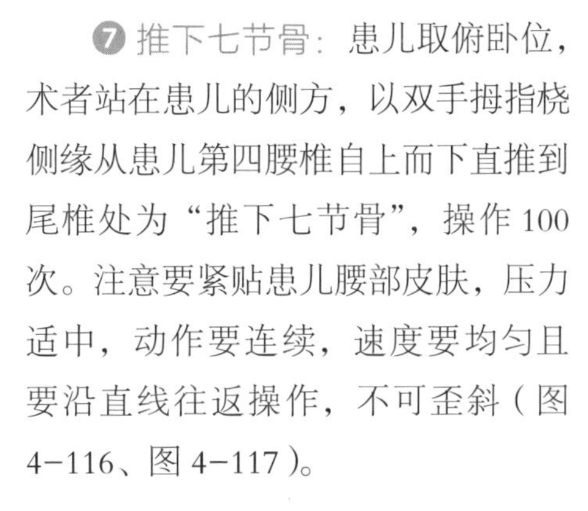

❽ 揉足三里：患儿取仰卧位，术者站在患儿的侧方，以一手拇指于患儿足三里穴（小腿前外侧，髌骨与髌韧带外侧凹陷下 3 寸，距胫骨前缘一横指）穴上，施以点揉法 5 分钟。施术时以拇指指端吸定于足三里穴上，以肢体的近端带动远端，做带动深层组织的小幅度环旋揉动，压力要均匀，动作要协调有节律（图 4-118）。

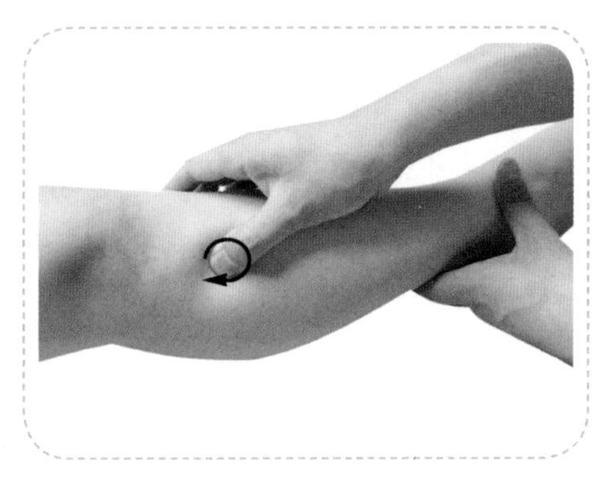

图 4-118　揉足三里

❾ 揉承山：患儿取俯卧位，术者站在患儿的侧方，一手扶住患儿的小腿，另一手拇指按压住承山穴（在小腿后面正中，足跟上提时腓肠肌肌腹下尖角凹陷处）后点揉 2 分钟（图 4-119）。

❿ 揉三阴交：患儿取正坐位，术者站在患者的前方，一手托住患儿小腿，另一手拇指点按于患儿内踝上 3 寸处，即三阴交穴，施以点揉法 3 分钟。术者以拇指指端吸定于三阴交穴上，以肢体的近端带动远端，做带动深层组织的小幅度环旋揉动，压力要均匀，动作要协调有节律（图 4–120）。

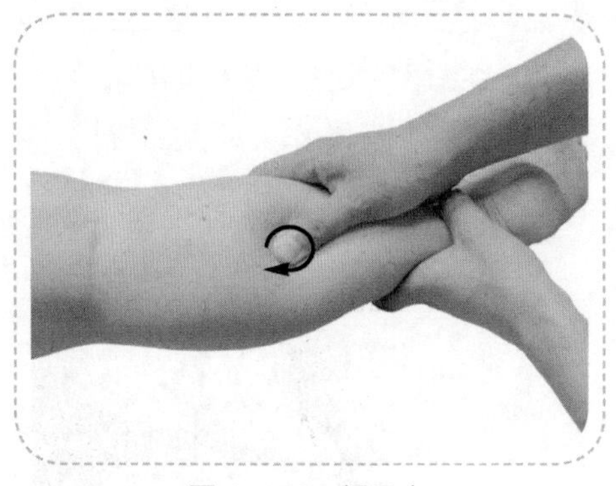

图 4–119 揉承山

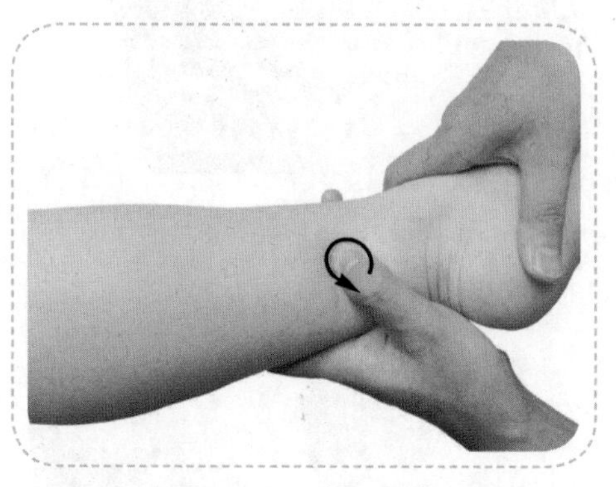

图 4–120 揉三阴交

⓫ 揉涌泉：患儿取仰卧位，术者站在患儿的侧方，一手托住患儿足跟，另一手以拇指罗纹面揉患儿涌泉穴（足底部，卷足时足前部凹陷处，约当足底二、三趾趾缝纹头与足跟连线的前 1/3 与后 2/3 交点处）50~100 次（图 4–121）。

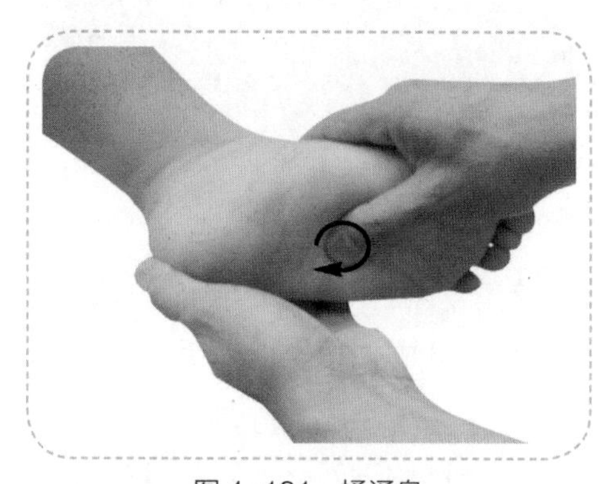

图 4–121 揉涌泉

—— 面部偏瘫治疗手法 ——

❶ 开天门：患儿取仰卧位，术者坐于患儿头前，用两手拇指指腹着力于前额，自印堂（眉心）至神庭（印堂之上，入前发际 0.5 寸）做抹法，称为“开天门”，连续做 30~50 次。施术时以拇指的近端带动远端，做上下或左右的单方向移动，其余四指置于头的两侧相对固定（图 4–122、图 4–123）。

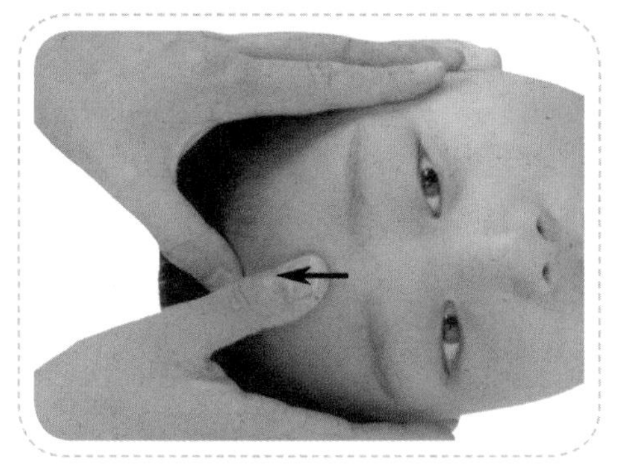

图 4-122　开天门 1

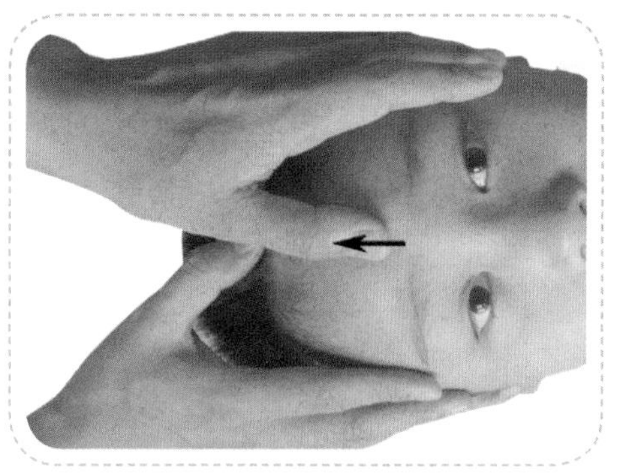

图 4-123　开天门 2

❷ 推坎宫：患儿取仰卧位，术者坐于患儿头前，用两手拇指的桡侧面着力于前额，自眉心向眉梢做分推，称为“推坎宫”，连续做 30~50 次。做此法的时候要注意压力始终，做到轻而不浮，重而不滞，方向要正确（图 4-124、图 4-125）。

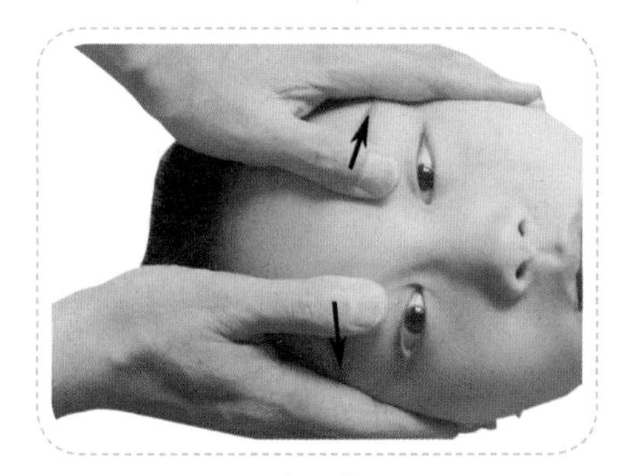

图 4-124　推坎宫 1

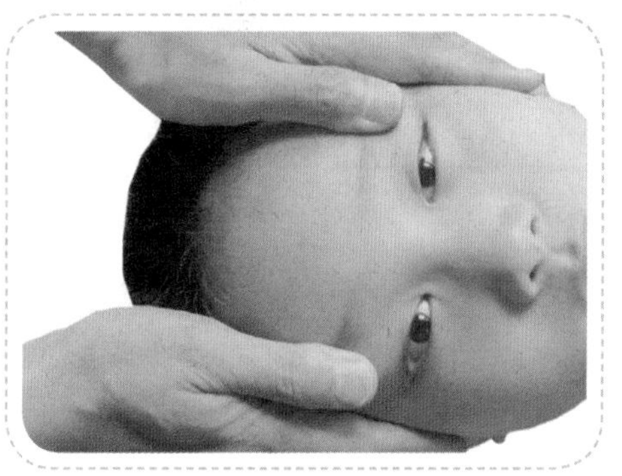

图 4-125　推坎宫 2

❸ 揉太阳：患儿取仰卧位，术者坐于患儿头前，将两拇指罗纹面紧贴于患儿头部两侧太阳穴（在眉眼后凹陷中）处做环旋揉动，其余四指轻扶于患儿脑后，称为“揉太阳”，反复揉 2 分钟。揉动时压力要均匀，动作要协调有节律。此法可以减轻感冒头痛（图 4-126）。

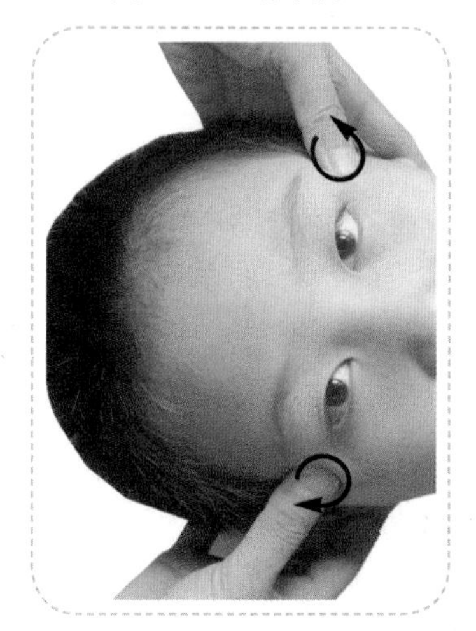

图 4-126　揉太阳

❹ 点揉地仓：患儿取坐位或仰卧位，术者站或坐在患儿的侧方，一手扶住患儿的头部，另一手以拇指指腹按揉患儿地仓穴，反复操作 1 分钟。施术时动作要和缓，指力要吸定于患儿皮肤，力量要深透达穴位的深层组织，压力均匀，动作要协调有节律（图 4–127）。

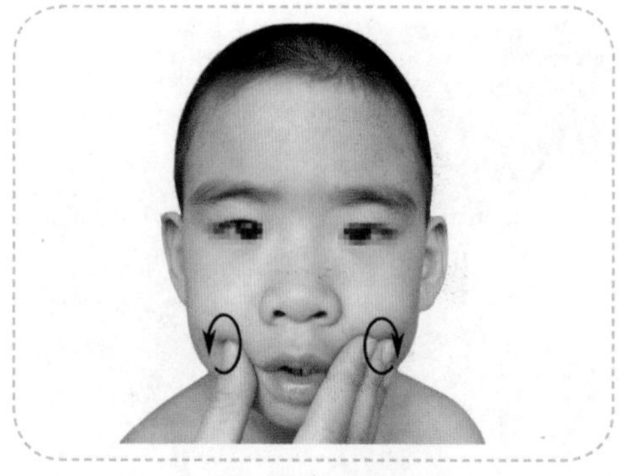
图 4–127 点揉地仓

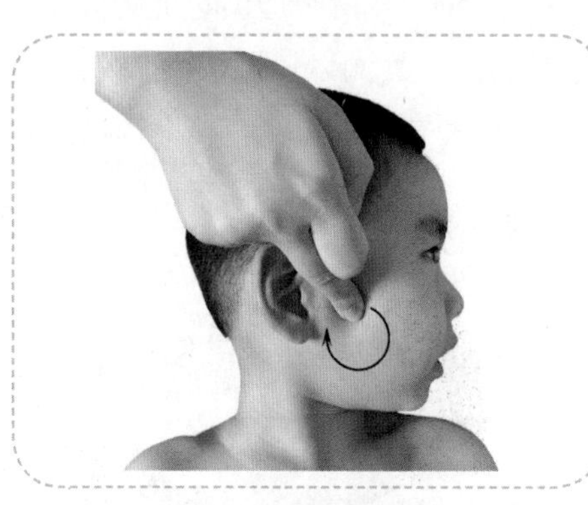
图 4–128 点揉下关

❺ 点揉下关：患儿取坐位或仰卧位，术者站或坐在患儿的侧方，一手扶住患儿的头部，另一手以拇指指腹按揉患儿下关穴，反复操作 1 分钟。施术时动作要和缓，指力要吸定于患儿皮肤，力量要深透达穴位的深层组织，压力均匀，动作要协调有节律（图 4–128）。

❻ 点揉颊车：患儿取坐位或仰卧位，术者站或坐在患儿的侧方，一手扶住患儿的头部，另一手以拇指指腹按揉患儿颊车穴，反复操作 1 分钟。施术时动作要和缓，指力要吸定于患儿皮肤，力量要深透达穴位的深层组织，压力均匀，动作要协调有节律（图 4–129）。

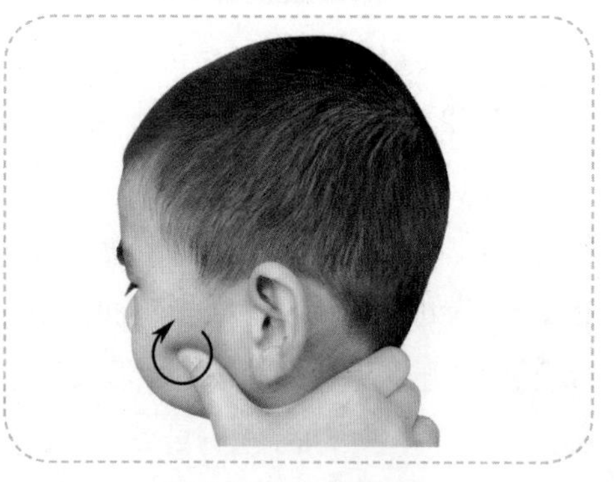
图 4–129 点揉颊车

❼ 掐人中：患儿取抱坐位或仰卧位，术者站在患儿的侧方，一手扶住患儿头部以固定，另一手以拇指指甲掐人中穴（在鼻唇沟中上 1/3 交界处）数次（图 4–130）。

❽ 掐合谷：患儿取抱坐位或仰卧位，术者站在患儿的侧方，一手扶住患儿的前臂，另一手以拇指指甲掐揉患儿合谷穴（在手背第一、二掌骨间，第二掌骨桡侧中点处）（图 4–131）。

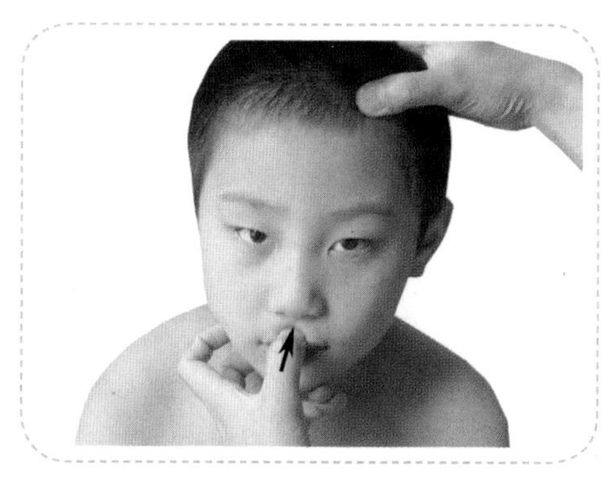
图 4–130　掐人中

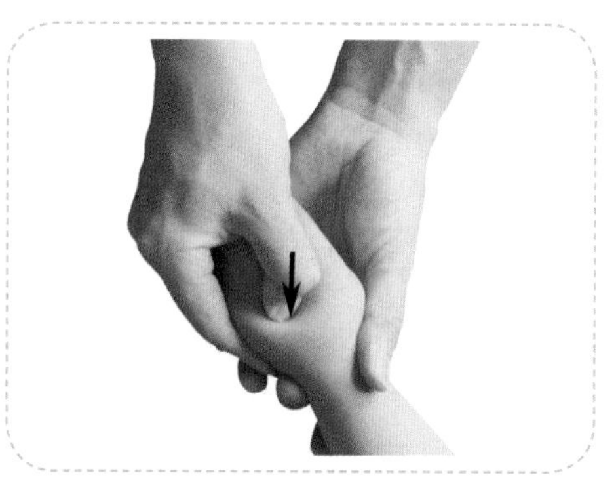
图 4–131　掐合谷

5 预防保健

（1）脊髓灰质炎疫苗是预防和消灭本病的有效手段，适龄儿童应当及时接种脊髓灰质炎疫苗，我国目前普遍使用的疫苗是大家熟悉的“糖丸”，一般在婴儿 2、4、6 月各服用 1 丸，待其 1.5~2 岁、4 岁、7 岁时再各服 1 丸即可。

（2）在日常生活中养成良好习惯，饭前便后洗手，不吃不干净的食物，防止病从口入。

（3）已经患上本病的小儿在经过治疗后，要合理安排小儿的劳动和作息，避免过度劳累和受凉，可配合一些康复训练，防止肌肉萎缩，增强肌肉力量，扩大关节活动范围。

（4）进行功能训练时不可操之过急，合理安排训练时间，如训练 10 分钟，休息 5 分钟，如在训练过程中出现疼痛等不适表现，应当立即停止训练，待其恢复正常时再继续进行。

（5）一些物理疗法可以促进局部血液循环，可配合推拿共同应用。此外针灸疗法、中药熏蒸、穴位注射等对于改善肌肉运动功能，增强肌力，促进肢体功能恢复也有较好疗效，可以配合应用。

6 饮食注意

（1）患儿的饮食应易消化又富营养，应多吃蔬菜和水果，其含有维生素和纤维，可以防止便秘，如芹菜、西兰花、白菜、菠菜、油菜、苹果、猕猴桃、香蕉、西红柿等；少吃肥肉等脂肪含量高的食物，以及零食等难以消化的食物。

（2）蛋白质是智力活动的基础，与脑的记忆、思维有密切的关系，牛奶、豆浆、鸡蛋、酸奶、瘦肉、鱼类、虾类等都是富含蛋白质的食物，可以促进患儿脑部发育，可以适当进食。

（3）为了预防小儿麻痹症后遗症带来的记忆力减退，应多吃含胆碱的食物，因为补充胆碱可以增强记忆力，如动物的心脏和肝脏、花生、麦芽、莴苣、花椰菜、蘑菇、芦笋等均含有丰富的胆碱，可经常食用。

七 宝宝得了鹅口疮，小儿推拿效果好（小儿鹅口疮）

小儿鹅口疮是小儿常见病之一，多是由于真菌感染所导致。白色念珠菌是真菌中的一种致病菌，往往寄居于正常人的口腔、肠道、上呼吸道及阴道黏膜表面，在身体抵抗力减弱、过度使用抗生素等情况下可发生本病。不严重时新生儿无特殊不适，随着病情加重，新生儿可表现出烦躁不安，进食减少等情况，有可能因为进食时太过疼痛而停止进食。严重者可引起吞咽困难，危及生命，所以本病应引起家长朋友们的注意。

1 疾病简介

小儿口腔、舌上布满白屑，状如鹅口之症叫作鹅口疮，西医又名雪口病、白念菌病。

2 常见症状

❶ 口内舌面布满白屑，逐渐蔓延相互融合，状如凝乳，擦而复生，不易清除。

（2）常伴有烦闹啼哭，吮乳困难，大便秘结，小便赤涩，舌质红，指纹紫滞。

（3）本病在早产儿、体质虚弱的乳儿比较常见。

3 辨证分型

❶ 风热袭表：口唇、舌面、两颊部出现红疹，可迅速演变成疱疹，进而逐步形成溃疡，红肿、疼痛、流涎，常伴发热恶寒，咳嗽，咽红不适，舌边尖红，脉浮数。

❷ 脾胃积热：口唇、舌面、颊内、齿龈等处散发小疮，红肿疼痛，继而破溃糜烂，口臭涎多，烦躁不安，拒绝乳食，哭闹不安，大便秘结，小便短赤，舌质红，苔黄或黄腻，指纹紫滞。

❸ 心火上炎：舌尖、舌面糜烂破溃，红肿疼痛，心烦口渴，大便秘结，小便短赤涩痛，舌边尖红，苔少，脉细数。

❹ 虚火上浮：口唇、舌面浅表出现溃烂，不甚疼痛，稀疏色淡，口流清涎，神疲颧红，低热盗汗，口干渴不欲饮，大便干，小便赤，舌质淡红，苔少，指纹淡紫，脉细数。

4 治疗手法

❶ 清胃经：患儿取仰卧位，术者站在患儿的侧方，一手扶住患儿的前臂，另一手以拇指罗纹面在患儿拇指掌侧第一节向指根方向直推，称为“清胃经”，反复操作100次（图4-132）。

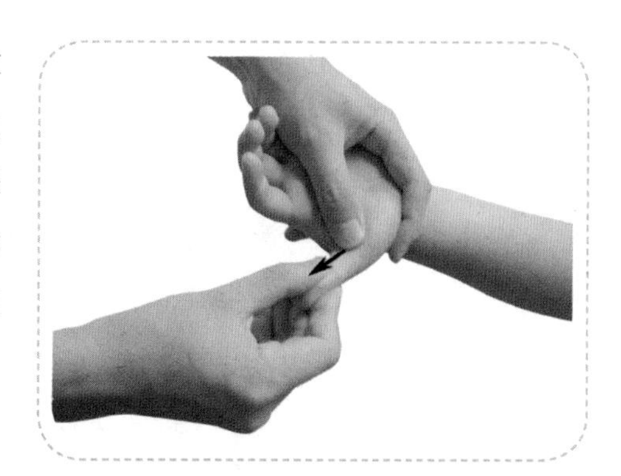

图4-132　清胃经

❷补脾经：患儿取仰卧位，术者站在患儿的侧方，一手扶住患儿的前臂，另一手以拇指罗纹面在患儿拇指末节罗纹面上做顺时针方向的旋转推动，也可以将患儿拇指屈曲，术者以拇指罗纹面循患儿拇指桡侧边缘向掌根方向直推，统称“补脾经”，反复操作 100 次（图 4-133、图 4-134）。

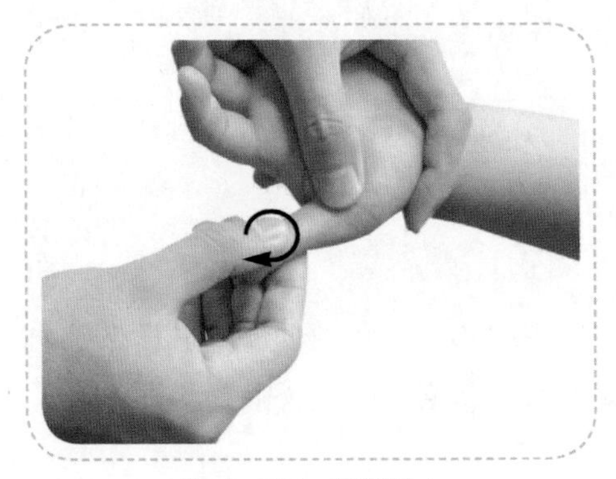

图 4-133　补脾经 1

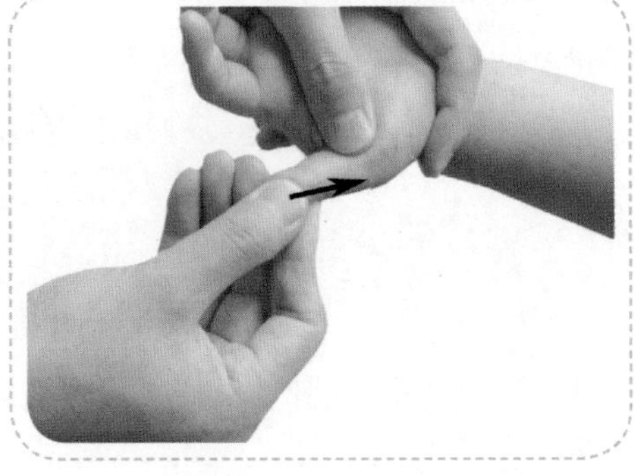

图 4-134　补脾经 2

❸推肾经：患儿取仰卧位，术者站在患儿的侧方，一手扶住患儿的前臂，另一手以拇指罗纹面从患儿小指指尖向其指根方向直推，称为“推肾经”，反复操作 100 次（图 4-135）。

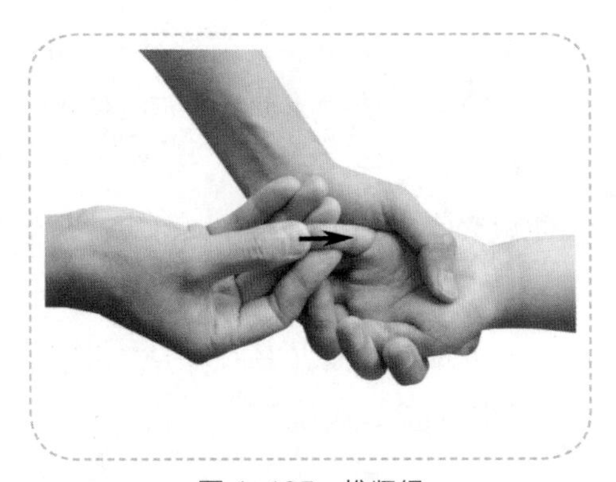

图 4-135　推肾经

❹清天河水：患儿取仰卧位，术者站在患儿的侧方，一手扶住患儿的前臂，另一手以食指、中指罗纹面沿着患儿前臂正中自腕推向肘部，称为“清天河水”，反复操作 100 次。注意着力部位要紧贴皮肤，压力适中，做到轻而不浮，重而不滞。应沿着直线推动（图 4-136 至图 4-138）。

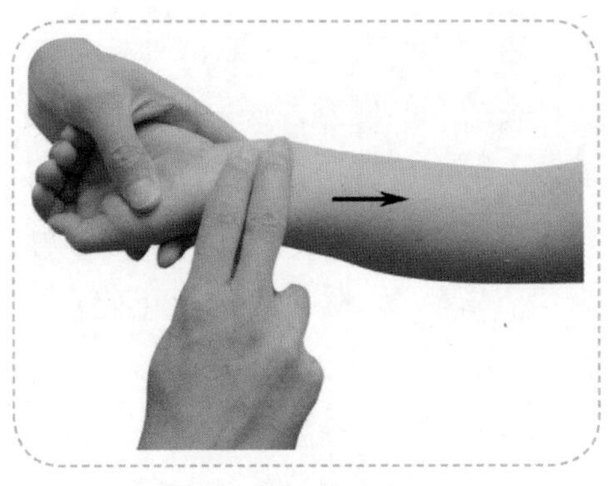

图 4-136　清天河水 1

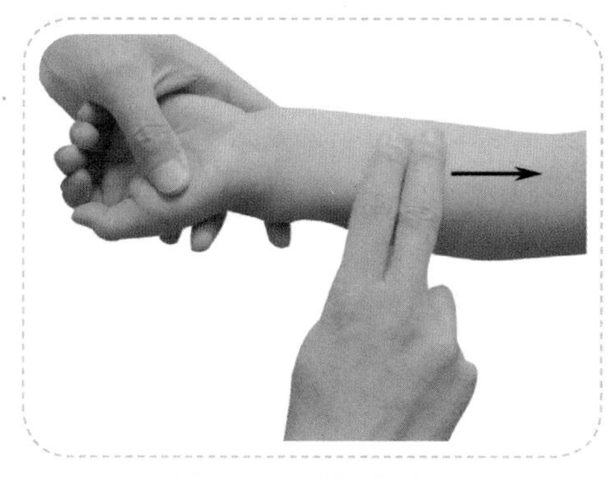

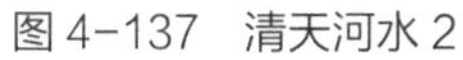

图 4-137　清天河水 2

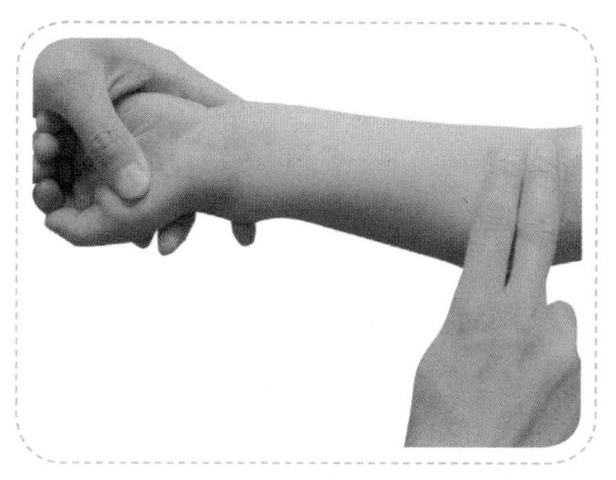

图 4-138　清天河水 3

❺退六腑：患儿取仰卧位，术者站在患儿的侧方，一手扶住患儿的前臂，另一手以拇指或食、中指指面沿着患儿前臂尺侧，从患儿的肘部向腕部直推，称为“退六腑”，反复操作 100 次。在推动的过程中，要注意指面要紧贴患儿的皮肤，压力要适中（图 4-139、图 4-140）。

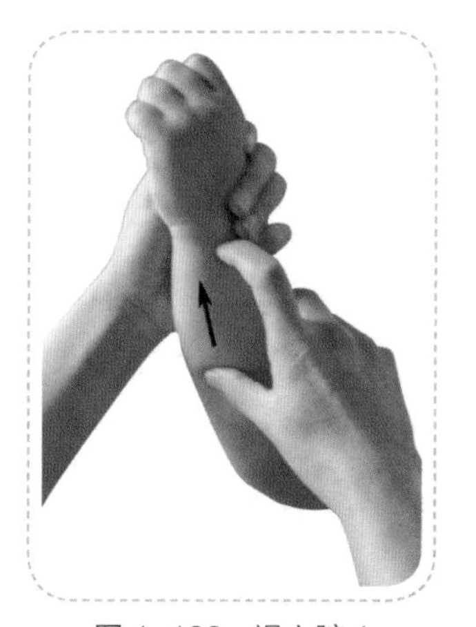

图 4-139　退六腑 1

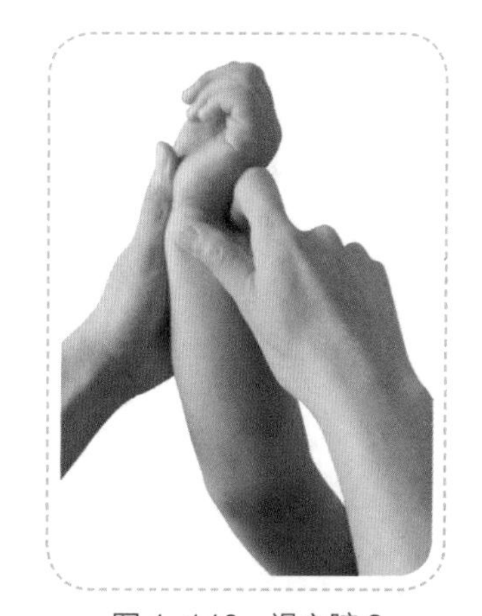

图 4-140　退六腑 2

❻揉涌泉：患儿取仰卧位，术者站在患儿的侧方，一手托住患儿足跟，另一手以拇指罗纹面揉患儿涌泉穴（足底部，卷足时足前部凹陷处，约当足底二、三趾趾缝纹头与足跟连线的前 1/3 与后 2/3 交点处）50~100 次（图 4-141）。

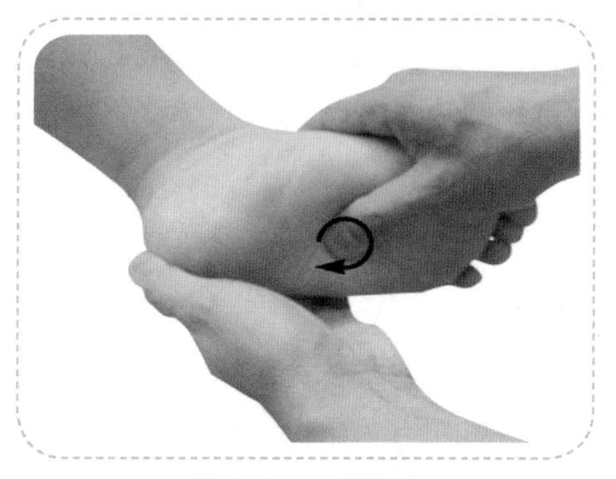

图 4-141　揉涌泉

5 预防保健

（1）发现小儿口腔内有类似奶瓣的斑块时，不要随便擦拭，以免黏膜损伤加重病情。在确诊小儿患有鹅口疮后，不乱用抗生素，抗生素可能会使抗白色念珠菌的微生物迅速减少，导致白色念珠菌大量繁殖，病情加重。

（2）在日常生活中应注意保持口腔卫生健康，餐具专人专用，用后立即消毒，进食后记得清理口腔，避免因口腔内残留的食物残渣引起细菌感染。

（3）母亲在哺乳期不要大量使用抗生素，否则会降低婴儿抵抗力，如患有某些疾病必须使用抗生素时，婴儿应进行人工代喂，防止降低婴儿抵抗力而感染他病。

（4）母亲在每次哺乳之前应清洁乳房，儿童的奶瓶、奶嘴每次使用之前也应消毒，防止病从口入。

6 饮食注意

（1）小儿鹅口疮时，应该清淡饮食，多喝开水，以防因饮食不当导致病情加重，多吃米汤、面条、鸡蛋羹、青菜汤等易消化的食物。切忌给予婴儿刺激性较大或过甜的食物，比如奶糖、巧克力、油炸和膨化食品等，可能加重病情。

（2）母亲在哺乳期也应注意饮食，少吃辛辣刺激的食物，否则会通过乳汁将湿热之邪传给婴儿，诱发相应疾病。

（3）蒲公英具有清热解毒之功，绿豆归心、胃经，也具有清热解毒之功，将二者共同熬汤，熬至绿豆软烂时即可服用，可以有效缓解相应症状 . 如果儿童年龄较小，可让母亲代服，通过乳汁吸收也可起到相同作用。

7 应用举例

患儿，男，年龄 5 个月。其母代诉：口腔黏膜长片状白屑 1 个月。患儿于 4 个月大时口腔黏膜处长出白色片状物，犹如碎奶片，擦之不去，曾在患处擦抹过小苏打溶液和制菌霉素溶液，涂药后白黏膜消失，但停药后立即复发，在之后 1 个月内反复发作多次，并伴有吮乳进食困难，夜啼烦躁，口干，大便干结，舌红苔微黄，脉数等。诊断：小儿鹅口疮。推拿处方：①开窍：开天门、推坎宫、推太阳、按总筋、分阴阳各24次。②推五经：主清脾经300次，补脾经150次，清肝经250次，清心经300次，稍清肺经200次，略补肾经150次。③配穴：退六腑90次，推三关30次，水底捞月200次，清天河水200次，揉小天心150次，掐揉四横纹、揉板门穴各100次，掐揉承浆穴、廉泉穴各100次。④关窍：按肩井3~5次。每日1次，每次5分钟。治疗5天后症状无明显好转，之后增加推拿施术次数；治疗10天后有好转，但仍有复发；治疗20天后患儿鹅口疮已经基本消失。

参考文献： 刘然．运用湘西刘氏小儿推拿治疗小儿鹅口疮验案1例［J］．中国民间疗法，2019，27（07）：92+103.

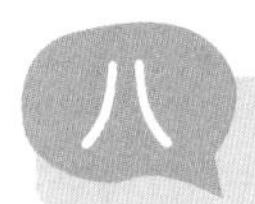

肠套叠不要慌，小儿推拿有良方（小儿肠套叠）

小儿肠套叠是婴儿最常见的急腹症，严重者如超过24小时，会使血液循环受阻，进一步发生肠坏死，可能威胁婴儿的生命安全，需要引起家长朋友们的注意。常见症状多为突然无任何原因出现的大声哭闹，伴有面色苍白，出冷汗等表现。由于引发本病的原因较多，在必要时应去医院查明原因，严重情况下需要手术治疗。

1 疾病简介

肠套叠是肠管的一部分及其系膜套入到临近肠腔内，而造成的肠腔梗阻，是婴幼儿最常见的急腹症，也是婴儿急性肠梗阻中最常见的一种。多发于2岁以下的儿童，男比女多2~3倍。

2 常见症状

（1）早期可出现有规律的阵发性腹痛，小儿哭闹不安，面色苍白，双臂摇动，或用手抓按腹部。

（2）反复发作，腹痛后不久就发生呕吐，果酱样血便，血便多在 4~12 小时出现。

（3）右上腹肋缘下或脐上多可触及肿物。

（4）常伴精神萎靡、嗜睡、食欲不振等。晚期肿块可横贯下腹部，并可伴有高热脱水，腹胀发硬，腹膜刺激征和休克等严重征象

（5）X 线检查显示：诊断性空气灌肠结肠内可见气柱前端呈杯口状、螺旋状阴影。

3 辨证分型

❶ 腹中寒凝：腹痛阵阵发作，得温则舒，肢体发冷，伴呕吐，腹泻，大便溏薄，小便清长，面色苍白，甚则唇色紫暗，舌质暗，苔白滑，脉沉弦紧，指纹紫黯。

❷ 脏腑虚冷：脘腹冷痛，痛势绵绵，时作时止，痛处喜按，得温稍舒，食后痛减，四肢清冷，饮食较少，食后腹胀，大便稀溏，小便清长，面色㿠白，精神倦怠，舌淡，苔白，脉沉缓，指纹淡暗。

❸ 气滞血瘀：脘腹胀满疼痛，痛有定处，按之痛剧，或推之有包块，推之不移，疼痛拒按，面色黯而无光泽或起斑点，口唇晦暗，舌紫暗或有瘀点，瘀斑，脉涩，指纹沉而紫黯。

4 治疗手法

❶ 运内八卦：患儿取仰卧位，术者站在患儿的侧方，一手扶住患儿的四指，使其掌心向上，另一手以食、中二指夹住患儿拇指，并以拇指端自患儿掌根处顺时针方向做环形推动，称为“运内八卦”，反复操作 100 次。操作时宜轻不宜重，宜缓不宜急，在体表旋绕摩擦推动（图 4−142 至图 4−144）。

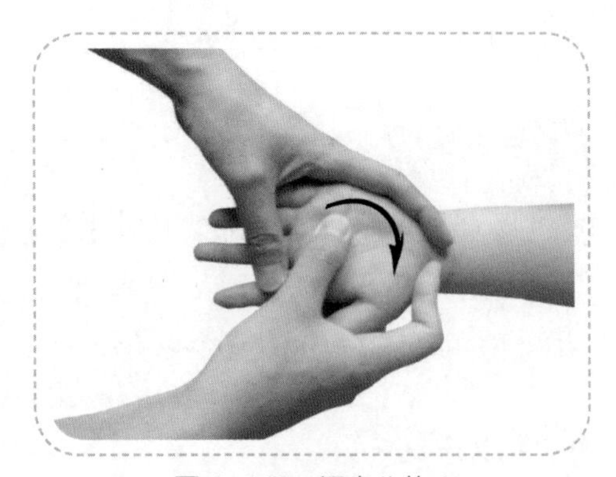

图 4−142 运内八卦 1

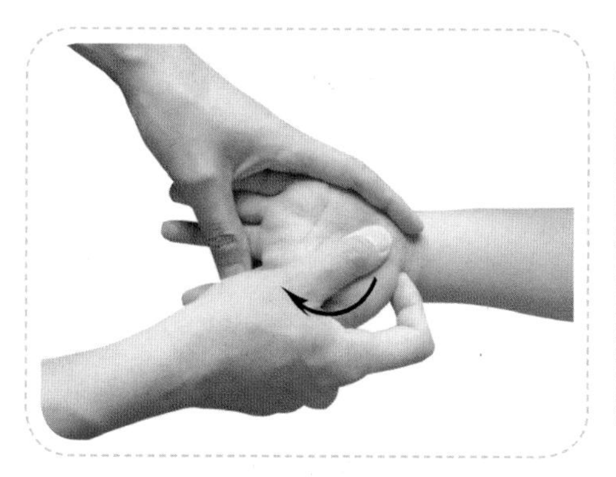
图 4-143　运内八卦 2

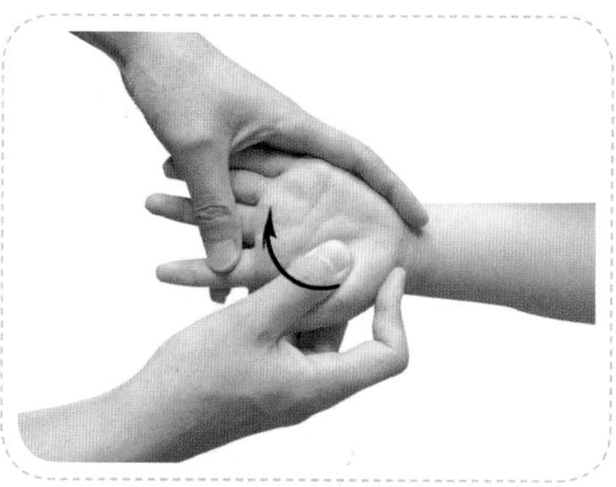
图 4-144　运内八卦 3

❷ 揉板门：患儿取仰卧位，术者站在患儿的侧方，一手扶住患儿的前臂，另一手以拇指罗纹面按揉患儿手掌大鱼际处，称为“揉板门”，反复操作约 100 次（图 4-145）。

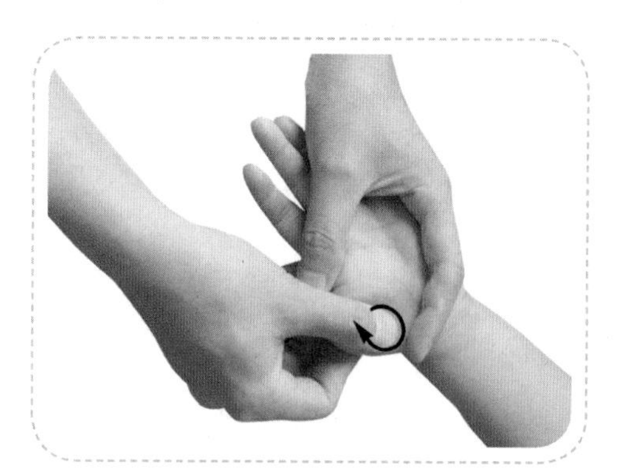
图 4-145　揉板门

❸ 分推腹阴阳：患儿取仰卧位，术者站于患儿侧，行分推腹阴阳 5 分钟。施术时双手拇指桡侧缘沿肋弓角边缘或自中脘至脐，向两旁分推至两侧的腋中线，称“分胸腹阴阳”。注意着力部位应紧贴皮肤，压力适中，做到轻而不浮，重而不滞。可以用适量滑石粉以减少操作中对皮肤的摩擦（图 4-146 至图 4-148）。

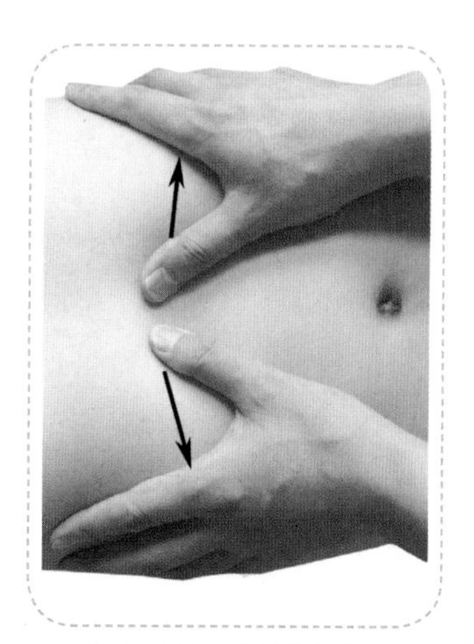
图 4-146　分推腹阴阳 1

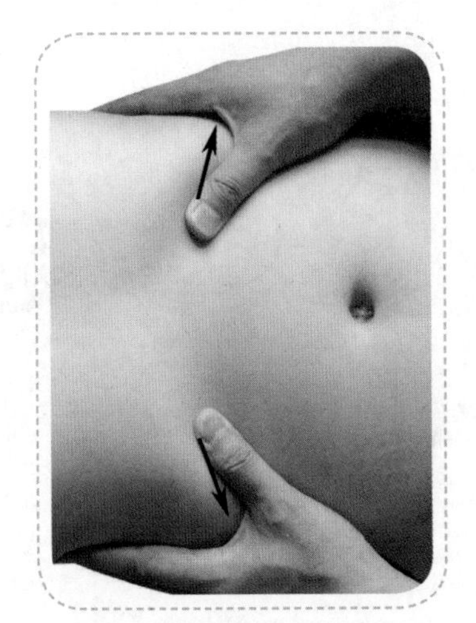
图 4-147 分推腹阴阳 2

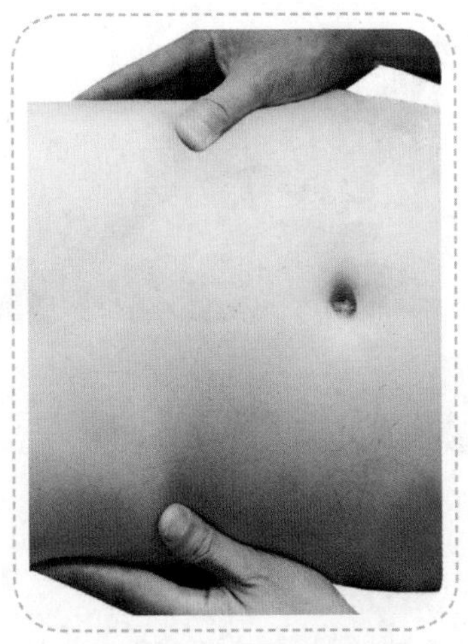
图 4-148 分推腹阴阳 3

❹ 拿肚角：患儿取仰卧位，术者站在患儿的侧方，以拇指、食指、中指三指在肚角穴（脐下 2 寸，旁开 2 寸）处拿 5~8 次（图 4-149）。

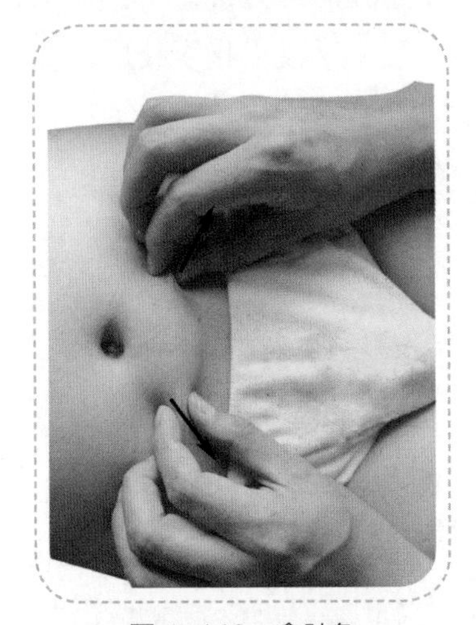
图 4-149 拿肚角

❺ 摩腹：患儿取仰卧位，术者站在患儿的侧方，将手掌轻放于患儿腹部，沉肩垂肘，以前臂带动腕，按照左上腹、右上腹、右下腹、左下腹的顺序做环形而有节律的抚摩约 5 分钟。用力宜轻不宜重，速度宜缓不宜急。在摩腹之前可以在患儿腹部涂上适量滑石粉，以免摩腹过程中损伤患儿皮肤（图 4-150 至图 4-152）。

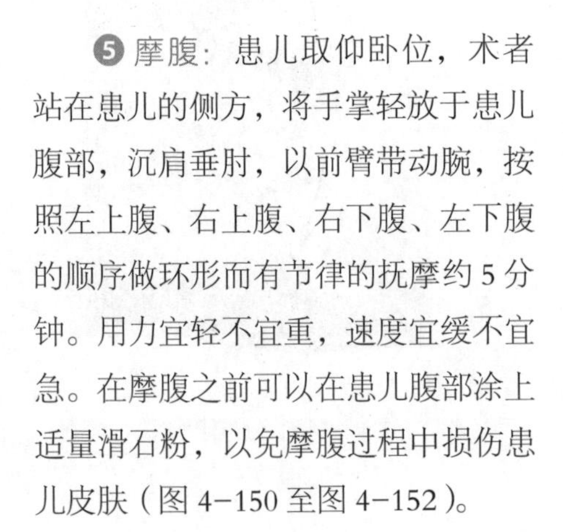

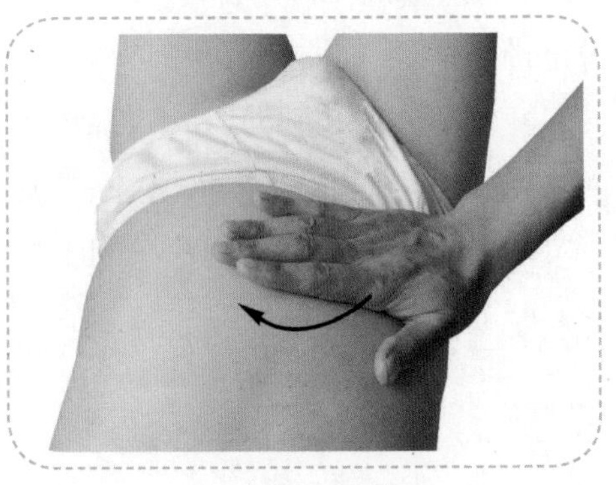
图 4-150 摩腹 1

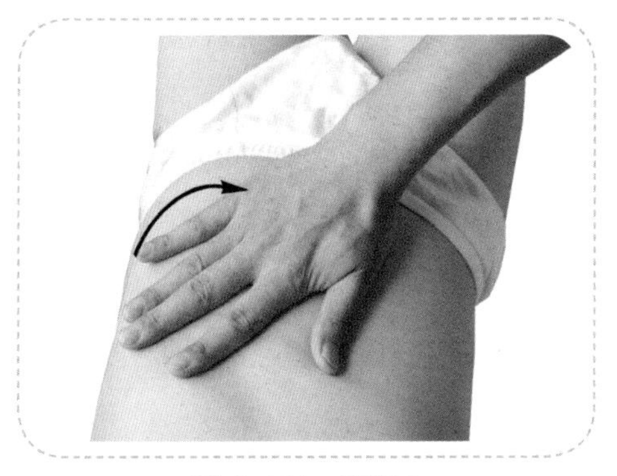
图 4-151　摩腹 2

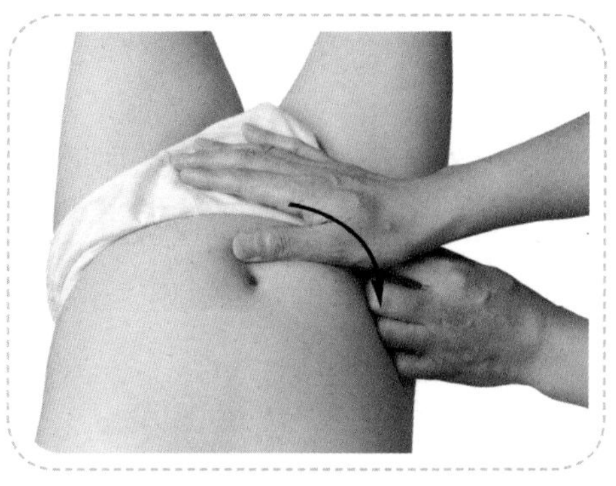
图 4-152　摩腹 3

❻ 揉足三里：患儿取仰卧位，术者站在患儿的侧方，以一手拇指于患儿足三里穴（小腿前外侧，髌骨与髌韧带外侧凹陷下 3 寸，距胫骨前缘一横指），施以点揉法 3 分钟。施术时以拇指指端吸定于足三里穴上，以肢体的近端带动远端，做带动深层组织的小幅度环旋揉动，压力要均匀，动作要协调有节律（图 4-153）。

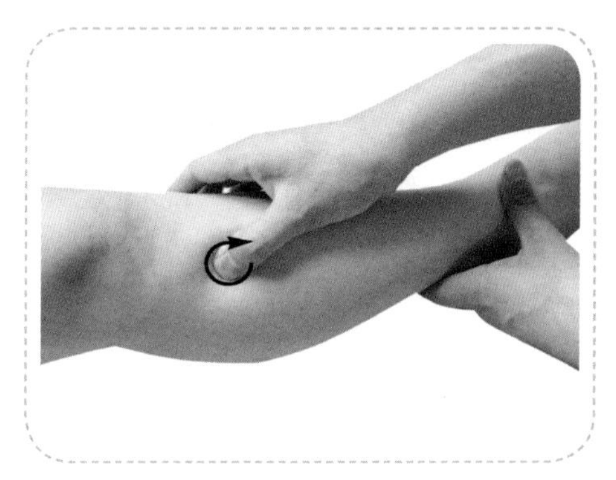
图 4-153　揉足三里

5 预防保健

（1）日常生活注意腹部保暖，天冷及时添加衣物，避免腹部受凉受寒，腹泻肠炎等疾病可能会诱发肠套叠。

（2）注意饮食卫生，避免因饮食不洁引发腹痛，养成定时定量吃饭的好习惯，避免因暴饮暴食等不良的饮食习惯引发腹痛，从而诱发肠套叠。

（3）经手法治疗无效者，应考虑手术治疗。

6 饮食注意

❶ 添加辅食必须遵照循序渐进的原则，不能操之过急。添加一种新食品必须等前一种食品完全适应后再添加另一种，一般需要 5 天左右的适应期。不能同时添加多种食物，添加食物的顺序应从稀到稠，如先喂米汤后给米

糊、米粥；再从半流食到半固体流食，进而到固体食物，如从稀饭、稠粥到软饭。

（2）饮食应该清淡，避免加重肠胃负担，主食应以容易消化的食物为主，如烂面条、稀饭、米汤等，避免过多食用甜食、豆制品以及生冷油腻之物，这些食物难以消化，可能会引起腹痛胀气，从而诱发肠套叠。

九 宝宝斜视别忽视，小儿推拿帮您治（小儿斜白眼）

小儿斜白眼指的是小儿斜视，小儿出现斜视可能因为遗传、眼直肌张力减低或者是眼肌力不平衡等原因。小儿斜视会影响面部美观，造成儿童不同程度的心理缺陷，尤其是造成的自卑的心理会伴随儿童的一生，还会带有相应的视觉功能异常。严重者没有良好的立体视觉，看任何物体都将是一个平面，看东西没有深度和远度，有的时候还会引起弱视，对儿童生长、发育、学习等方面危害较大。家长朋友们应该注意，一旦发现孩子有类似表现，应及时治疗。

1 疾病简介

斜白眼，亦称斗鸡眼，是指双眼在注视目标时，一眼的视线偏离目标。斜视常见的有内斜视和外斜视。西医又称“小儿斜视”。

2 常见症状

—— 共同性斜视 ——

（1）逐渐发生。

（2）眼球运动无影响，无复视、头昏及代偿性头位。

（3）两眼视力往往差别较大，经常直视的一眼视力常逐渐减退，时间长久以致功能减退而出现失用性弱视。

—— 麻痹性斜视 ——

（1）骤然发生。

（2）复视和高度头昏是主要自觉症状，眼球运动障碍，有代偿性倾斜侧头位，斜眼较健眼的斜视角大。

3 辨证分型

❶ 风邪较重，脉络受阻型：患儿仅能直视而不能转动眼球，伴有头痛，颈项拘紧，舌苔薄白，脉浮数，指纹色红。

❷ 脾胃虚弱，脉络失常型：患儿上睑上提无力，麻木弛缓，开张失去自主，遮于整个角膜，为了克服视物障碍，患儿常仰头视物，精神疲乏，食欲不振，大便溏薄，舌质淡，苔薄白，脉缓细或弦细，指纹淡红。

❸ 肾阴不足，津血亏损型：视物成双，手足心热，盗汗，头晕目眩，口燥咽干，大便干结，尿短赤，舌质红，少苔或无苔，脉细数或弦数有力，指纹紫红。

❹ 肾阳不足，脉络失常型：视物成双，四肢畏寒怕冷，面色㿠白无华，体乏无力，少气懒言，自汗，大便溏薄，小便清长，口不渴，舌质暗淡，苔白，脉沉细，指纹沉滞。

4 治疗手法

❶ 揉抹眼眶：患儿取仰卧位，术者坐在患儿的头侧，一手扶住患儿的头部，另一手以拇指或中指指腹环绕患儿眼眶反复揉抹 1 分钟至微微发热为度，用力宜轻不宜重，宜缓不宜急（图 4－154 至图 4－157）。

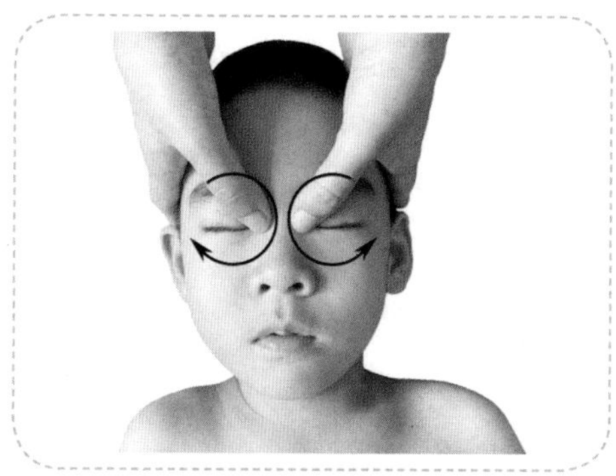

图 4－154　揉抹眼眶 1

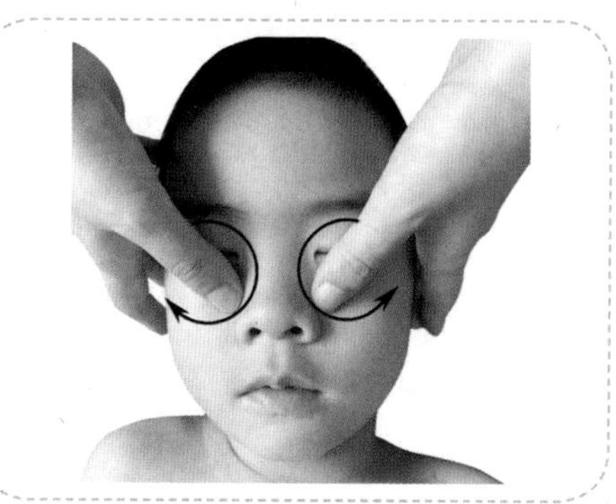

图 4－155　揉抹眼眶 2

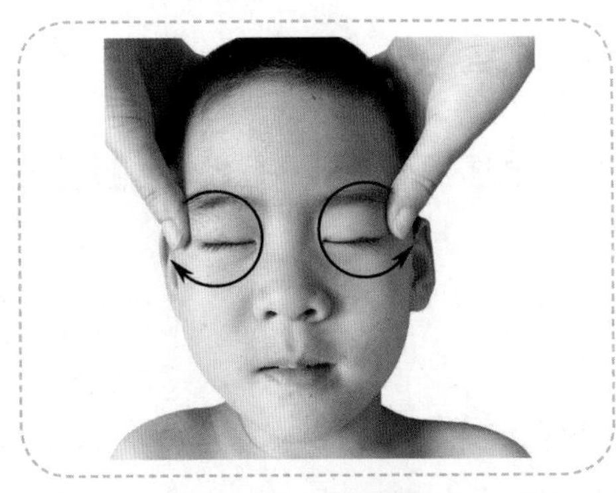

图 4-156 揉抹眼眶 3

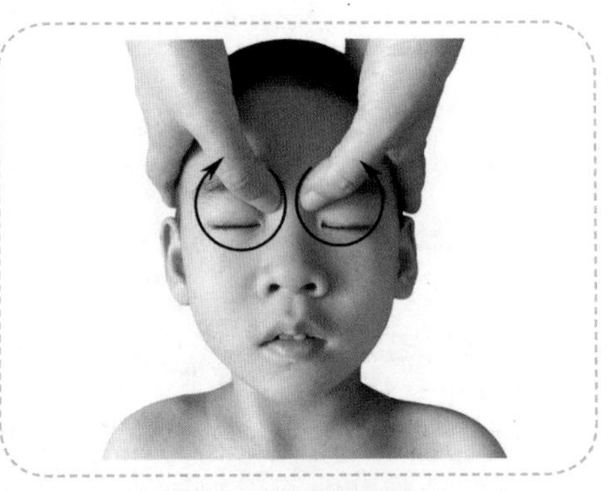

图 4-157 揉抹眼眶 4

❷ 点揉睛明：患儿取仰卧位，术者坐在患儿的头侧，一手扶住患儿的头部，另一手以拇指或中指指腹点揉睛明穴，2 分钟。施术时动作要和缓，用力宜轻不宜重，指力要吸定于患儿皮肤，压力均匀，动作要协调有节律（图 4-158）。

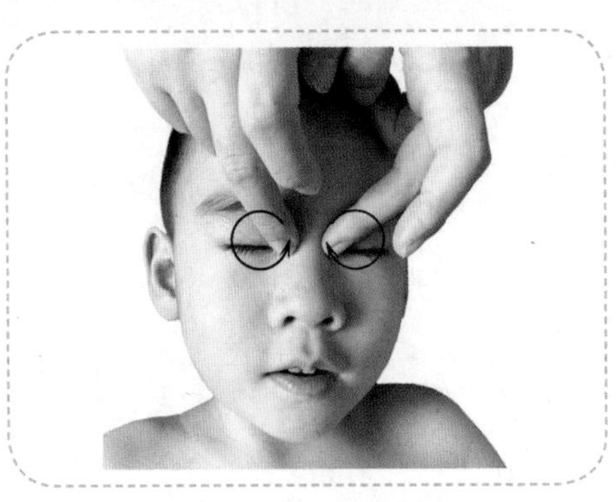

图 4-158 点揉睛明

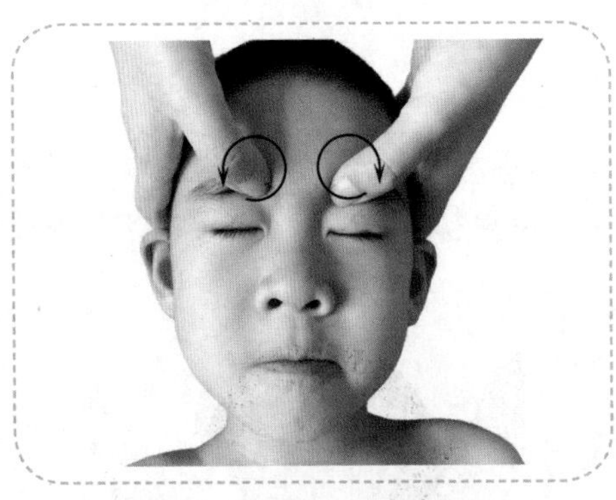

图 4-159 点揉鱼腰

❸ 点揉鱼腰：患儿取仰卧位，术者坐在患儿的头侧，一手扶住患儿的头部，另一手以拇指或中指指腹点揉鱼腰穴，2 分钟。施术时动作要和缓，用力宜轻不宜重，指力要吸定于患儿皮肤，压力均匀，动作要协调有节律（图 4-159）。

❹ 点揉瞳子髎：患儿取仰卧位，术者坐在患儿的头侧，一手扶住患儿的头部，另一手以拇指或中指指腹点揉瞳子髎穴，2 分钟。施术时动作要和缓，用力宜轻不宜重，指力要吸定于患儿皮肤，压力均匀，动作要协调有节律（图 4-160）。

❺ 点揉球后：患儿取仰卧位，术者坐在患儿的头侧，一手扶住患儿的头部，另一手以拇指或中指指腹点揉球后穴，2 分钟。施术时动作要和缓，用力宜轻不宜重，指力要吸定于患儿皮肤，压力均匀，动作要协调有节律（图 4-161）。

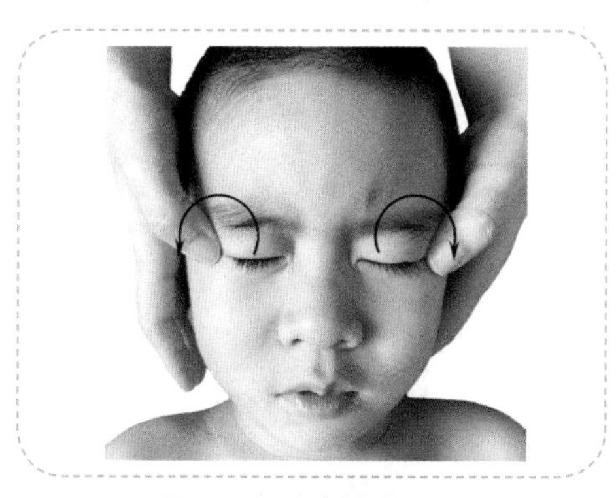

图 4-160　点揉瞳子髎

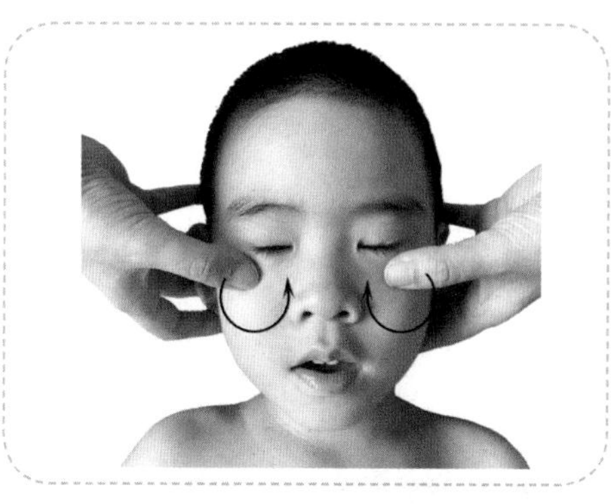

图 4-161　点揉球后

❻ 掐合谷：患儿取抱坐位或仰卧位，术者站在患儿的侧方，一手扶住患儿的前臂，另一手以拇指指甲掐揉患儿合谷穴（在手背第一、二掌骨间，第二掌骨桡侧中点处）（图 4-162）。

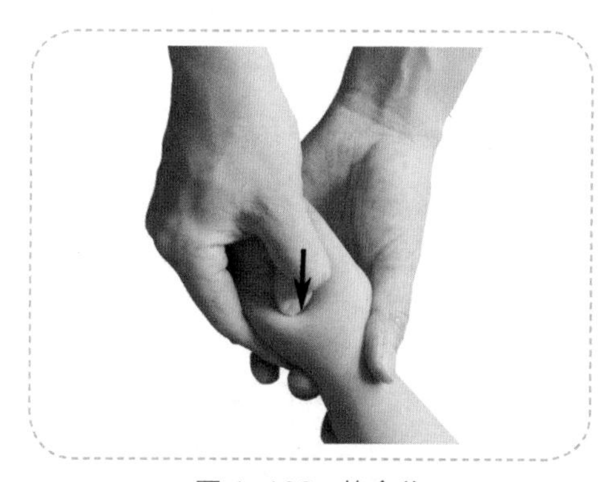

图 4-162　掐合谷

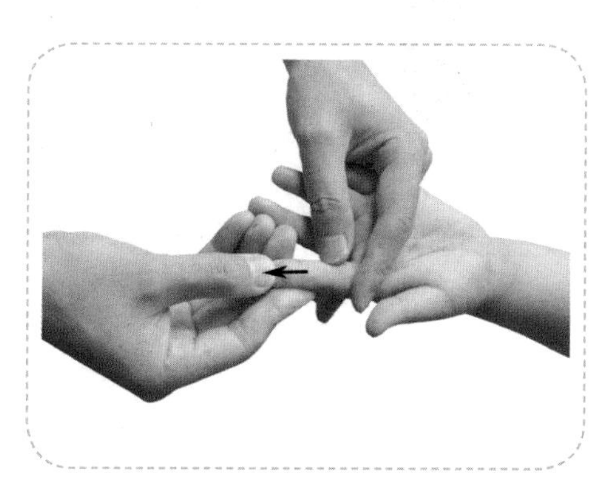

图 4-163　清肝经

❼ 清肝经：患儿取抱坐位或仰卧位，术者站在患儿的侧方，一手扶住患儿的前臂，另一手以拇指罗纹面从患儿食指末节罗纹面向指根方向直推，称为“清肝经”，反复操作 100 次（图 4-163）。

❽ 推肾经：患儿取仰卧位，术者站在患儿的侧方，一手扶住患儿的前臂，另一手以拇指罗纹面从患儿小指指尖向其指根方向直推，称为“推肾经”，反复操作 100 次（图 4-164）。

❾ 揉小天心：患儿取仰卧位，术者站在患儿的侧方，一手托住患儿的前臂，使其掌心向上，另一手以拇指罗纹面在患儿手掌大小鱼际交界的凹陷处按揉为“揉小天心”，操作 100 次。注意用力均匀，力度适中，以患儿可以忍受为度（图 4-165）。

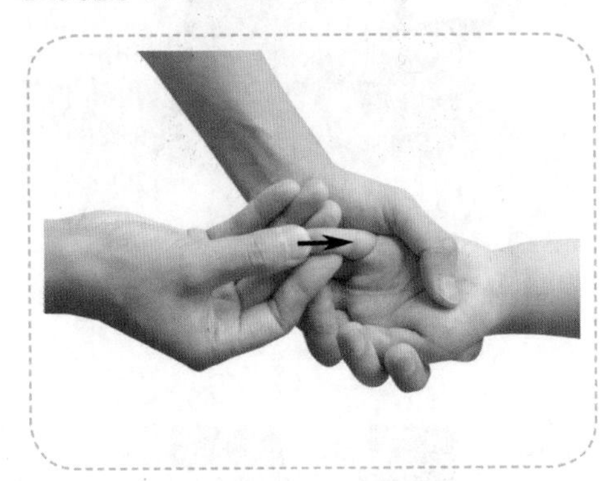

图 4-164 推肾经

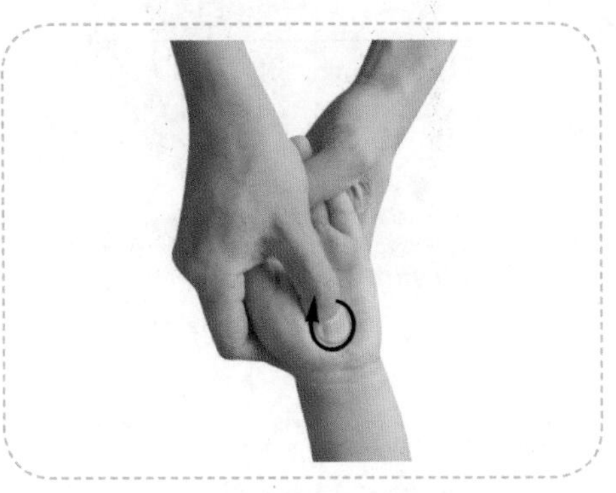

图 4-165 揉小天心

❿ 推坎宫：患儿取仰卧位，术者坐于患儿头前，用两手拇指的桡侧面着力于前额，自眉心向眉梢做分推，称为“推坎宫”，连续做 30~50 次。做此法的时候要注意压力始终，做到轻而不浮，重而不滞，方向要正确（图 4-166、图 4-167）。

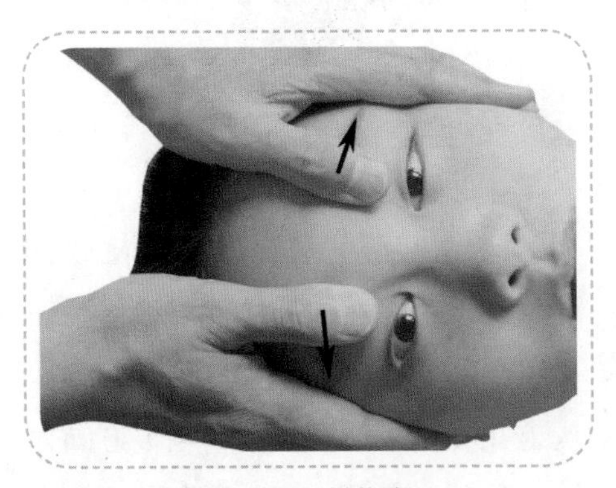

图 4-166 推坎宫 1

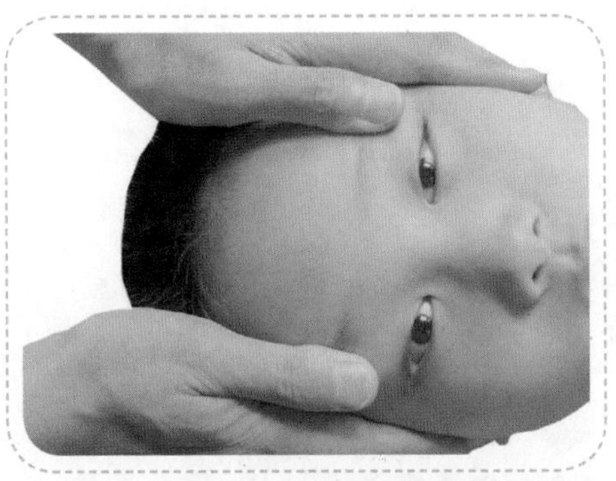

图 4-167 推坎宫 2

⓫ 揉太阳：患儿取仰卧位，术者坐于患儿头前，将两拇指罗纹面紧贴于患儿头部两侧太阳穴（在眉眼后凹陷中）处做环旋揉动，其余四指轻扶于患儿脑后，称为“揉太阳”，反复揉 2 分钟。揉动时压力要均匀，动作要协调有

节律。此法可以减轻感冒头痛（图 4-168）。

⑫ 按揉大椎：患儿取正坐位或俯卧位，术者站在患儿的侧方，以一手拇指置于患儿大椎（第七颈椎棘突下缘）穴上，向下按压同时环旋揉动穴位 2 分钟。注意拇指须吸定于穴位，力度以患儿能耐受为宜（图 4-169）。

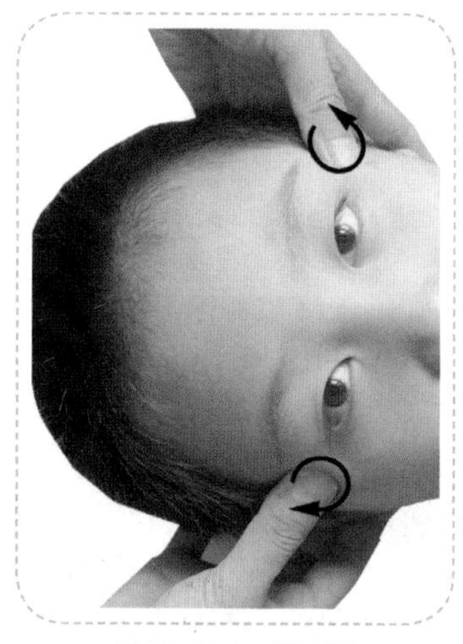

图 4-168　揉太阳

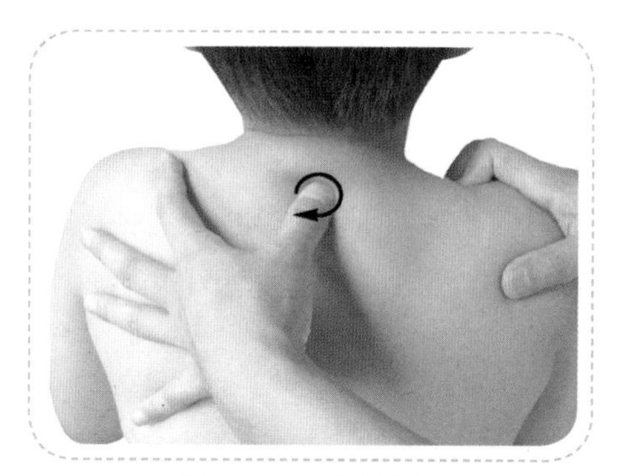

图 4-169　按揉大椎

⑬ 捏脊：患儿取俯卧位，术者双手食指抵于背脊之上，再以两手拇指伸向食指前方，合力夹住肌肉，捏起，采用食指向前拇指后退之翻卷动作，二手交替向前移动。自长强穴（尾骨端下，当尾骨端与肛门连线中点处）起一直捏到大椎穴（后正中线上，第七颈椎棘突下凹陷中）为 1 次。如此反复操作 5~6 次。注意要直线捏，所捏皮肤的厚、薄、松、紧应适宜，捏拿速度要适中，动作轻快、柔和，避免肌肤从手指尖滑脱（图 4-170、图 4-171）。

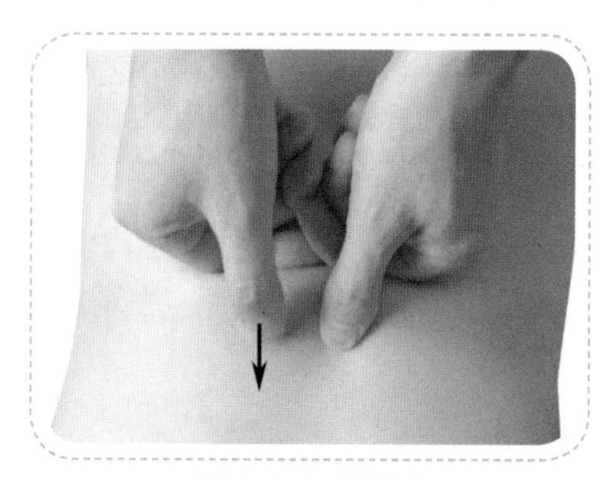

图 4-170　捏脊 1

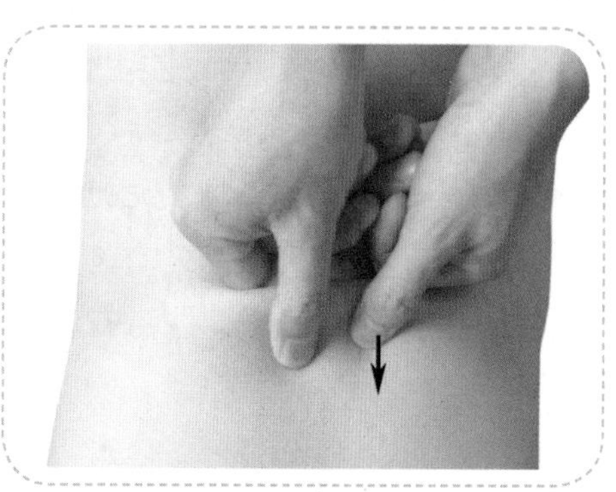

图 4-171　捏脊 2

⑭揉足三里：患儿取仰卧位，术者站在患儿的侧方，以一手拇指于患儿足三里穴（小腿前外侧，髌骨与髌韧带外侧凹陷下 3 寸，距胫骨前缘一横指）穴上，施以点揉法 3 分钟。施术时以拇指指端吸定于足三里穴上，以肢体的近端带动远端，做带动深层组织的小幅度环旋揉动，压力要均匀，动作要协调有节律（图 4−172）。

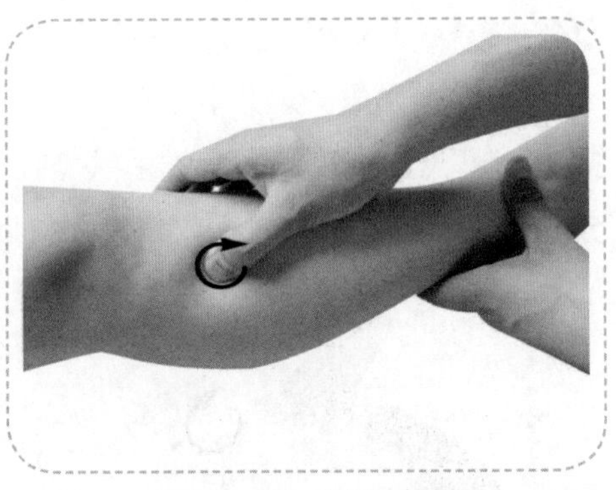

图 4−172　揉足三里

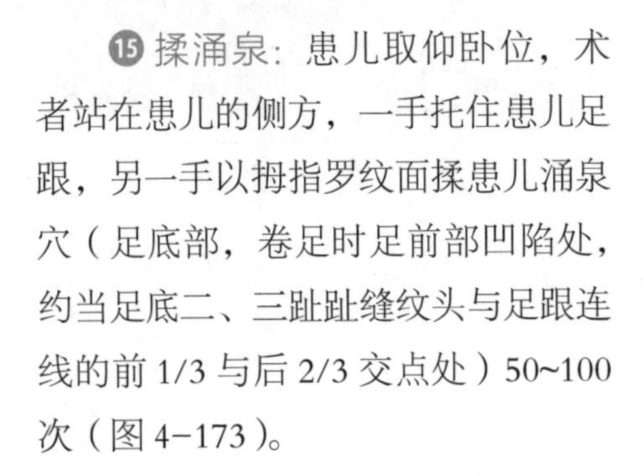

⑮揉涌泉：患儿取仰卧位，术者站在患儿的侧方，一手托住患儿足跟，另一手以拇指罗纹面揉患儿涌泉穴（足底部，卷足时足前部凹陷处，约当足底二、三趾趾缝纹头与足跟连线的前 1/3 与后 2/3 交点处）50~100 次（图 4−173）。

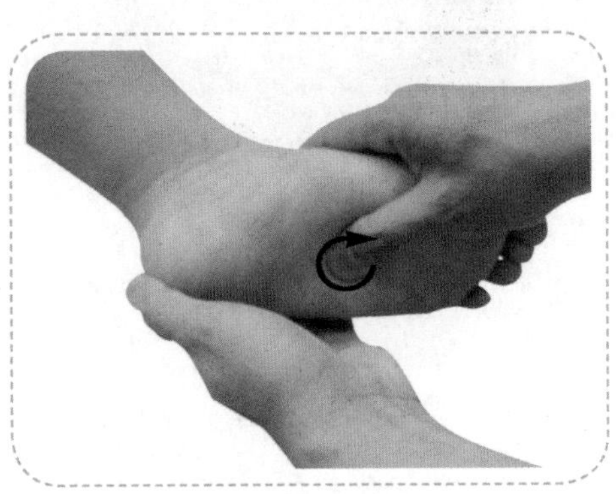

图 4−173　揉涌泉

5 预防保健

（1）预防斜视要从婴幼儿时期抓起，家长要注意仔细观察孩子的眼睛发育情况和眼神变化，及时发现眼部异常，做到尽早治疗。

（2）注意孩子的眼部卫生以及用眼习惯，如灯光照明要适当，不能太强或太弱，印刷图片字迹要清晰，不要躺着看书，不可长时间看电视、手机和电脑。每用眼 40 分钟应眺望远处 10 分钟，尽量抽时间做眼保健操等。

（3）如果有家族遗传史的孩子，尽管外观上没有斜视，也应在 2 周岁时到眼科医生处进行检查，注意有无远视和散光，一旦发现有眼部异常，早诊断早治疗。

6 饮食注意

（1）忌食生冷、黏腻、辛辣刺激之品，合理饮食，注意摄入护肝明目之品，如枸杞、菊花、决明子、胡萝卜、羊肝等。

（2）含有维生素 A 的食物也对眼睛有益，每天摄入足够的维生素 A 还可以预防和治疗眼干燥症。维生素 A 的最好来源是各种动物的肝脏，而植物性的食物有胡萝卜、苋菜、菠菜、韭菜、青椒、红心白薯以及水果中的橘子、杏子、柿子等也含有丰富的维生素 A。

（3）斜视、近视的儿童普遍缺乏铬和锌，故这类儿童应多吃一些含铬和锌的食物。各种海鲜中含有丰富的锌，含铬的食物大多以粗粮为主。因此可在主食中适当添加各种粗粮，如玉米、荞麦、燕麦等，以及多食如黄豆、紫菜、海带、羊肉、黄鱼、奶粉、茶叶、牛肉、贝类等食物。

（4）有研究发现过度食用甜食对眼睛发育不利，可能是由于摄入过多糖类，在消化的时候分解了大量的维生素 B_1，维生素 B_1 缺乏会导致眼睛疲劳、流泪、发痒等，故为了眼部健康，应少摄取甜食，如蛋糕、饼干、甜点、面包等。

十 宝宝斜颈不要慌，小儿推拿保健康（小儿歪头）

小儿歪头指的是小儿先天性斜颈，多是由于一侧胸锁乳突肌纤维性挛缩，导致颈部向一侧偏斜畸形，同时伴有同侧脸部发育异常，患侧脸部小于对侧，严重者可导致颈椎畸形。可能是由于分娩时损伤了一侧胸锁乳突肌，形成血肿，继而挛缩，或者由于因产伤引起无菌性炎症，致肌肉退行性变和瘢痕化，从而形成斜颈，也有先天性骨骼发育异常所致，此病严重影响儿童的生长发育以及身体的美观，家长朋友们应当注意此病，下面为大家介绍本病的疾病简介、常见症状、分类、治疗手法、预防保健以及饮食注意。

1 疾病简介

小儿歪头是指小儿先天性的颈部歪斜，表现为出生后头转向一侧，下颌转向对侧，西医称之为小儿先天性斜颈。

小儿先天性斜颈分为肌性斜颈和骨性斜颈，肌性斜颈是指由于出生后一侧的胸锁乳突肌挛缩和纤维变性所致的一种畸形，又名先天性胸锁乳突肌挛缩性斜颈。骨性斜颈是由于先天性颈椎发育异常所致，骨性斜颈应去骨科就诊，本文仅介绍肌性斜颈。

2 常见症状

（1）在出生后马上或1~2周内，发现患儿头向一侧偏斜，一侧颈部有梭状肿块（部分患儿数日后可自行吸收）。

（2）继续发展可有胸锁乳突肌僵硬、挛缩，突出物为条索状或卵圆状肿块，硬度大小不一。

（3）严重者可发生脸面、五官，甚至肩背不对称畸形。

3 辨证分型

❶ 外伤瘀阻：主要是产伤引起。分娩时一侧胸锁乳突肌受产道或产钳挤压受伤出血，疼痛突发且剧烈，患儿哭闹，舌淡红，苔薄白，指纹色淡红。

❷ 痰瘀阻滞：主要是由于胎儿在子宫内头部向一侧偏斜，或脐带绕颈，或分娩时胎儿头位不正所致。疼痛位置固定不移，时轻时重，颈部僵直畸形，屈伸不利，舌质紫暗或有瘀点、瘀斑，苔白腻，指纹沉滞紫暗。

4 治疗手法

❶ 点揉风池：患儿取坐位，术者站在患儿的侧方，一手扶住患儿前额部，另一手拇指和食指同时点揉两侧的风池穴（颈后枕骨下，胸锁乳突肌与斜方肌三角凹陷中），反复操作2分钟。施术时动作要和缓，指力要吸定于患儿皮肤，力量要深透达穴位的深层组织，压力均匀，动作要协调有节律（图4-174）。

❷ 拿揉桥弓：患儿取坐位，术者站在患儿的侧方，一手扶住患儿头部，

另一手拇指和其余四指相对用力，拿揉患侧桥弓，反复操作 2 分钟。因桥弓紧挨着颈部动静脉和气管等组织，施术时动作要和缓，施术面积不可过大，以免影响患儿呼吸和头部血供而引起头晕，力量要深透，压力均匀，动作要协调有节律（图 4–175）。

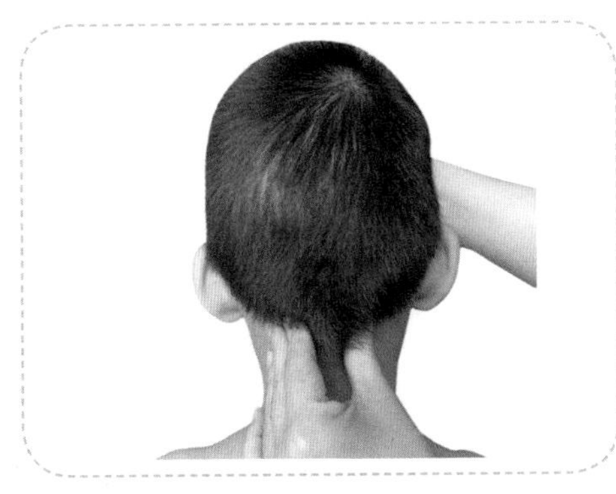

图 4–174　点揉风池

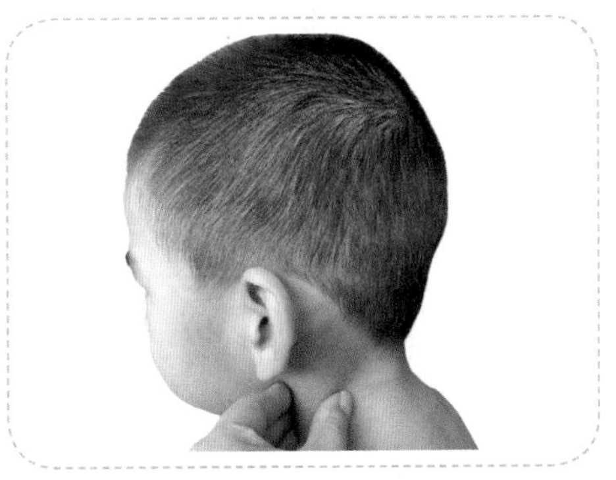

图 4–175　拿揉桥弓

❸ 揉外劳宫：患儿取仰卧位，术者站在患儿的侧方，一手扶住患儿的前臂，另一手以拇指端在患儿外劳宫（在手背侧，第一、二掌骨之间，掌指关节后 5 寸处）穴上环旋揉动 100 次。（图 4–176）。

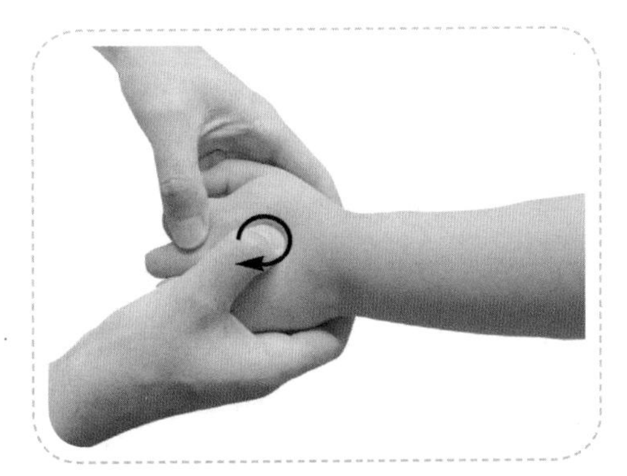

图 4–176　揉外劳宫

❹ 拿肩井：患儿取正坐位，术者站于患儿后方，将双手分别置于双侧肩井（在肩上，当大椎与肩峰连线的中点）部，以拇指与余四指指腹的对合夹力施用提拿法，以患儿能耐受为度，反复 10~20 遍。拿时注意前臂放松，手掌空虚，提拿的方向要与肌腹垂直（图 4–177）。

❺ 按揉大椎：患儿取正坐位或俯卧位，术者站在患儿的侧方，以一手拇指置于患儿大椎（第七颈椎棘突下缘）穴上，向下按压同时环旋揉动穴位 2 分钟，注意拇指须吸定于穴位，力度以患儿能耐受为宜（图 4–178）。

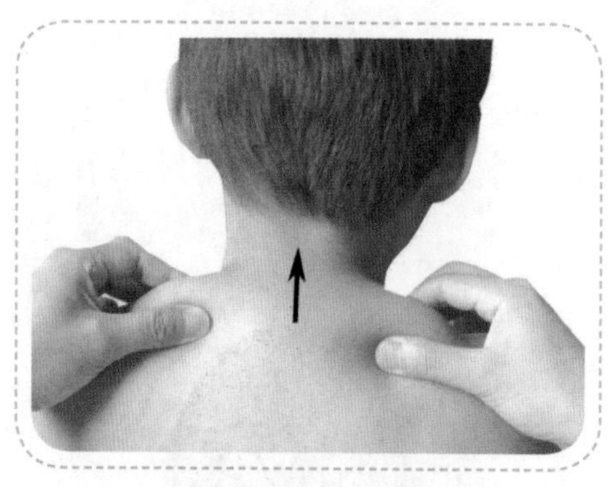

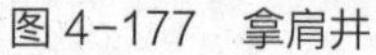

图 4-177　拿肩井

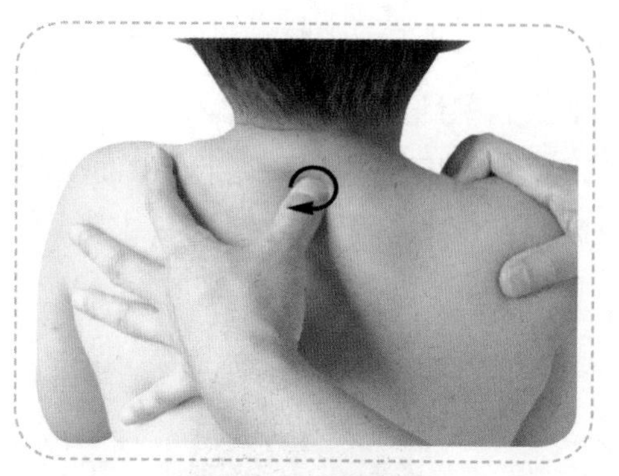

图 4-178　按揉大椎

5 预防保健

（1）本疗法适用于 1 岁以内的婴儿，1 岁以上或者较严重患者可能效果较差，推拿无效者可选择手术治疗。

（2）有些小儿未做治疗，颈部肿块亦能在数月内自行消失，但并不表示已经痊愈，仍有可能发展成为斜颈，因此要早期进行推拿治疗预防该病。

（3）婴儿时要左右手轮换抱及喂奶，勤变换头部方向，避免形成习惯性斜颈，应培养健康的生活习惯以预防该病。

（4）重视姿势的矫正对孩子改善斜颈有好处，比如睡觉时调整卧位位置，使阳光或灯光照在病侧，发声、电视机、录音机等声音也要来自病侧，通过吸引儿童注意力，训练颈部病侧的肌肉。

（5）本病会影响的患儿的形象，家长应多关心其心理健康，多与患儿进行心理沟通，培养其健康良好的心态有利于本病的恢复。

6 饮食注意

（1）小儿斜颈患者在饮食上无特殊禁忌，不挑食不偏食即可，可适量多食营养丰富的蔬菜和水果，也能补充膳食纤维，如蘑菇、芹菜、苹果、鸭梨、香蕉、木耳、大枣、冬瓜等。

（2）小儿斜颈患儿不要经常吃生冷和过热的食物，同时也要避免油腻、油炸食物，少吃零食等营养价值较低且难以消化的食物。

（3）小儿斜颈的患儿可以多吃一些富含蛋白质的食物，促进肌肉的生长，增强肌力，如大豆、牛奶、鸡蛋、鱼类、虾类、瘦肉、牛肉、核桃、芝麻等。

7 应用举例

患儿，男，96 天，生后半个月发现头向右歪，面朝左侧不喜向右转。B 超示右侧胸锁乳突肌包块 3.4cm×1.1cm，内见 1.8cm×0.8cm 不均回声，诊断为肌性斜颈。查体：发育营养正常，面色红润，头向右略倾斜，脸旋向左侧，右侧胸锁乳突肌中下段可扪及 3cm×2cm 的肿块，质软。给予患儿斜颈推拿治疗，具体操作手法：用拇指沿着患侧胸锁乳突肌自上而下（自桥弓穴沿肌腹再至胸骨端肌腱附着点）进行按揉，300~400 次，然后略微加重力度，以肿块或痉挛处为中心进行重点按揉。该步骤约 10 分钟，频率 100~120 次 / 分。医者将拇、食、中三指指腹相对，用力捏拿患侧胸锁乳突肌（以肿块或痉挛处为主），捏起之后稍停片刻，让肌肤从指间缓缓滑落，力量由轻到重再由重到轻，重复约 100 次，操作时间 5 分钟。然后用拇指指腹在胸锁乳突肌上弹拨数次，用多指沿胸锁乳突肌从上往下纵向顺理。接着按揉印堂、鼻通、迎香穴，用食指、中指、无名指三指揉擦耳前、耳后完骨、颏下等位置，右手掌根揉擦后脑勺，最后拇指按揉肩井，结束手法。每日 1 次，30 次后肿块缩小变软，遂改为隔天治疗，2 个月后痊愈。

参考文献：许榕榕．余慧华副主任医师治疗小儿肌性斜颈的特点介绍[J]．基层医学论坛，2017，21（01）：112-113.

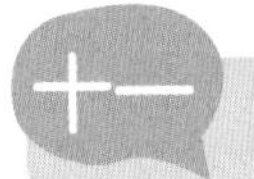

肘关节脱位不要慌，小儿推拿来帮忙（小儿牵拉肘）

小儿牵拉肘多发生于 4 岁以下的儿童，由于 4 岁以下小儿桡骨头发育不全，环状韧带只是一片薄弱的纤维膜，相对比较松弛，极易造成脱位。一般的常见症状多为前臂向内侧旋转，伴有大声哭闹，在按压桡骨头时哭闹加重，脱位较为严重者需及时去医院就诊，复位后应减少活动，防止复发。日常生活中，家长在给儿童穿衣时应注意多加注意，避免过度牵拉儿童前臂。

1 疾病简介

小儿牵拉肘是指桡骨头从桡骨环状韧带中滑出而发生本病，病理上只是关节囊或韧带被嵌顿，并无关节囊破裂，所以也称“桡骨头假性脱位”。西医称为“小儿桡骨小头半脱位”，俗称肘错环、肘脱环。

2 常见症状

（1）大多发生在1~4岁，有牵拉前臂史。

（2）半脱位后，小儿哭闹，患肢不敢活动而垂于身体一侧。前臂呈旋前位（前夹型）或旋后位（后夹型），被动旋转时疼痛，患手拿物品坠落，害怕任何形式的触动患肢而引起疼痛。

（3）桡骨头部有压痛，但无明显肿胀。

（4）X线片上不能显示半脱位的改变。

3 辨证分型

❶ 外伤瘀阻（发病期）：突然收到外力牵拉，疼痛剧烈，突发性剧痛，舌淡红，苔薄白，指纹色淡红。

❷ 气滞血瘀（迁延期）：疼痛逐渐加重，痛处固定不移，疼痛拒按，舌紫暗甚至有瘀斑，指纹紫滞。

4 治疗手法

❶ 拿揉肘关节：患儿取坐位或仰卧位，术者站在患儿的侧方，一手扶住患肢，另一手拿揉该患肢肘关节，内外侧反复操作1分钟。施术时动作要和缓，指力要吸定于患儿皮肤，力量要深透，紧推慢移，切不可摩擦皮肤，压力均匀，动作协调有节律（图4-179）。

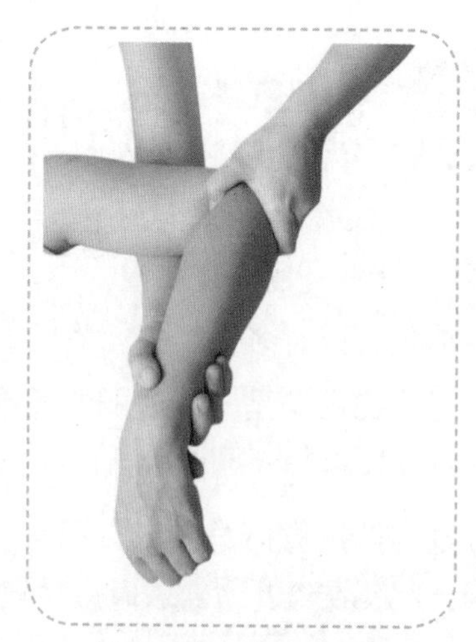

图4-179 拿揉肘关节

❷ 点揉曲池：患儿取坐位或仰卧位，术者站在患儿的侧方，一手扶住患肢，另一手点揉该患肢曲池穴，2 分钟。施术时动作要和缓，指力要吸定于患儿皮肤，力量要深透达穴位的深层组织，压力均匀，动作要协调有节律（图 4−180）。

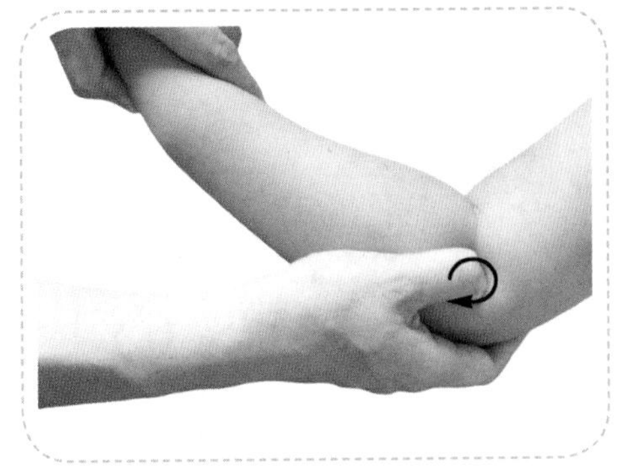

图 4−180　点揉曲池

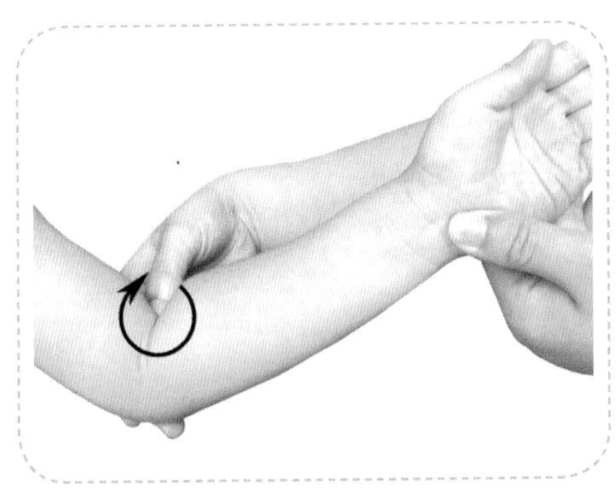

图 4−181　点揉尺泽

❸ 点揉尺泽：患儿取坐位或仰卧位，术者站在患儿的侧方，一手扶住患肢，另一手点揉该患肢尺泽穴，2 分钟。施术时动作要和缓，指力要吸定于患儿皮肤，力量要深透达穴位的深层组织，压力均匀，动作要协调有节律（图 4−181）。

❹ 点揉少海：患儿取坐位或仰卧位，术者站在患儿的侧方，一手扶住患肢，另一手点揉该患肢少海穴，2 分钟。施术时动作要和缓，指力要吸定于患儿皮肤，力量要深透达穴位的深层组织，压力均匀，动作要协调有节律（图 4−182）。

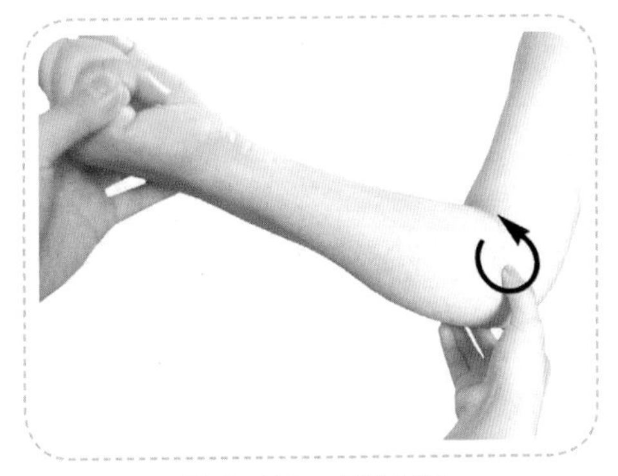

图 4−182　点揉少海

❺ 点揉小海：患儿取坐位或仰卧位，术者站在患儿的侧方，一手扶住患肢，另一手点揉该患肢小海穴，2 分钟。施术时动作要和缓，指力要吸定于患儿皮肤，力量要深透达穴位的深层组织，压力均匀，动作要协调有节律（图 4−183）。

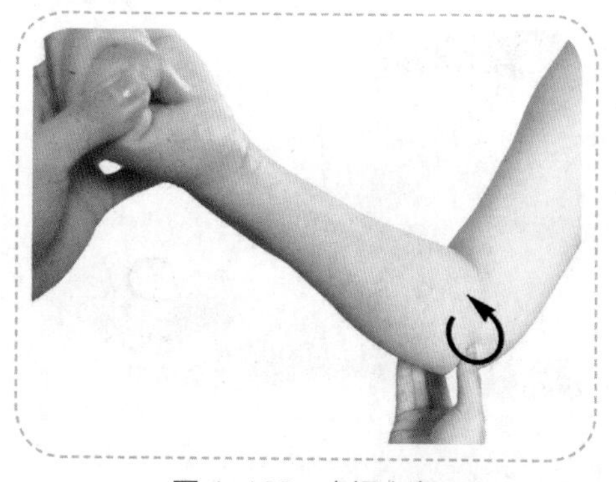

图 4-183 点揉小海

5 预防保健

（1）该病复位手法比较复杂，为避免不必要的伤害，应去医院就诊，明确病因后进行对症治疗。在日常生活中可以用上述方法按摩肘部。

（2）平时在日常生活以及游戏过程中不可用力牵拉小儿上肢，以免发生脱位。在孩子日常运动时，注意适当保护，防止因摔伤等原因导致肘关节脱位。

（3）复位后，肢体应制动 1~2 周，有利于疾病恢复，可以有效预防再脱位。

6 饮食注意

（1）饮食应清淡，注意膳食平衡，多食用富含蛋白质的食物。蛋白质能增强营养，有利于生长发育。含蛋白质丰富的食物有瘦肉、鸡肉、牛肉、肝脏、干酪、牛奶、蛋类、鱼类、贝类、大豆、大豆制品等。

（2）注意少吃辣椒、生蒜等刺激性食物，此类食物容易刺激胃肠不适，导致消化不良，从而影响营养物质的吸收；可以多吃些富含维生素的新鲜蔬菜和水果，如木耳、胡萝卜、绿叶青菜、花椰菜、香蕉、苹果等，有利于补充营养，还能保持排便通畅。

（3）可以食用苦瓜、苦菜、马齿苋、丝瓜等具有清热解毒的食物缓解肘部出现的肿胀和疼痛等症状。

（4）关节的恢复需要补充钙，所以可适当多吃富含钙质的食物，如海带、紫菜、蛋黄、燕麦、豆腐、黑芝麻、油菜、芹菜、香菜等。

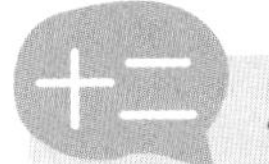

臀肌挛缩早治疗，小儿推拿有疗效（小儿弹响髋）

小儿弹响髋，即小儿臀肌挛缩症，因臀肌及其筋膜纤维变性、挛缩，进而引起髋关节功能受限，从而影响患儿走路的形态，可能表现为不能跷二郎腿，下蹲时不能完全蹲下，长短腿等症状。引起小儿臀肌挛缩症的病因有许多，可能与臀部的反复注射有关，有一小部分与遗传因素有关。

1 疾病简介

弹响髋又称髂胫束挛缩、臀肌痉挛症、注射性臀大肌挛缩症。临床上除见于幼儿外，还见于青壮年。

2 常见症状

（1）有臀部肌肉注射史。

（2）行走时，两膝外翻，呈外八字步态。下肢并拢时十分困难，不能将下肢屈曲内收抬高。

（3）患侧臀肌萎缩，严重者，臀部大转子处出现陷窝。

（4）髋关节屈曲或伸展时，在股骨大粗隆外侧可摸到粗而紧的纤维带滑动；髋关节屈曲并内收被动活动时，可听到弹响声。

3 辨证分型

❶ 气滞血瘀：患处疼痛固定，痛有定处，痛处拒按，或触之有包块，推之不移，按之痛剧，舌紫暗或有瘀点，指纹紫滞。

❷ 痰瘀互结：患处肿大疼痛，患肢屈伸不利，沉重难移，舌质紫暗，苔白腻，指纹沉滞紫暗。

❸ 阴寒凝滞：患处寒痛，喜温喜按，得温痛减，患处皮色不变，舌质暗，苔白，指纹青紫。

4 治疗手法

❶ 按揉患臀：患儿取俯卧位，术者站在患儿的侧方，一手按住患儿骶部，另一手拿揉该患臀，反复操作1分钟。施术时动作要和缓，指力要吸定于患儿皮肤，力量要深透，紧推慢移，切不可摩擦皮肤，压力均匀，动作协调有节律（图4–184）。

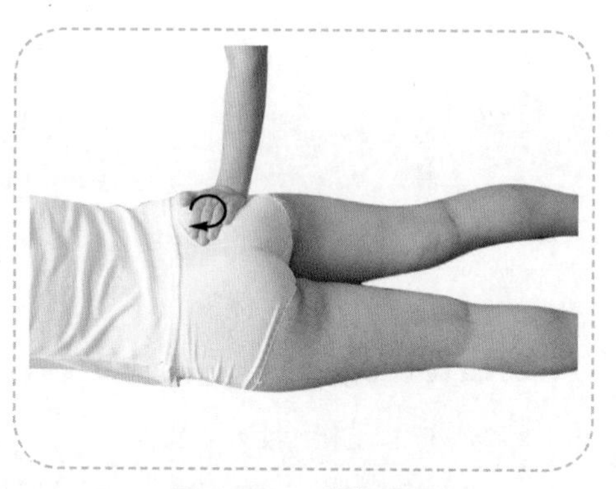

图4–184　按揉患臀

❷ 点揉环跳：患儿取俯卧位，术者站在患儿的侧方，一手按住患儿骶部，另一手用拇指指腹点揉该患肢环跳穴，反复操作2分钟。施术时动作要和缓，指力要吸定于患儿皮肤，力量要深透达穴位的深层组织，压力均匀，动作要协调有节律（图4–185）。

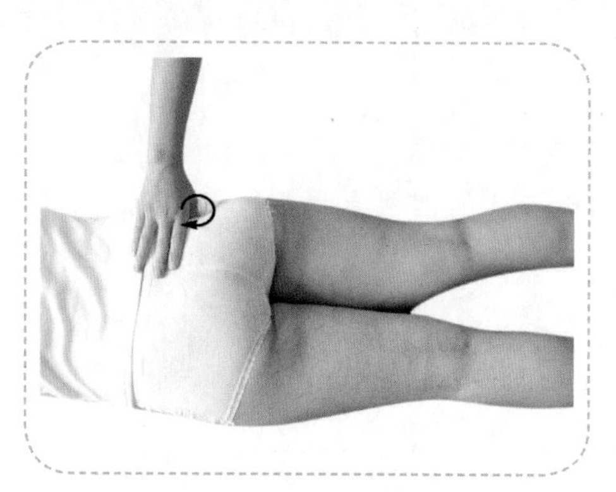

图4–185　点揉环跳

❸ 按揉股外：患儿取侧卧位，患侧在上，健侧在下。术者站在患儿的侧方，术者用掌根着力，按揉患儿大腿外侧，上下往复，反复操作2分钟。施术时掌根要吸定于患儿皮肤，力量要深透至深部组织，紧推慢移，切不可摩擦皮肤，压力均匀持久，动作协调有节律（图4–186）。

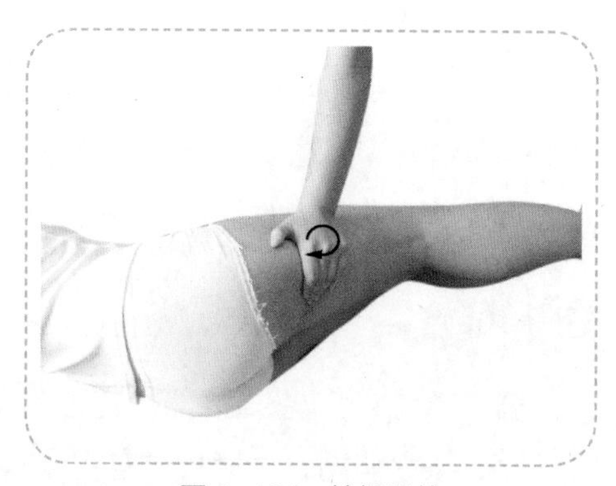

图4–186　按揉股外

❹ 捏脊：患儿取俯卧位，术者双手食指抵于背脊之上，再以两手拇指伸向食指前方，合力夹住肌肉，捏起，采用食指向前拇指后退之翻卷动作，二手交替向前移动。自长强穴（尾骨端下，当尾骨端与肛门连线中点

处）起一直捏到大椎穴（后正中线上，第七颈椎棘突下凹陷中）为 1 次。如此反复操作 5~6 次。注意要直线捏，所捏皮肤的厚、薄、松、紧应适宜，捏拿速度要适中，动作轻快、柔和，避免肌肤从手指尖滑脱（图 4–187、图 4–188）。

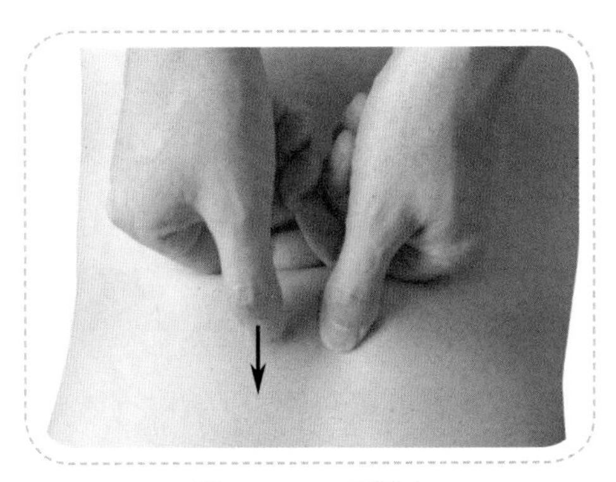

图 4–187　捏脊 1

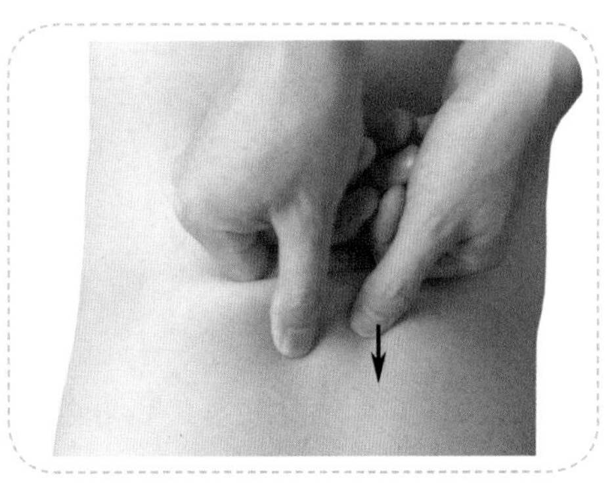

图 4–188　捏脊 2

❺ 揉承山：患儿取俯卧位，术者站在患儿的侧方，一手扶住患儿的小腿，另一手拇指按压住承山穴（在小腿后面正中，足跟上提时腓肠肌肌腹下尖角凹陷处）后点揉 2 分钟（图 4–189）。

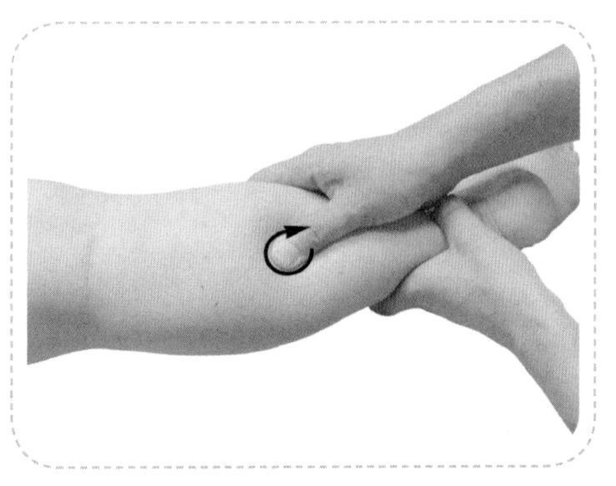

图 4–189　揉承山

5 预防保健

（1）孩子生病时尽量以口服药物为主，肌肉注射虽然简单易行，但副作用较多。本病属于药物注射的不良反应之一。

（2）臀部注射药物时应防止其挣扎，避免损伤神经、肌肉等组织，多次注射时应避免同一部位反复操作，否则会加重局部肌肉损伤，注射后可以局部适当热敷，促进局部血液循环，缓解肌肉紧张，如出现腿部姿势异常，应及时就医。

（3）日常生活可适当运动，加强臀部肌肉锻炼，常听轻快音乐，保持心情平和，合理作息。

（4）本病的治疗也可以配合热敷、局部电刺激、中药熏洗等疗法，对促进血液循环，改善臀肌痉挛也有较好的作用，病情严重者可采用手术治疗。

6 饮食注意

（1）臀肌痉挛的儿童，要多食新鲜蔬菜、水果、粗粮、豆类、鱼类等。不要吃过于寒凉、辛辣的食物，这类食物不利于身体发育和消化。经常喝温开水，可以促进新陈代谢，有利于身体健康。

（2）日常饮食可以摄入高蛋白食物以增加营养，蛋白质可以增强肌肉活力，为人体提供能量，对儿童的生长发育、预防疾病等方面有很好的帮助，所以应适当多食牛奶、鸡蛋、豆腐、瘦肉、坚果、海参、扇贝等食物。

十三 髋关节疼痛别忽视，小儿推拿帮您治（小儿髋关节滑囊炎）

小儿髋关节滑囊炎是儿童时期常见的髋关节疾病，也是儿童髋部疼痛最常见的原因之一。本病可能与外伤有关，大多数是由于小儿活泼好动，过度活动导致局部软组织损伤，出现了无菌性炎症，局部张力增高所导致的。临床上多表现为局部疼痛和跛行，小儿可能无法描述出具体疼痛部位，故家长朋友们应多加注意。

1 疾病简介

小儿髋关节滑囊炎，是指小儿臀大肌腱膜与大转子外侧之间的臀大肌转子囊，以及髂腰肌、髂耻隆起、髋关节囊之间的髂耻囊的无菌性炎症。本病常见于10岁以内的儿童，且以急性髋关节滑囊炎为多。

2 常见症状

（1）有外伤史，或坐卧湿地，或感受风寒史。

（2）患处肿胀疼痛，压之痛甚，不愿伸直大腿以松弛臀大肌的张力。

（3）髋关节疼痛常伴有膝痛，行走不便或缓慢，甚至跛行、不能直立，动则疼痛加剧。若内侧扭伤，压痛点多在腹股沟部；外侧扭伤，压痛点多在大转子后侧。髂耻滑囊炎时，大腿外展或内旋时疼痛加剧。

（4）早期X摄片看不出髋关节有任何异常，但CT或MRI成像可见滑液囊有积液。晚期X摄片可见股骨头表面粗糙甚则塌陷，与臼之间的间隙缩窄，CT或MRI成像就均可见到股骨头坏死的早期变性坏死征象。

3 辨证分型

❶ 外伤瘀阻：突发性剧痛导致的髋关节滑囊的无菌性炎症，突然收到外力撞击，疼痛剧烈，甚则局部肿胀。

❷ 气滞血瘀（久坐）：发生于长久采用坐位的患儿，疼痛逐渐加重，痛处固定不移，甚至局部皮色变深，舌暗或有瘀斑、瘀点，指纹紫滞。

❸ 风寒湿阻络（外感）：有感受风寒或坐卧湿地史，感受风寒者发病突然，伴有恶寒无汗，头痛，项背僵痛，舌淡红，苔薄白，指纹浮紫。久居湿地者病情逐渐加重，伴有患处重浊感，患处皮色不变，苔腻。

4 治疗手法

❶ 按揉髋关节：患儿取侧卧位，患侧在上，健侧在下。术者站在患儿的侧方，用掌根着力，按揉患儿髋关节，反复操作1分钟。施术时掌根要吸定于患儿皮肤，力量要深透至深部组织，紧推慢移，切不可摩擦皮肤，压力均匀持久，动作协调有节律。注意用力不宜过大，以免造成髋关节脱位（图4-190）。

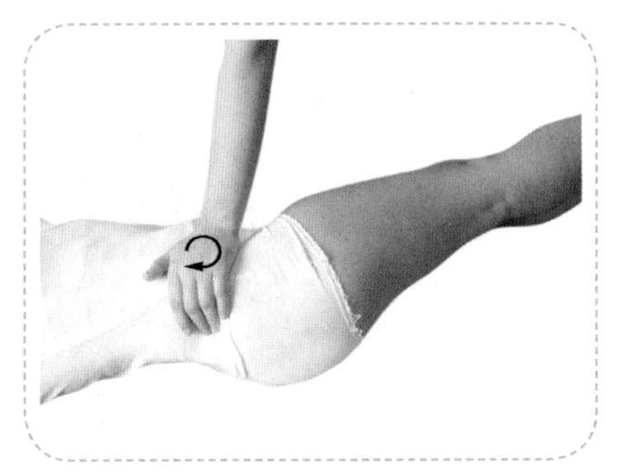

图4-190 按揉髋关节

❷ 点揉痛点：患儿取侧卧位，患侧在上，健侧在下。术者站在患儿的侧方，用拇指指腹着力，点揉患儿髋关节的疼痛点，反复操作 2 分钟。施术时动作要和缓，指力要吸定于患儿皮肤，力量要深透达穴位的深层组织，压力均匀，动作要协调有节律（图 4–191）。

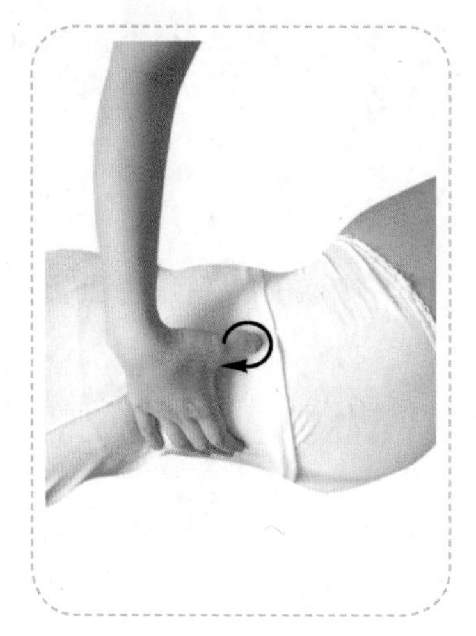

图 4–191　点揉痛点

❸ 推下七节骨：患儿取俯卧位，术者站在患儿的侧方，以双手拇指桡侧缘从患儿第四腰椎自上而下直推到尾椎处为“推下七节骨”，操作 100 次。注意要紧贴患儿腰部皮肤，压力适中，动作要连续，速度要均匀且要沿直线往返操作，不可歪斜（图 4–192、图 4–193）。

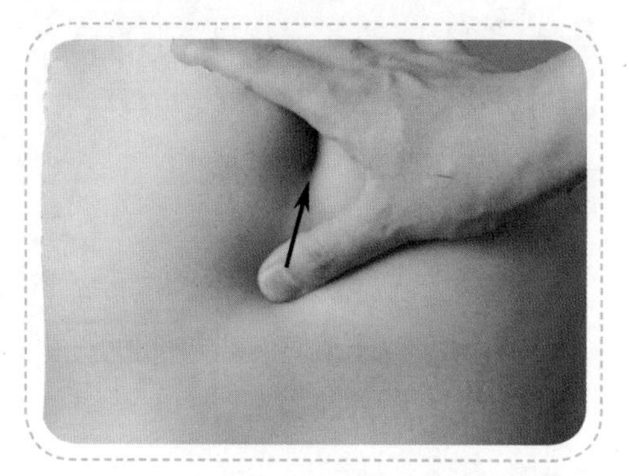

图 4–192　推下七节骨 1

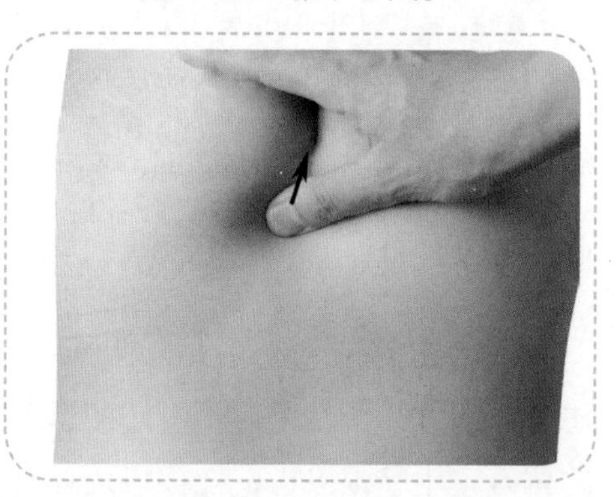

图 4–193　推下七节骨 2

❹ 揉承山：患儿取俯卧位，术者站在患儿的侧方，一手扶住患儿的小腿，另一手拇指按压住承山穴（在小腿后面正中，足跟上提时腓肠肌肌腹下尖角凹陷处）后点揉 2 分钟（图 4–194）。

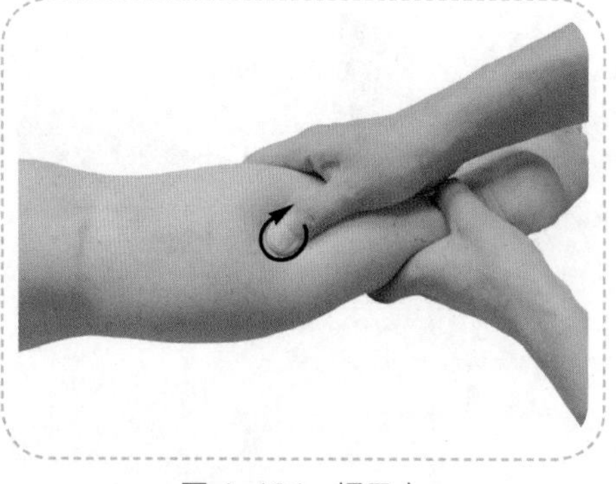

图 4–194　揉承山

❺ 擦八髎：患儿取俯卧位，术者站在患儿的侧方，将一手手掌放于患儿骶部八髎穴（正对八个骶后孔处，左右各四）处，沿着八髎穴走向做往返直线快速擦动3分钟。注意手掌要紧贴患儿腰部皮肤，压力适中，速度要均匀且快，要沿直线往返操作，不可歪斜，使产生的热量透达深层组织，即“透热”（图4-195至图4-198）。

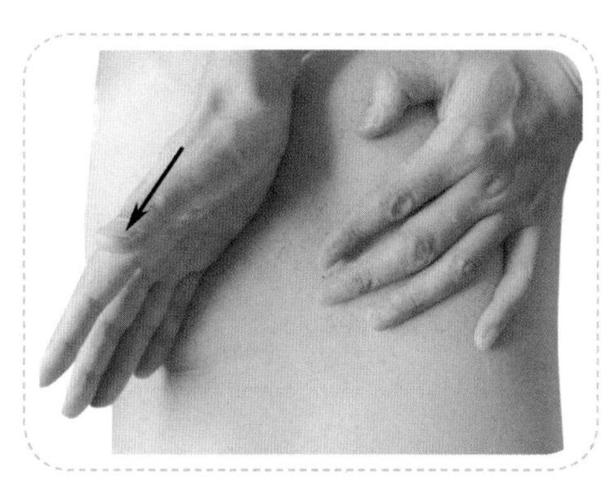

图4-195　擦八髎1

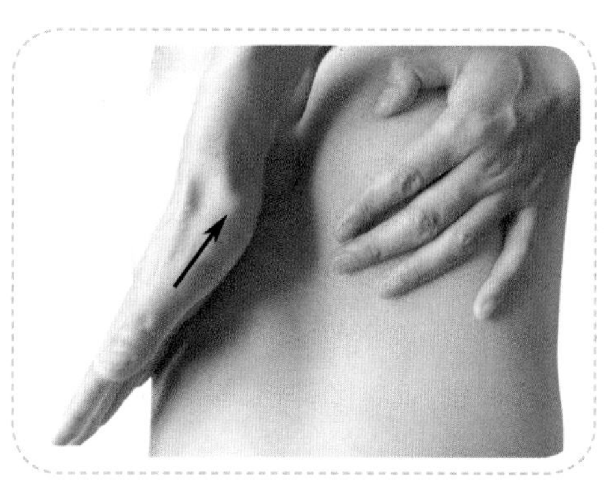

图4-196　擦八髎2

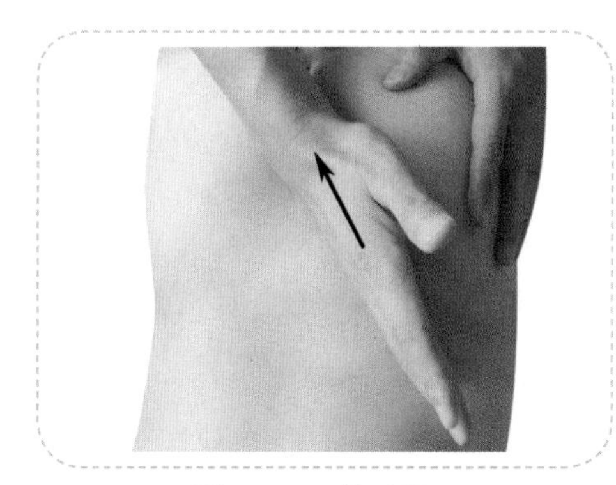

图4-197　擦八髎3

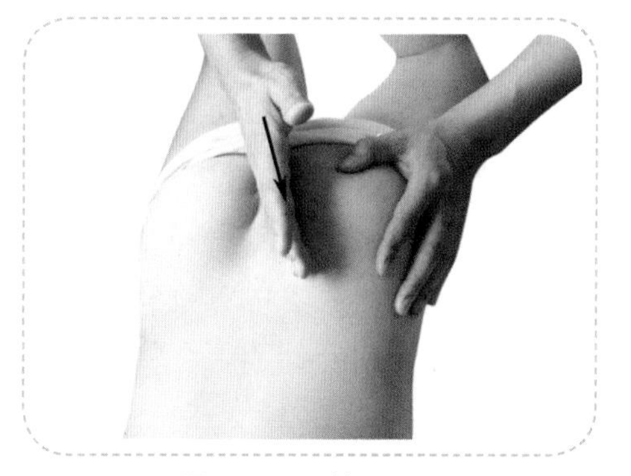

图4-198　擦八髎4

5 预防保健

（1）多卧床休息，避免负重，避免使疾病加重的活动如上下楼、跑步等，避免因过度运动导致疼痛加重，当疼痛减轻后，再逐渐开始恢复正常运动。

（2）日常生活注意防寒保暖，避免潮湿的生活环境，注意天气变化，天气晴朗、阳光充足时可多晒太阳，有利于身体健康。患儿的座椅应选择较软的，或带有坐垫的，可避免疼痛加重。

（3）睡觉时避免朝患侧卧位导致疼痛加重，应经常锻炼身体，增强肌肉力量，避免肥胖，否则会加重关节负担，使病情加重。

（4）可以配合局部外敷中药、理疗、牵引、针灸以及在患处涂抹扶他林等方法减轻疼痛，这些疗法可促进局部血液循环以及关节周围软组织炎症尽快吸收，达到治疗疾病的目的。

（5）病程时间较长，疼痛十分明显，且影响日常生活者，应尽早考虑手术治疗。

6 饮食注意

（1）一定要注意孩子的饮食，不要让孩子养成挑食的习惯，要多给孩子吃一些高蛋白的食物，如鸡蛋、鱼类、虾类、牛肉等。尤其是营养要均衡，多吃一些新鲜的蔬菜和水果，如猕猴桃、橙子、香蕉、火龙果、苹果、鸭梨、圣女果等。

（2）要少食花生、巧克力、小米、干酪、奶糖等含酪氨酸、苯丙氨酸和色氨酸的食物。此类食物能产生致关节炎的介质如前列腺素、白三烯、酪氨酸激酶等，从而引起关节炎加重、复发或恶化。

（3）少食高动物脂肪和高胆固醇食物，此类食物容易加重关节疼痛、肿胀和破坏，如谷类（小麦、谷物、燕麦、黑麦）、肥肉、奶制品等。

（4）宜多食用富含 Ω-3 脂肪酸的食物，Ω-3 脂肪酸可以缓解关节炎所带来疼痛等症状，推荐的食物有金枪鱼、核桃、沙丁鱼油、亚麻籽、青豆、豆腐和橄榄油等。

十四 宝宝疝气别大意，小儿推拿帮助你（小儿疝气）

小儿疝气的发病率在 4% 左右，男性多于女性，本病是小儿外科最常见疾病之一，发生的主要原因是先天性发育不良，多见于早产儿、低体重儿因出生时生长发育不完全所致。1 岁以上的小儿腹股沟疝不能自愈，脐疝患儿如果年龄在 4 岁以上或脐环直径为 2~3cm 及以上者，应及时考虑手术治疗，故本病应当早发现、早治疗，为患儿争取最佳治疗时机。

1 疾病简介

小儿疝气是以腹痛，睾丸肿大为特征的小儿常见病症。又名“气疝”或“小肠气”，西医称为“小儿腹股沟疝气”。

2 常见症状

（1）小儿疝气可在出生后数天、数月或数年后发生，男性患儿多于女性，早产儿尤为多见。

（2）轻者在小孩哭闹、剧烈运动或大便努争等使腹压增大的行为时，腹股沟处出现一突起块状肿物，有时可以延伸至阴囊或阴唇部位，每当平躺或用手按压时可自行消失。重者疝块发生嵌顿而无法回纳，出现腹痛、厌食、恶心、呕吐、发烧、哭闹、烦躁不安。

（3）长时间肠管不能回纳则有可能发生肠管缺血坏死等严重并发症，出现发热等全身中毒症状。

3 辨证分型

❶ 脾肾亏虚：睾丸肿大、散坠、欠温，面色㿠白或萎黄，气短懒言，动则喘而汗出，纳差，大便稀溏，舌淡、苔白，指纹沉而色淡。

❷ 肝郁气滞：睾丸胀大，疼痛拒按，按则痛甚，手足躁动，不得安卧，易怒善哭，舌质偏红或暗，指纹色红或紫。

❸ 寒湿凝滞：睾丸肿硬，局部不温，疼痛拒按，喜暖恶寒，得温则舒，小便清长，大便稀溏，指纹沉滞色青紫。

❹ 湿热蕴结：睾丸红肿坠胀，局部湿热，少腹胀满坠痛，口中黏腻不渴，小便短赤，大便臭秽，舌红苔厚腻，指纹色红。

4 治疗手法

—— 基本手法 ——

❶ 补脾经：患儿取仰卧位，术者站在患儿的侧方，一手扶住患儿的前臂，另一手以拇指罗纹面在患儿拇指末节罗纹面上做顺时针方向的旋转推动，也

可以将患儿拇指屈曲，术者以拇指罗纹面循患儿拇指桡侧边缘向掌根方向直推，统称“补脾经”，反复操作 100 次（图 4–199、图 4–200）。

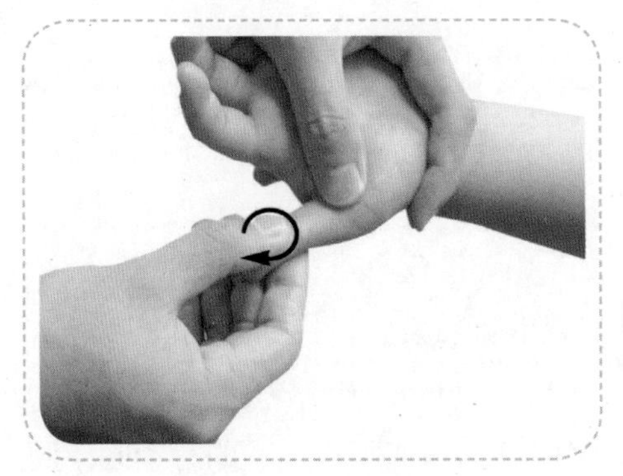
图 4–199 补脾经 1

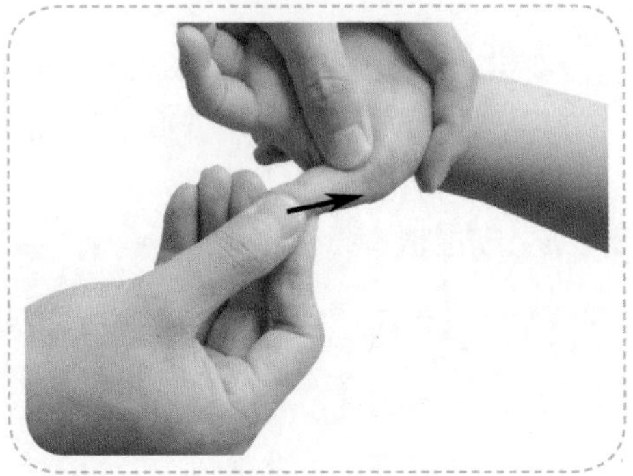
图 4–200 补脾经 2

❷ 清肝经：患儿取抱坐位或仰卧位，术者站在患儿的侧方，一手扶住患儿的前臂，另一手以拇指罗纹面从患儿食指末节罗纹面向指根方向直推，称为“清肝经”，反复操作 100 次（图 4–201）。

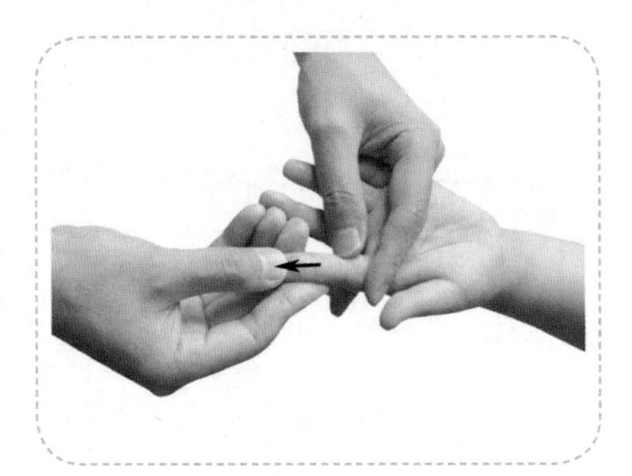
图 4–201 清肝经

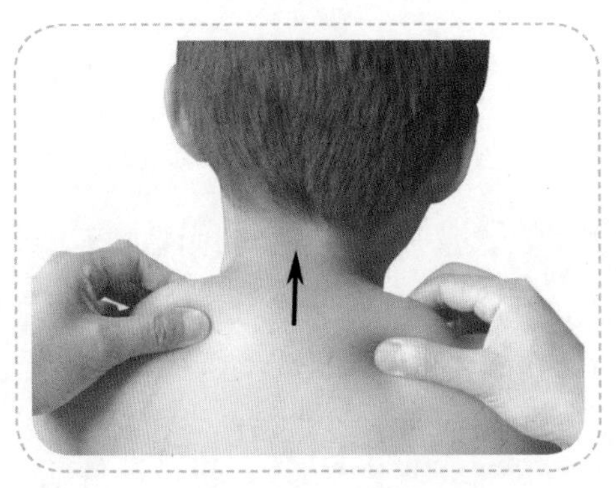
图 4–202 拿肩井

❸ 拿肩井：患儿取正坐位，术者站于患儿后方，将双手分别置于双侧肩井（在肩上，当大椎穴与肩峰的连线的中点）部，以拇指与余四指指腹的对合夹力施用提拿法，以患儿能耐受为度，反复 10~20 遍。拿时注意前臂放松，手掌空虚，提拿的方向要与肌腹垂直（图 4–202）。

❹ 摩腹：患儿取仰卧位，术者站在患儿的侧方，将手掌轻放于患儿腹部，沉肩垂肘，以前臂带动腕，按照左上腹、右上腹、右下腹、左下腹的顺序做环形而有节律的抚摩约5分钟。用力宜轻不宜重，速度宜缓不宜急。在摩腹之前可以在患儿腹部涂上适量滑石粉，以免摩腹过程中损伤患儿皮肤（图4-203至图4-205）。

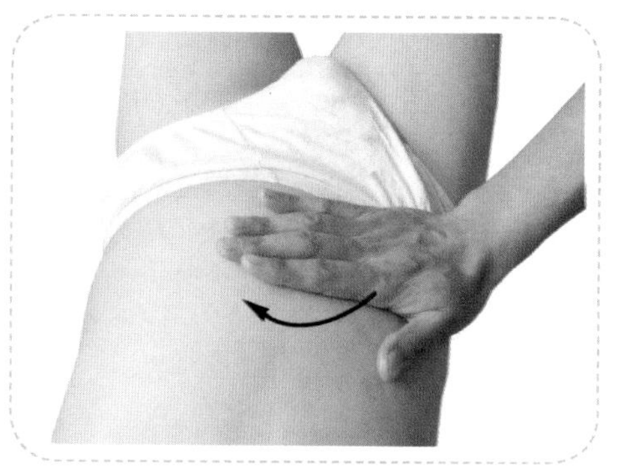
图4-203 摩腹1

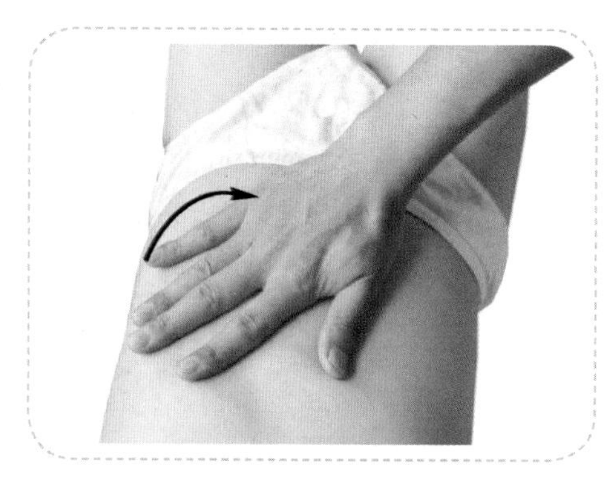
图4-204 摩腹2

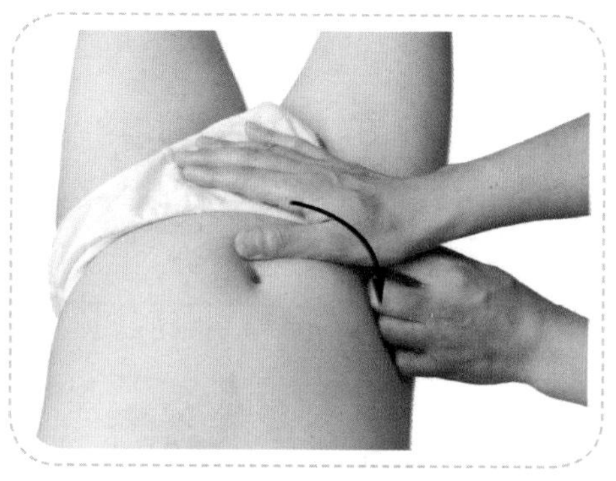
图4-205 摩腹3

❺ 揉足三里：患儿取仰卧位，术者站在患儿的侧方，以一手拇指于患儿足三里穴（小腿前外侧，髌骨与髌韧带外侧凹陷下3寸，距胫骨前缘一横指）穴上，施以点揉法5分钟。施术时以拇指指端吸定于足三里穴上，以肢体的近端带动远端，做带动深层组织的小幅度环旋揉动，压力要均匀，动作要协调有节律（图4-206）。

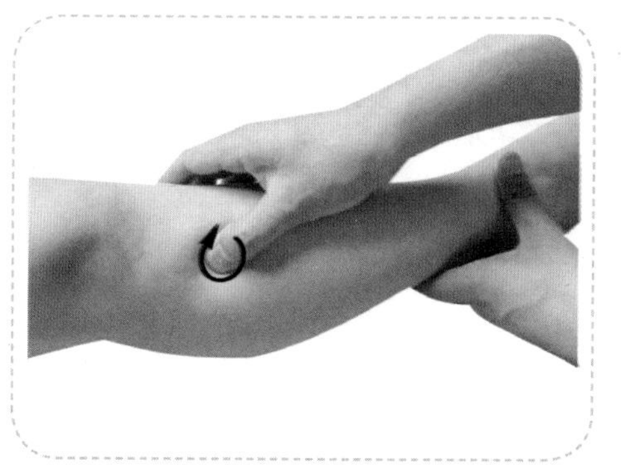
图4-206 揉足三里

❻ 揉三阴交：患儿取正坐位，术者站在患者的前方，一手托住患儿小腿，另一手拇指点按于患儿内踝上3寸处，即三阴交穴，施以点揉法3分钟。术

者以拇指指端吸定于三阴交穴上，以肢体的近端带动远端，做带动深层组织的小幅度环旋揉动，压力要均匀，动作要协调有节律（图 4-207）。

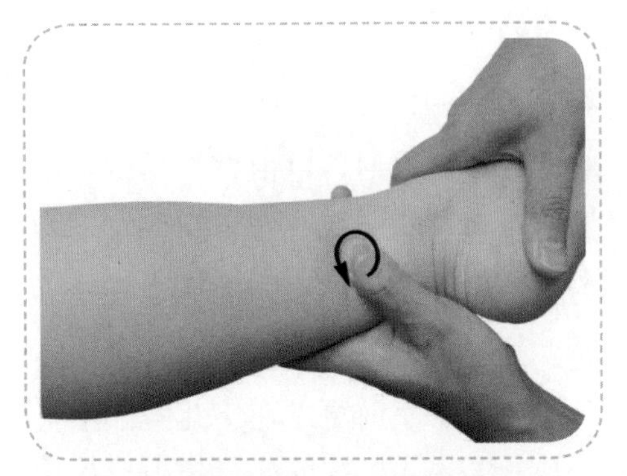

图 4-207　揉三阴交

❼ 捏脊：患儿取俯卧位，术者双手食指抵于背脊之上，再以两手拇指伸向食指前方，合力挟住肌肉，捏起，采用食指向前拇指后退之翻卷动作，二手交替向前移动。自长强穴（尾骨端下，当尾骨端与肛门连线中点处）起一直捏到大椎穴（后正中线上，第七颈椎棘突下凹陷中）为 1 次。如此反复操作 5~6 次。注意要直线捏，所捏皮肤的厚、薄、松、紧应适宜，捏拿速度要适中，动作轻快、柔和，避免肌肤从手指尖滑脱（图 4-208、图 4-209）。

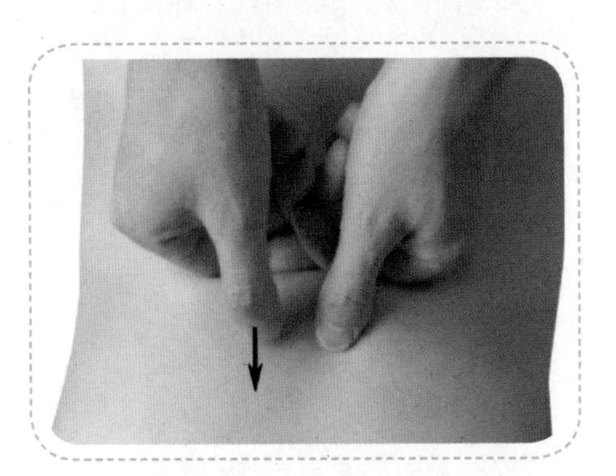

图 4-208　捏脊 1

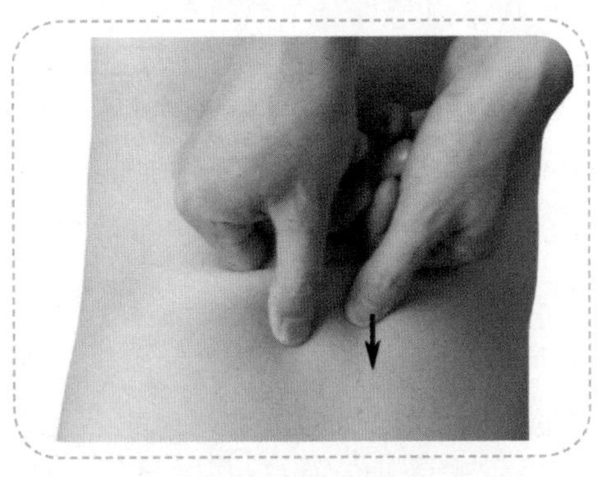

图 4-209　捏脊 2

—— 脾肾亏虚配伍手法 ——

❶ 推肾经：患儿取仰卧位，术者站在患儿的侧方，一手扶住患儿的前臂，另一手以拇指罗纹面从患儿小指指尖向其指根方向直推，称为“推肾经”，反复操作 200 次（图 4-210）。

❷补大肠：患儿取仰卧位，术者站在患儿的侧方，一手扶住患儿的前臂，另一手以拇指罗纹面在患儿食指桡侧缘，自指尖到虎口成一直线进行直推，称“补大肠”，操作200次（图4-211）。

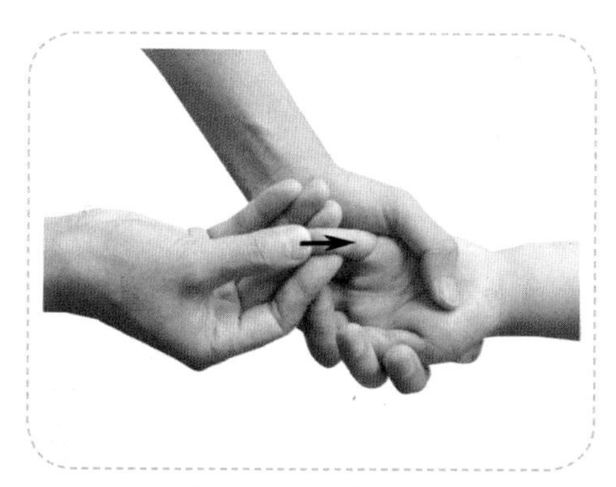

图4-210　推肾经

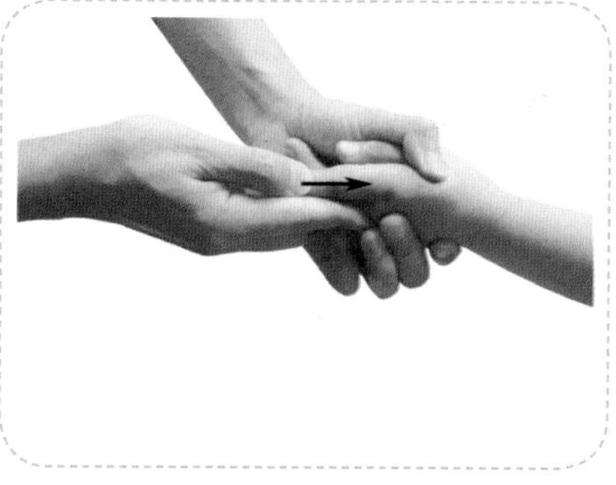

图4-211　补大肠

❸揉涌泉：患儿取仰卧位，术者站在患儿的侧方，一手托住患儿足跟，另一手以拇指罗纹面揉患儿涌泉穴（足底部，卷足时足前部凹陷处，约当足底二、三趾趾缝纹头与足跟连线的前1/3与后2/3交点处）50~100次（图4-212）。

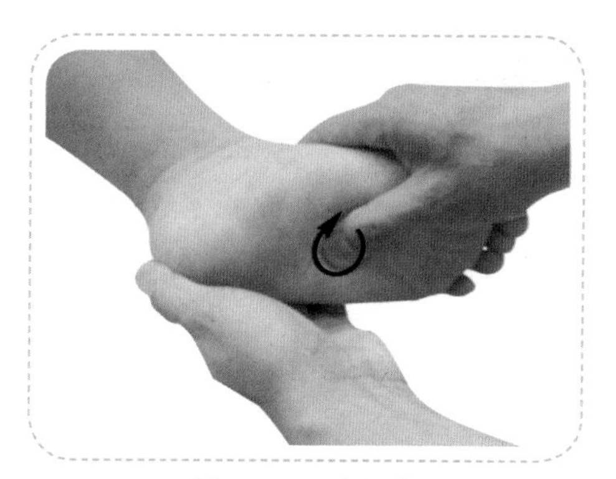

图4-212　揉涌泉

—— 肝郁气滞配伍手法 ——

❶推四横纹：儿童食指、中指、无名指、小指掌侧第一指间关节横纹处称为四横纹。操作此法时患儿取仰卧位，术者站在患儿的侧方，一手握住患儿的手掌，使其四指伸直并拢，掌心向上，另一手四指并拢从患儿食指横纹处推向小指横纹处为“推四横纹”，操作100次（图4-213至图4-215）。

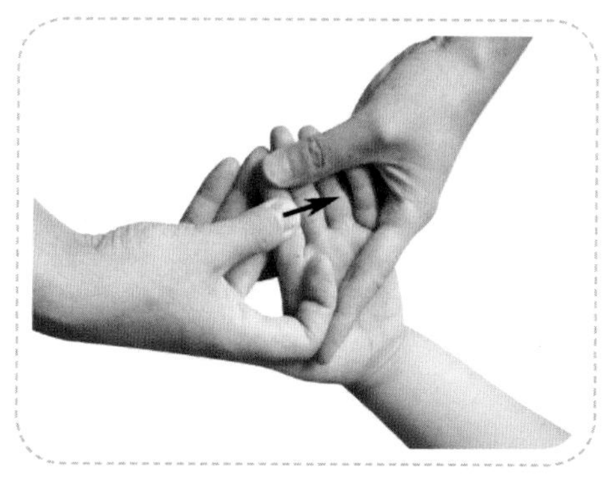

图4-213　推四横纹1

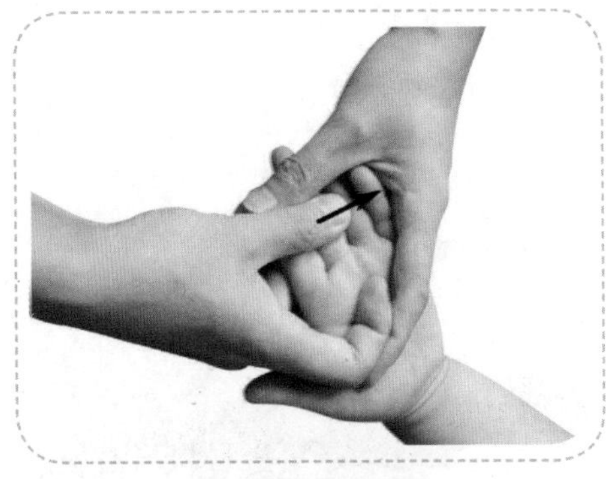

图 4-214 推四横纹 2

❷ 揉膻中：患儿取仰卧位，术者站在患儿的侧方，以一手食指中指指端按于患儿两乳头连线中点处，即膻中穴，以指端为着力点做环旋揉动，反复操作 30~50 次（图 4-216）。

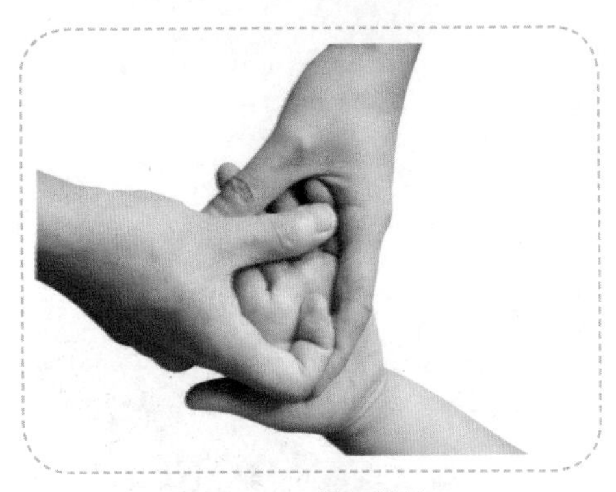

图 4-215 推四横纹 3

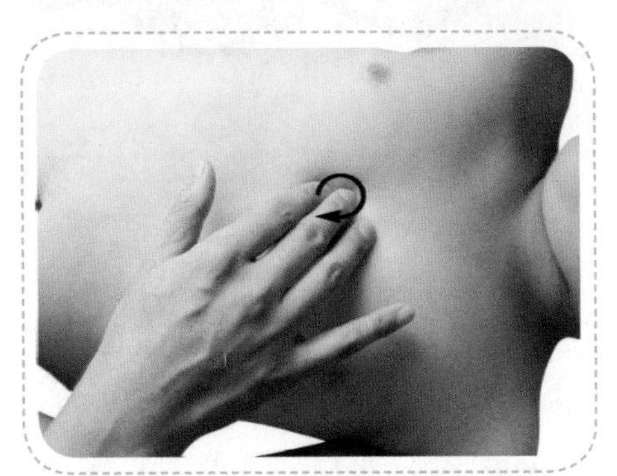

图 4-216 揉膻中

—— 寒湿凝滞配伍手法 ——

❶ 揉外劳宫：患儿取仰卧位，术者站在患儿的侧方，一手扶住患儿的前臂，另一手以拇指端在患儿外劳宫（在手背侧，第一、二掌骨之间，掌指关节后 0.5 寸处）穴上环旋揉动 100 次。此法对于风寒感冒效果较好（图 4-217）。

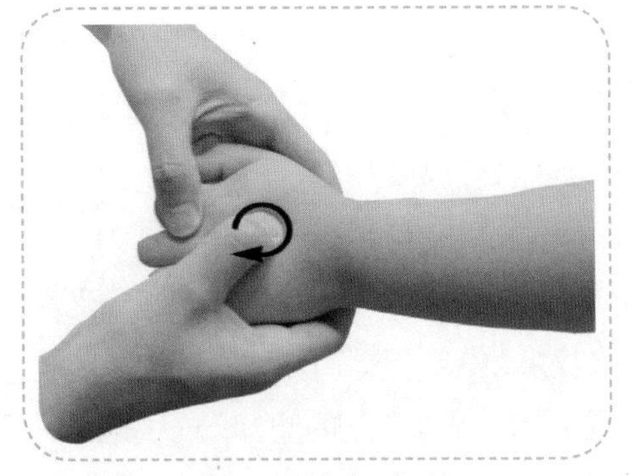

图 4-217 揉外劳宫

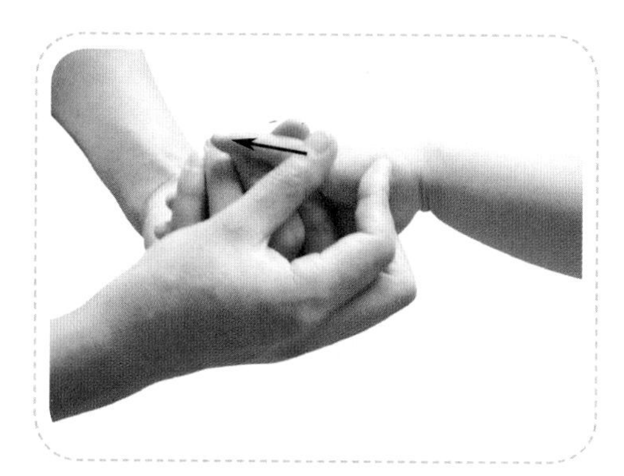

图 4-218　清小肠

❷ 清小肠：患儿取仰卧位，术者站在患儿的侧方，一手扶住患儿的前臂，另一手以拇指罗纹面沿着患儿小指尺侧缘自指根向指尖直推，称为“清小肠”，操作 100 次（图 4-218）。

—— 湿热蕴结配伍手法 ——

❶ 清小肠：患儿取仰卧位，术者站在患儿的侧方，一手扶住患儿的前臂，另一手以拇指罗纹面沿着患儿小指尺侧缘自指根向指尖直推，称为“清小肠”，操作 300 次（图 4-219）。

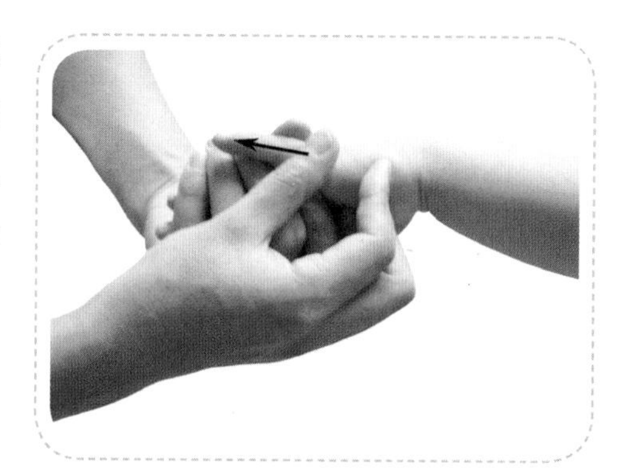

图 4-219　清小肠

❷ 揉板门：患儿取仰卧位，术者站在患儿的侧方，一手扶住患儿的前臂，另一手以拇指罗纹面按揉患儿手掌大鱼际处，称为“揉板门”，反复操作约 100 次（图 4-220）。

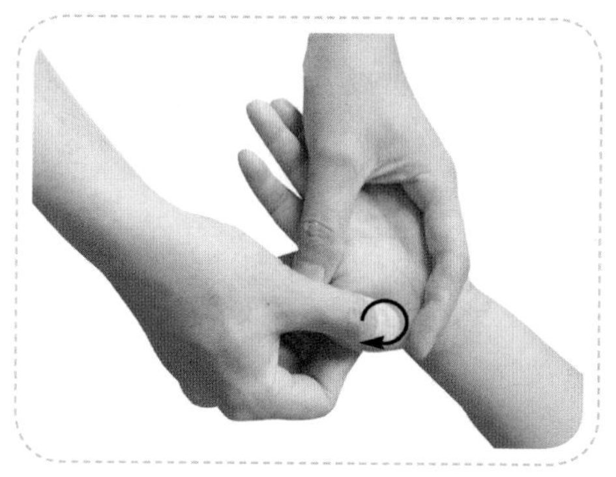

图 4-220　揉板门

❸ 退六腑：患儿取仰卧位，术者站在患儿的侧方，一手扶住患儿的前臂，另一手以拇指或食、中指指面沿着患儿前臂尺侧，从患儿的肘部向腕部直推，

称为“退六腑”，反复操作100次。在推动的过程中，要注意指面要紧贴患儿的皮肤，压力要适中（图4-221、图4-222）。

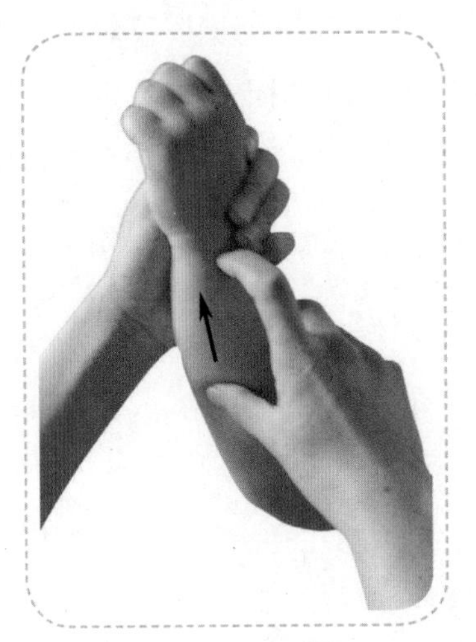

图4-221 退六腑1

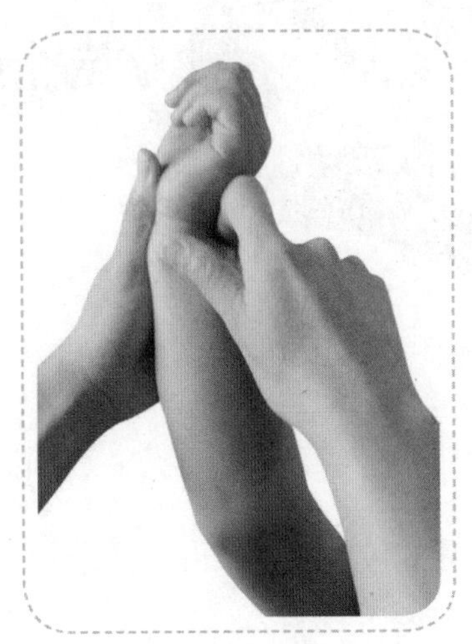

图4-222 退六腑2

5 预防保健

（1）疝气严重的患儿，应及时去医院就诊，以防发生肠管缺血坏死等并发症，严重者有生命危险。

（2）婴儿期不要将孩子的腹部裹得太紧，以免加重腹内压力，不要让孩子过早的站立，以免肠管下坠形成疝气。

（3）吃些易消化和含纤维素多的食品，以保持大便通畅。孩子大便干燥时，应采取通便措施，不要让孩子用力解大便，否则腹压增高会形成脐疝。

（4）不要让疝气患儿大声咳嗽、啼哭，剧烈运动等，防止因腹压升高导致疝气发生。

（5）小儿的运动要适当，注意休息，少奔跑，尽量避免久坐或久蹲，容易引起体内的腹压增高，从而可能引起肚脐部位的器官组织脱出，形成疝气。

6 饮食注意

（1）平常多吃一些新鲜的水果和蔬菜，比如苹果、葡萄、橙子、猕猴桃、西红柿、茄子、芦笋、芹菜、菠菜、油菜等。

（2）适当增强患儿饮食营养，多吃一些具有补气作用的食物，如红枣、山药、扁豆、小米、黄芪、香菇等。

（4）每天早晨空腹喝一杯淡盐水，这样会保持排便的通畅，有助于缓解疝气的症状。

（5）平时应少吃生冷油腻、辛辣刺激等难消化的食物，如红烧肉、冰淇淋、辣椒以及零食快餐等，这些食物可能引起肠道胀气，导致排便困难，腹压增高从而引发疝气。

7 应用举例

患儿，男，3 岁，2011 年 7 月初诊。患儿自出生 1 岁后，发现其哭闹时右侧腹股沟有一包块，平时消失，近 2 年来，包块渐增大，走路或站立时包块不能消失，平卧后用手推之可消失。现症：面色青黄，额头青乌，脾气急躁，易哭闹，腹胀纳差，便秘，舌淡苔黄。西医诊断：腹股沟斜病。中医诊断：疝气，证属肝郁脾虚。给予雀啄灸法艾灸大敦穴 30 分钟。同时配合推拿治疗，揉小天心 1 分钟、推补肾经 2 分钟、推补脾经 2 分钟、清天河水 1 分钟、逆运内八卦 1 分钟、揉二人上马 1 分钟、按揉百会 1 分钟、揉神阙 1 分钟、揉急脉（患侧）1 分钟，点按肝俞、脾俞、肾俞各 5 分钟，自下而上捏脊 3 遍，拿肩井 5 次。治疗 5 个疗程后基本治愈，且患儿大便正常，食欲甚好，面色红嫩。为巩固疗效，又按此法继续治疗至第 7 个疗程结束。随访 1 年未见复发。

参考文献： 黄纬．艾灸大敦穴配合小儿推拿治疗小儿腹股沟斜疝 17 例疗效观察［J］. 中医临床研究，2013，5（6）：51–52.

十五 手足畸形怎么办，小儿推拿有经验（小儿先天手足畸形）

小儿手足畸形是一种先天性的手足疾病，表现为新生儿存在手足部位的缺陷。它的危害主要是外观形态畸形和对手功能的影响，不仅影响小儿的生活自理能力，也会影响小儿的心理发育，应该引起家长朋友们的重视。

1 疾病简介

手足畸形是小儿常见病之一，一般是指肢体远端的形状发生改变，大多由于先天禀赋不足，或母体孕期体虚过劳，或产伤等因素而致。

2 常见症状

（1）患儿母亲多有孕期体虚过劳史，或患儿分娩时产伤史。

（2）患儿肢体远端形状发生改变，常出现各种畸形。手部畸形如内翻旋转手，外翻旋转手；足部畸形如内翻足，外翻足，仰趾足等。

（3）严重时可致肢体功能障碍。

3 辨证分型

❶ 外伤瘀阻：主要是分娩时产伤所致。

❷ 痰瘀痹阻：患处屈伸不利，有沉滞重浊感，舌质紫暗或胖大有瘀斑，指纹紫滞。

4 治疗手法

—— 足部畸形治疗手法 ——

❶ 揉足三里：患儿取仰卧位，术者站在患儿的侧方，以一手拇指于患儿足三里穴（小腿前外侧，髌骨与髌韧带外侧凹陷下 3 寸，距胫骨前缘一横指）穴上，施以点揉法 5 分钟。施术时以拇指指端吸定于足三里穴上，以肢体的近端带动远端，做带动深层组织的小幅度环旋揉动，压力要均匀，动作要协调有节律（图 4–223）。

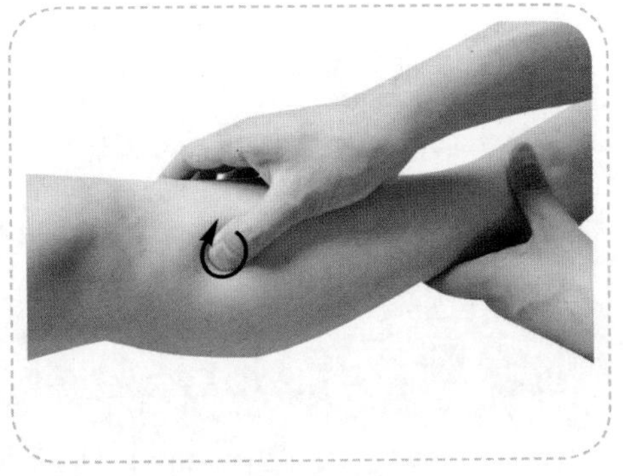

图 4–223 揉足三里

❷ 揉三阴交：患儿取正坐位，术者站在患者的前方，一手托住患儿小腿，另一手拇指点按于患儿内踝上 3 寸处，即三阴交穴，施以点揉法 3 分钟。术

者以拇指指端吸定于三阴交穴上，以肢体的近端带动远端，做带动深层组织的小幅度环旋揉动，压力要均匀，动作要协调有节律（图 4–224）。

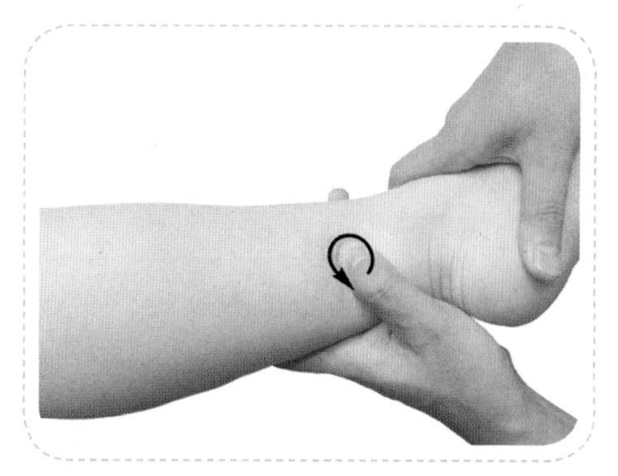

图 4–224　揉三阴交

❸ 揉承山：患儿取俯卧位，术者站在患儿的侧方，一手扶住患儿的小腿，另一手拇指按压住承山穴（在小腿后面正中，足跟上提时腓肠肌肌腹下尖角凹陷处）后点揉 2 分钟（图 4–225）。

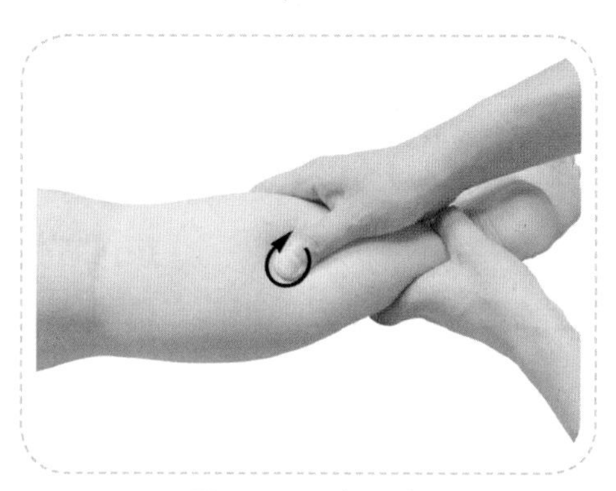

图 4–225　揉承山

❹ 揉涌泉：患儿取仰卧位，术者站在患儿的侧方，一手托住患儿足跟，另一手以拇指罗纹面揉患儿涌泉穴（足底部，卷足时足前部凹陷处，约当足底二、三趾趾缝纹头与足跟连线的前 1/3 与后 2/3 交点处）50~100 次（图 4–226）。

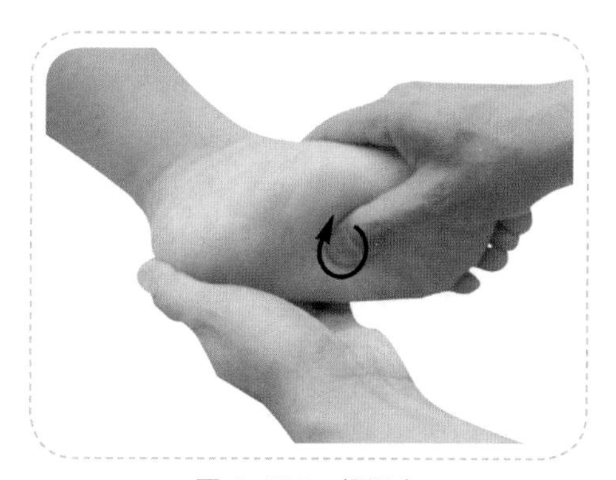

图 4–226　揉涌泉

—— 手部畸形治疗手法 ——

❶ 分阴阳：患儿取仰卧位，术者坐于患儿侧方，以两手食指按于患儿掌根之间，中指托住患儿手背，无名指在下，小指在上，夹持固定其四指，用

两手拇指指端由患儿手腕部总筋向两侧分推 100~200 次。注意分推时压力不要过大，以患儿能忍受为度（图 4−227、图 4−228）。

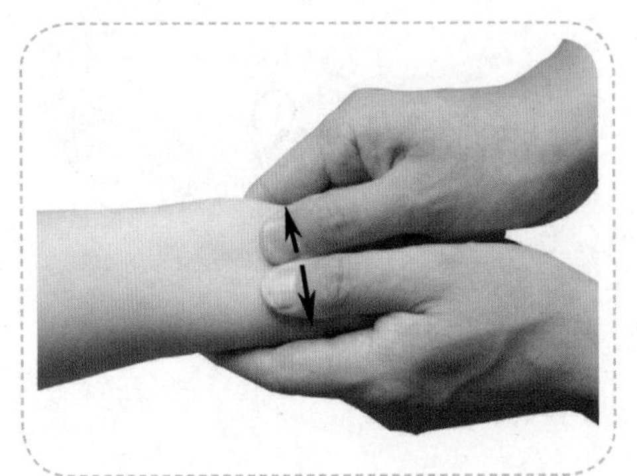
图 4−227 分阴阳 1

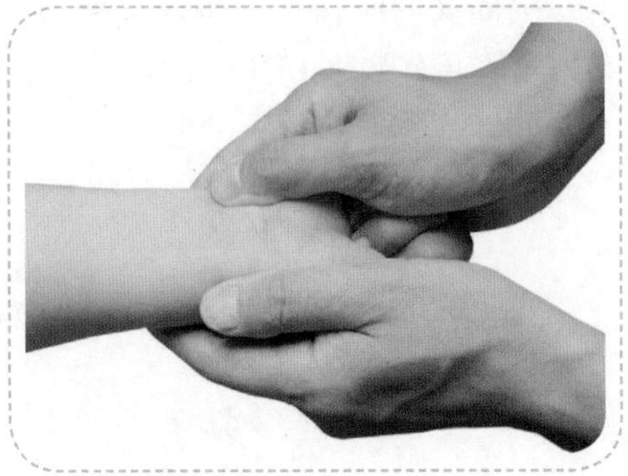
图 4−228 分阴阳 2

❷ 掐二扇门：患儿取仰卧位，术者坐在患儿身侧，用两手拇指指甲掐患儿掌背中指根两侧凹陷处，称为“掐二扇门”，反复掐揉 100~300 次。注意需用力适度，不可掐破患儿皮肤（图 4−229）。

❸ 揉外劳宫：患儿取仰卧位，术者站在患儿的侧方，一手扶住患儿的前臂，另一手以拇指端在患儿外劳宫（在手背侧，第一、二掌骨之间，掌指关节后 0.5 寸处）穴上环旋揉动 300 次。此法对于风寒感冒效果较好（图 4−230）。

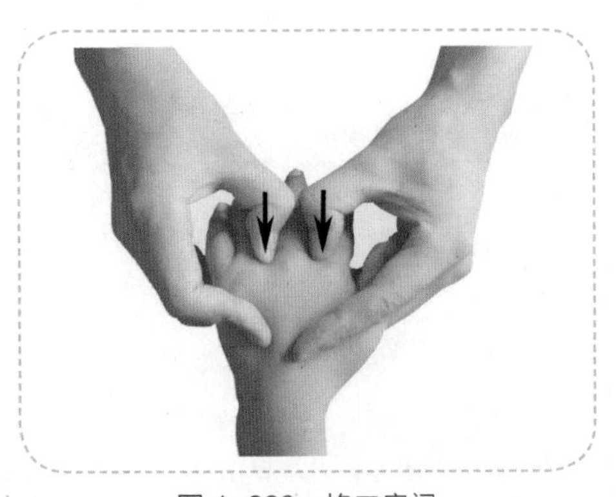
图 4−229 掐二扇门

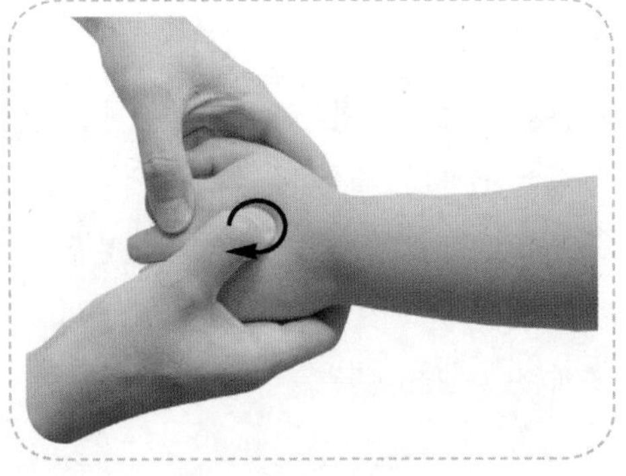
图 4−230 揉外劳宫

❹ 掐合谷：患儿取抱坐位或仰卧位，术者站在患儿的侧方，一手扶住患儿的前臂，另一手以拇指指甲掐揉患儿合谷穴（在手背第一、二掌骨间，第二掌骨桡侧中点处）（图 4−231）。

❺ 揉二马：二马穴位于小儿掌背无名指与小指掌指关节后凹陷处。患儿取仰卧位，术者站在患儿的侧方，一手托住患儿的前臂，另一手以拇指指端揉其二马穴，揉 100~300 次（图 4-232）。

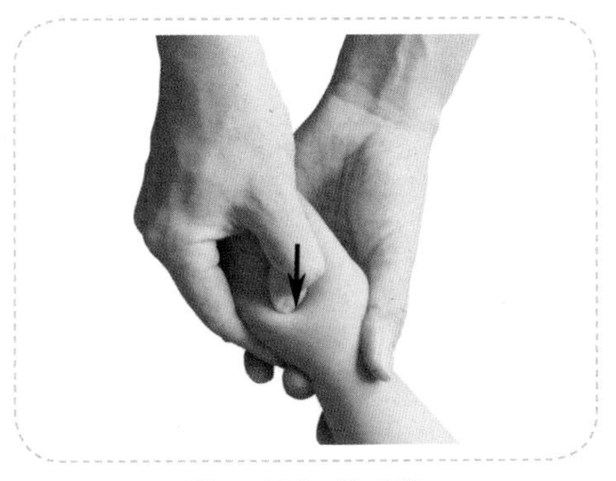

图 4-231　掐合谷

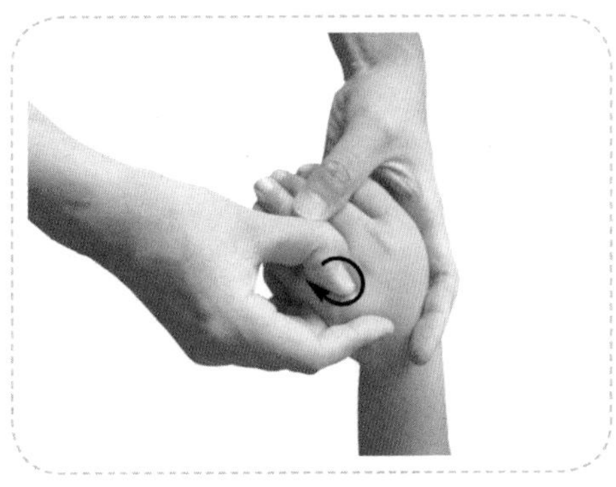

图 4-232　揉二马

❻ 运内八卦：患儿取仰卧位，术者站在患儿的侧方，一手扶住患儿的四指，使其掌心向上，另一手以食、中二指夹住患儿拇指，并以拇指端自患儿掌根处顺时针方向做环形推动，称为“运内八卦”，反复操作 100 次。操作时宜轻不宜重，宜缓不宜急，在体表旋绕摩擦推动（图 4-233 至图 4-235）。

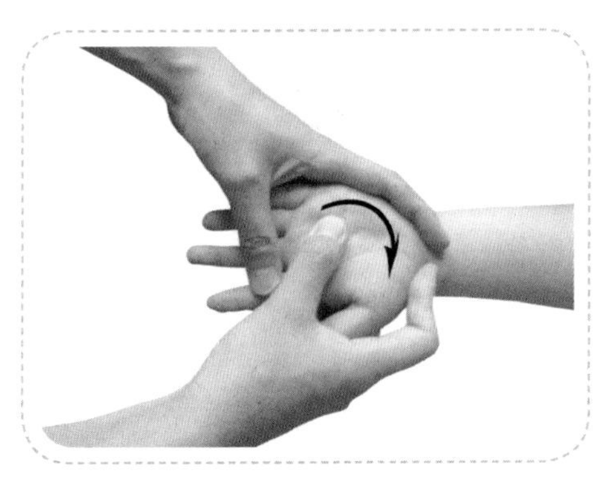

图 4-233　运内八卦 1

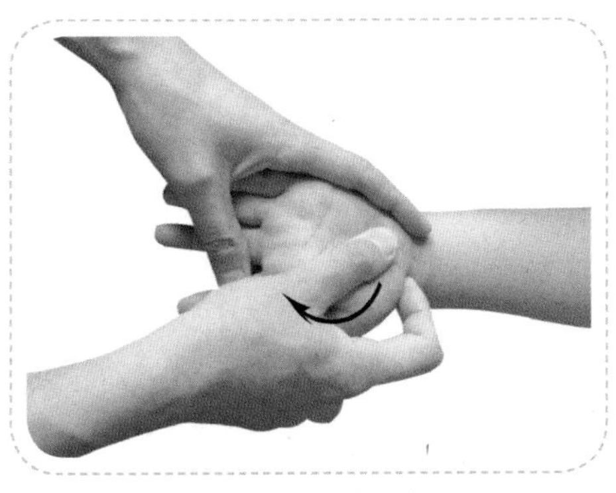

图 4-234　运内八卦 2

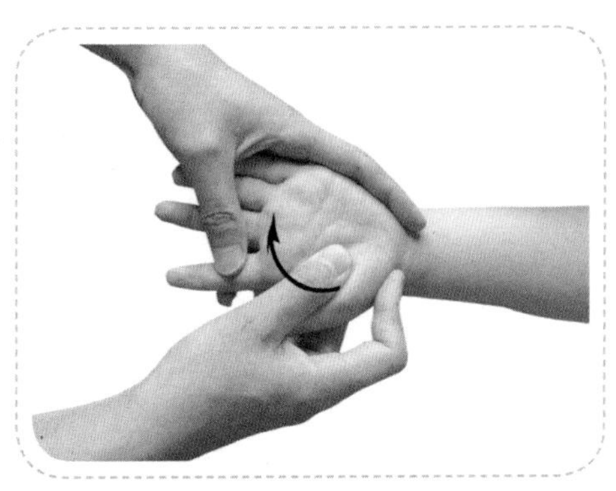

图 4-235　运内八卦 3

❼ 揉板门：患儿取仰卧位，术者站在患儿的侧方，一手扶住患儿的前臂，另一手以拇指罗纹面按揉患儿手掌大鱼际处往返按揉为“揉板门”，反复操作300次（图4-236）。

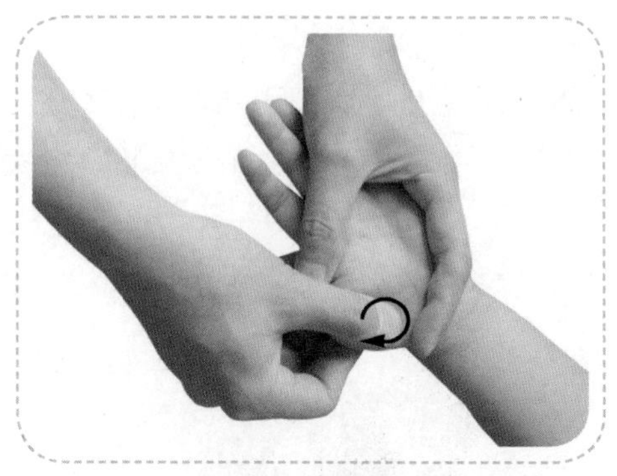

图4-236 揉板门

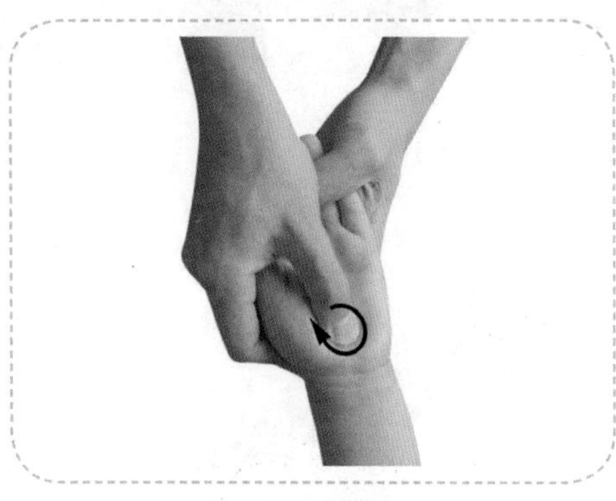

图4-237 揉小天心

❽ 揉小天心：患儿取仰卧位，术者站在患儿的侧方，一手托住患儿的前臂，使其掌心向上，另一手以拇指罗纹面在患儿手掌大小鱼际交界的凹陷处按揉为“揉小天心”，反复操作300次。注意用力均匀，力度适中，以患儿可以忍受为度（图4-237）。

❺ 预防保健

（1）本病有遗传因素以及环境因素的影响，因此孕妇应注意预防，补充充足营养，适当运动，做好孕期检查。服用药物时应清楚其毒副作用，避免对婴儿造成不良影响，注意环境中的放射污染、离子辐射等，这些均可能导致手足畸形的发生。

（2）患儿患此病后，随着年龄的增长会出现自卑心理，因此家长应注意与其进行心理沟通，帮助患儿健康快乐地成长。

（3）本病应早发现、早治疗，为患儿争取最佳治疗时机。畸形严重者应在适当时机考虑手术治疗，术后可配合推拿治疗、中药热敷、针灸治疗等疗法恢复肌肉的功能。

6 饮食注意

（1）患儿要多进食营养价值比较高、清淡而又容易消化吸收的食物，尤其是优质动物蛋白质，如瘦肉、鱼、虾，还有牛奶，鸡蛋等。多吃新鲜富有营养的水果如苹果、香蕉、猕猴桃、草莓、柑橘、蓝莓等。

（2）患儿应定时、定量进食，不要暴饮暴食或偏食，少吃零食，这些食物不易消化且营养价值较低，不利于儿童的健康成长，如碳酸饮料、炸鸡汉堡、甜点蛋糕等。

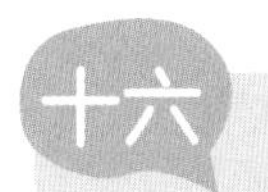

宝宝咳嗽不要急，小儿推拿解决问题（小儿咳嗽）

咳嗽是人体的一种保护性呼吸反射动作。咳嗽的产生，多是由于异物、刺激性气体、呼吸道内分泌物等因素刺激呼吸道而引发。如感冒、肺炎、咽喉炎等疾病均会出现咳嗽的症状，咳嗽长时间缠绵难愈多会变生他病，是困扰家长朋友们的常见小儿病之一。

1 疾病简介

小儿咳嗽是因外感六淫或内伤脏腑，影响于肺所致有声有痰之证，是小儿常见病症。咳嗽可见于多种肺部疾患。一般将咳嗽分为外感、内伤两种类型。小儿咳嗽以外感咳嗽多见，西医学上属于上呼吸道感染的症状之一。

当小儿咳嗽时，若小儿精神好，能玩耍并正常吃东西，不哭闹，不发烧，则家长不必过于担心，可施以推拿法治疗。如小儿除咳嗽外，尚伴精神差，发热，烦躁不安，哭闹不停等，则最好请医生做出诊断。并进行适当处理后再用推拿进行辅助治疗。

2 常见症状

（1）突然发病或逐渐加重，发病时不能控制，伴喉痒，流涕，头痛，食欲变差等症状。

（2）常发生在冬春气候多变之时。

（3）胸部 X 线检查可见肺纹理增粗。

3 辨证分型

❶ 外感咳嗽：咳嗽有痰，喉痒，头痛、怕冷，鼻塞流涕。外感风寒者，痰、涕清稀色白，舌淡红，苔薄白，指纹浮而淡红；风热者，痰、涕黄稠，舌红，苔薄黄，指纹浮红。

❷ 内伤咳嗽：久咳，微热，身体消瘦，咳嗽痰多，食少纳呆，精神不振，疲乏无力，舌淡，苔薄或腻，指纹色淡暗。

4 治疗手法

—— 基本手法 ——

❶ 清肺经：患儿取仰卧位，术者站在患儿的侧方，一手扶住患儿的前臂，另一手以拇指罗纹面从患儿无名指末节罗纹面向其指根方向直推，称为“清肺经”，反复操作 100 次。注意做推法时力量要均匀，着力部位要紧贴患儿皮肤沿直线推（图 4–238）。

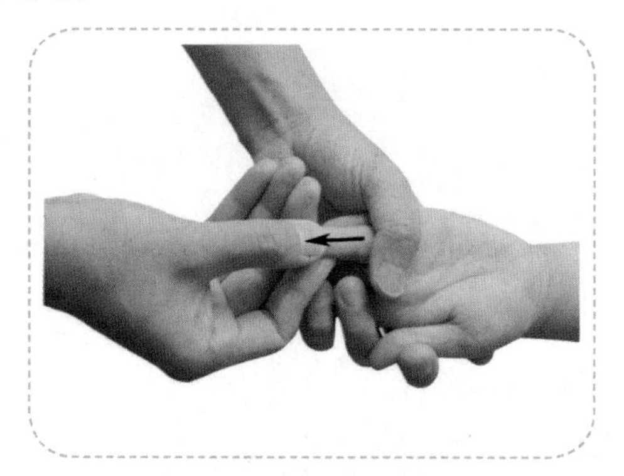

图 4–238 清肺经

❷ 揉天突：患儿取仰卧位，术者站在患儿的侧方，以中指指端着力，按揉天突穴（在胸骨切迹上缘凹陷处正中）30~50 次，用力以患儿能耐受为度（图 4–239）。

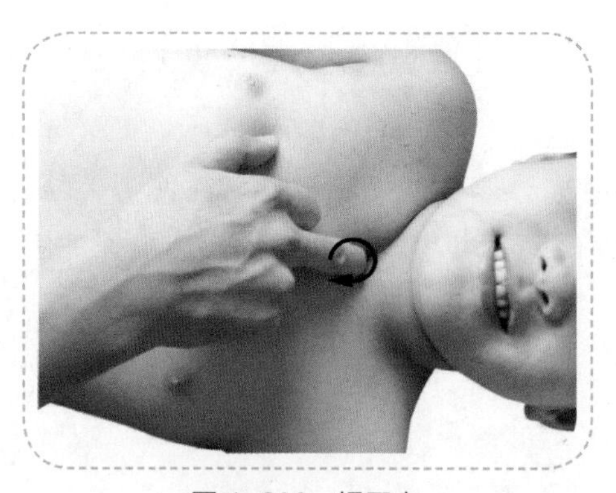

图 4–239 揉天突

❸ 揉膻中：患儿取仰卧位，术者站在患儿的侧方，以一手食指中指指端按于患儿两乳头连线中点处，即膻中穴，以指端为着力点做环旋揉动，揉 100 次（图 4-240）。

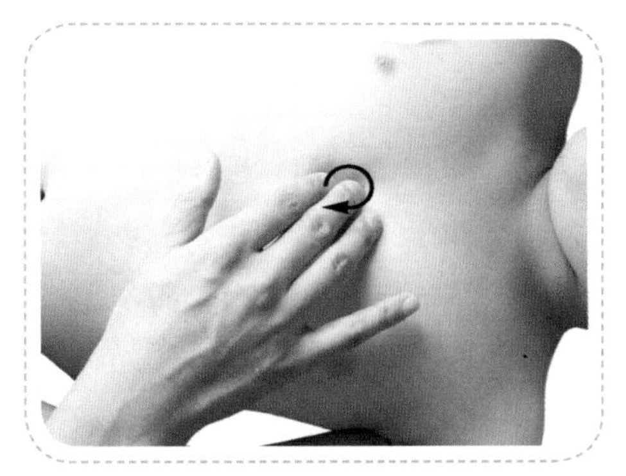

图 4-240　揉膻中

❹ 开胸法：患儿取仰卧位，术者站在患儿的侧方，用双手拇指及大鱼际着力，自胸骨下端沿肋间隙向两侧分推，同时由上向下沿胸骨中线移动，反复 5~8 遍（图 4-241、图 4-242）。

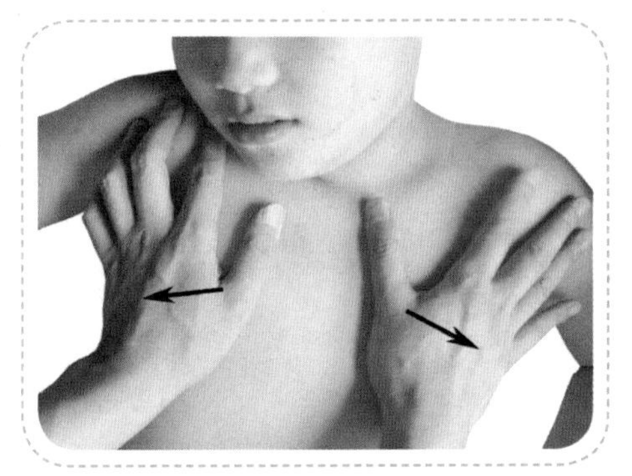

图 4-241　开胸法 1

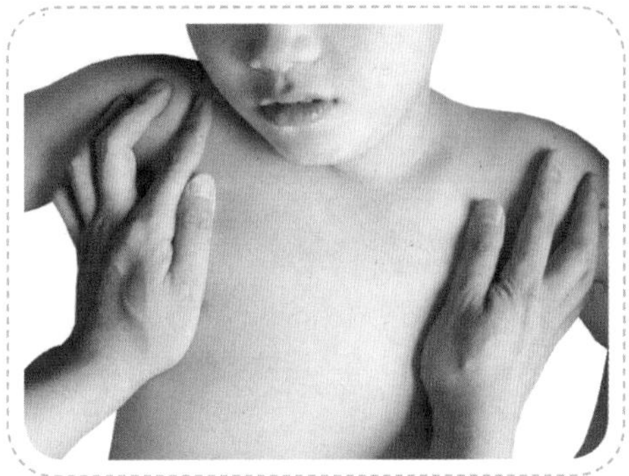

图 4-242　开胸法 2

❺ 揉肺俞：患儿取俯卧位，术者站在患儿的侧方，以一手食、中指端分别置于患儿两侧肺俞（在背部第三胸椎棘突下，旁开 1.5 寸处）穴上环旋揉动 2~3 分钟（图 4-243）。

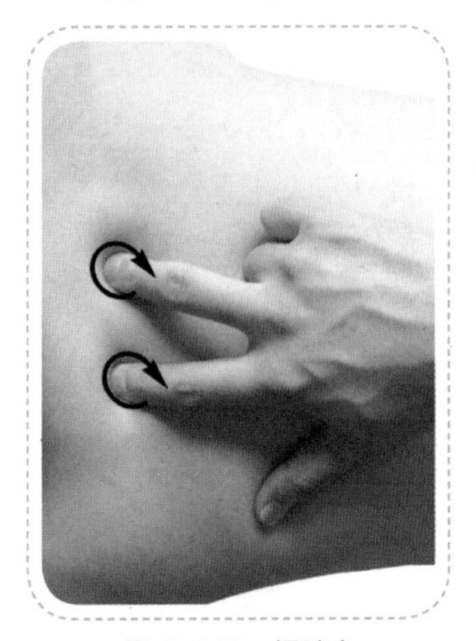

图 4-243　揉肺俞

❺ 运内八卦：患儿取仰卧位，术者站在患儿的侧方，一手扶住患儿的四指，使其掌心向上，另一手以食、中二指夹住患儿拇指，并以拇指端自患儿掌根处顺时针方向做环形推动，称为“运内八卦”，反复操作 100 次。操作时宜轻不宜重，宜缓不宜急，在体表旋绕摩擦推动（图 4-244 至图 4-246）。

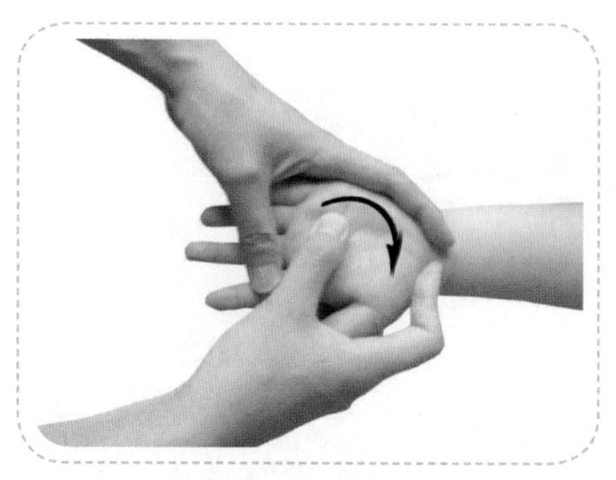

图 4-244　运内八卦 1

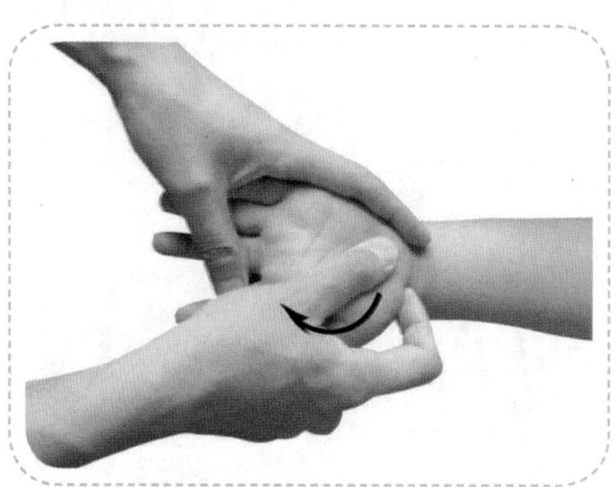

图 4-245　运内八卦 2

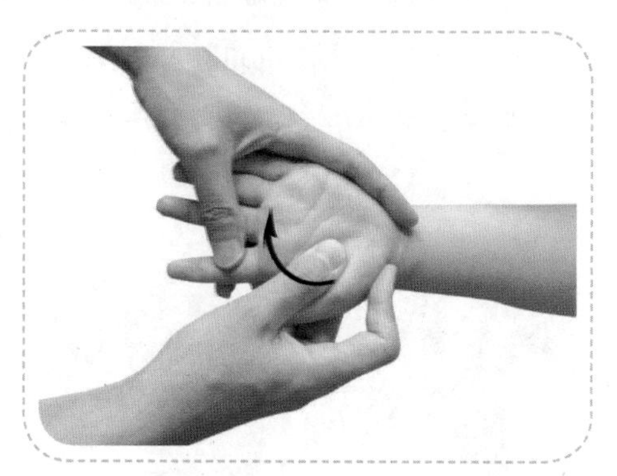

图 4-246　运内八卦 3

—— 外感咳嗽配伍手法 ——

❶ 掐合谷：患儿取抱坐位或仰卧位，术者站在患儿的侧方，一手扶住患儿的前臂，另一手以拇指指甲掐揉患儿合谷穴，注意指甲不可掐破患儿皮肤（合谷在手背第一、二掌骨间，第二掌骨桡侧中点处）（图 4-249）。

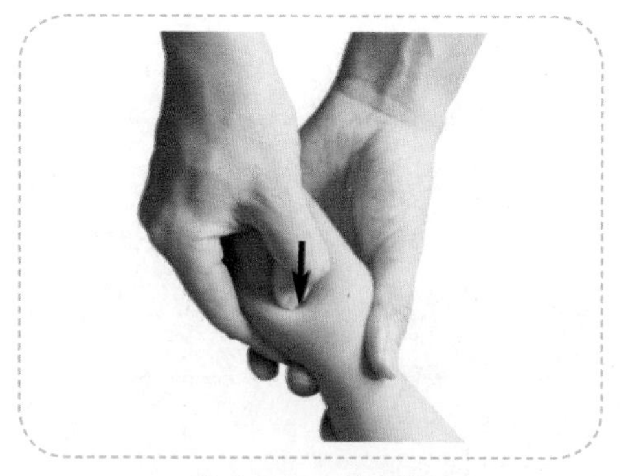

图 4-247　掐合谷

❷ 揉一窝风：患儿取仰卧位，术者站在患儿的侧方，一手托住患儿的前臂，使其掌心向下，另一手以拇指罗纹面按揉患儿一窝风（手背腕横纹中央凹陷处），操作 100 次。注意用力均匀，力度适中，以患儿可以忍受为度（图 4-248）。

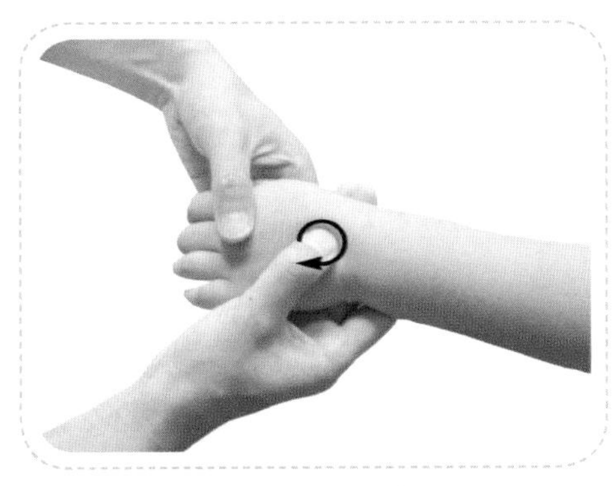

图 4-248 揉一窝风

❸ 开天门：患儿取仰卧位，术者坐于患儿头前，用两手拇指指腹着力于前额，自印堂（眉心）至神庭（印堂之上，入前发际 0.5 寸）做抹法，称为“开天门”，连续做 30~50 次。施术时以拇指的近端带动远端，做上下或左右的单方向移动，其余四指置于头的两侧相对固定（图 4-249、图 4-250）。

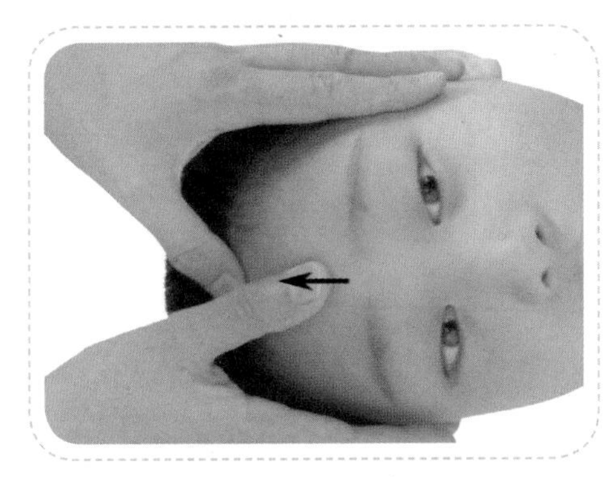

图 4-249 开天门 1

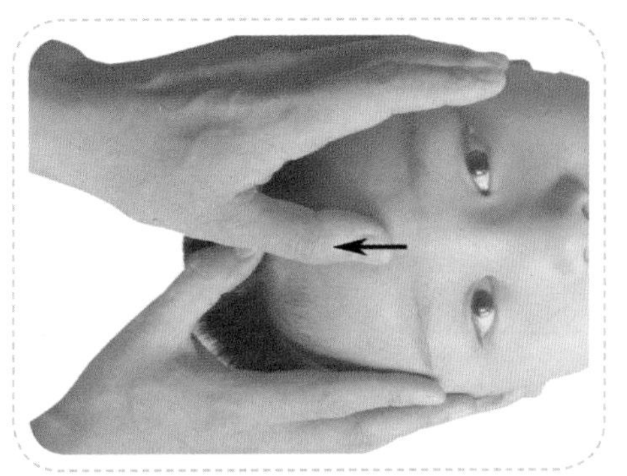

图 4-250 开天门 2

❹ 推坎宫：患儿取仰卧位，术者坐于患儿头前，用两手拇指的桡侧面着力于前额，自眉心向眉梢做分推，称为“推坎宫”，连续做 30~50 次。做此法的时候要注意压力始终如一，做到轻而不浮，重而不滞，方向要正确（图 4-251、图 4-252）。

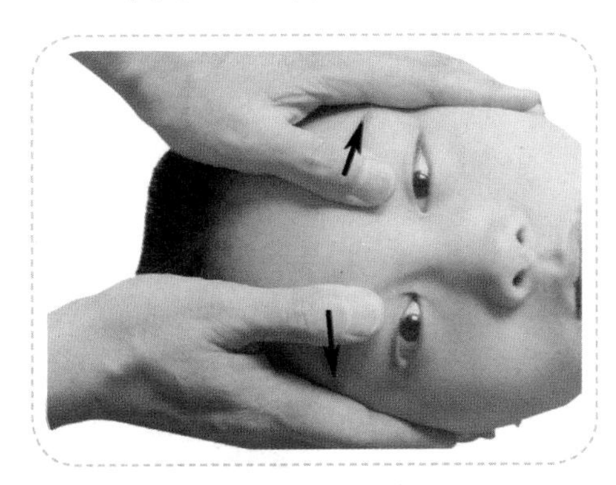

图 4-251 推坎宫 1

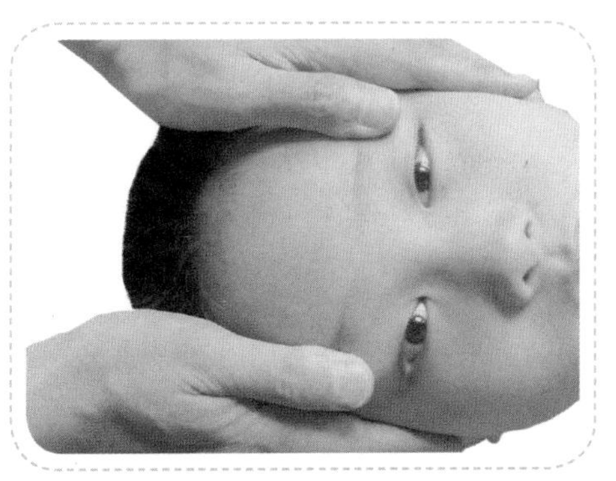

图 4-252 推坎宫 2

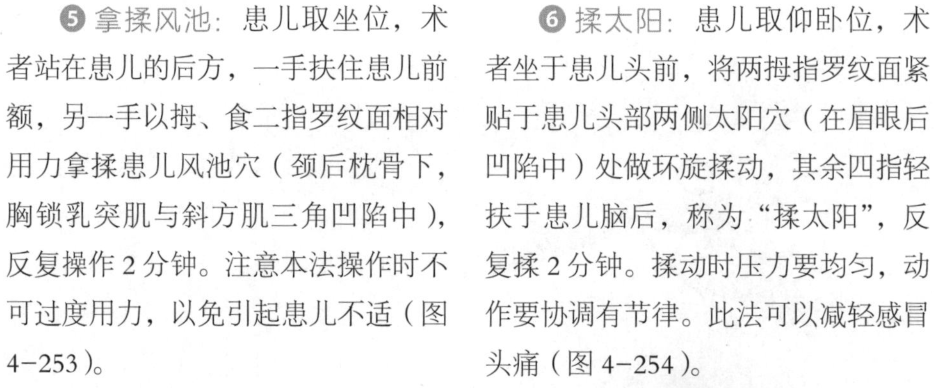

❺ 拿揉风池：患儿取坐位，术者站在患儿的后方，一手扶住患儿前额，另一手以拇、食二指罗纹面相对用力拿揉患儿风池穴（颈后枕骨下，胸锁乳突肌与斜方肌三角凹陷中），反复操作 2 分钟。注意本法操作时不可过度用力，以免引起患儿不适（图 4–253）。

❻ 揉太阳：患儿取仰卧位，术者坐于患儿头前，将两拇指罗纹面紧贴于患儿头部两侧太阳穴（在眉眼后凹陷中）处做环旋揉动，其余四指轻扶于患儿脑后，称为“揉太阳”，反复揉 2 分钟。揉动时压力要均匀，动作要协调有节律。此法可以减轻感冒头痛（图 4–254）。

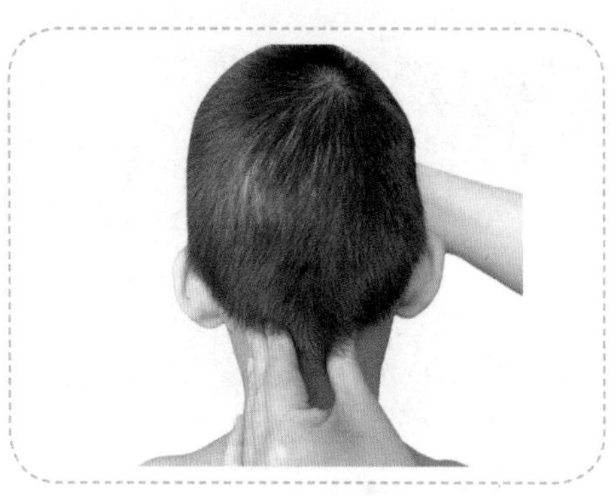

图 4–253　拿揉风池

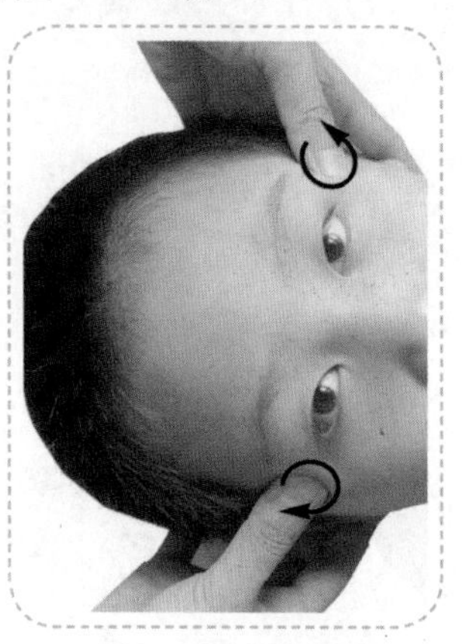

图 4–254　揉太阳

❼ 退六腑：患儿取仰卧位，术者站在患儿的侧方，一手扶住患儿的前臂，另一手以拇指或食、中指指面沿着患儿前臂尺侧，从患儿的肘部向腕部直推，称为“退六腑”，反复操作 100 次。在推动的过程中，要注意指面要紧贴患儿的皮肤，压力要适中（图 4–255、图 4–256）。

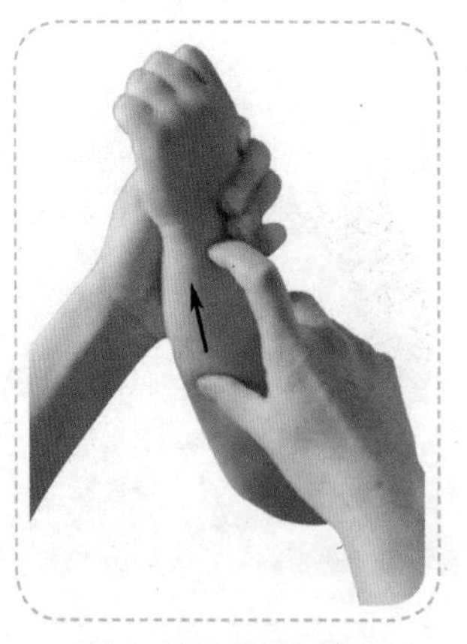

图 4–255　退六腑 1

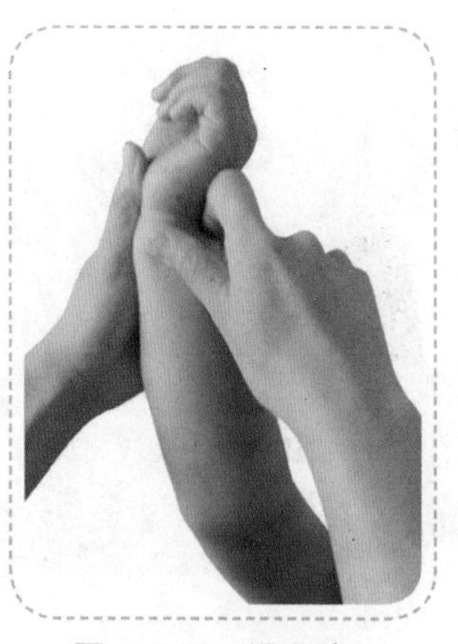

图 4–256　退六腑 2

—— 内伤咳嗽配伍手法 ——

❶补脾经：患儿取仰卧位，术者站在患儿的侧方，一手扶住患儿的前臂，另一手以拇指罗纹面在患儿拇指末节罗纹面上做顺时针方向的旋转推动，也可以将患儿拇指屈曲，术者以拇指罗纹面循患儿拇指桡侧边缘向掌根方向直推，统称“补脾经”，反复操作100次（图4-257、图4-258）。

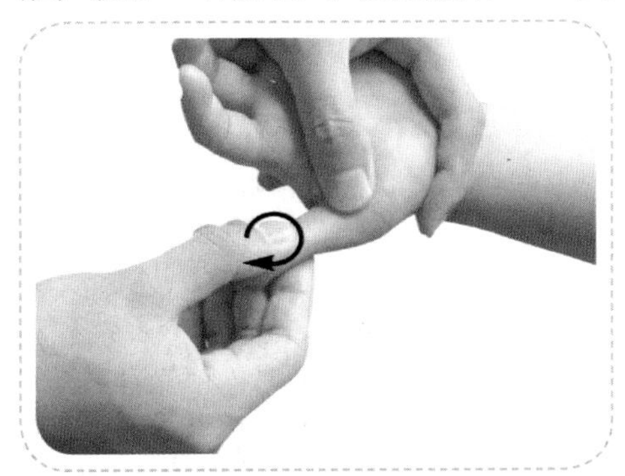

图4-257　补脾经1

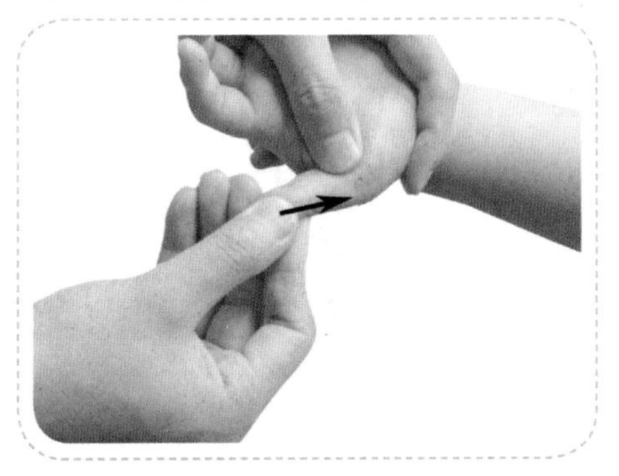

图4-258　补脾经2

❷推肾经：患儿取仰卧位，术者站在患儿的侧方，一手扶住患儿的前臂，另一手以拇指罗纹面从患儿小指指尖向其指根方向直推，称为“推肾经”，反复操作100次。注意推时力量要均匀，着力部位要紧贴患儿皮肤，沿直线推（图4-259）。

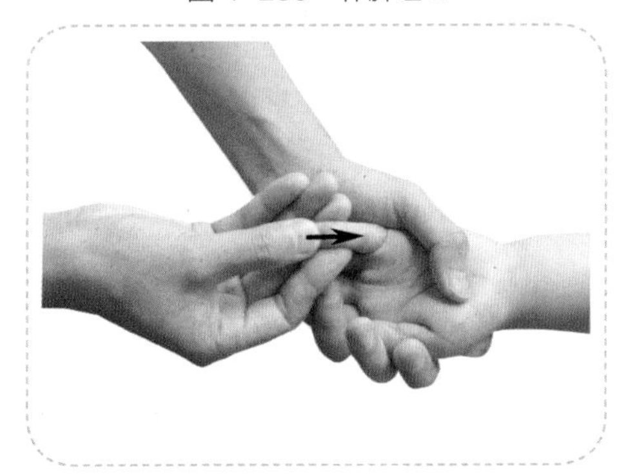

图4-259　推肾经

❸揉足三里：患儿取仰卧位，术者站在患儿的侧方，以一手拇指于患儿足三里穴（小腿前外侧，髌骨与髌韧带外侧凹陷下3寸，距胫骨前缘一横指）穴上，施以点揉法3分钟。施术时以拇指指端吸定于足三里穴上，以肢体的近端带动远端，做带动深层组织的小幅度环旋揉动，压力要均匀，动作要协调有节律（图4-260）。

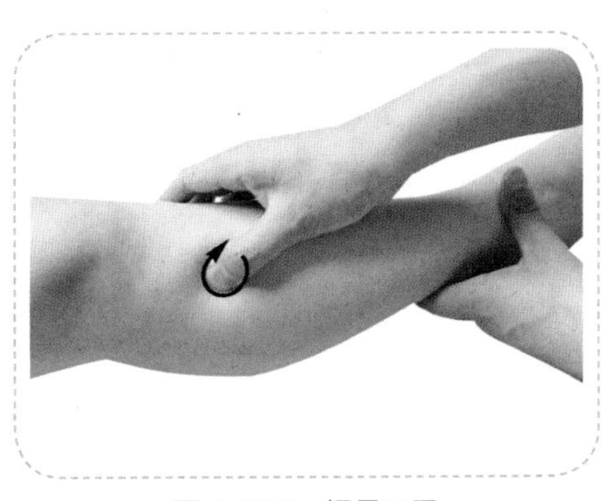

图4-260　揉足三里

❹ 捏脊：患儿取俯卧位，术者双手食指抵于背脊之上，再以两手拇指伸向食指前方，合力夹住肌肉，捏起，采用食指向前拇指后退之翻卷动作，二手交替向前移动。自长强穴（尾骨端下，当尾骨端与肛门连线中点处）起一直捏到大椎穴（后正中线上，第七颈椎棘突下凹陷中）为 1 次。如此反复操作 5~6 次。注意要直线捏，所捏皮肤的厚、薄、松、紧应适宜，捏拿速度要适中，动作轻快、柔和，避免肌肤从手指尖滑脱（图 4-261、图 4-262）。

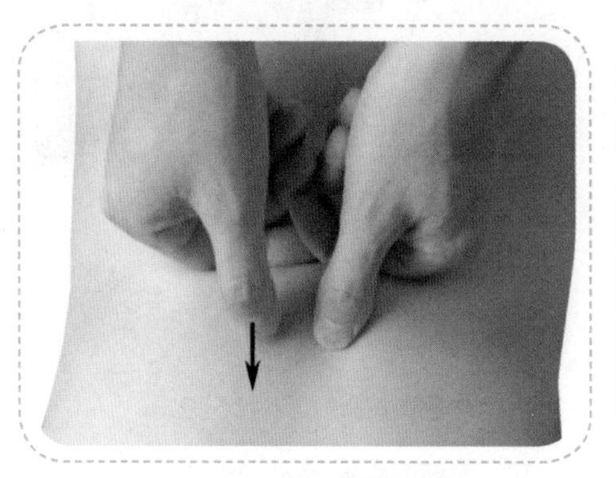

图 4-261 捏脊 1

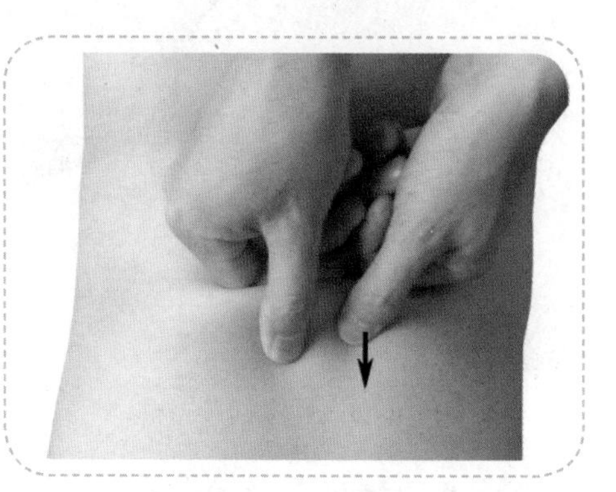

图 4-262 捏脊 2

❺ 揉涌泉：患儿取仰卧位，术者站在患儿的侧方，一手托住患儿足跟，另一手以拇指罗纹面揉患儿涌泉穴（足底部，卷足时足前部凹陷处，约当足底二、三趾趾缝纹头与足跟连线的前 1/3 与后 2/3 交点处）50~100 次（图 4-263）。

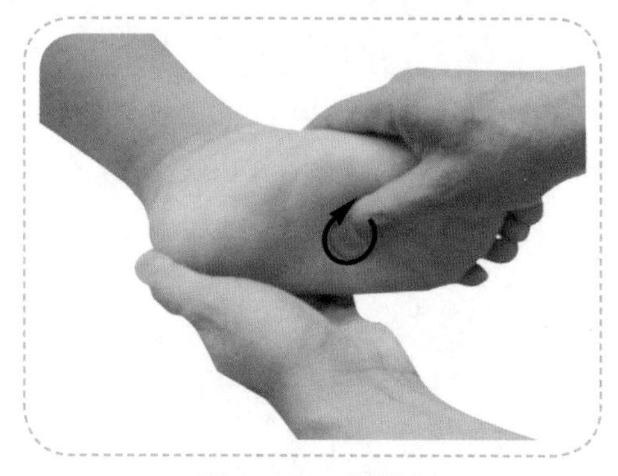

图 4-263 揉涌泉

5 预防保健

（1）咳嗽的原因很多，应查明病因，对症用药，不能随便使用止咳药，过分依赖抗生素。长期使用这些药物会降低自身的抵抗力，对于以后的治疗有较为不利的影响。

（2）多晒太阳，强健体魄，每天应坚持锻炼 30 分钟左右，可以选择跑步、快走、跳绳、踢球等活动，坚持运动可以增强身体的免疫力。

（3）干燥的空气会让小朋友的咽喉更加干燥难受，使用空气加湿器可以湿化室内的空气，让儿童的咽喉得以湿润。或者增加饮水，也可以有效减轻患儿咽喉疼痛干痒等症状。

（4）在季节交替时，温度变化较为明显，记得随天气变化适当增减衣物。去人多的公共场所记得戴口罩，饭前勤洗手，注意个人卫生，避免病从口入。

（5）日常生活环境应保持干净整洁，适当通风，保持空气清新，减少病菌滋生，可以有效地减少儿童患感冒的概率。

6 饮食注意

（1）应少吃生冷辛辣油腻等容易刺激咽喉且难以消化的食物，否则会加重患儿咳嗽的症状，这类食物包括冰淇淋、巧克力、肥肉、辣椒、胡椒、碳酸饮料等。

（2）新鲜的水果中含有大量维生素，可以增强机体的抵抗力，日常生活中多食用此类食物可以有效提高免疫力，预防因感冒引起的咳嗽，这类食物包括猕猴桃、草莓、橙子、圣女果、橘子等。

（3）日常饮食应该清淡为主，多吃一些米粥、面条、蔬菜汤等易消化的食物，适当多食富含蛋白质的食物如鱼肉、鸡肉、鸡蛋、瘦肉、大豆等。

（4）一些食物具有较好的止咳化痰的效果，如百合可以补脾健肺，止咳化痰，可将其同糯米共同熬粥，让患儿服用。鸭梨也具有止咳润肺的效果，可将其蒸熟后让患儿服用。银耳也可以滋养肺部，可以和红枣共同煲汤让患儿服用，也有较好的止咳效果。

7 应用举例

陆某，女，2岁3个月。主诉：咳嗽2天。现病史：家长述患儿2天前外出玩耍，出汗后受凉，当天夜里出现咳嗽，家长自予“小柴胡冲剂”口服，生姜温水洗浴，症状未见好转。昨日下午及晚上咳嗽加重，为寻求推拿治疗，今来诊。症见：咳嗽，连声作呛，少痰，不会咳出，咳声嘶哑，咽部干痒，唇鼻干燥，无恶寒发热，无鼻塞流涕，大便干结，矢气味臭，小便黄。平素夜寐不安，喜蹬被子，盗汗。查体：神情，精神可，皮肤干燥，两颧微红，午后为甚，颜面可见散在红疹及抓痕。鼻腔干燥，可见鼻腔内黄色块状分泌物，咽部微红，未见扁桃体肿大，舌红少津，苔薄黄，指纹色紫滞。双肺呼吸音粗，未闻及干湿性啰音。诊断：咳嗽（温燥伤肺）。治则：滋阴润燥，宣肺止咳。中药予桑杏汤3剂。推拿处方：清肺平肝100次，清天河水300次，退六腑300次，运内劳宫100次，运内八卦50次，揉二马200次，清大肠200次，揉乳根100次，揉乳旁100次，揉天突100次，揉膻中100次，揉足三里50次，揉涌泉50次，擦膻中及肺俞至透热。一诊后患儿咳嗽减轻；二诊守前方，推拿后当日下午4点钟咳嗽，约持续5分钟，其他时间未见咳嗽，大便质软；三诊守前方基础上，去退六腑加揉束骨300次，病告痊愈。

参考文献：何贤芬，严欣，张玲玲，等.推拿配合中药治疗风燥伤肺型小儿咳嗽48例［J］. 中医外治杂志，2019，28（01）：32-33.

十七 宝宝哮喘不要慌，小儿推拿有良方（小儿哮喘）

小儿哮喘是一种严重危害儿童身体健康的慢性呼吸道疾病，其发病率较高，严重影响了患儿的学习、生活及日常活动，影响儿童的生长发育。不少哮喘患儿由于治疗不及时或治疗不当最终发展为成人哮喘，导致肺功能严重受损，部分患儿甚至完全丧失体力活动的能力，哮喘发作较为严重时，若未得到及时有效治疗，有致命危险，故本病应当引起家长朋友们的重视。

1 疾病简介

哮喘是小儿常见的呼吸道疾病，以发作性喉间哮鸣气促，呼气延长为特征，严重者不能平卧。本病四季皆有，好发于春秋两季。各个年龄都可发生，婴幼儿及学龄前期最为常见。

2 常见症状

❶常突然发病，发作之前多有喷嚏、咳嗽等先兆症状。发作时不能平卧，

烦躁不安，气急，气喘。

（2）有诱发因素，如气候转变，受凉受热或接触某些过敏物质。

（3）可有婴儿期湿疹史或家族哮喘史。

3 辨证分型

—— 发作期 ——

❶ 寒喘：咳嗽气喘，喉间哮鸣音，咳痰稀白或带沫，鼻喉发痒，胸闷，呼吸不畅，面色苍白，畏寒无汗，口不渴或渴喜热饮，大便溏薄，小便清长，舌质暗或胖大，苔薄白或白腻，指纹青紫。

❷ 热喘：喉中哮喘如吼，咳痰黄稠，面红发热，胸胁满闷，烦躁不安，渴喜冷饮，大便干结，小便短赤，舌红苔黄，指纹紫红。

— 缓解期 ——

肺脾气虚：咳嗽痰多，咳声无力，气短乏力，神疲懒言，自汗，怕冷，食少纳呆，大便溏薄，易受外邪，舌淡苔薄，指纹暗淡。

4 治疗手法

❶ 清肺经：患儿取仰卧位，术者站在患儿的侧方，一手扶住患儿的前臂，另一手以拇指罗纹面从患儿无名指末节罗纹面向其指根方向直推，称为“清肺经”，反复操作100次。注意做推法时力量要均匀，着力部位要紧贴患儿皮肤沿直线推（图4–264）。

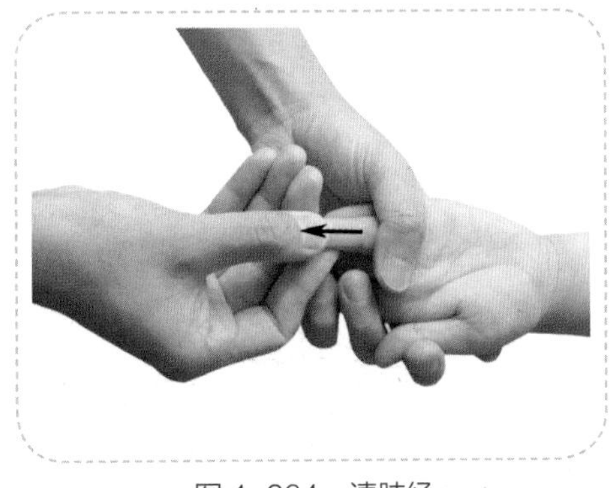

图4–264　清肺经

❷ 补脾经：患儿取仰卧位，术者站在患儿的侧方，一手扶住患儿的前臂，另一手以拇指罗纹面在患儿拇指末节罗纹面上做顺时针方向的旋转推动，也可以将患儿拇指屈曲，术者以拇指罗纹面循患儿拇指桡侧边缘向掌根方向直推，统称“补脾经”，反复操作100次（图4–265、图4–266）。

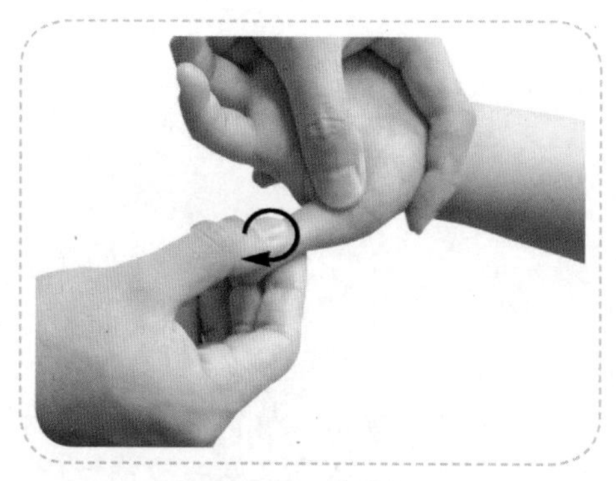

图 4-265 补脾经 1

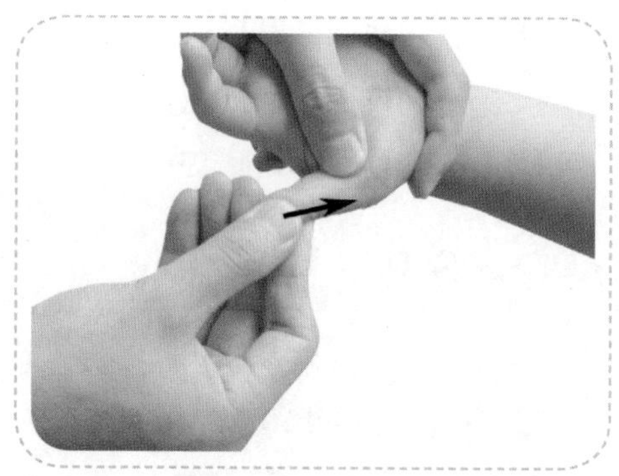

图 4-266 补脾经 2

❸ 推肾经：患儿取仰卧位，术者站在患儿的侧方，一手扶住患儿的前臂，另一手以拇指罗纹面从患儿小指指尖向其指根方向直推，称为“推肾经”，反复操作 100 次。注意推时力量要均匀，着力部位要紧贴患儿皮肤，沿直线推（图 4-267）。

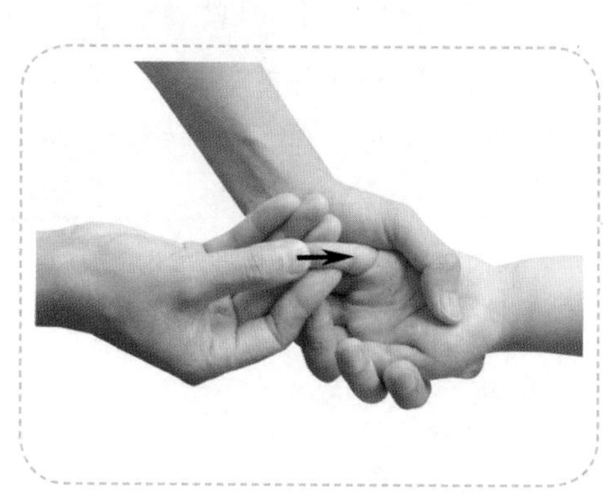

图 4-267 推肾经

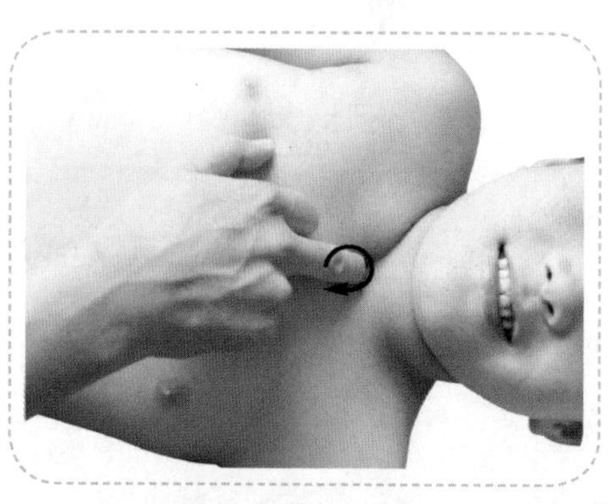

图 4-268 揉天突

❹ 揉天突：患儿取仰卧位，术者站在患儿的侧方，以中指指端着力，按揉天突穴（在胸骨切迹上缘凹陷处正中）30~50 次，用力以患儿能耐受为度（图 4-268）。

❺ 揉膻中：患儿取仰卧位，术者站在患儿的侧方，以一手食指、中指指端按于患儿两乳头连线中点处，即膻中穴，以指端为着力点做环旋揉动，揉 300 次（图 4-269）。

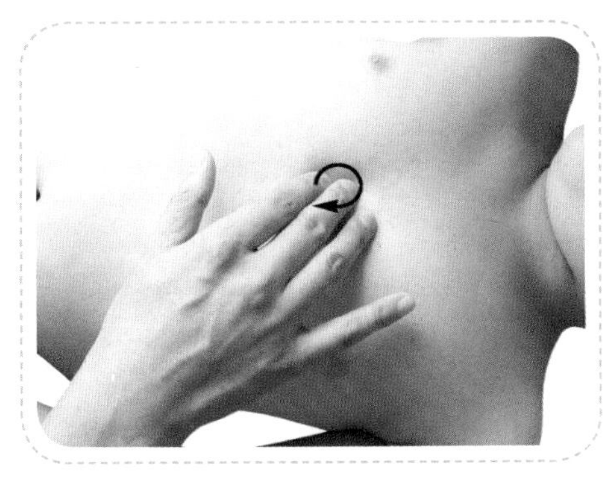

图 4-269　揉膻中

❻ 开胸法：患儿取仰卧位，术者站在患儿的侧方，用双手拇指及大鱼际着力，自胸骨下端沿肋间隙向两侧分推，同时由上向下沿胸骨中线移动，反复 5~8 遍（图 4-270、图 4-271）。

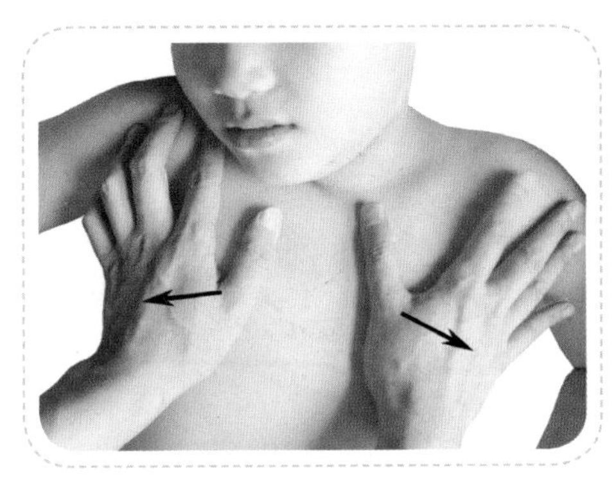

图 4-270　开胸法 1

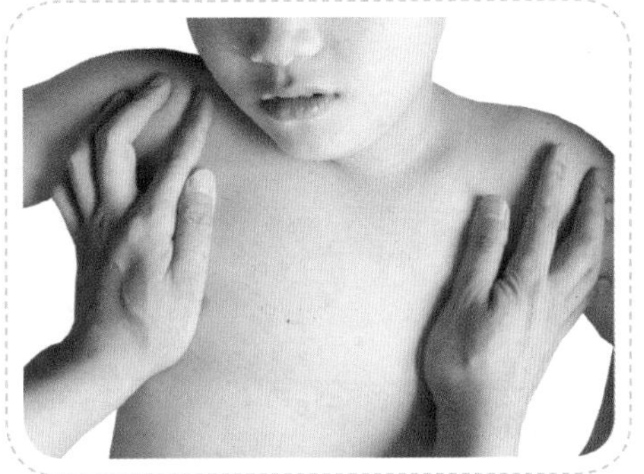

图 4-271　开胸法 2

❼ 揉肺俞：患儿取俯卧位，术者站在患儿的侧方，以一手食、中指端分别置于患儿两侧肺俞（在背部第三胸椎棘突下，旁开 1.5 寸处）穴上环旋揉动 2~3 分钟（图 4-272）。

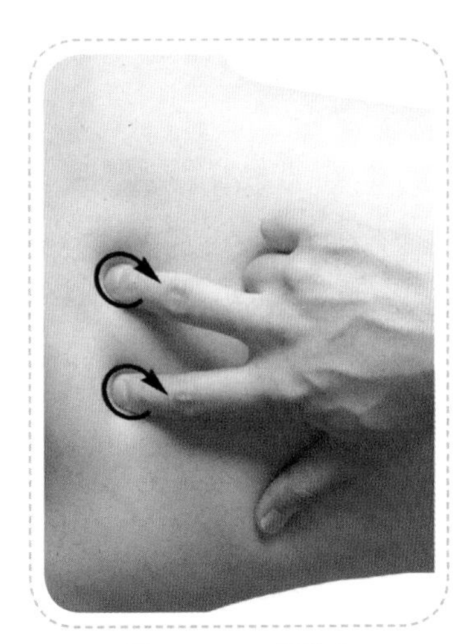

图 4-272　揉肺俞

❽ 运内八卦：患儿取仰卧位，术者站在患儿的侧方，一手扶住患儿的四指，使其掌心向上，另一手以食、中二指夹住患儿拇指，并以拇指端自患儿

掌根处顺时针方向做环形推动，称为“运内八卦”，反复操作100次。操作时宜轻不宜重，宜缓不宜急，在体表旋绕摩擦推动（图4-273至图4-275）。

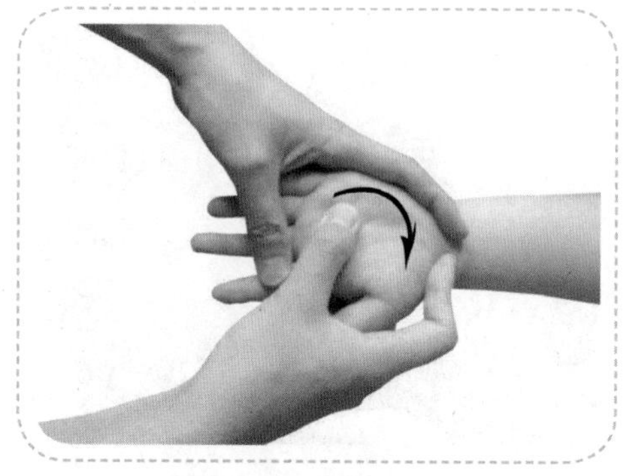

图4-273 运内八卦1

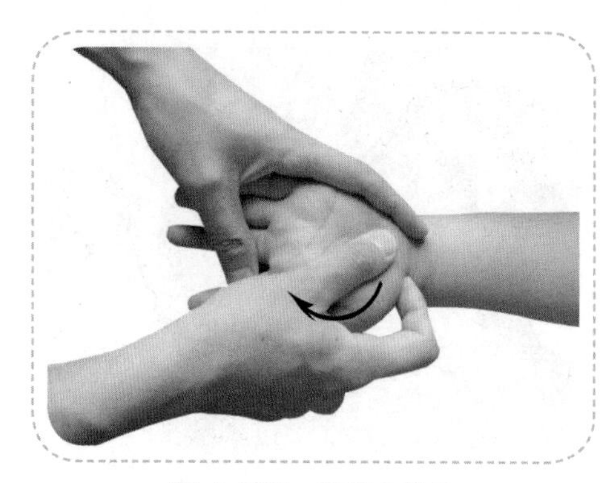

图4-274 运内八卦2

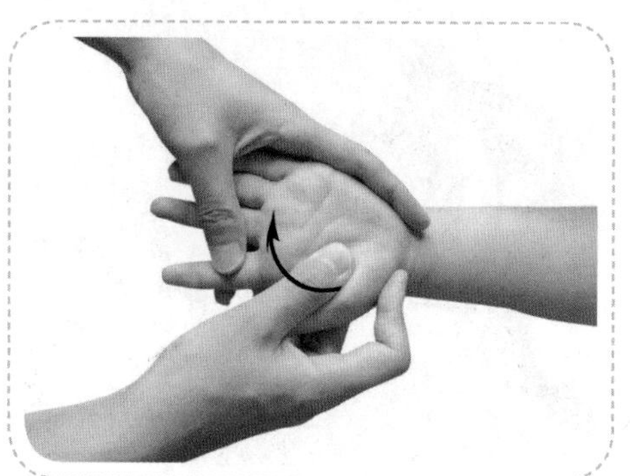

图4-275 运内八卦3

5 预防保健

（1）尽量少要让孩子去公共场所，出门记得戴口罩，减少冷风、粉尘、烟雾等因素的刺激。居家注意环境卫生，保持通风，避免饲养猫狗等宠物，动物毛发可能会诱发哮喘发作。

（2）注意天气变化，天冷应勤加衣物，做好颈部以及面部的保暖，冷空气可能诱发患儿的哮喘发作。

（3）患儿由于哮喘经常发作，对其正常生活以及学习等方面有较大影响，故患儿心理上会比较紧张，家长应及时调节其心理状态，树立能够战胜疾病的信心，保持其情绪稳定，有利于疾病的恢复。

（4）发病时多卧床休息，缓解期应适当增加锻炼，适当运动能提高孩子的抗病能力，增强体质，增加免疫力从而达到预防哮喘的作用，建议的运动有慢跑、羽毛球、游泳等。但应注意避免太过激烈的运动如快跑、足球、篮球等，过度换气会诱发哮喘。

6 饮食注意

（1）治疗期间饮食清淡、易消化、多喝水，忌食生冷、油腻、辛辣之品，此外，许多食物如鱼虾（海鱼）、芝麻、贝壳类、坚果类（腰果、花生等）、奶制品甚至小麦制品、芒果和桃等，可作为过敏原引起哮喘发作，对此也要多加注意。家长朋友应将可以诱发哮喘的食物记录下来，避免再次食用，诱发哮喘发作。

（2）多食富含维生素的蔬菜和水果，有利于提高抵抗力。如苹果的营养价值非常高，含有人体需要的多种微量元素和丰富的膳食纤维，多让孩子吃苹果，能够起到预防哮喘的作用；白萝卜也有预防哮喘的作用，并且能够促进肠胃的蠕动，经常吃白萝卜可以保持排便通畅，加快人体的新陈代谢，并且也可以保护孩子身体健康；雪梨可以滋阴润肺，止咳化痰，多食用对肺部有较好的滋养效果；银耳味甘、性平，具有益气润肺之功，经常食用有较好的养肺作用。

（3）患儿也可多进食丝瓜、薏米、柑橘、银杏等化痰利湿之品，以及绿豆、苦瓜、柚子等清热化痰之物，对于预防哮喘也有较好的效果。

7 应用举例

石某，男，5岁3个月。其母代诉：患儿反复咳喘2年余，发作7天。患儿于2年前开始反复出现咳嗽气喘，每遇天气变化加重，7天前，因天气变化后咳喘加重，用沙美特罗氟替卡松粉吸入剂，50/100μg，每天2~3次，症状缓解。因反复咳喘，为求进一步治疗而来就诊。刻下症：面色少华，气短懒言，晨起咳嗽，时有痰鸣，食少，汗出，神疲乏力，夜寐欠安，舌淡、苔薄白，脉细。诊断：哮喘，肺脾气虚证。治法：补肺健脾，化痰平喘。处方：常例开窍，开天门、推坎宫、推太阳、掐总筋分阴阳各24次；补脾经300次，清心经100次，补肺经300次，补肾经150次；“推胸法”：推揉膻中100次，分推膻中60次，直推60次，按压肋间（由锁骨下第一肋间起压每个肋间，压至乳下肋间，即第五肋间止）4遍；“推背法”：推揉肺俞60次，推“八”字、推“||”字至皮肤鲜红，按揉足三里100次，捏脊8次，拿肩井5次。每天

1 次，每周 5 次，4 周为 1 个疗程。4 周后患儿家属诉患儿咳喘次数明显减少，必要时用沙美特罗氟替卡松粉吸入剂，1~2 天 1 次，夜间睡眠可，纳食尚可。5 月 20 日患儿复诊，其母诉患儿偶有咳喘，使用沙美特罗氟替卡松粉吸入剂每周 3~4 次。病情稳定。

参考文献：易晓盼，汤伟，叶勇，等．刘氏小儿推拿流派从瘀论治小儿哮喘缓解期经验［J］．湖南中医志，2019，35（2）：30-33.

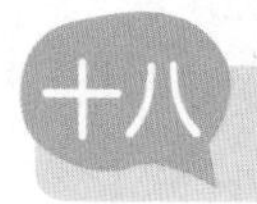

髋关节有异常，小儿推拿能帮忙（小儿髋关节半脱位）

小儿髋关节半脱位是比较常见的先天性畸形之一，主要由于髋臼、股骨头、关节囊、韧带和附近肌肉先天性发育不良或异常导致，也有可能因为胎儿在子宫内位置不正常，髋关节过度屈曲所导致。此外，由于股骨头发育不健全，关节囊松弛的原因，5 岁以下小儿在奔跑打闹时，也容易扭转髋关节而发生脱位。所以及时发现本病十分重要，尽早发现就能尽早为患儿争取治疗机会，故家长朋友们应多加注意。

1 疾病简介

髋关节半脱位是小儿比较常见的髋关节畸形。遗传因素，髋臼发育不良及关节韧带松弛，以及胎儿在子宫内胎位异常，承受不正常的机械性压力，影响髋关节的发育等均可引起先天性髋关节脱位。

2 常见症状

（1）产伤史。出生时即存在，女多于男，左侧多于右侧，双侧者较少。

（2）触诊发现股骨头向外轻度移位，未完全脱出髋臼，这种状态可长期存在。

（3）关节造影观察和手术中发现，在髋臼的外方形成隔膜而限制其完全复位。

临床分为站立前期和脱位期。

—— 站立前期 ——

（1）两侧大腿内侧皮肤皱褶不对称，患侧皱褶加深增多。

（2）患者会阴部增宽，双侧脱位时更为明显。

（3）患者髋关节活动少，活动受限。患侧蹬踩力量较健侧弱。常处于屈曲位，不能伸直。

（4）患侧肢体缩短。

（5）牵拉患者下肢时有弹响声或弹响感，患儿有时会哭闹。

—— 脱位期 ——

（1）患儿一般开始行走的时间较正常小儿晚。

（2）单侧脱位时，患儿步态跛行。双侧脱位者，站立时骨盆前倾，臀部后耸，腰部前凸特别明显，行走呈鸭步。

（3）患儿取仰卧位，双侧髋、膝关节各屈曲 90° 时，双侧膝关节不在同一平面。推拉患侧股骨时，股骨头似打气筒样上下移动，内收肌紧张，髋关节外展受限。

（4）Trendelenburg 征（单足站立试验）阳性：正常情况下，单足站立时，臀中肌、臀小肌收缩，对侧骨盆抬起，身体才能保持平衡。如果站立侧患有先天性髋关节脱位时，因臀中肌、臀小肌的肌肉松弛，对侧骨盆不但不能抬起，反而下降。

3 辨证分型

❶ 外伤瘀阻（发病期）：突然收到外力牵拉，突发性剧烈疼痛，皮肤色红或不变，触之皮肤发热或不热，舌淡红，苔薄白，指纹色红。

❷ 气滞血瘀（迁延期）：疼痛逐渐加重，痛处固定不移，疼痛拒按，髋部活动时更甚，舌紫暗或有瘀斑、瘀点，指纹紫滞。

4 治疗手法

❶ 按揉髋关节：患儿取侧卧位，患侧在上，健侧在下。术者站在患儿的侧方，用掌根着力，按揉患儿髋关节，反复操作 1 分钟。施术时掌根要吸定于患儿皮肤，力量要渗透到深部组织，紧推慢移，切不可摩擦皮肤，压力

均匀持久，动作协调有节律。注意用力不宜过大，以免造成髋关节脱位（图4-276）。

❷ 点揉环跳：患儿取俯卧位，术者站在患儿的侧方，一手按住患肢，另一手点揉该患肢环跳穴，2分钟。施术时动作要和缓，指力要吸定于患儿皮肤，力量要深透达穴位的深层组织，压力均匀，动作要协调有节律（图4-277）。

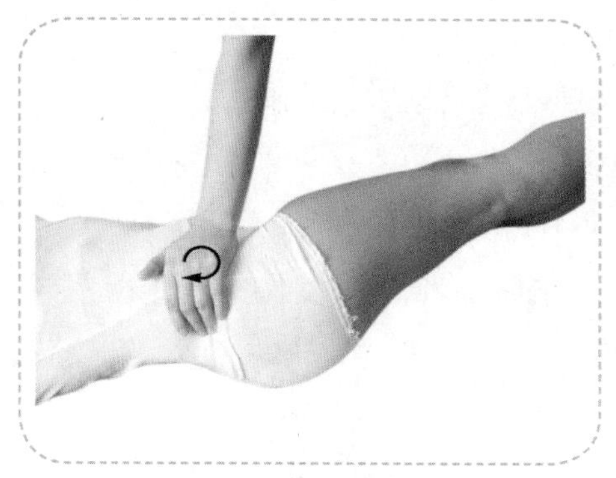

图4-276　按揉髋关节

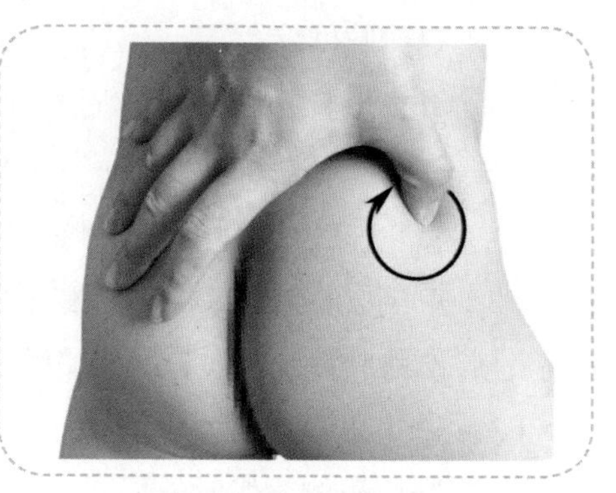

图4-277　点揉环跳

❸ 点揉居髎：患儿取俯卧位，术者站在患儿的侧方，一手按住患肢，另一手点揉该患肢居髎穴，2分钟。施术时动作要和缓，指力要吸定于患儿皮肤，力量要深透达穴位的深层组织，压力均匀，动作要协调有节律（图4-278）。

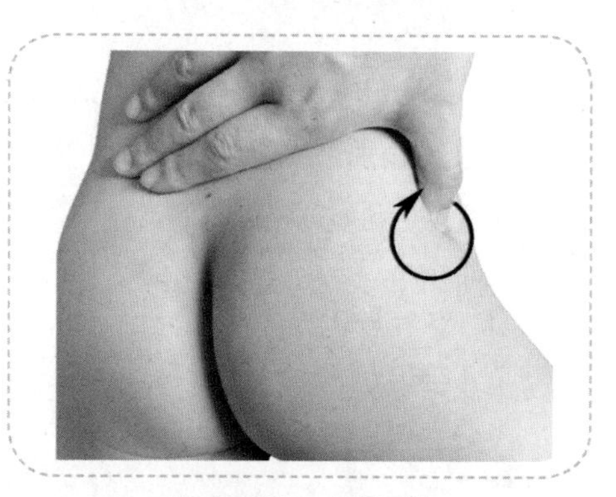

图4-278　点揉居髎

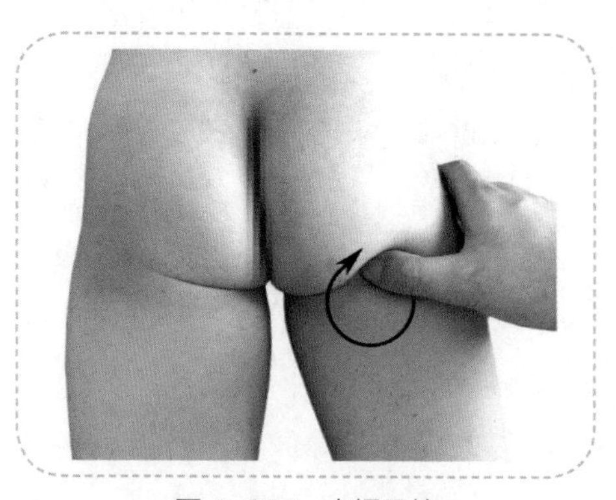

图4-279　点揉承扶

❹ 点揉承扶：患儿取俯卧位，术者站在患儿的侧方，一手按住患肢，另一手点揉该患肢承扶穴，2分钟。施术时动作要和缓，指力要吸定于患儿皮肤，力量要深透达穴位的深层组织，压力均匀，动作要协调有节律（图4-279）。

❺ 点揉委中：患儿取俯卧位，术者站在患儿的侧方，一手按住患肢，另一手点揉该患肢委中穴，2 分钟。施术时动作要和缓，指力要吸定于患儿皮肤，力量要深透达穴位的深层组织，压力均匀，动作要协调有节律（图 4–280）。

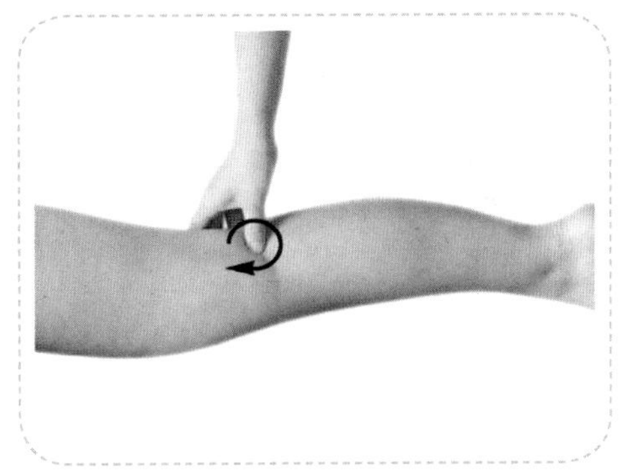

图 4–280　点揉委中

❻ 捏脊：患儿取俯卧位，术者双手食指抵于背脊之上，再以两手拇指伸向食指前方，合力夹住肌肉，捏起，采用食指向前拇指后退之翻卷动作，二手交替向前移动。自长强穴（尾骨端下，当尾骨端与肛门连线中点处）起一直捏到大椎穴（后正中线上，第七颈椎棘突下凹陷中）为 1 次。如此反复操作 5~6 次。注意要直线捏，所捏皮肤的厚、薄、松、紧应适宜，捏拿速度要适中，动作轻快、柔和，避免肌肤从手指尖滑脱（图 4–281、图 4–282）。

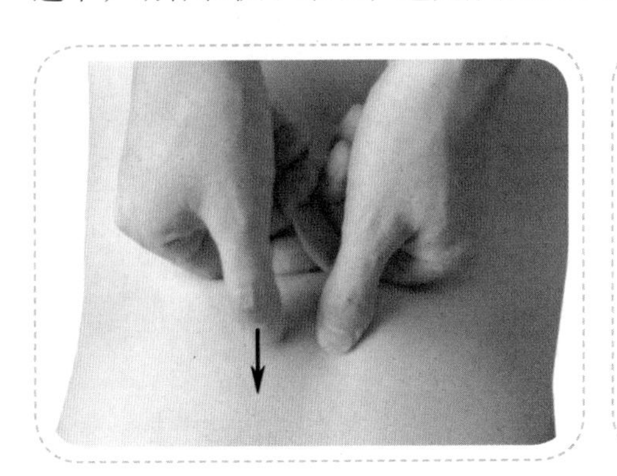

图 4–281　捏脊 1

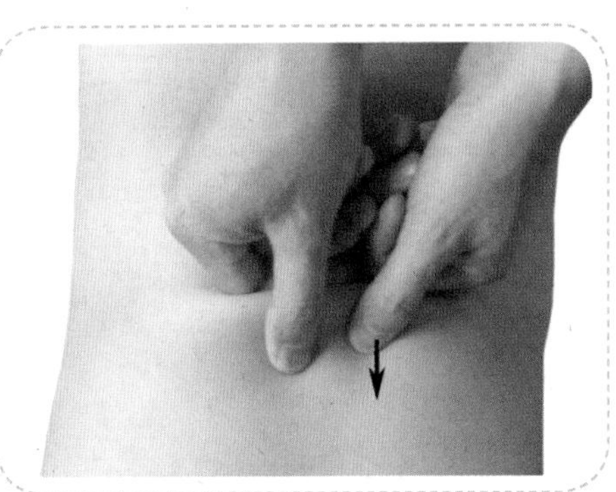

图 4–282　捏脊 2

❼ 擦八髎：患儿取俯卧位，术者站在患儿的侧方，将一手手掌放于患儿骶部八髎穴（正对八个骶后孔处，左右各四）处，沿着八髎穴走向做往返直线快速擦动 3 分钟。注意手掌要紧贴患儿腰部皮肤，压力适中，速度要均匀且快，要沿直线往返操作，不可歪斜，使产生的热量透达深层组织，即“透热”（图 4–283 至图 4–286）。

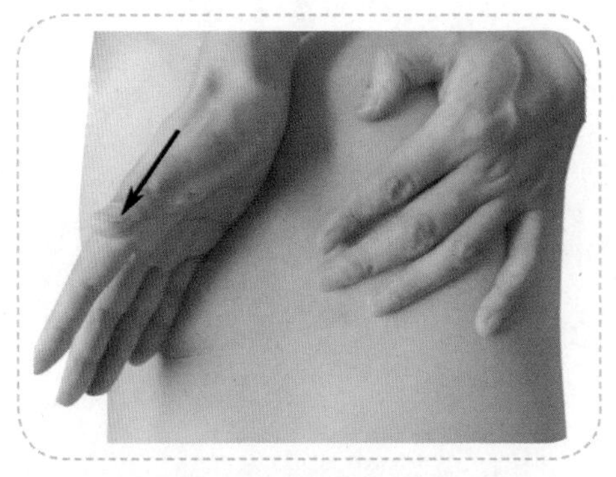

图 4-283 擦八髎 1

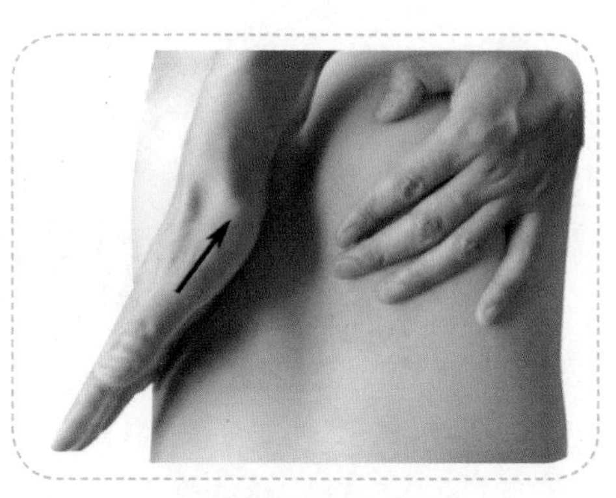

图 4-284 擦八髎 2

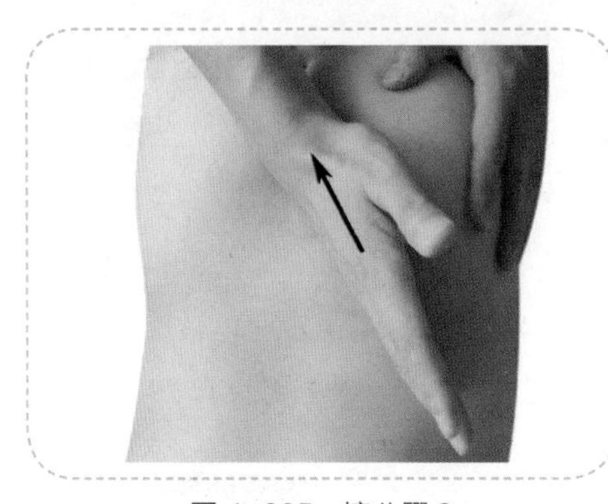

图 4-285 擦八髎 3

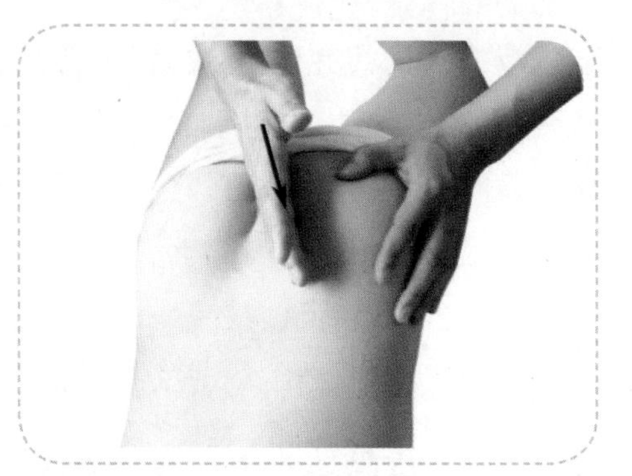

图 4-286 擦八髎 4

5 预防保健

（1）不要给儿童下肢包裹过于结实，应使其尽量髋关节外展屈曲，这样有利于髋关节的正常发育。

（2）注意髋关节保暖，不可坐卧湿地，日常生活中不要太过劳累，避免剧烈运动，合理安排作息时间。

（3）可带患儿进行影像检查，所有髋关节超声提示髋关节不稳定者，包括脱位、松弛等均应早期治疗，以防发生髋关节半脱位，保守治疗无效者可以考虑手术治疗。

6 饮食注意

（1）有髋关节脱位的儿童要多吃一些含蛋白质丰富的食物，例如豆制品，鱼类，鸡蛋等。同时也应多吃一些富含钙质的食物，可以促进骨骼更好的发育，如牛奶、小白菜、小油菜、芥蓝、芹菜、海带、虾皮等。

（2）在平时还需要多喝水，多吃新鲜的水果蔬菜，例如苹果、香蕉、猕猴桃、草莓、火龙果等；少吃辛辣、油腻、刺激之物，不利于小儿的生长发育，如辣椒、肥肉、炸鸡、碳酸饮料等。

十九　宝宝肌肉没力量，小儿推拿有妙方（小儿痿证）

小儿痿症是肌肉逐渐发生萎缩的疾病，病型种类较多，一般认为是由遗传所致。患儿没办法像别的孩子一样，跑来跑去做自己喜欢的运动，因为其肌肉很松弛缺乏力量，到后期严重的还有可能会出现肌肉萎缩的现象。本病还有可能影响患儿的身高，患儿会比同龄的孩子发育迟缓，体型偏瘦，浑身无力。本病对儿童的身体发育以及心理健康均会产生较大影响，需引起家长朋友们的重视。

1 疾病简介

小儿痿证是原发于肌肉组织的遗传代谢性疾病。常见症状为缓慢起病，进行性加重的对称性随意肌萎缩和无力。西医称之为“进行性肌营养不良”。

2 常见症状

临床以进行性的肌肉萎缩无力为主要常见症状，行走困难，步态不稳，不能登楼，易倾跌摔跤，步态摇摆，行走呈鸭步。

3 辨证分型

❶ 脾胃亏虚：肢体痿软无力，精神疲倦，少气懒言，乏力，食少纳呆，腹胀便溏，舌苔薄白，指纹色淡。

❷ 肝肾虚损：下肢痿软无力，身体消瘦，四肢挛缩，不能久立，渐至步履全废，腰脊酸软，目眩头晕，烦躁失眠，智力低下，舌红少苔，指纹鲜红。

4 治疗手法

❶ 补脾经：患儿取仰卧位，术者站在患儿的侧方，一手扶住患儿的前臂，另一手以拇指罗纹面在患儿拇指末节罗纹面上做顺时针方向的旋转推动，也可以将患儿拇指屈曲，术者以拇指罗纹面循患儿拇指桡侧边缘向掌根方向直推，统称“补脾经”，反复操作 100 次（图 4–287、图 4–288）。

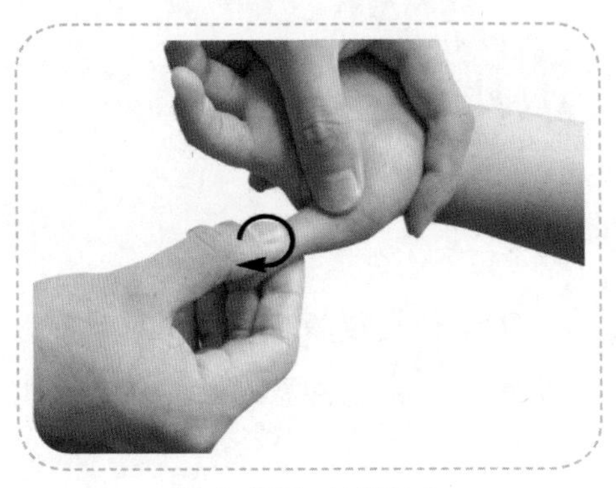

图 4–287 补脾经 1

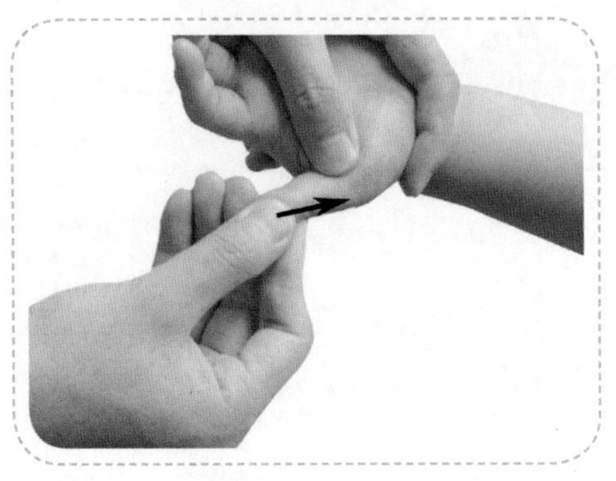

图 4–288 补脾经 2

❷ 推肾经：患儿取仰卧位，术者站在患儿的侧方，一手扶住患儿的前臂，另一手以拇指罗纹面从患儿小指指尖向其指根方向直推，称为“推肾经”，反复操作 200 次（图 4–289）。

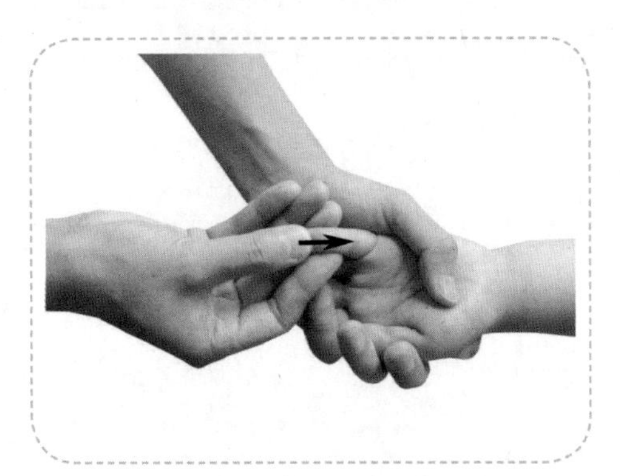

图 4–289 推肾经

图 4–290 推三关 1

❸ 推三关：患儿取仰卧位，术者站在患儿的侧方，一手扶住患儿的前臂，另一手以拇指桡侧面或食中指指面沿着患儿前臂桡侧，从患儿的腕部向肘部直推，称为“推三关”，反复操作 200 次。在推动的过程中，要注意指面要紧贴患儿的皮肤，压力要适中（图 4–290 至图 4–292）。

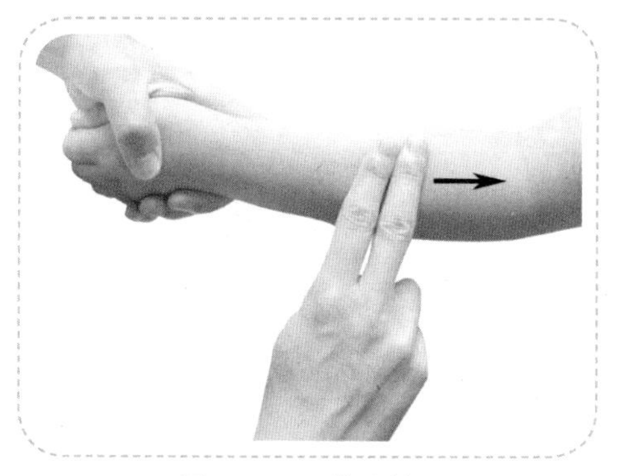

图 4-291　推三关 2

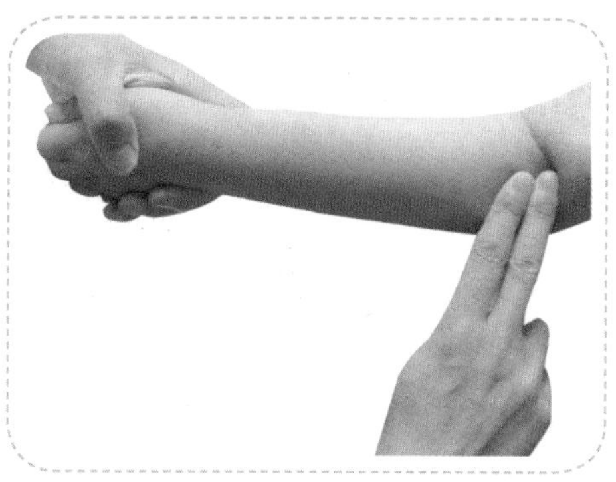

图 4-292　推三关 3

❹ 摩腹：患儿取仰卧位，术者站在患儿的侧方，将手掌轻放于患儿腹部，沉肩垂肘，以前臂带动腕，按照左上腹、右上腹、右下腹、左下腹的顺序做环形而有节律的抚摩约 5 分钟。用力宜轻不宜重，速度宜缓不宜急。在摩腹之前可以在患儿腹部涂上适量滑石粉，以免摩腹过程中损伤患儿皮肤（图 4-293 至图 4-295）。

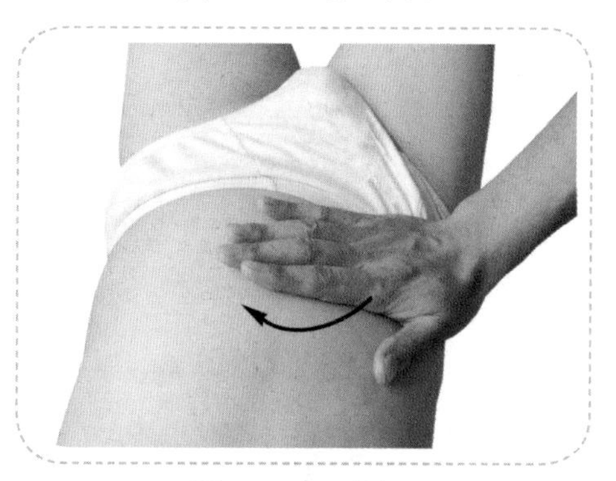

图 4-293　摩腹 1

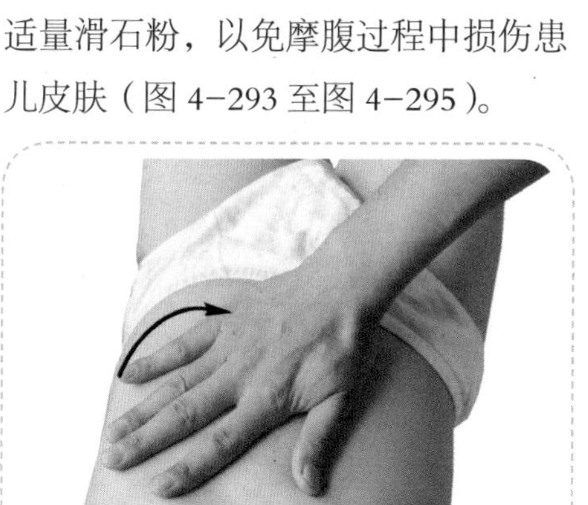

图 4-294　摩腹 2

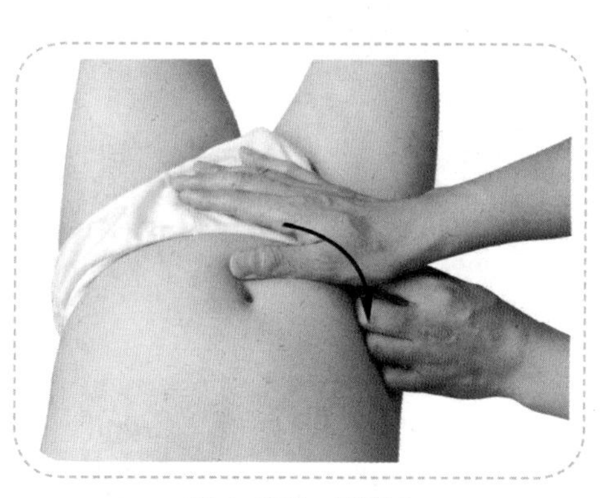

图 4-295　摩腹 3

❺ 捏脊：患儿取俯卧位，术者双手食指抵于背脊之上，再以两手拇指伸向食指前方，合力夹住肌肉，捏起，采用食指向前拇指后退之翻卷动作，二手交替向前移动。自长强穴（尾骨端下，当尾骨端与肛门连线中点处）起一直捏到大椎穴（后正中线上，第七颈椎棘突下凹陷中）为 1 次。如此反复操作 5~6 次。注意要直线捏，所捏皮肤的厚、薄、松、紧应适宜，捏拿速度要

适中，动作轻快、柔和，避免肌肤从手指尖滑脱（图 4–296、图 4–297）。

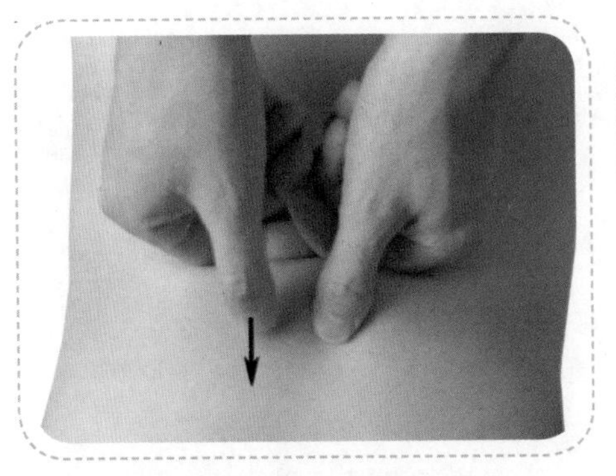

图 4–296 捏脊 1

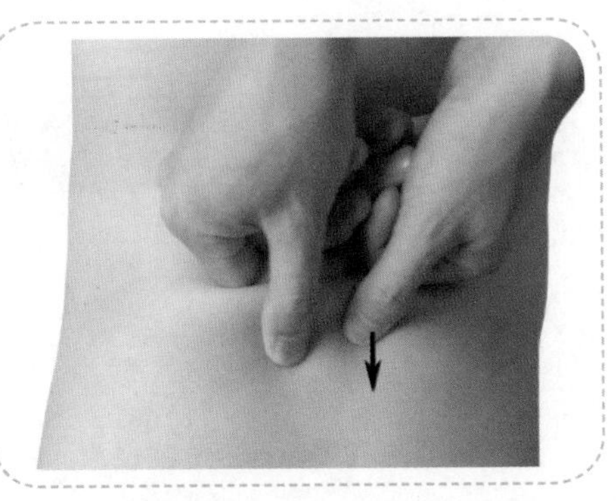

图 4–297 捏脊 2

❻ 擦八髎：患儿取俯卧位，术者站在患儿的侧方，将一手手掌放于患儿骶部八髎穴（正对八个骶后孔处，左右各四）处，沿着八髎穴走向做往返直线快速擦动 3 分钟。注意手掌要紧贴患儿腰部皮肤，压力适中，速度要均匀且快，要沿直线往返操作，不可歪斜，使产生的热量透达深层组织，即“透热”（图 4–298 至图 4–301）。

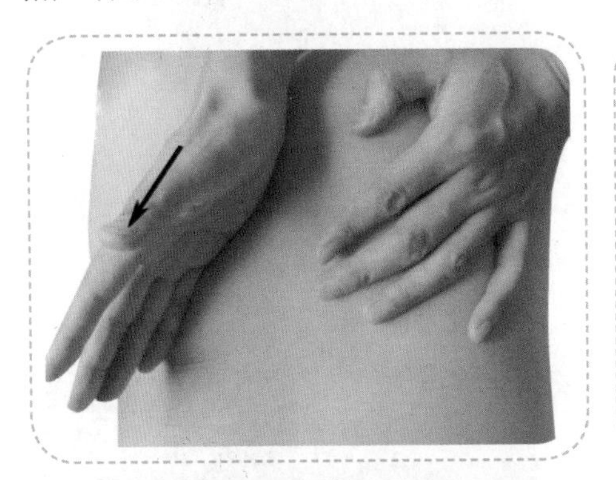

图 4–298 擦八髎 1

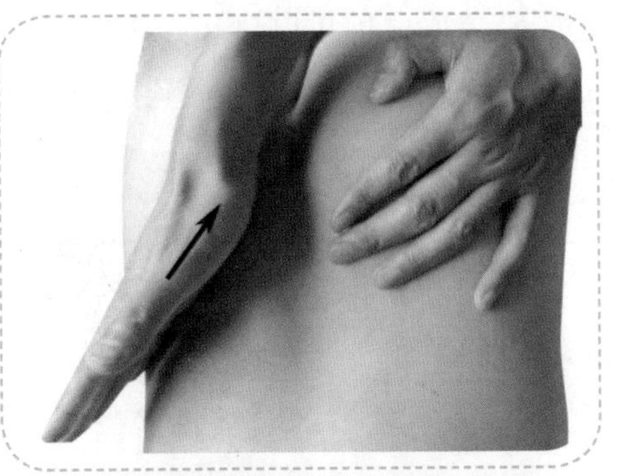

图 4–299 擦八髎 2

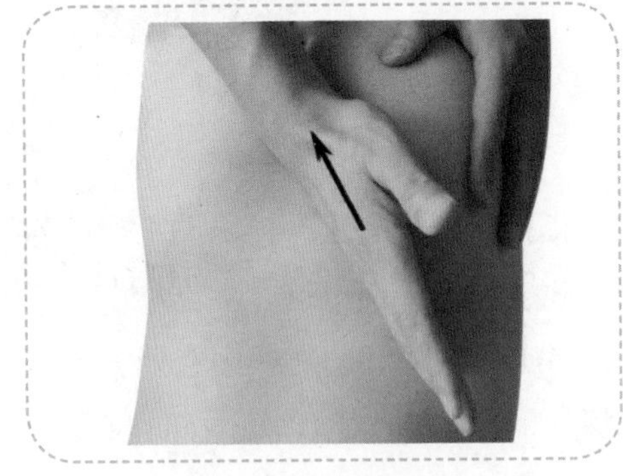

图 4–300 擦八髎 3

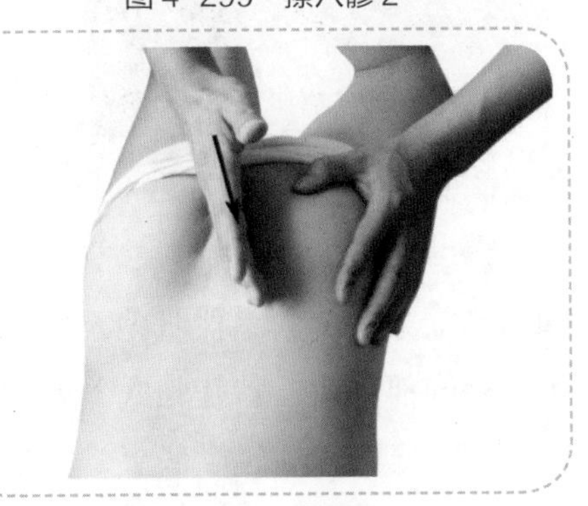

图 4–301 擦八髎 4

❼揉足三里：患儿取仰卧位，术者站在患儿的侧方，以一手拇指于患儿足三里穴（小腿前外侧，髌骨与髌韧带外侧凹陷下3寸，距胫骨前缘一横指）穴上，施以点揉法3分钟。施术时以拇指指端吸定于足三里穴上，以肢体的近端带动远端，做带动深层组织的小幅度环旋揉动，压力要均匀，动作要协调有节律（图4-302）。

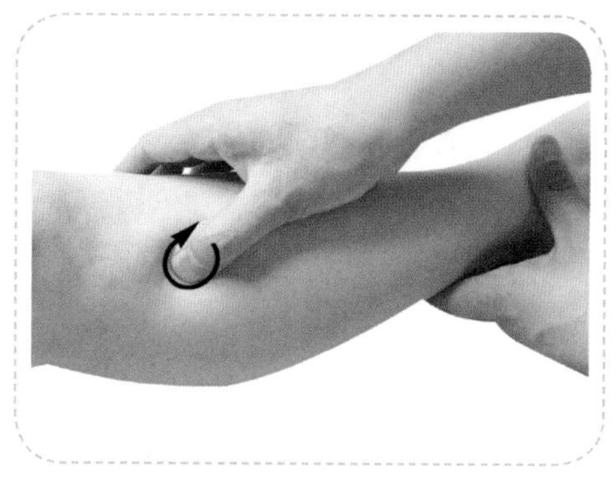

图4-302　揉足三里

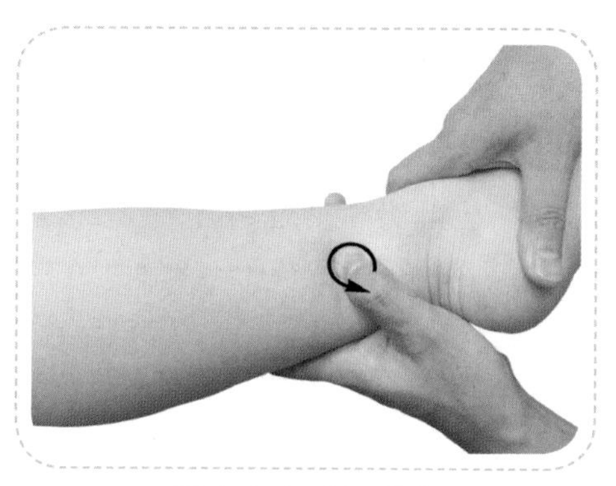

图4-303　揉三阴交

❽揉三阴交：患儿取正坐位，术者站在患者的前方，一手托住患儿小腿，另一手拇指点按于患儿内踝上3寸处，即三阴交穴，施以点揉法3分钟。术者以拇指指端吸定于三阴交穴上，以肢体的近端带动远端，做带动深层组织的小幅度环旋揉动，压力要均匀，动作要协调有节律（图4-303）。

5 预防保健

（1）平日里患儿应注意锻炼肌力，加强血液循环，防止肌肉萎缩加重，但要避免过度运动，否则会导致骨骼肌劳累，不利于疾病的恢复。

（2）患有本病可能对生活、学习等方面产生一些不利影响，患儿在心理上可能出现紧张、焦虑、悲观等情绪，家长应注意与患儿多沟通，让患儿保持乐观的心态，有利于疾病的恢复。

（3）中药外敷、针灸治疗、物理疗法、康复治疗等对于促进局部血液循环，恢复肌肉力量也有较好帮助，可以配合推拿疗法共同应用。

6 饮食注意

（1）宜食低糖、低脂、清淡、营养丰富的食物，如牛奶、鱼类、蛋类、鸡肉等，但不可太过，以免损伤脾胃。白菜、豆芽、西红柿、山楂、橘子、枣子、木耳、蘑菇、豆腐、黄花菜之类的蔬菜水果可以适当多食一些。饮食宜清淡且富有营养，应多食瘦肉、鸡蛋、虾仁、动物肝脏、排骨等高蛋白食物，有利于儿童的生长发育。

（2）脾主肌肉，脾气虚会出现肌肉萎缩无力等现象，故可多食一些补益脾气的食物，如山药、白扁豆、大枣、粳米、蜂蜜等。

（3）忌食或少食油腻厚味，过热、伤津耗液及损伤脾胃之品，少吃过辣、过咸、生冷等不宜消化和刺激性食品，以及一些零食快餐等，无益于患儿的生长发育。

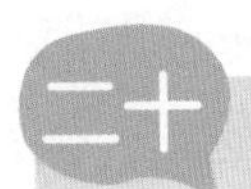

宝宝好动很难管，小儿推拿有经验（小儿躁动）

小儿躁动指的是小儿多动症，正常的孩子在安静的环境下会有所收敛，做感兴趣的事情时就能静下心来。但多动症的孩子则是不分场合、环境的多动，即使在安静的环境里也一样毫无顾忌地上跳下窜，看电视也要扭来扭去，难以集中注意力做一件事情。多动症是儿童中十分常见的问题，且影响到日常生活与学习，长时间患有本病的儿童还可能诱发心理问题，故本病应引起家长朋友们的重视。

1 疾病简介

小儿躁动，是一组以过度活动和注意力难以集中为主要表现，包括易冲动和情绪不稳等临床征象的综合征。西医称之为“儿童多动症”，又称“轻微脑功能失调”。

2 常见症状

（1）动作过多。上课时小动作不断，严重者教室内尖叫、跑蹿。个别患儿动作笨拙。

（2）注意力不集中。课堂上经常走神，或外表安静实则胡思乱想、听而不闻。做事时注意力仅能集中一小段时间，因此常不能完成作业，虎头蛇尾。

（3）情绪易冲动。情绪不稳，易于激动、不安，经常惹事，个别患儿出现听觉、视觉障碍，不能分辨相似的声音。

3 辨证分型

❶ 肝肾阴亏：思想涣散，易于忘事，梦多寐少，五心烦热，面部烘热，烦躁不安或郁郁不乐，动作笨拙，多动多语，兴趣多变，唇舌干红，舌红少苔或无苔，指纹鲜红。

❷ 心肝火盛：急躁易怒，暴戾不驯，行为冲动，固执乖僻，多语不休，言语动作不避亲疏，口干喜冷饮，时有头晕目眩，舌红苔黄，指纹紫红。

❸ 心脾两虚：记忆力差，思想不专，神情呆钝，动作迟缓，反应慢，忘事较快，形体瘦弱，面黄少华或萎黄，纳呆食少，大便溏薄或秘结。舌淡苔少，指纹淡红。

❹ 痰热内扰：烦躁不安，多动不宁，反复无常，胸闷脘痞腹胀，口中热臭，吐痰黄稠或有块，小便赤涩。舌红，苔黄黏腻，指纹色红。

4 治疗手法

—— 基本手法 ——

❶ 补脾经：患儿取仰卧位，术者站在患儿的侧方，一手扶住患儿的前臂，另一手以拇指罗纹面在患儿拇指末节罗纹面上做顺时针方向的旋转推动，也可以将患儿拇指屈曲，术者以拇指罗纹面循患儿拇指桡侧边缘向掌根方向直推，统称“补脾经”，反复操作 100 次（图 4-304、图 4-305）。

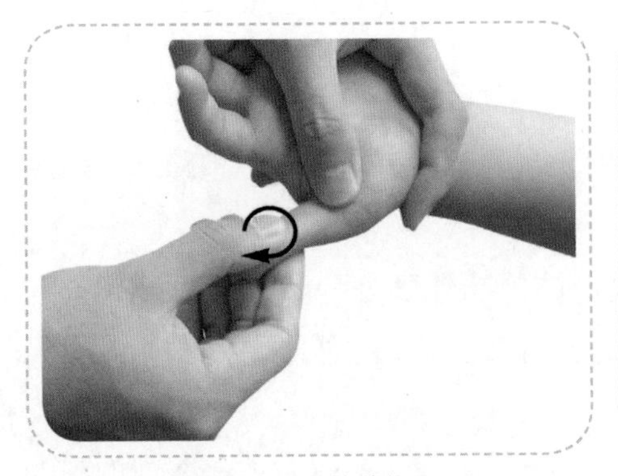

图 4-304 补脾经 1

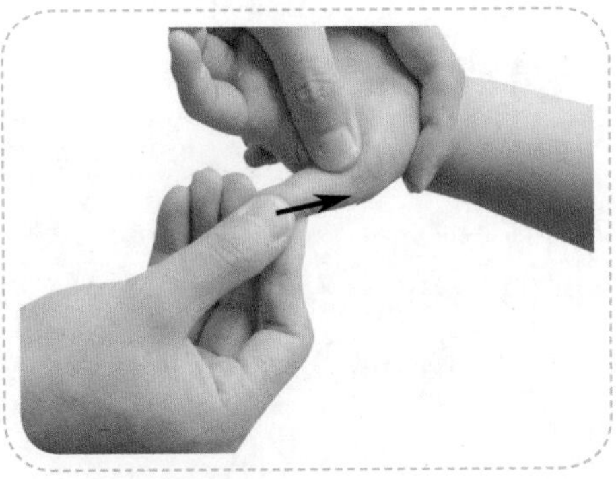

图 4-305 补脾经 2

❷ 推肾经：患儿取仰卧位，术者站在患儿的侧方，一手扶住患儿的前臂，另一手以拇指罗纹面从患儿小指指尖向其指根方向直推，称为“推肾经”，反复操作 200 次（图 4-306）。

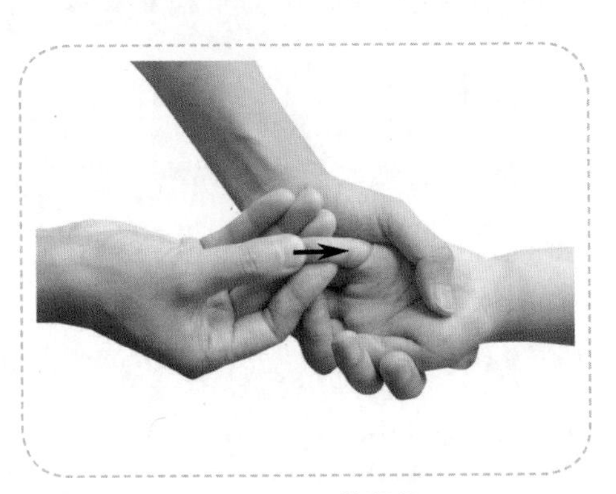

图 4-306 推肾经

❸ 摩腹：患儿取仰卧位，术者站在患儿的侧方，将手掌轻放于患儿腹部，沉肩垂肘，以前臂带动腕，按照左上腹、右上腹、右下腹、左下腹的顺序做环形而有节律的抚摩约 5 分钟。用力宜轻不宜重，速度宜缓不宜急。在摩腹之前可以在患儿腹部涂上适量滑石粉，以免摩腹过程中损伤患儿皮肤（图 4-307 至图 4-309）。

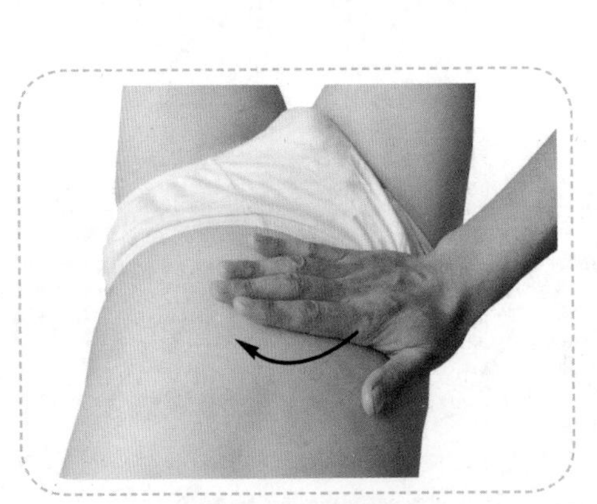

图 4-307 摩腹 1

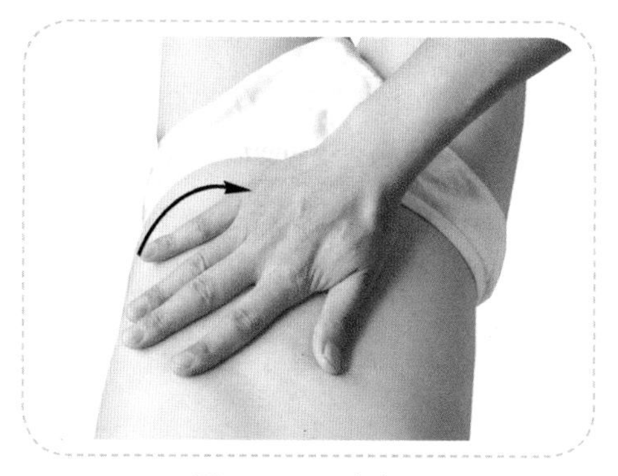
图 4-308　摩腹 2

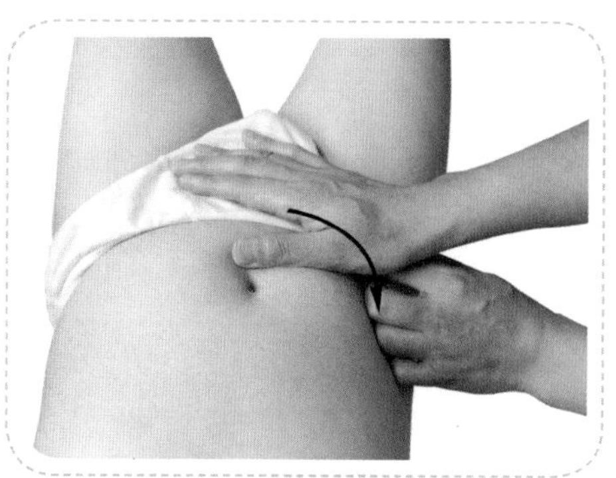
图 4-309　摩腹 3

❹ 揉足三里：患儿取仰卧位，术者站在患儿的侧方，以一手拇指于患儿足三里穴（小腿前外侧，髌骨与髌韧带外侧凹陷下 3 寸，距胫骨前缘一横指）穴上，施以点揉法 3 分钟。施术时以拇指指端吸定于足三里穴上，以肢体的近端带动远端，做带动深层组织的小幅度环旋揉动，压力要均匀，动作要协调有节律（图 4-310）。

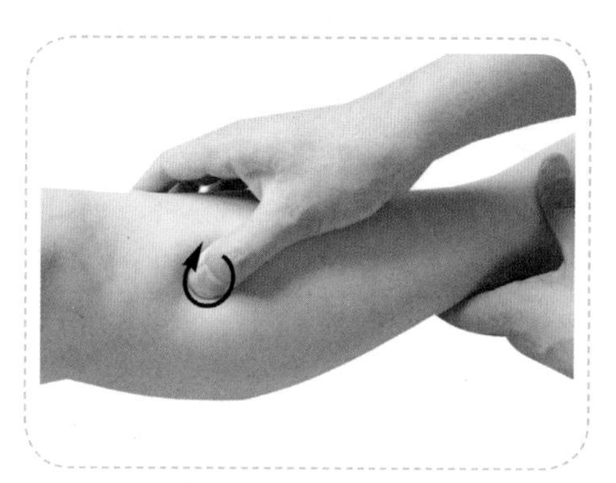
图 4-310　揉足三里

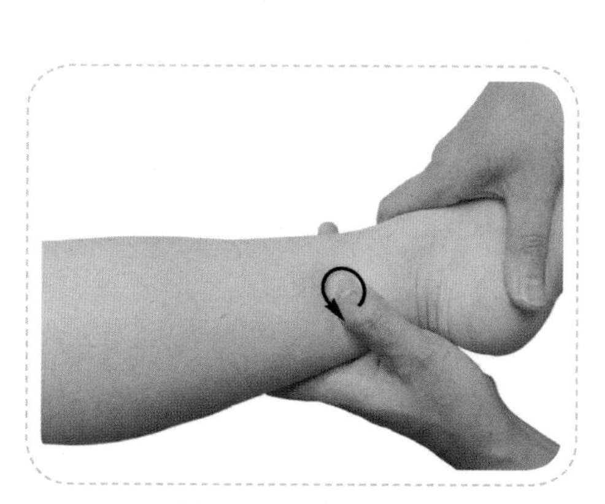
图 4-311　揉三阴交

❺ 揉三阴交：患儿取正坐位，术者站在患者的前方，一手托住患儿小腿，另一手拇指点按于患儿内踝上 3 寸处，即三阴交穴，施以点揉法 3 分钟。术者以拇指指端吸定于三阴交穴上，以肢体的近端带动远端，做带动深层组织的小幅度环旋揉动，压力要均匀，动作要协调有节律（图 4-311）。

❻ 捏脊：患儿取俯卧位，术者双手食指抵于背脊之上，再以两手拇指伸向食指前方，合力夹住肌肉，捏起，采用食指向前拇指后退之翻卷动作，二

手交替向前移动。自长强穴（尾骨端下，当尾骨端与肛门连线中点处）起一直捏到大椎穴（后正中线上，第七颈椎棘突下凹陷中）为1次。如此反复操作5~6次。注意要直线捏，所捏皮肤的厚、薄、松、紧应适宜，捏拿速度要适中，动作轻快、柔和，避免肌肤从手指尖滑脱（图4–312、图4–313）。

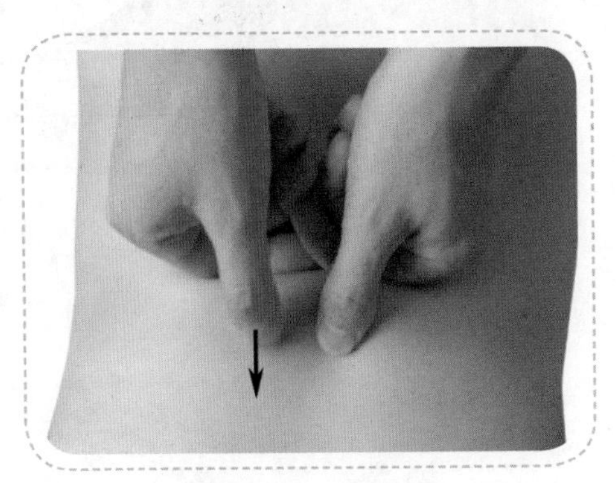

图4–312 捏脊1

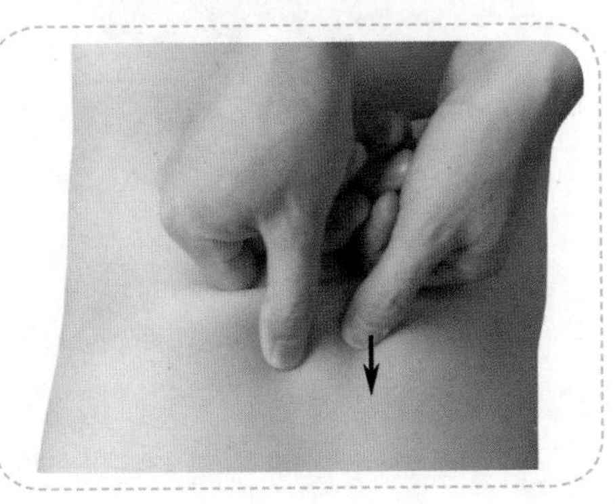

图4–313 捏脊2

❼ 揉涌泉：患儿取仰卧位，术者站在患儿的侧方，一手托住患儿足跟，另一手以拇指罗纹面揉患儿涌泉穴（足底部，卷足时足前部凹陷处，约当足底二、三趾趾缝纹头与足跟连线的前1/3与后2/3交点处）50~100次（图4–314）。

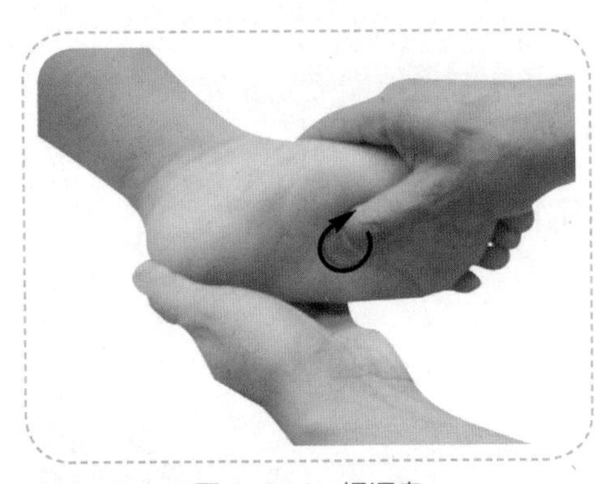

图4–314 揉涌泉

—— 心肝火盛型配伍手法 ——

❶ 揉小天心：患儿取仰卧位，术者站在患儿的侧方，一手托住患儿的前臂，使其掌心向上，另一手以拇指罗纹面在患儿手掌大小鱼际交界的凹陷处按揉为“揉小天心”，反复操作300次。注意用力均匀，力度适中，以患儿可以忍受为度（图4–315）。

❷ 清肝经：患儿取抱坐位或仰卧位，术者站在患儿的侧方，一手扶住患儿的前臂，另一手以拇指罗纹面从患儿食指末节罗纹面向指根方向直推，称为“清肝经”，反复操作100次（图4–316）。

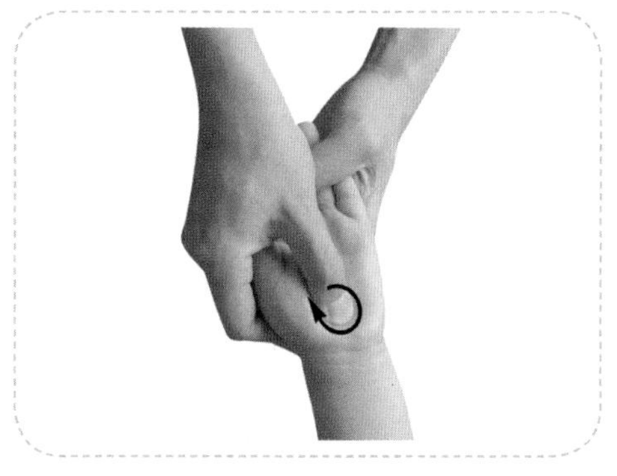

图 4-315 揉小天心

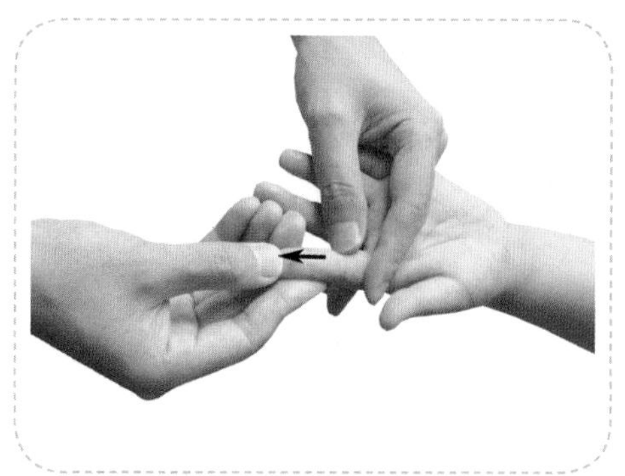

图 4-316 清肝经

❸ 清心经：患儿取仰卧位，术者站在患儿的侧方，一手扶住患儿的前臂，另一手以拇指罗纹面从患儿中指末节罗纹面向指根方向直推，称为“清心经”，反复操作 200 次（图 4-317）。

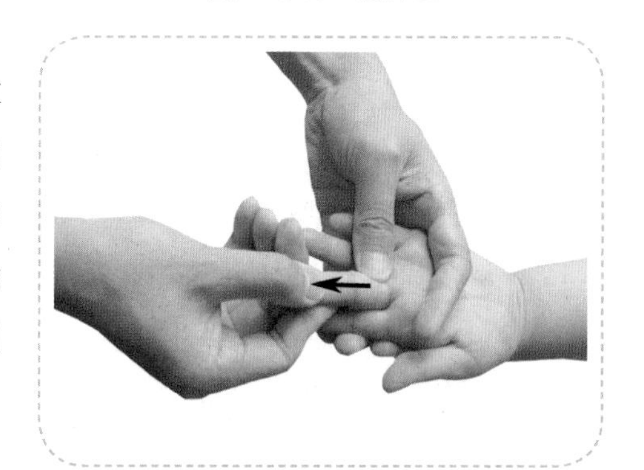

图 4-317 清心经

—— 痰热内扰型配伍手法 ——

❶ 清天河水：患儿取仰卧位，术者站在患儿的侧方，一手扶住患儿的前臂，另一手以食指、中指罗纹面沿着患儿前臂正中自腕推向肘部，称为“清天河水”，反复操作 100 次。注意着力部位要紧贴皮肤，压力适中，做到轻而不浮，重而不滞。应沿着直线推动（图 4-318 至图 4-320）。

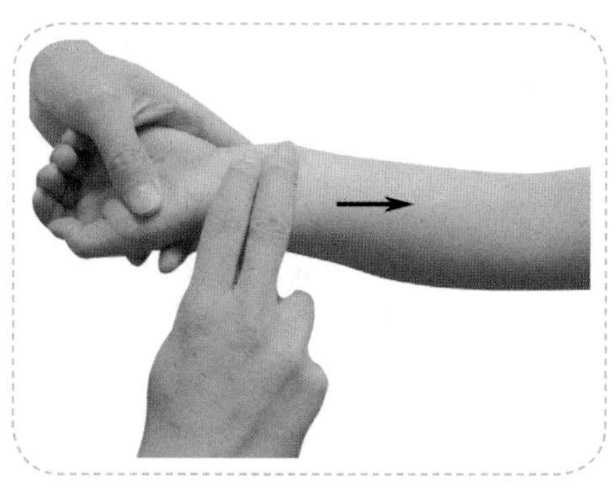

图 4-318 清天河水 1

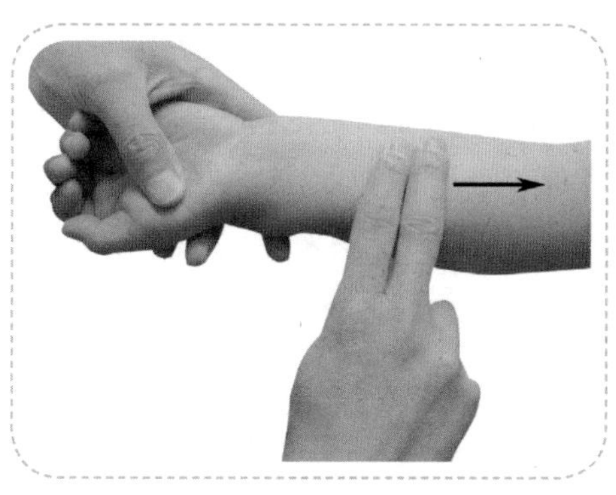

图 4-319 清天河水 2

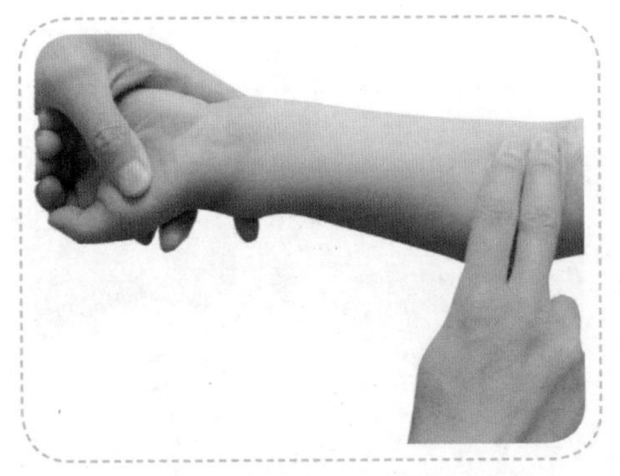

图 4-320　清天河水 3

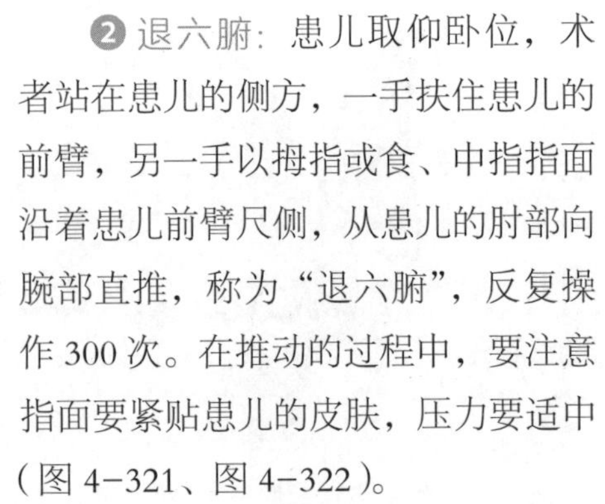

❷ 退六腑：患儿取仰卧位，术者站在患儿的侧方，一手扶住患儿的前臂，另一手以拇指或食、中指指面沿着患儿前臂尺侧，从患儿的肘部向腕部直推，称为“退六腑”，反复操作 300 次。在推动的过程中，要注意指面要紧贴患儿的皮肤，压力要适中（图 4-321、图 4-322）。

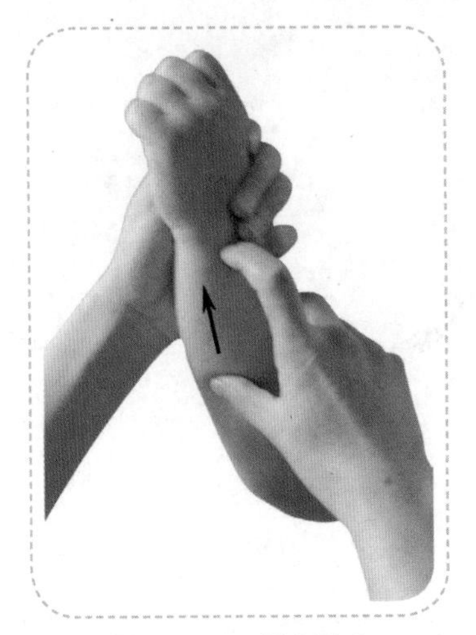

图 4-321　退六腑 1

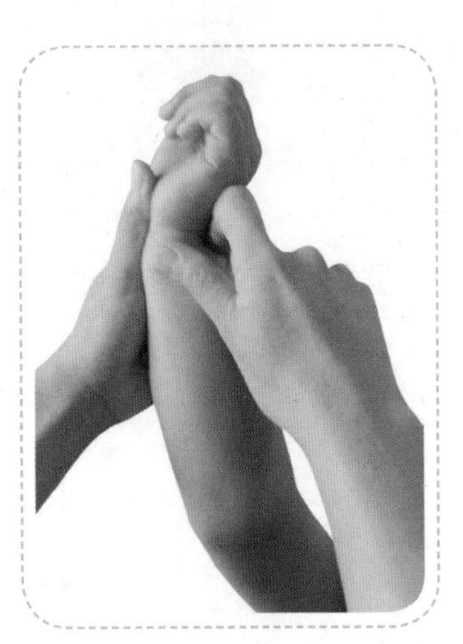

图 4-322　退六腑 2

❺ 预防保健

（1）建立起规律健康的生活习惯，以鼓励的方式帮助患儿，绝不可一味责怪或打骂，以免患儿自卑和产生逆反心理，不利于疾病的恢复。

（2）保证充足的睡眠时间，形成一心不二用的好习惯，比如吃饭和写作业时避免看电视和玩手机等行为。患儿按照要求完成任务后，应给予表扬及鼓励，形成正向反馈，有利于疾病的恢复。

（3）培养适当的业余爱好对于治疗本病有所帮助，比如音乐可以改善儿童的心情，陶冶情操、启迪心灵，让儿童更加快乐，故家长朋友们可以选择一些适合的音乐熏陶孩子。

（4）应当丰富儿童的课外娱乐活动，带儿童参加一些需要集中精力才能进行的活动，培养儿童的专注能力，多参加书法、绘画、围棋、阅读课外书籍等活动。

（5）一般来说患有此类疾病的儿童肢体比较不协调，家长朋友们可以带儿童多参加一些体育活动，锻炼肢体协调能力，如游泳、舞蹈、跳绳、踢毽子、踢球等，让孩子在运动中释放精力，在日常生活中能够更加专注的生活和学习。

6 饮食注意

（1）在小儿饮食方面，应多素少荤，合理搭配。家长都会有个误区总认为荤食的营养高，应当多吃，从而慢慢地培养出小孩爱吃荤食的习惯。这样是不对的。因为荤食当中含有很高的脂肪，相对的维生素等营养元素就会少，当小孩吃了过多的荤食，摄入热量过多，就会造成小孩精力过于旺盛等情况。

（2）应多食富含锌的食物。因为锌是人体必须的微量元素，与人体的生长发育密切有关。含锌量高的食物有瘦肉、猪肝、鱼类、蛋黄及贝壳类食物等，其中含锌量最高的食物是牡蛎，多动的儿童可以适当补充上述食物。

（3）过多摄入含铅、含铝的食品也是导致患儿多动症的原因之一。如爆米花、皮蛋、薯片等含铅较多，油条等含铝较多，患儿应少食此类食物。

（4）注意饮食卫生，蔬菜水果要洗净削皮服用，避免农药残留。

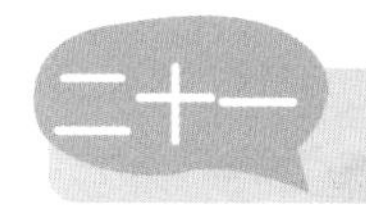

发热昏迷要冷静，小儿推拿很实用（小儿急惊风）

儿童出现高热惊厥是比较危重的一种情况，5%~6% 的小儿曾有过一次或多次惊厥。小儿发生惊厥的概率是成年人的十倍，这可能与小儿神经系统发育不完善有关。惊厥频繁发作或持续状态，可使患儿遗留严重的后遗症，影响小儿智力发育和健康，若处理不当甚至可危及生命，故应引起广大家长朋友们的重视。

1 疾病简介

小儿时期常见的急重病症，以临床出现高热、抽搐、昏迷为主要症状。发病年龄以 1~5 岁多见。来势急骤，病情危急，发病率高，四季皆有。西医又称“小儿高热惊厥”。

2 常见症状

（1）高热多在 39℃以上，发病突然，头向后仰，意识丧失，两眼球向上翻视或斜视，口吐白沫，面部和四肢肌肉强直性或阵发性痉挛抽搐。

（2）发作严重或持久者，可出现面红唇赤、指甲青紫，喉部痰声“咕咕”作响，甚至窒息而危及生命。

（3）有接触疫疠之疾或暴受惊恐史。

3 辨证分型

❶ 感受时邪：高热抽搐，严重者可致昏迷，发热恶寒，头痛项强，咽喉肿痛，声音嘶哑，咳嗽吐痰黄稠，舌红苔黄，指纹色红。

❷ 暴受惊恐：突发性高热抽搐，甚至昏迷，神情怯懦，面色时青时赤，惊慌不安，惊惧失眠多梦，不发热或轻微发热，舌暗红苔薄黄，指纹色青。

❸ 食物积滞：高热抽搐，脘腹胀满拒按，按之腹部硬物感，纳呆，呕吐，大便干，小便黄，苔厚腻。

4 治疗手法

❶ 掐人中：患儿取抱坐位或仰卧位，术者站在患儿的侧方，一手扶住患儿头部以固定，另一手以拇指指甲掐人中穴（在鼻唇沟中上 1/3 交界处）数次至患儿苏醒为度（图 4–323）。

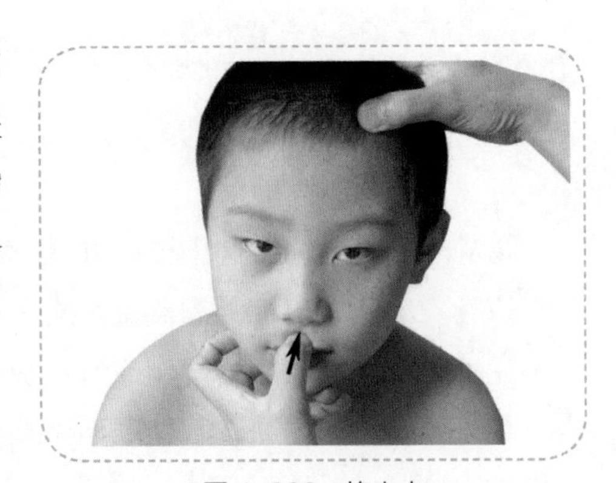

图 4–323 掐人中

❷ 掐合谷：患儿取抱坐位或仰卧位，术者站在患儿的侧方，一手扶住患儿的前臂，另一手以拇指指甲掐揉患儿合谷穴（在手背第一、二掌骨间，第二掌骨桡侧中点处）至苏醒为度（图 4–324）。

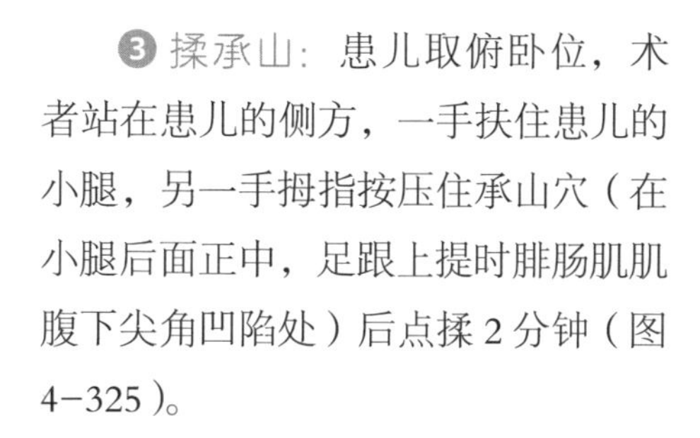

❸ 揉承山：患儿取俯卧位，术者站在患儿的侧方，一手扶住患儿的小腿，另一手拇指按压住承山穴（在小腿后面正中，足跟上提时腓肠肌肌腹下尖角凹陷处）后点揉 2 分钟（图 4–325）。

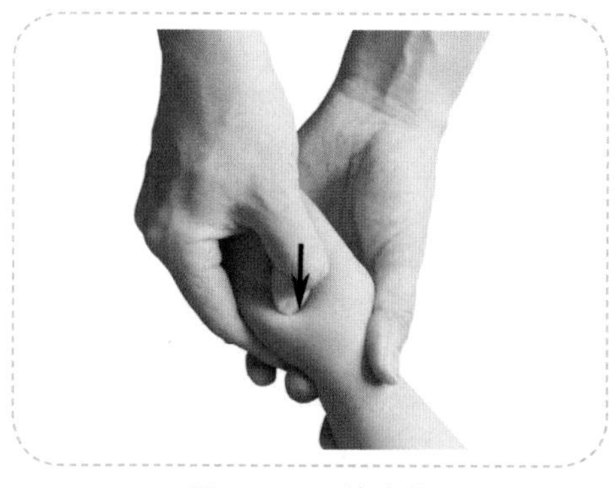

图 4–324　掐合谷

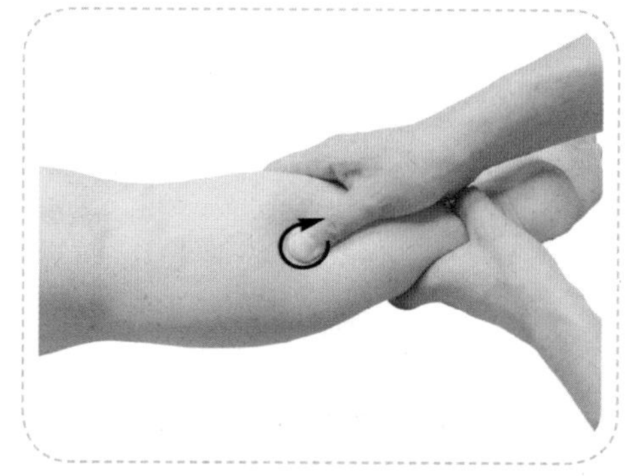

图 4–325　揉承山

❹ 拿肩井：患儿取正坐位，术者站于患儿后方，将双手分别置于双侧肩井（在肩上，当大椎穴与肩峰的连线的中点）部，以拇指与余四指指腹的对合夹力施用提拿法，以患儿能耐受为度，反复操作 10~20 遍。拿时注意前臂放松，手掌空虚，提拿的方向要与肌腹垂直（图 4–326）。

❺ 清心经：患儿取仰卧位，术者站在患儿的侧方，一手扶住患儿的前臂，另一手以拇指罗纹面从患儿中指末节罗纹面向指根方向直推，称为“清心经”，反复操作 100 次（图 4–327）。

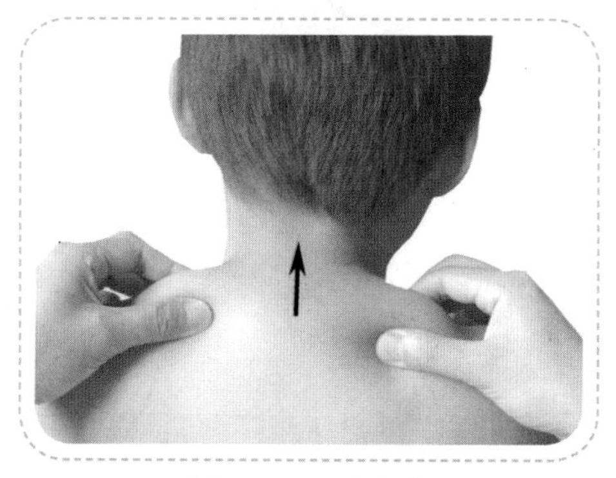

图 4–326　拿肩井

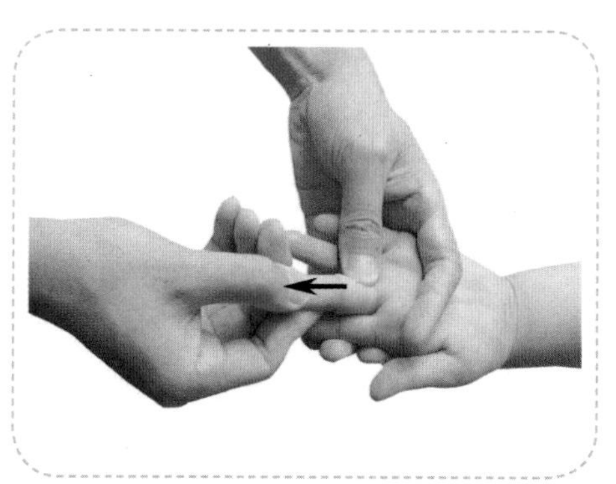

图 4–327　清心经

❻清肺经：患儿取仰卧位，术者站在患儿的侧方，一手扶住患儿的前臂，另一手以拇指罗纹面从患儿无名指末节罗纹面向其指根方向直推，称为“清肺经”，反复操作300次。注意做推法时力量要均匀，着力部位要紧贴患儿皮肤沿直线推（图4–328）。

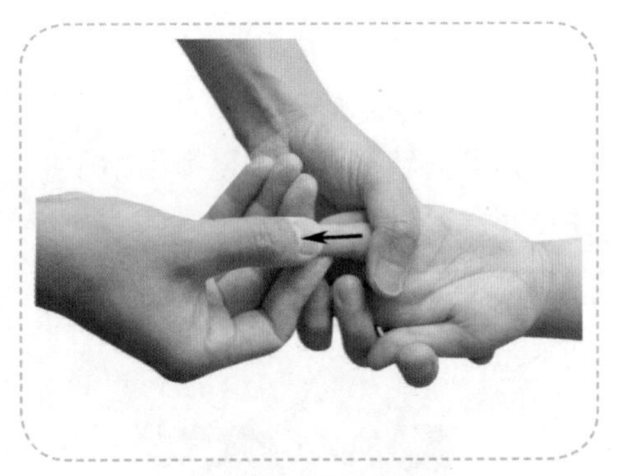
图4–328 清肺经

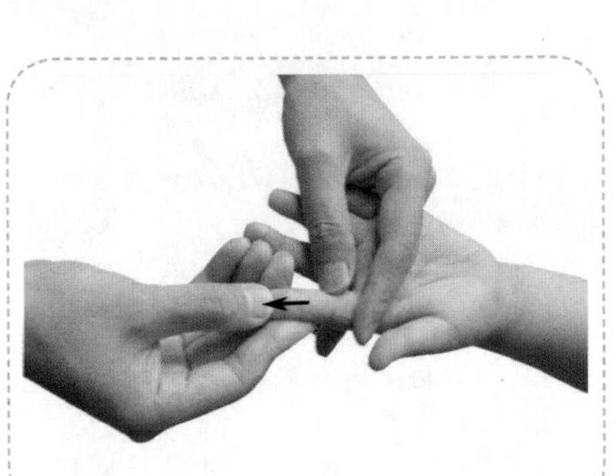
图4–329 清肝经

❼清肝经：患儿取抱坐位或仰卧位，术者站在患儿的侧方，一手扶住患儿的前臂，另一手以拇指罗纹面从患儿食指末节罗纹面向指根方向直推，称为“清肝经”，反复操作100次（图4–329）。

❽清大肠：患儿取抱坐位或仰卧位，术者站在患儿的侧方，一手扶住患儿的前臂，另一手以拇指罗纹面在患儿食指桡侧缘，自虎口向食指尖直推100次（图4–330）。

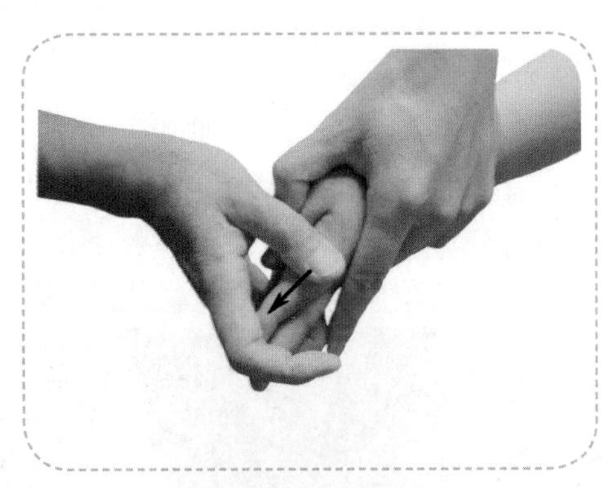
图4–330 清大肠

❾退六腑：患儿取仰卧位，术者站在患儿的侧方，一手扶住患儿的前臂，另一手以拇指或食、中指指面沿着患儿前臂尺侧，从患儿的肘部向腕部直推，称为“退六腑”，反复操作200次。在推动的过程中，要注意指面要紧贴患儿的皮肤，压力要适中（图4–331、图4–332）。

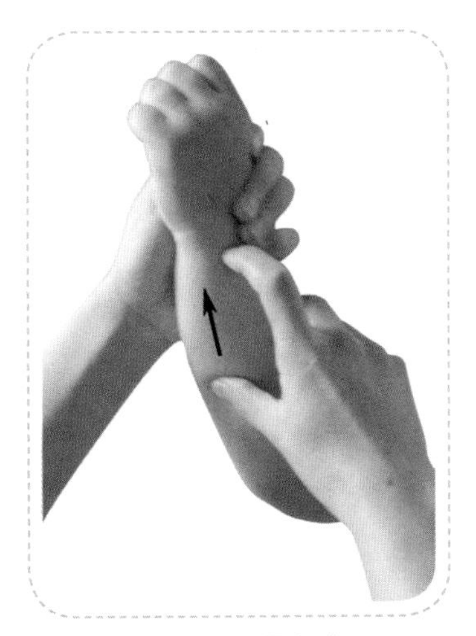

图 4-331　退六腑 1

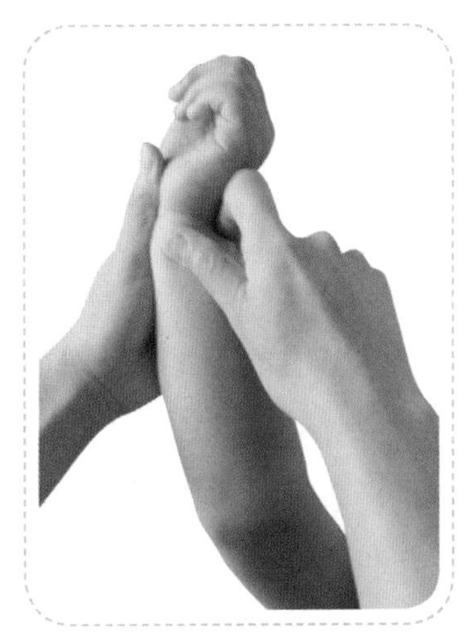

图 4-332　退六腑 2

⑩揉足三里：患儿取仰卧位，术者站在患儿的侧方，以一手拇指于患儿足三里穴（小腿前外侧，髌骨与髌韧带外侧凹陷下 3 寸，距胫骨前缘一横指）穴上，施以点揉法 5 分钟。施术时以拇指指端吸定于足三里穴上，以肢体的近端带动远端，做带动深层组织的小幅度环旋揉动，压力要均匀，动作要协调有节律（图 4-333）。

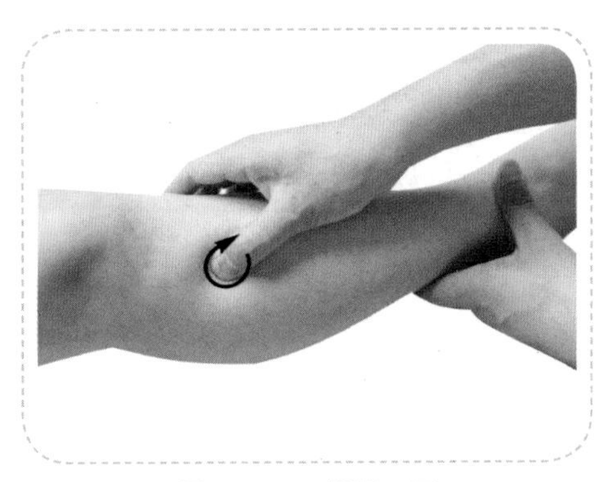

图 4-333　揉足三里

5 预防保健

（1）小儿高热惊厥是一种危急重症，经手法治疗缓解后，还应送往医院进一步检查治疗，到医院查明原因。

（2）加强小儿的身体素质，积极参加体育锻炼，减少疾病发生的可能性，如果在患有感冒等发热性疾病，应注意及时降温，防止因温度过高导致惊厥的发生。

（3）患儿惊厥发作时，切记避免大力摇动患儿身体，应使患儿平卧，保持呼吸道畅通，使用物理降温的方法帮助患儿降低体温，如患儿 2 分钟后没有苏醒，应立即就医。

（4）放血疗法对于高热惊厥也有一定疗效。可以选择的穴位有十宣、耳尖以及耳背静脉等，局部消毒后，用一次性采血针迅速点刺，放出 5~10 滴血液即可。

6 饮食注意

❶ 发生高热惊厥的患儿注意补充水分，本病的发作会导致体内的水分大量丢失，及时补充水分可以帮助患儿恢复体内电解质的平衡。

（2）饮食宜清淡，多吃新鲜蔬菜和水果，如苹果、香蕉、葡萄、圣女果、雪梨、小白菜、油菜、芹菜等。可添加适当的 B 族维生素、维生素 C、维生素 E 以及钙片之类的补剂。

（3）避免暴饮暴食，防止因饮食过多导致惊厥的发生。高热时以素流食或素半流食为宜，热退止惊后酌情以软饭或普通饮食。夏季可以配合西瓜汁、番茄汁等，冬季可以配合鲜橘汁、苹果泥等，痰多时可以配合白萝卜汁或荸荠汁等共同服用。

（4）刺激性食物应少食。如葱、蒜等可刺激神经兴奋而诱发惊厥；油煎、肥腻食物易积痰动风而诱发惊厥，应少食；易引起发热的食物如韭菜、香椿、胖头鱼、羊奶等，应少食。

（5）家中可以准备一些羚羊角粉。羚羊角粉具有平肝息风，清热解毒的效果。在孩子高热时，可以用 1~2g 羚羊角粉煮水，对于孩子高热惊厥有较好效果。

7 应用举例

患儿，女，16 个月。发热正值夏末，患儿家长未予以重视，次日半夜患儿突发高热，物理降温无效，手足时惊时搐，无意识，两眼上翻，其父母见状恐慌，请求予以救治。余视患儿为惊厥之象，无汗，高热。治以疏风清热，息风镇惊。推拿处方：清天河水 300 次，分手阴阳 50 次，补肾阴 200 次，拿风池 10 次，提捏大椎 100 次，掐揉小天心 300 次，清肺 300 次，平肝 300 次，清心 300 次，倒捏脊 6 遍，揉劳宫 200 次，揉神门 300 次，揉一窝风 300 次。随即明显见效。

参考文献：郑萍萍．推拿在小儿发热中的应用［J］．中国民间疗法，2019，27（19）：59-60.

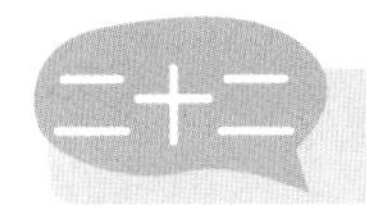

营养不良怎么办，小儿推拿能改善（小儿疳积）

小儿疳积指小儿营养不良，因儿童营养摄入不足，或消化不良，从而缺乏营养及能量，无法维持正常的机体代谢，儿童出现体重减轻、生长发育停滞、肌肉萎缩等症状。由于消化系统发育不完善，3岁以下的儿童常会出现营养不良的情况。本病不仅影响儿童的身体生长发育，还有可能对心理健康造成一定的影响，应当引起家长朋友们的重视。

1 疾病简介

疳积是一种慢性营养障碍性疾病。由于喂养不当、饮食不节或其他疾病转化而来。西医称之为“小儿营养不良”。可造成脾胃虚弱，气血亏虚，生长发育停滞的结果。

2 常见症状

（1）面黄消瘦，精神欠佳，食欲不振，毛发稀疏枯黄，大便干结或溏。

（2）严重者身高和智力发育往往低于同龄儿童。

3 辨证分型

❶积滞伤脾：面黄食少，纳呆，逐渐消瘦，精神不振，头发稀疏枯黄，脘腹胀满拒按，烦躁不安，易怒，手足心发热，舌苔厚腻，指纹暗淡。

❷气血两虚：面色萎黄，面容憔悴，精神萎靡，记忆力减退，睡卧露睛，身体消瘦，毛发稀疏易落，腹大青筋暴露，或腹凹如舟，哭声无力，气短懒言，发育迟缓，反应迟钝，易饥饿，食欲不振，舌淡苔薄，指纹色淡。

4 治疗手法

❶补脾经：患儿取仰卧位，术者站在患儿的侧方，一手扶住患儿的前臂，

另一手以拇指罗纹面在患儿拇指末节罗纹面上做顺时针方向的旋转推动，也可以将患儿拇指屈曲，术者以拇指罗纹面循患儿拇指桡侧边缘向掌根方向直推，统称“补脾经”，反复操作 100 次（图 4-334、图 4-335）。

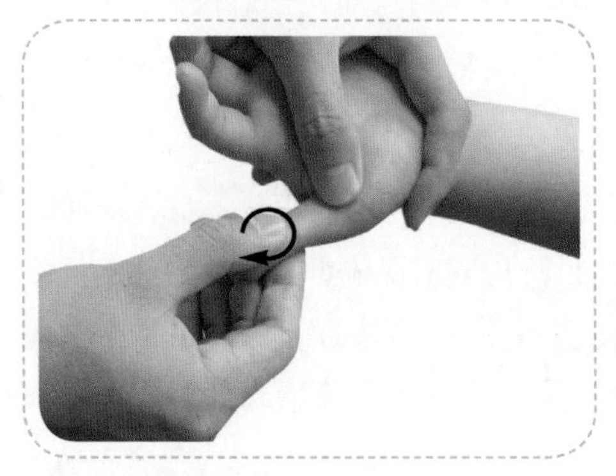

图 4-334 补脾经 1

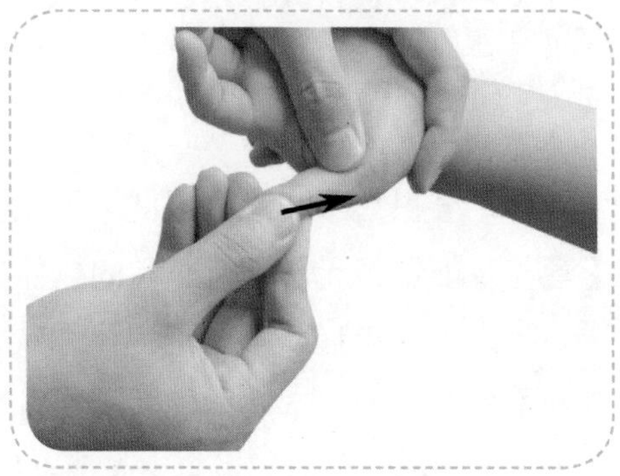

图 4-335 补脾经 2

❷ 揉板门：患儿取仰卧位，术者站在患儿的侧方，一手扶住患儿的前臂，另一手以拇指罗纹面按揉患儿手掌大鱼际处为“揉板门”，反复操作约 300 次（图 4-336）。

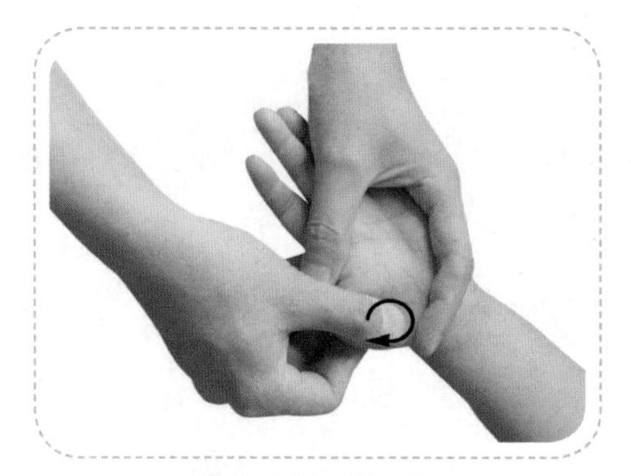

图 4-336 揉板门

❸ 推四横纹：儿童食指、中指、无名指、小指掌侧第一指间关节横纹处称为四横纹。操作此法时患儿取仰卧位，术者站在患儿的侧方，一手握住患儿的手掌，使其四指伸直并拢，掌心向上，另一手四指并拢从患儿食指横纹处推向小指横纹处为“推四横纹”，操作 100 次（图 4-337 至图 4-339）

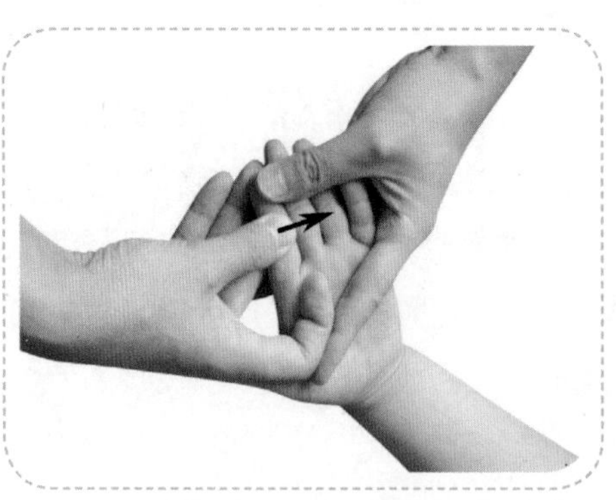

图 4-337 推四横纹 1

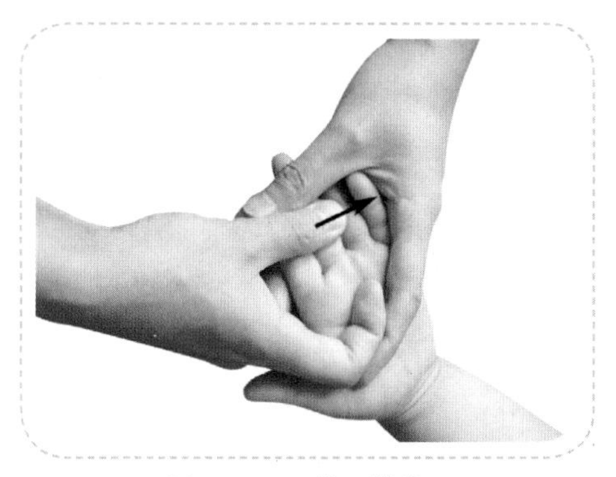

图 4-338　推四横纹 2

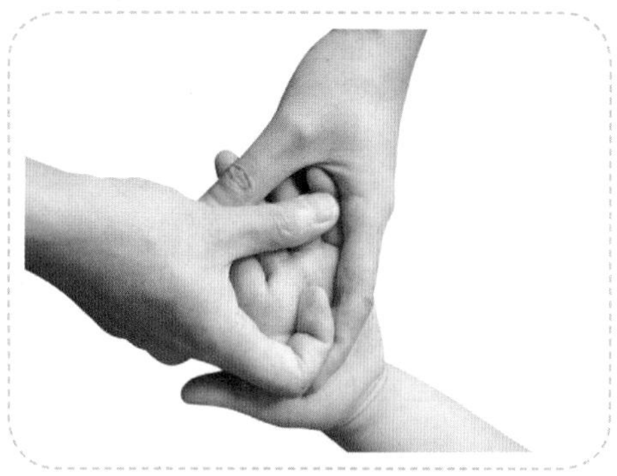

图 4-339　推四横纹 3

❹ 摩腹：患儿取仰卧位，术者站在患儿的侧方，将手掌轻放于患儿腹部，沉肩垂肘，以前臂带动腕，按照左上腹、右上腹、右下腹、左下腹的顺序做环形而有节律的抚摩约 5 分钟。用力宜轻不宜重，速度宜缓不宜急。在摩腹之前可以在患儿腹部涂上适量滑石粉，以免摩腹过程中损伤患儿皮肤（图 4-340 至图 4-342）。

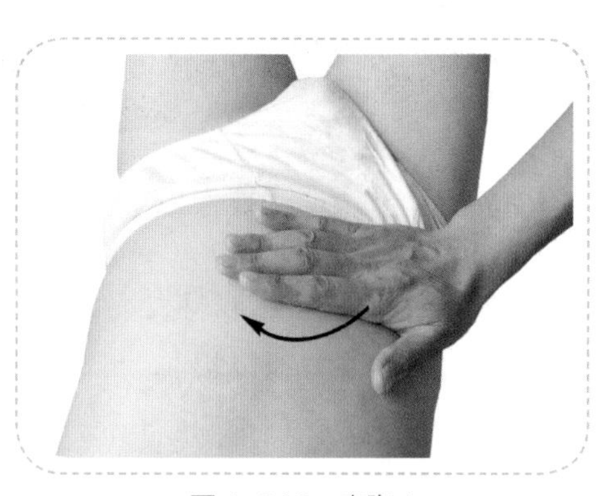

图 4-340　摩腹 1

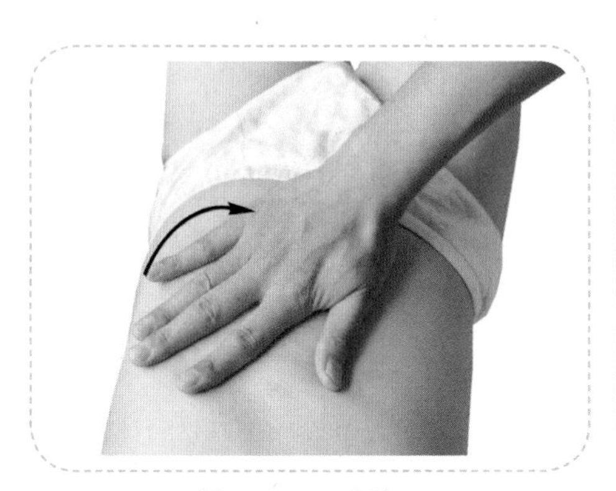

图 4-341　摩腹 2

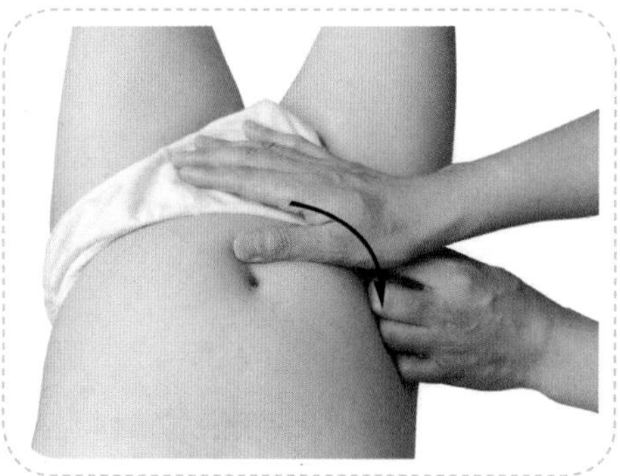

图 4-342　摩腹 3

❺ 分推腹阴阳：患儿取仰卧位，术者站于患儿侧，行分推腹阴阳 5 分钟。施术时双手拇指桡侧缘沿肋弓角边缘或自中脘至脐，向两旁分推至两侧的腋中线，称“分推腹阴阳”。注意着力部位应紧贴皮肤，压力适中，做到轻而不

浮，重而不滞。可以用适量滑石粉以减少操作中对皮肤的摩擦（图 4-343 至图 4-345）。

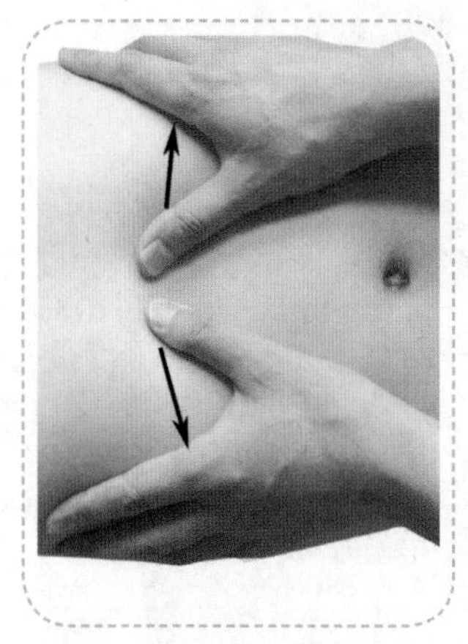

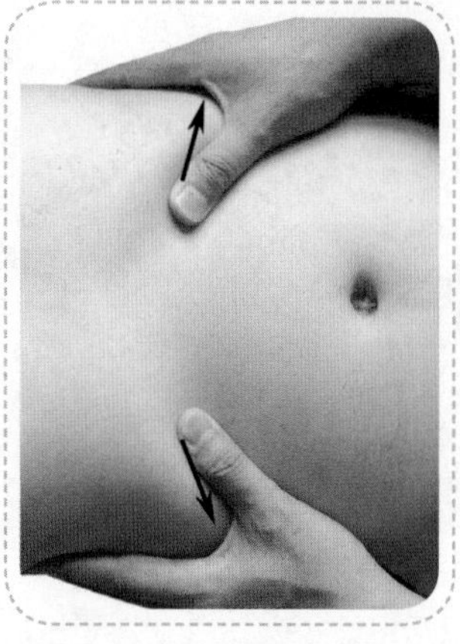

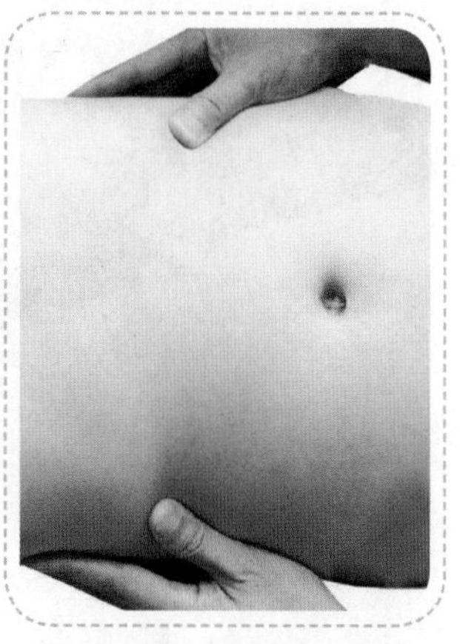

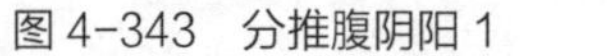

图 4-343　分推腹阴阳 1　　图 4-344　分推腹阴阳 2　　图 4-345　分推腹阴阳 3

❻ 拿肚角：患儿取仰卧位，术者站在患儿的侧方，以拇指、食指、中指三指在肚角穴（脐下 2 寸，旁开 2 寸）处拿 5~8 次（图 4-346）。

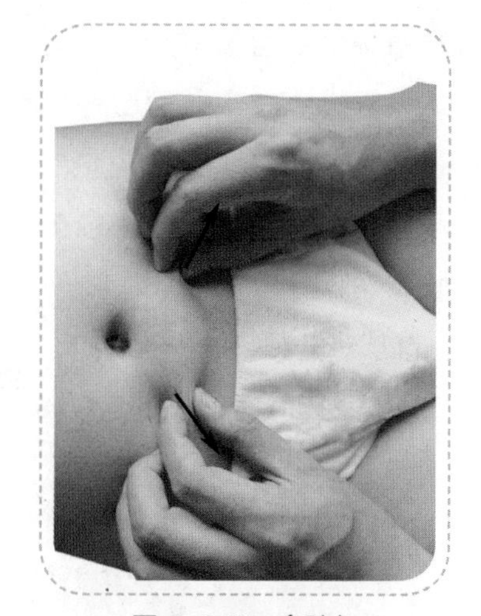

图 4-346　拿肚角

❼ 捏脊：患儿取俯卧位，术者双手食指抵于背脊之上，再以两手拇指伸向食指前方，合力夹住肌肉，捏起，采用食指向前拇指后退之翻卷动作，二手交替向前移动。自长强穴（尾骨端下，当尾骨端与肛门连线中点处）起一直捏到大椎穴（后正中线上，第七颈椎棘突下凹陷中）为 1 次。如此反复操作 5~6 次。注意要直线捏，所捏皮肤的厚、薄、松、紧应适宜，捏拿速度要适中，动作轻快、柔和，避免肌肤从手指尖滑脱（图 4-347、图 4-348）。

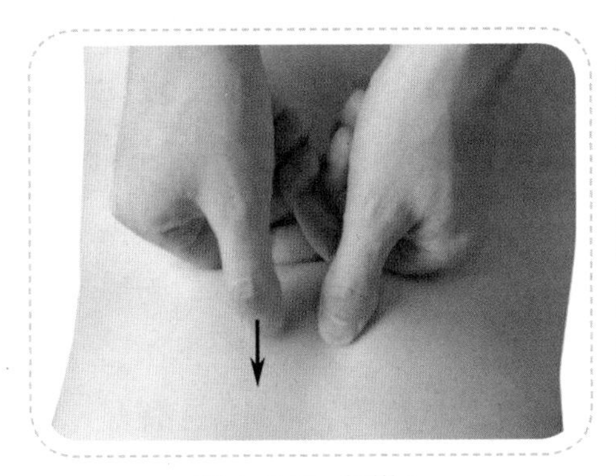
图 4-347　捏脊 1

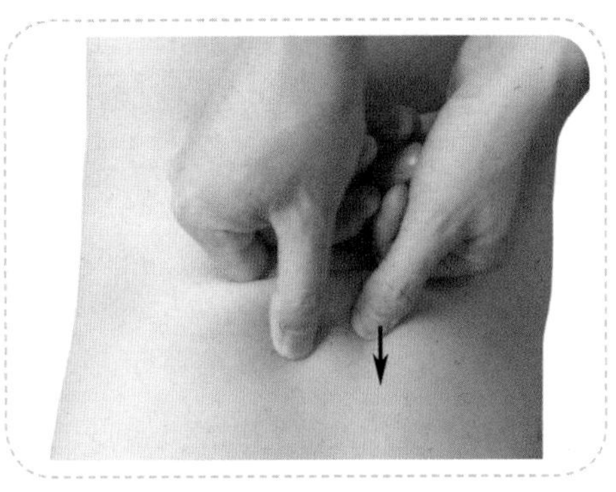
图 4-348　捏脊 2

❽揉足三里：患儿取仰卧位，术者站在患儿的侧方，以一手拇指于患儿足三里穴（小腿前外侧，髌骨与髌韧带外侧凹陷下 3 寸，距胫骨前缘一横指）穴上，施以点揉法 3 分钟。施术时以拇指指端吸定于足三里穴上，以肢体的近端带动远端，做带动深层组织的小幅度环旋揉动，压力要均匀，动作要协调有节律（图 4-349）。

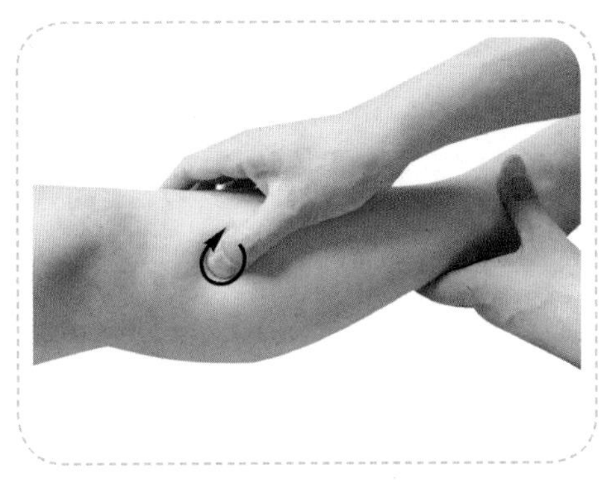
图 4-349　揉足三里

5 预防保健

（1）小儿断奶时应循序渐进，不可骤然断奶，应使小儿逐步适应此过程，骤然减少奶量可能会造成宝宝的营养不良。

（2）如果儿童胃口不好时，千万不要硬塞儿童吃饭，此时即便威逼利诱让他吃下去，也是难以消化吸收的，只会让他厌恶进食，影响生长发育。

（3）为儿童创造良好的用餐环境，不在饭桌上批评孩子，孩子在饭桌上受到了批评后，心情压抑，无心饮食，也会影响消化功能，长此以往可能造成营养不良的状况。

（4）在日常生活中不可因学业等原因给孩子过大的压力，如果孩子心情长期处于压抑、紧张的状态，就会导致脾胃功能受损，吸收营养能力下降，影响生长发育。

（5）适当的运动可以增强消化能力并且促进食欲，所以每天适当锻炼，有利于增强体质，建议的运动有游泳、慢跑、跳绳、踢足球等。

6 饮食注意

（1）合理搭配饮食，注意摄入一些营养价值较高的食物，多吃新鲜蔬菜水果，如木耳、红枣、莲子、洋白菜、香菇、胡萝卜、山楂等，少吃甜食、零食等难于消化且营养价值较低的食物，如蛋糕、炸鸡、薯条、方便面、罐头、巧克力、碳酸饮料等。

（2）养成定时吃饭的习惯，正餐吃饱，避免饭后吃零食的习惯，如果在两餐之间感到饥饿可以吃一些水果充饥，如苹果、火龙果、香蕉、橙子、猕猴桃等。

（3）多吃富含蛋白质的食物，有利于儿童的生长发育，如牛奶、虾皮、豆制品等，多吃富含钙质的食物可以促进骨骼发育，如排骨、骨头汤、海带、紫菜、芝麻等食物。

7 应用举例

龚建芳运用饮食疗法配合小儿推拿治疗小儿疳症。饮食疗法主要指按中国儿童营养协会推荐的婴幼儿膳食标准进行指导，4~6 个月以上婴儿合理添加泥糊状食物，合理搭配，纠正偏食、挑食、吃零食的习惯。必要时选用营养补充药物如 B 族维生素、锌制剂等。推拿手法主要为：补脾 300 次，摩腹 3 分钟，捏脊 4~6 遍（不接受者推脊代之），按揉足三里 1 分钟。伴发育迟缓儿童，加：补肾 300 次，揉涌泉每侧顺逆各 180 次。同时，指导家长于患儿每晚睡觉前操作以上手法。一周做 5 天，休息 2 天，为一个疗程，每月随访 1 次，进行评估，累计 6 个月，结果显示总有效率为 91.43%，说明小儿推拿疗效较好，值得推广。

参考文献： 龚建芳 . 小儿推拿配合营养指导干预婴幼儿营养不良疗效观察[J]. 世界最新医学信息文摘，2019，19（54）：196+198.

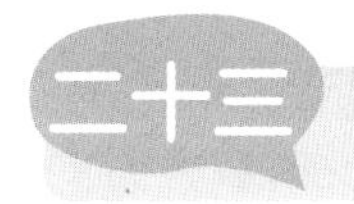

宝宝挑食不吃饭，小儿推拿有方案（小儿恶食）

小儿恶食，又称小儿厌食症，以学龄前儿童多见，多是由不良的饮食习惯、微量元素缺乏，或其他慢性疾病等引起。如小儿吃零食过多、餐前饮用大量饮料、进食时注意力不集中等不良习惯均会扰乱胃酸和消化酶的分泌，引起患儿食欲减退。长时间进食过少会导致身体吸收营养过少，生长发育迟缓，影响儿童身心健康，故本病应当引起家长朋友们的重视。

1 疾病简介

小儿恶食是小儿常见的脾胃病症，以长期食欲不振、厌恶进食为特点。由喂养不当、饮食失节而致脾胃运化不健引起。本病在西医学中属于“厌食症”的范畴，1~6 岁儿童多见。患儿除食欲不振外，其他症状不明显，预后良好，病程长者可转为疳证。其病因病机为长期饮食失节，损伤脾胃而发病。

2 常见症状

（1）长期食欲不振而无其他疾病。

（2）面色少华，形体偏瘦，但精神尚好，活动如常。

（3）有喂食不当史，如进食无定时定量、过食生冷、好吃零食及偏食等。

（4）微量元素测定，锌、铁偏低。

3 辨证分型

❶ 食积停滞：食欲减退，纳谷不香，脘腹胀满，疼痛拒按，恶心呕吐，食少纳呆，手足心热，烦躁不安，睡眠不佳，大便秽臭，舌苔黄厚腻，指纹紫滞。

❷ 脾胃虚弱：食欲不振，面色㿠白，形体消瘦，乏力少气，神情倦怠，大便溏薄或秘结，唇舌色淡，舌无苔或少苔，指纹淡红。

4 治疗手法

另一手以拇指罗纹面在患儿拇指末节罗纹面上做顺时针方向的旋转推动，也可以将患儿拇指屈曲，术者以拇指罗纹面循患儿拇指桡侧边缘向掌根方向直推，统称“补脾经”，反复操作 100 次（图 4–350、图 4–351）。

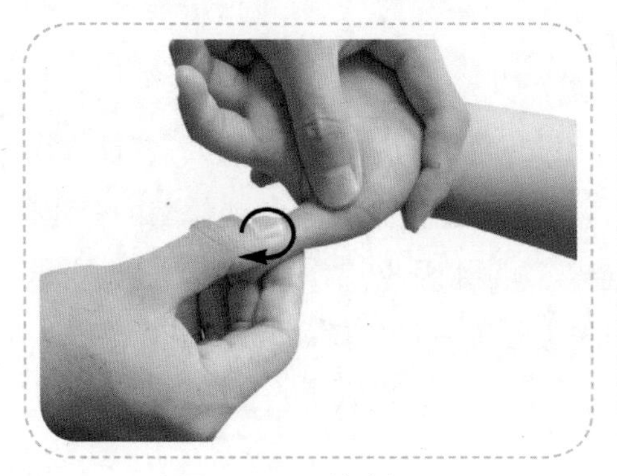

图 4–350 补脾经 1

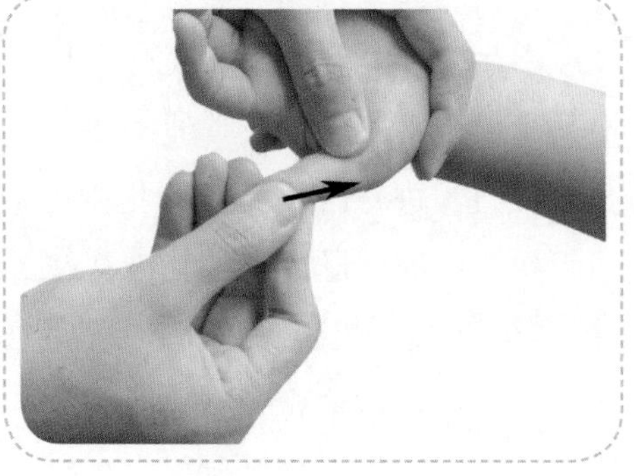

图 4–351 补脾经 2

❷ 补大肠：患儿取仰卧位，术者站在患儿的侧方，一手扶住患儿的前臂，另一手以拇指罗纹面在患儿食指桡侧缘，自指尖到虎口成一直线进行直推，称“补大肠”，操作 200 次（图 4–352）。

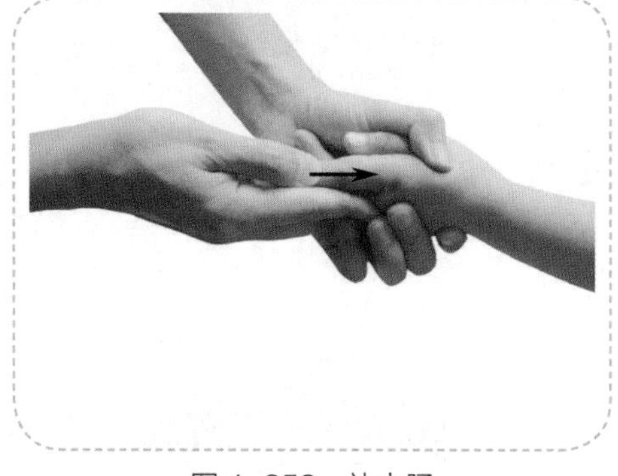

图 4–352 补大肠

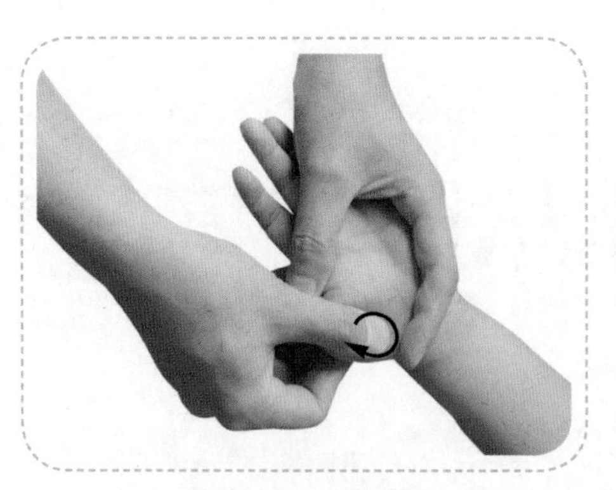

图 4–353 揉板门

❸ 揉板门：患儿取仰卧位，术者站在患儿的侧方，一手扶住患儿的前臂，另一手以拇指罗纹面按揉患儿手掌大鱼际处为“揉板门”，反复操作约 300 次（图 4–353）。

❹ 推四横纹：儿童食指、中指、无名指、小指掌侧第一指间关节横纹处称为四横纹。操作此法时患儿取仰卧位，术者站在患儿的侧方，一手握住患儿的手掌，使其四指伸直并拢，掌心向上，另一手四指并拢从患儿食指横纹处推向小指横纹处为“推四横纹”，操作100次（图4-354至图4-356）。

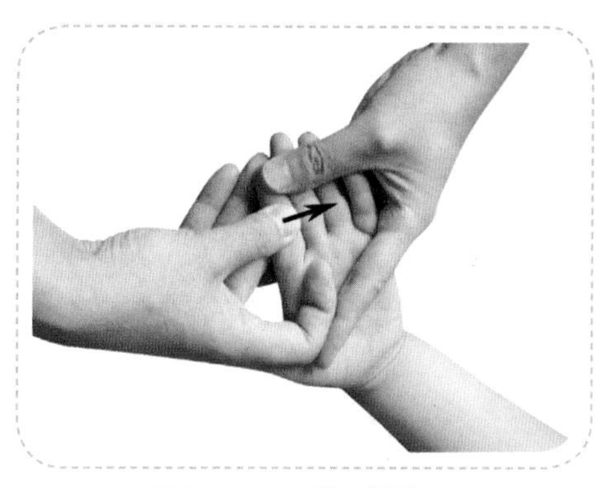
图4-354 推四横纹1

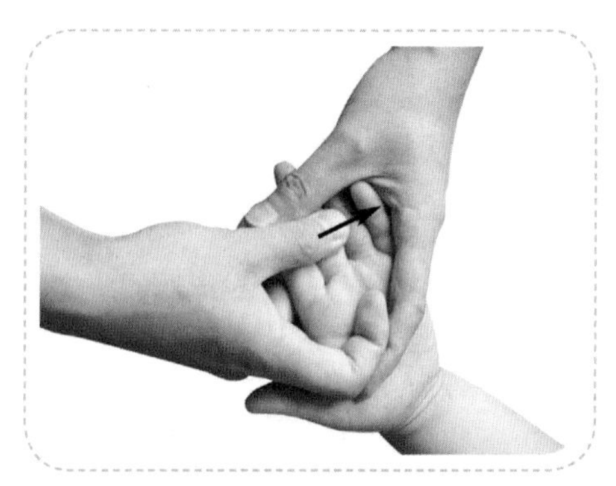
图4-355 推四横纹2

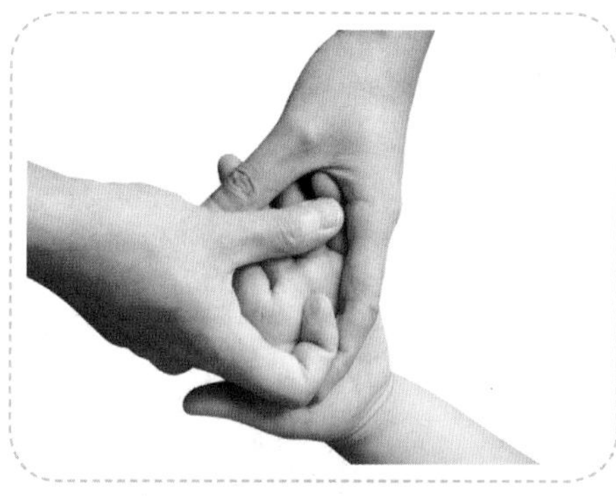
图4-356 推四横纹3

❺ 摩腹：患儿取仰卧位，术者站在患儿的侧方，将手掌轻放于患儿腹部，沉肩垂肘，以前臂带动腕，按照左上腹、右上腹、右下腹、左下腹的顺序做环形而有节律的抚摩约5分钟。用力宜轻不宜重，速度宜缓不宜急。在摩腹之前可以在患儿腹部涂上适量滑石粉，以免摩腹过程中损伤患儿皮肤（图4-357至图4-359）。

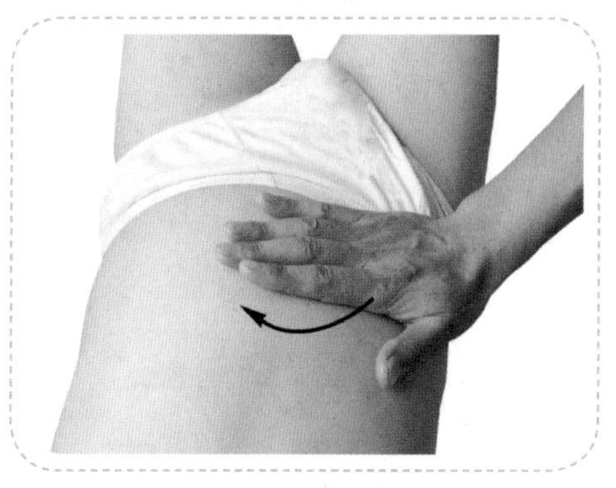
图4-357 摩腹1

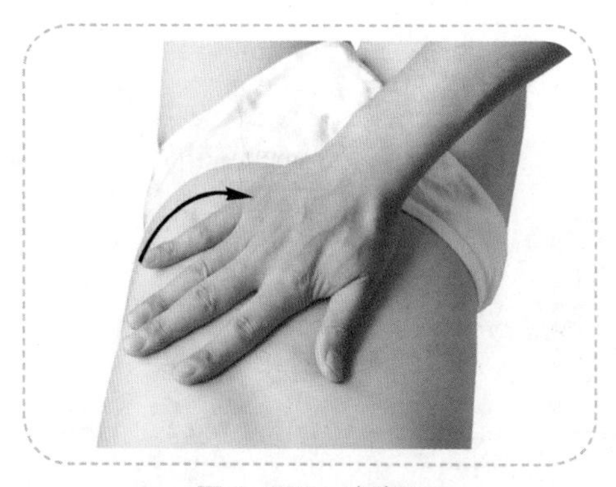

图 4-358 摩腹 2

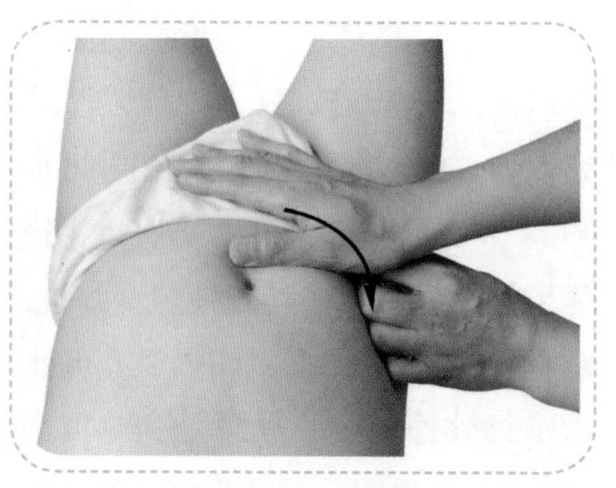

图 4-359 摩腹 3

❻ 捏脊：患儿取俯卧位，术者双手食指抵于背脊之上，再以两手拇指伸向食指前方，合力夹住肌肉，捏起，采用食指向前拇指后退之翻卷动作，二手交替向前移动。自长强穴（尾骨端下，当尾骨端与肛门连线中点处）起一直捏到大椎穴（后正中线上，第七颈椎棘突下凹陷中）为 1 次。如此反复操作 5~6 次。注意要直线捏，所捏皮肤的厚、薄、松、紧应适宜，捏拿速度要适中，动作轻快、柔和，避免肌肤从手指尖滑脱（图 4-360、图 4-361）。

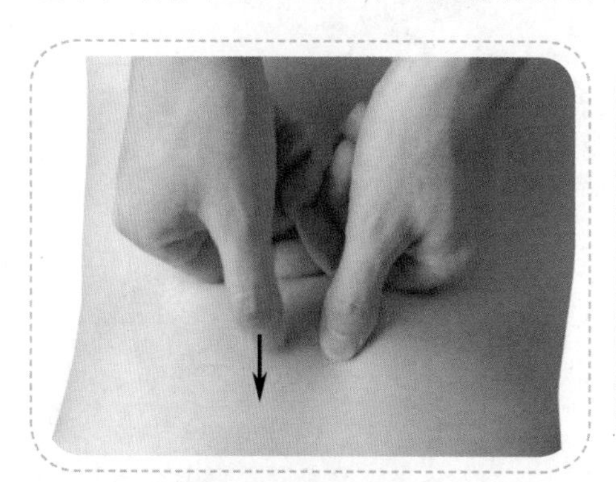

图 4-360 捏脊 1

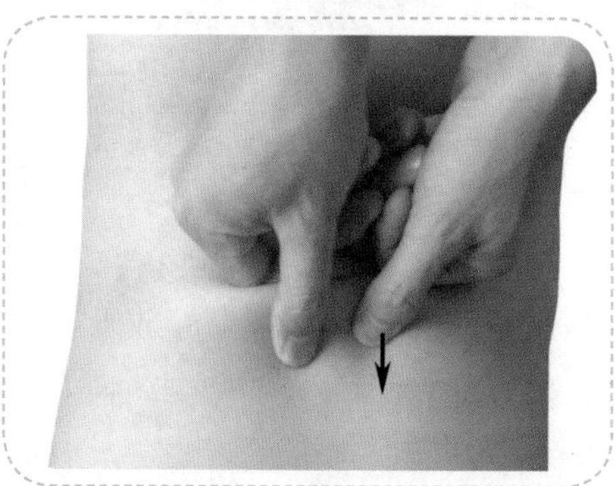

图 4-361 捏脊 2

5 预防保健

（1）定时饮食，纠正偏食习惯，大量患有厌食症的儿童都有不良的饮食习惯，如爱吃零食等。一些零食内含有大量的盐、糖等成分，摄入过多不利于身体发育，还会养成挑食的毛病，也会相应减少蔬菜水果的摄入，故养成良好的饮食习惯是十分必要的。

（2）当儿童养成良好的饮食习惯的时候，应当及时鼓励，形成健康饮食的正向循环，养成良好的用餐氛围，有助于促进食欲。

（3）一些其他疾病可能伴有厌食的表现，如肠道寄生虫病、病毒性肝炎、贫血等，故长时间厌食应到医院进行相关检查，明确病因。

6 饮食注意

（1）饮食方面应多进食鱼、肉、鸡蛋、牛奶、酸奶等富含蛋白质的食物，以及富含膳食纤维新鲜水果和蔬菜，如苹果、香蕉、橘子、草莓、火龙果等。

（2）可以尝试一些食疗粥，帮助小儿开胃，增强食欲。将山楂片和高粱米一起置于铁锅，加水煮成粥。每日 3 次，可以提高食欲。将扁豆、淮山药、薏米等洗净一同放入锅中，加水煮沸，文火煮成粥。每日 1 次，连服 5~7 天，可增强食欲。

（3）酸梅具有较好的开胃效果，可以促进食欲，可在做汤时加入此物，如将胡萝卜洗净后切片，加清水 1 碗，同酸梅共煮，煎至半碗，加食盐调味后即可食用。橘皮具有健脾开胃，化食理气的效果，可以准备橘皮 15 克，焦山楂、莱菔子各 10 克。将上 3 味用沸水冲泡，代茶饮用。每日 1 剂。可以有效改善小儿食欲不良的状况。

（4）此外有些儿童是缺少微量元素导致的厌食，有研究表明缺锌会导致小儿食欲下降，可多吃一些含锌多的食物，如牛肉、羊肉、鸡肉、坚果、深海鱼类、花生、白菜、胡萝卜等。

7 应用举例

刘某，男，3 岁。其母代诉：患儿近 6 个月胃口不佳，身形较同龄小儿偏瘦，面色长期不好，精神状况一般，夜间偶有哭闹，惧怕生人，平素喜食甜点零食，家人亦常以饼干、糖果喂养。近期小儿厌食更甚，体重减轻。经附近多家医院治疗，效果均不佳。1 个月前实验室结果：锌元素约低于正常值。查体：形体略瘦，小便尚可，大便清稀，舌淡红、苔薄白，指纹淡红。中医诊断：厌食症，脾胃不和证。治以和胃运脾为法。①开窍：开天门、推坎宫、推太阳、按总筋、分阴阳，各 24 次；②推五经：补脾经 300 次，清肝经 350 次；③配穴：掐四缝 5 遍，按揉中脘（理中法）、肚脐、足三里、肝俞、脾胃俞各 50 次，捏脊 8 遍；④关窍：拿肩井 5 次。每天 1 次，连推 1 周后厌食症状消除。嘱注意休息，调理饮食。复诊：患儿精神状态良好，二便正常，舌淡红、苔薄白，指纹淡红。患儿母亲代诉其身体已恢复健康，精力充沛，饮食正常，睡眠质量良好。嘱其母纠正患儿饮食习惯，要做到“乳贵有时，食贵有节”，定时进食，建立良好的饮食习惯，不能挑食偏食，要求营养均衡，避风寒，保持睡眠充足。

参考文献： 李金波，丁俊洋，易晓盼，汤伟，唐乐平，邵湘宁．汤伟运用湖湘小儿推拿疗法治疗小儿厌食症验案1则［J］．湖南中医杂志，2019，35（11）：88-89.

二十四 宝宝呕吐不要慌，小儿推拿来帮忙（小儿呕吐）

小儿呕吐是小儿比较常见的病症之一，由于小孩的胃比较娇嫩的，所以一旦饮食不当就会造成呕吐的现象发生。小儿呕吐的时候会哭闹不止，不仅自己难受，家长也跟着难受。一般引起呕吐的原因有饮食不洁、肠胃炎、进食冷饮、其他原因等，那么及时、正确的处理就相当重要了。

1 疾病简介

呕吐是小儿常见的一种证候，是指食物由胃经口吐出的一种症状，很多疾病都可出现。有物无声谓之吐，有声无物谓之呕，两者同时发生谓之呕吐。中医认为，呕吐皆属胃气上逆所致。

2 常见症状

（1）发病前可有恶心，随之吐出一口或连续数口。

（2）也可无恶心症状，呕吐物由口鼻喷出。

3 辨证分型

❶ 伤食呕吐：腹部胀满拒按，恶心呕吐，吐出物多酸腐臭秽，嗳腐吞

酸，恶闻食臭，夜卧不安，睡眠不佳，大便干或泻下酸臭，舌苔厚腻，指纹沉滞。

❷ 胃热呕吐：食入即吐，吐出物酸臭恶臭，发热烦躁，性情急躁，身热，口渴喜冷饮，口干唇红，小便短赤，大便干结，舌红苔黄，指纹青紫。

❸ 虚寒呕吐：食后良久方吐，朝食暮吐，暮食朝吐，吐出物无臭，吐的次数少而量多，面白，唇舌色淡，精神倦怠，神疲乏力，四肢不温，腹痛绵绵，喜温喜按，大便稀溏，小便清长。舌淡苔白，指纹淡青。

4 治疗手法

—— 伤食呕吐与胃热呕吐治疗手法 ——

❶ 清胃经：患儿取仰卧位，术者站在患儿的侧方，一手扶住患儿的前臂，另一手以拇指罗纹面在患儿拇指掌侧第一节向指根方向直推，称为“清胃经”，反复操作 300 次（图 4-362）。

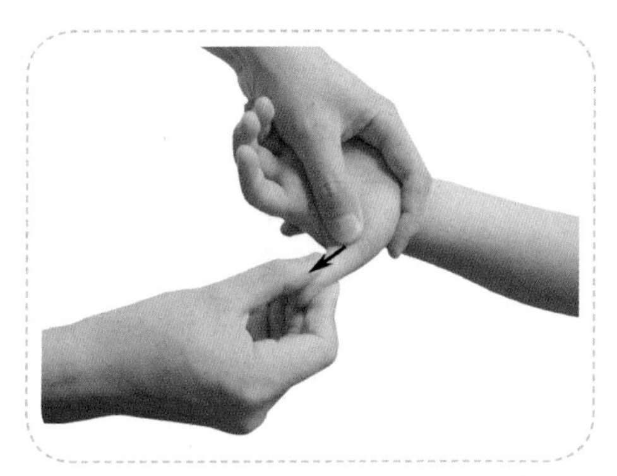

图 4-362　清胃经

❷ 运内八卦：患儿取仰卧位，术者站在患儿的侧方，一手扶住患儿的四指，使其掌心向上，另一手以食、中二指夹住患儿拇指，并以拇指端自患儿掌根处顺时针方向做环形推动，称为“运内八卦”，反复操作 100 次。操作时宜轻不宜重，宜缓不宜急，在体表旋绕摩擦推动（图 4-363 至图 4-365）。

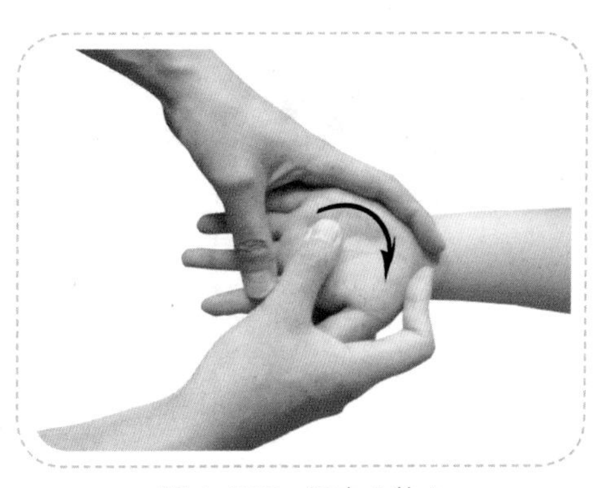

图 4-363　运内八卦 1

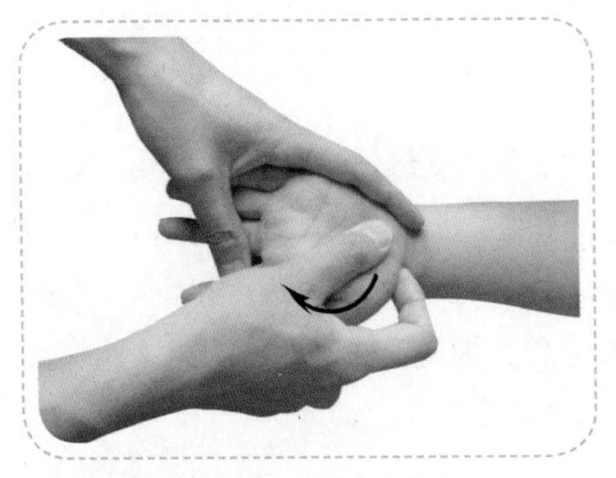

图 4-364 运内八卦 2

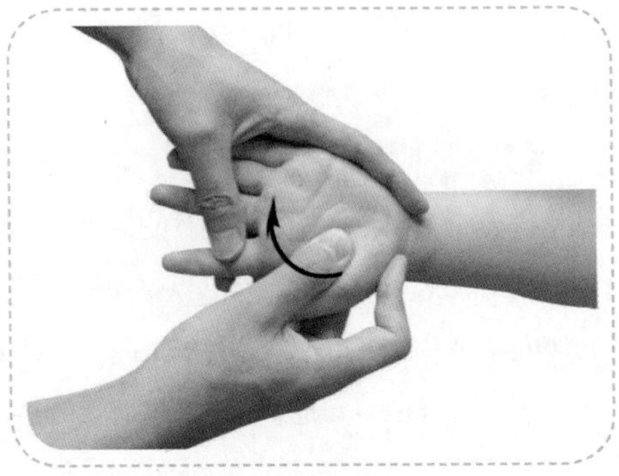

图 4-365 运内八卦 3

❸ 清天河水：患儿取仰卧位，术者站在患儿的侧方，一手扶住患儿的前臂，另一手以食指、中指罗纹面沿着患儿前臂正中自腕推向肘部，称为“清天河水”，反复操作 100 次。注意着力部位要紧贴皮肤，压力适中，做到轻而不浮，重而不滞。应沿着直线推动（图 4-366 至图 4-368）。

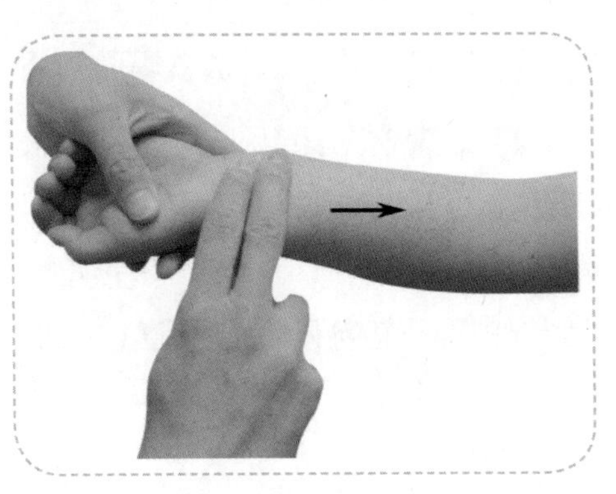

图 4-366 清天河水 1

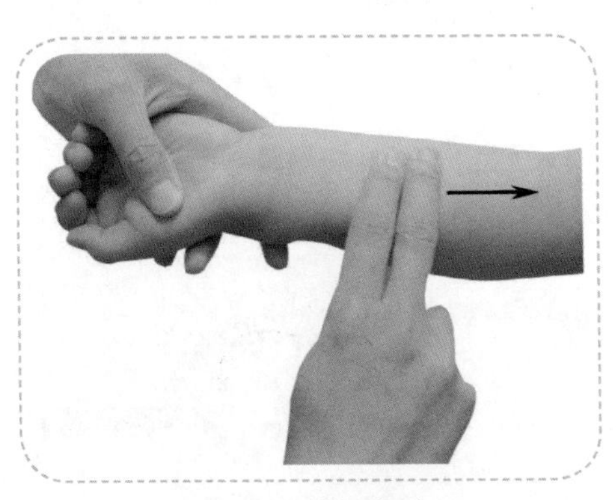

图 4-367 清天河水 2

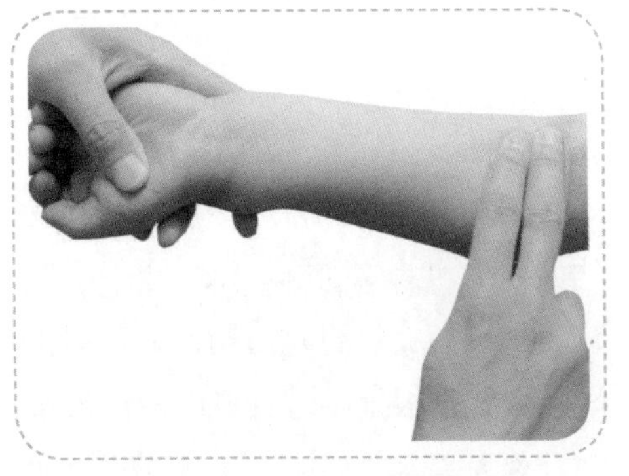

图 4-368 清天河水 3

❹ 退六腑：患儿取仰卧位，术者站在患儿的侧方，一手扶住患儿的前臂，另一手以拇指或食、中指指面沿着患儿前臂尺侧，从患儿的肘部向腕部直推，称为“退六腑”，反复操作 200 次。在推动的过程中，要注意指面要紧贴患儿的皮肤，压力要适中。对于一切实热证均有效（图 4-369、图 4-370）。

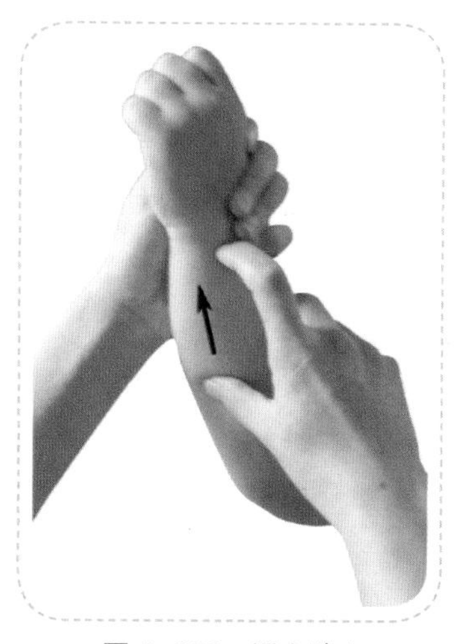
图 4-369　退六腑 1

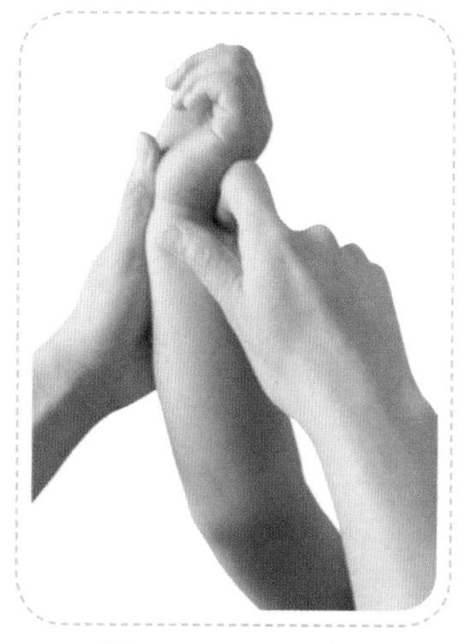
图 4-370　退六腑 2

❺ 清大肠：患儿取抱坐位或仰卧位，术者站在患儿的侧方，一手扶住患儿的前臂，另一手以拇指罗纹面在患儿食指桡侧缘，自虎口向食指尖直推 100 次（图 4-371）。

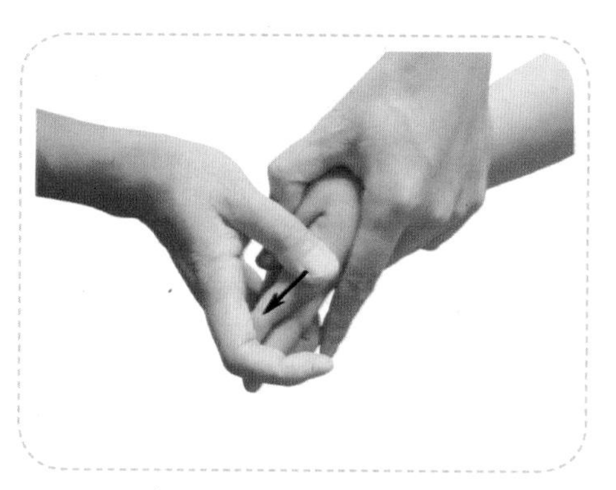
图 4-371　清大肠

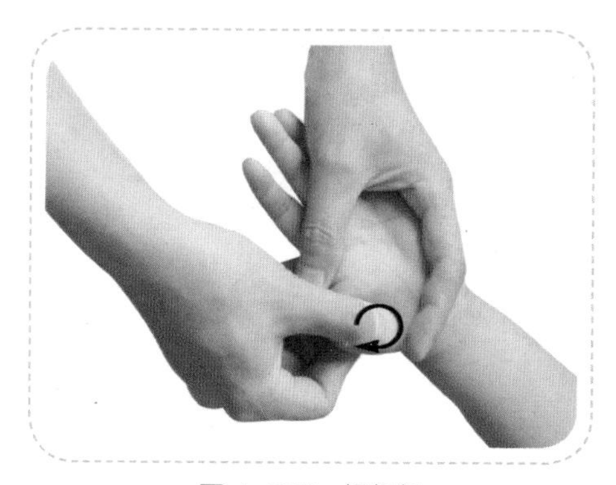
图 4-372　揉板门

❻ 揉板门：患儿取仰卧位，术者站在患儿的侧方，一手扶住患儿的前臂，另一手以拇指罗纹面按揉患儿手掌大鱼际处为“揉板门”，反复操作约 300 次（图 4-372）。

❼ 推四横纹：儿童食指、中指、无名指、小指掌侧第一指间关节横纹处称为四横纹。操作此法时患儿取仰卧位，术者站在患儿的侧方，一手握住患

儿的手掌，使其四指伸直并拢，掌心向上，另一手四指并拢从患儿食指横纹处推向小指横纹处为“推四横纹”，操作 100 次（图 4-373 至图 4-375）。

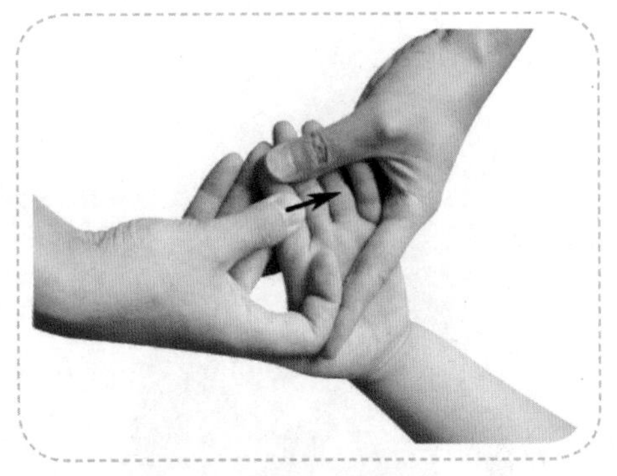

图 4-373 推四横纹 1

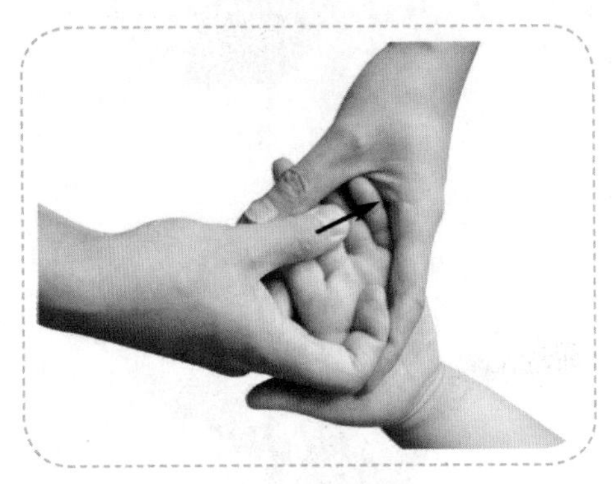

图 4-374 推四横纹 2

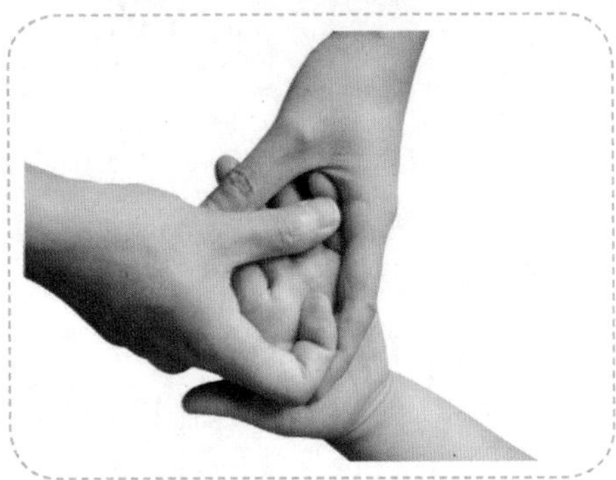

图 4-375 推四横纹 3

—— 虚寒呕吐治疗手法 ——

❶ 揉外劳宫：患儿取仰卧位，术者站在患儿的侧方，一手扶住患儿的前臂，另一手以拇指端在患儿外劳宫（在手背侧，第一、二掌骨之间，掌指关节后 0.5 寸处）穴上环旋揉动 300 次。此法对于风寒感冒效果较好（图 4-376）。

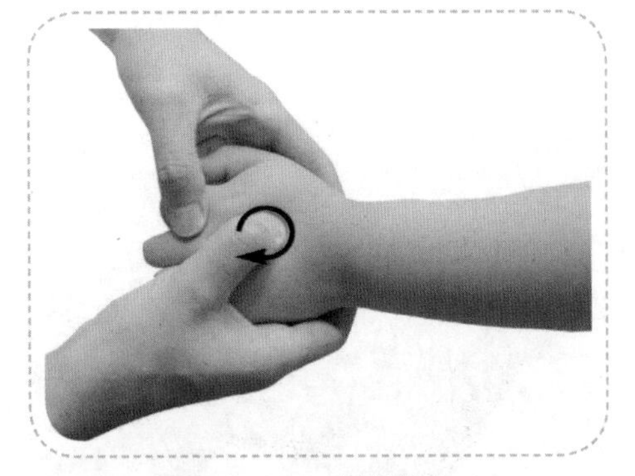

图 4-376 揉外劳宫

❷ 补脾经：患儿取仰卧位，术者站在患儿的侧方，一手扶住患儿的前臂，另一手以拇指罗纹面在患儿拇指末节罗纹面上做顺时针方向的旋转推动，也可以将患儿拇指屈曲，术者以拇指罗纹面循患儿拇指桡侧边缘向掌根方向直推，统称“补脾经”，反复操作 100 次（图 4-377、图 4-378）。

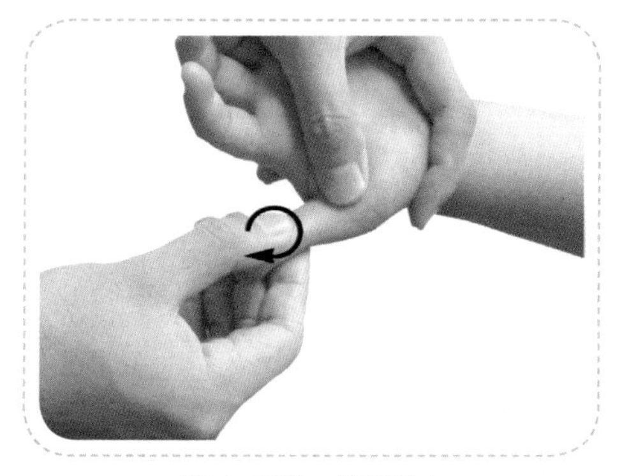

图 4-377 补脾经 1

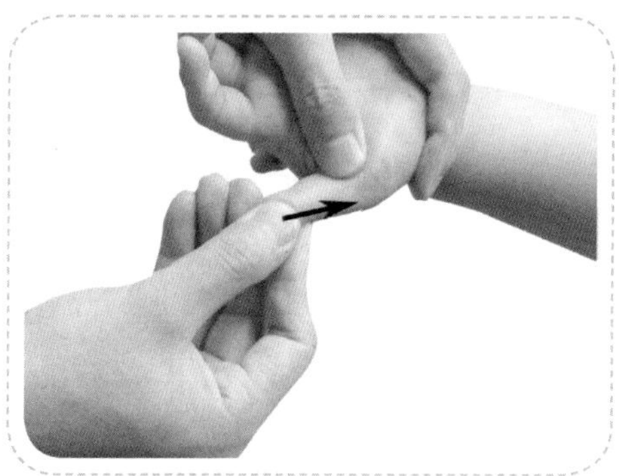

图 4-378 补脾经 2

❸ 清胃经：患儿取仰卧位，术者站在患儿的侧方，一手扶住患儿的前臂，另一手以拇指罗纹面在患儿拇指掌侧第一节向指根方向直推，称为“清胃经”，反复操作 300 次（图 4-379）。

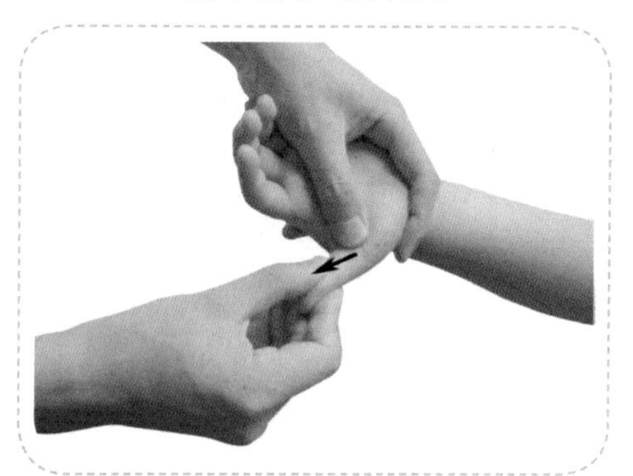

图 4-379 清胃经

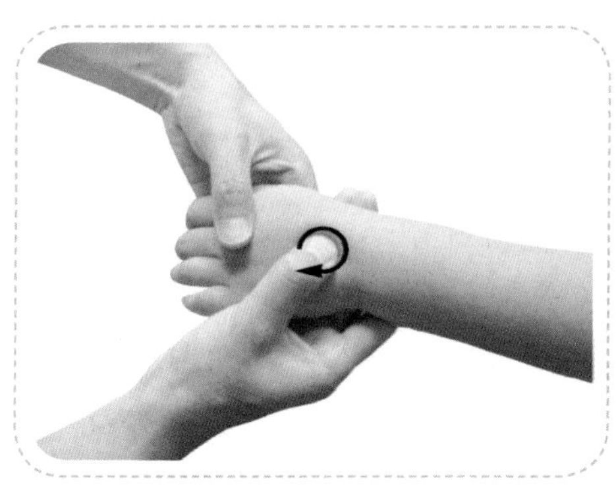

图 4-380 揉一窝风

❹ 揉一窝风：若患儿伴有腹痛，术者将食指放在中指上，按揉小儿手背侧手腕横纹正中的穴位，即一窝风，反复操作 100~300 次（图 4-380）。

5 预防保健

（1）呕吐时，为防止呕吐物进入气管，应令患儿侧卧，头偏向一侧，呕吐过后，应及时清理口腔，去除异味。

（2）呕吐频繁，引起脱水时，应及时补充水分，脱水严重者应去医院就诊。

（3）婴儿哺乳不宜过急，如果婴儿吃奶后有呕吐的现象，说明在吃奶时吞咽了空气，故在哺乳过程中应将乳头完全塞入小儿口中，防止其吞咽空气。哺乳后应抱正小儿身体，轻拍背部至打嗝。

（4）小儿呕吐最常见的原因是消化功能紊乱，故发生呕吐后应先禁食，给消化道一个缓冲的时间，然后从易消化的流食饮食逐步过渡到正常饮食。

（5）有时小儿呕吐是由于其他疾病引起，若是呕吐总不好，应到医院积极查明原因，针对病因治疗。

6 饮食注意

（1）在孩子出现呕吐的时候，一定要注意让孩子们尽量食用比较清淡的食物，比如粥、汤等。孩子们通常偏好于食用各种肉类等油腻食物，比如红烧鸡翅、糖醋排骨、炸鸡等，但在孩子出现呕吐的时候，这一类食物是绝对不可以食用的。如果此时仍然食用这一类食物，只会导致他们呕吐的情况进一步地加剧。

（2）避免孩子们食用任何零食，尤其是各种膨化食品。这些膨化食品中大多是由各种食品添加剂和化学色素制作而成的，极其不健康，并且会加重呕吐的情况。所以在出现呕吐现象的时候，家长们一定要杜绝孩子们食用零食。

（3）夏季里孩子们总是喜欢喝各式各样的冷饮，但是冷饮却会对孩子们的胃部造成很大的刺激，诱发胃部出现痉挛，从而出现呕吐的现象。如果孩子已经出现了呕吐的情况，一定要让孩子们多喝热水，避免进食冷饮及冰淇淋等食品。

（4）生姜可以温胃散寒止呕，可以将生姜、牛奶以及少量白糖搅匀后煮沸，每天 3 次，可以有效缓解因受凉引起的呕吐；陈皮具有理气化滞的功效，对于脾胃气滞的伤食呕吐有较好的功效，将其磨碎成粉，在煮粥时放入少许，可顺气养胃。

7 应用举例

王某，男，1 岁 10 个月，因“呕吐 1 天”前来就诊。每天呕吐 2 次，呕吐物为酸臭食物，腹胀，纳差，睡眠较差，体温 37.8℃（腋窝温度），苔白厚腻，指纹紫滞。中医诊断：呕吐。推拿操作予清脾经 3 分钟，外劳宫推向一窝风 3 分钟，推上三关 2 分钟，打马过天河 1 分钟，顺时针摩腹 5 分钟；催吐法，搓摩胁肋 2 分钟，抱肚。操作结束，患儿汗出，即吐出乳食痰涎，体温 36.8℃，嘱其稍多饮水。次日复诊，告愈。

参考文献：陈希蒙，廖品东．“谨守病机”小儿推拿法治疗呕吐［J］．世界最新医学信息文摘，2018，18（80）：214.

二十五　宝宝经常拉肚子，小儿推拿有法子（小儿泄泻）

小儿泄泻是儿科常见病，主要由于小儿胃肠屏障较弱，对于感染等因素抵御能力较差；另一方面，小儿消化系统发育不成熟，但其生长发育较为迅速，对于营养需求较多，胃肠负担较大，也容易产生泄泻。本病不及时治疗对儿童生长发育有较大影响，应引起家长朋友们的重视。

1 疾病简介

小儿泄泻是小儿常见的一种病症，以大便次数增多，粪便稀薄或如水样为主症。泄泻乃小儿最常见的疾病之一，尤以 3 岁以下的婴幼儿更多见，四季均可发生，夏秋多见。西医称之为婴幼儿腹泻。外感、内伤均可引起泄泻。久泻迁延不愈者，易转为疳证或慢惊风。

2 常见症状

（1）本病常有乳食不节、饮食不洁或外感史，继而出现大便次数增多，每日 3~5 次或多达数十次以上，色淡黄，或如蛋花汤样或色褐而臭，或夹有不消化的乳食，可伴有恶心、呕吐、腹痛、发热、口渴等症。

（2）重者腹泻及呕吐较严重者，可见小便短少，体温升高，烦渴神萎，皮肤干瘪，囟门凹陷，目眶下陷，啼哭无泪，口唇殷红，呼吸深长，腹胀等症状。

（3）重症腹泻有脱水、酸碱平衡失调及电解质紊乱。

3 辨证分型

❶ 内伤饮食：脘腹胀满作痛，痛而拒按，痛后欲泻，泻后痛减，大便酸臭如败卵，夹有不消化的食物残渣或奶瓣，不思饮食或伴呕吐，夜卧不安，舌苔厚腻或微黄，指纹紫滞。

❷ 寒湿泻：大便清稀多沫或清水色绿，气味微腥不臭，肠鸣腹痛，面色淡白，口不渴，小便清长，舌淡苔白，指纹淡红。

❸ 湿热泻：腹痛即泻，泻时暴注下迫，泻下黄水臭秽或见少许黏液，肛门灼热，小便赤涩，或伴身热，心烦口渴，舌红苔黄腻，指纹紫红。

❹ 脾虚泻：久泻不愈，反复发作，水谷不化，夹有未消化的食物残渣或奶瓣，食后即泻，面黄肌瘦，少气懒言，神疲乏力，腹胀食少，舌淡苔薄，指纹暗淡。

❺ 惊泻：多发于暴受惊恐后，大便稀绿质黏，夹有大量未消化的食物，哭闹不停，惊惕不安，心烦神乱，夜寐不安，印堂、山根色青或口鼻周围色青，舌质正常，指纹青。

4 治疗手法

❶ 补脾经：患儿取仰卧位，术者站在患儿的侧方，一手扶住患儿的前臂，另一手以拇指罗纹面在患儿拇指末节罗纹面上做顺时针方向的旋转推动，也可以将患儿拇指屈曲，术者以拇指罗纹面循患儿拇指桡侧边缘向掌根方向直推，统称“补脾经”，反复操作 100 次（图 4-381、图 4-382）。

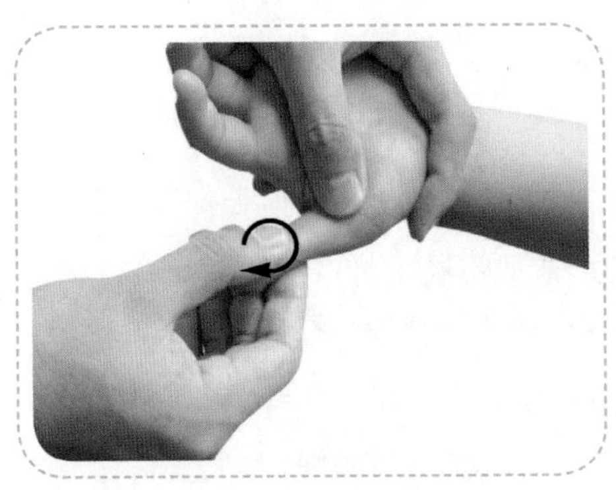

图 4-381 补脾经 1

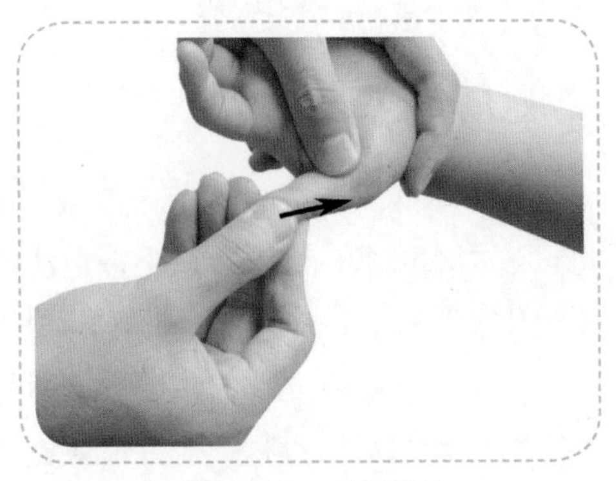

图 4-382 补脾经 2

❷ 推大肠：患儿取仰卧位，术者站在患儿侧方，一手扶住患儿的前臂，另一手以拇指罗纹面在患儿食指桡侧缘，自指尖到虎口成一直线进行直推。从食指尖直推向虎口为补，称"补大肠"；自虎口直推向食指尖为清，称"清大肠"，两者统称"推大肠"。若患儿泄泻因伤于饮食，可用清大肠手法；若是因于脾胃虚弱可用补大肠手法。反复推 200 次（图 4-383、图 4-384）。

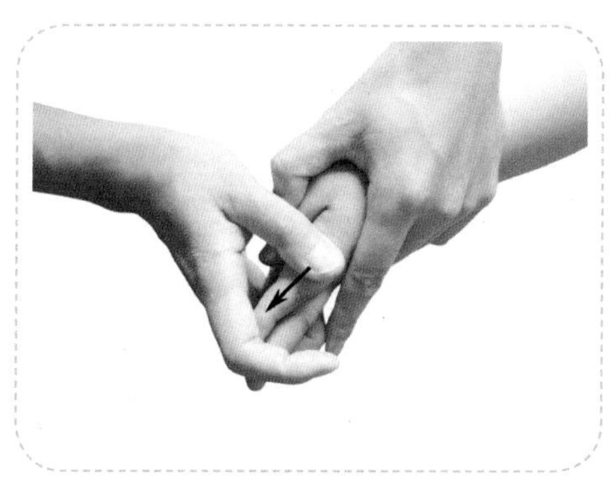

图 4-383　推大肠 1

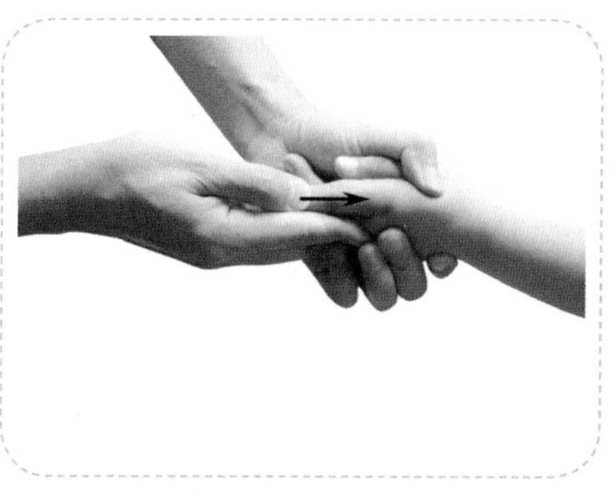

图 4-384　推大肠 2

❸ 推三关：患儿取仰卧位，术者站在患儿的侧方，一手扶住患儿的前臂，另一手以拇指桡侧面或食中指指面沿着患儿前臂桡侧，从患儿的腕部向肘部直推，称为"推三关"，反复操作 200 次。在推动的过程中，要注意指面要紧贴患儿的皮肤，压力要适中（图 4-385 至图 4-387）。

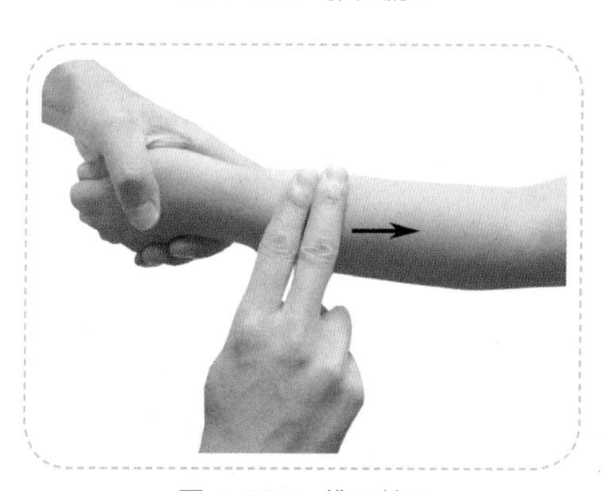

图 4-385　推三关 1

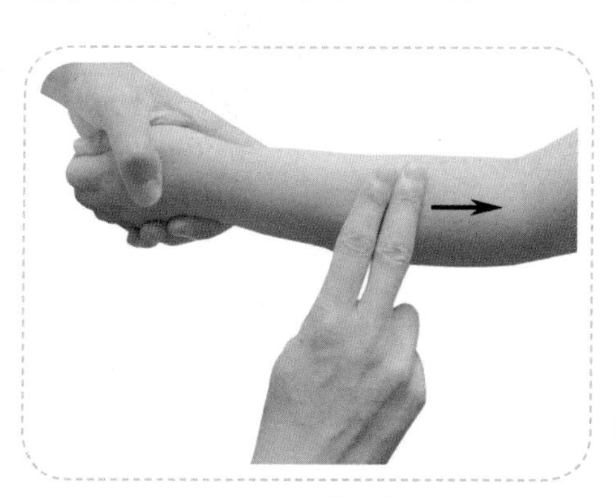

图 4-386　推三关 2

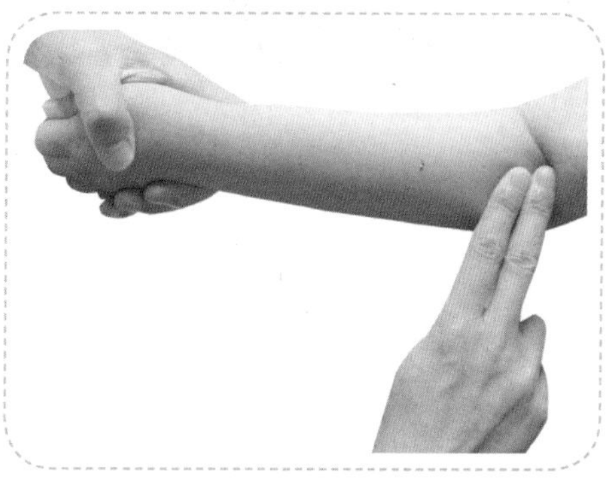

图 4-387　推三关 3

❹ 揉中脘：患儿取仰卧位，术者站在患儿的侧方，将手掌轻放于患儿中脘穴（脐上 4 寸，位于剑突与脐连线的中点），沉肩垂肘，以前臂带动腕，顺时针、逆时针间隔反复操作，各 100 下。用力宜轻不宜重，速度宜缓不宜急，随患儿呼吸节律按揉（图 4–388）。

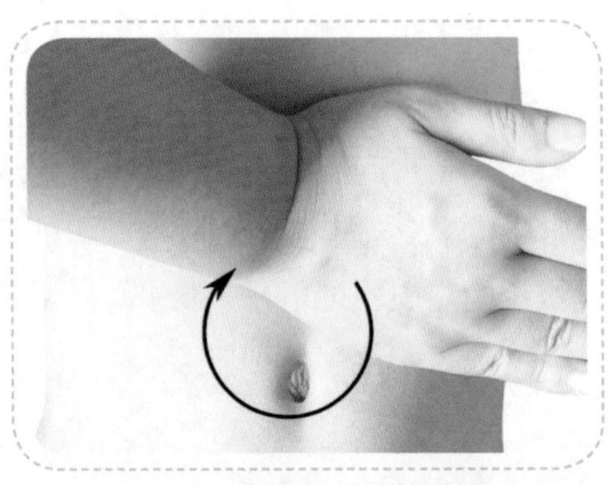

图 4–388 揉中脘

❺ 摩腹：患儿取仰卧位，术者站在患儿的侧方，将手掌轻放于患儿腹部，沉肩垂肘，以前臂带动腕，按照左上腹、右上腹、右下腹、左下腹的顺序做环形而有节律的抚摩约 5 分钟。用力宜轻不宜重，速度宜缓不宜急。在摩腹之前可以在患儿腹部涂上适量滑石粉，以免摩腹过程中损伤患儿皮肤（图 4–389 至图 4–391）。

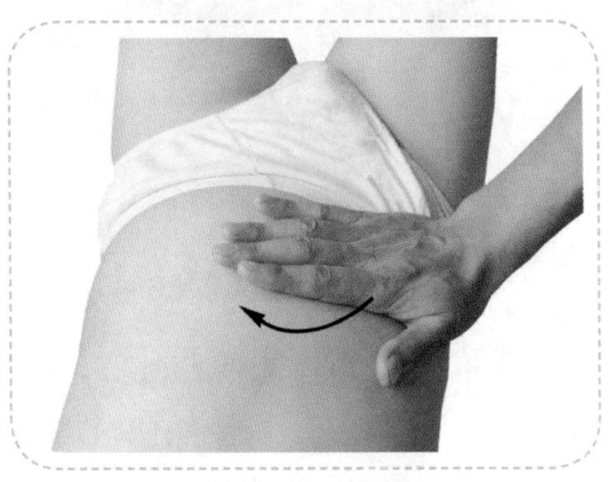

图 4–389 摩腹 1

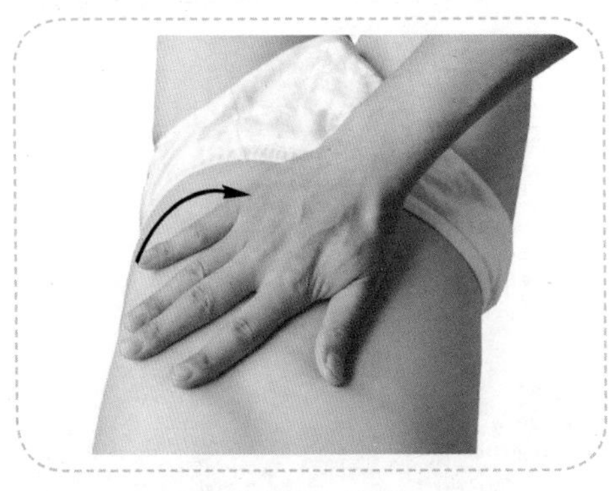

图 4–390 摩腹 2

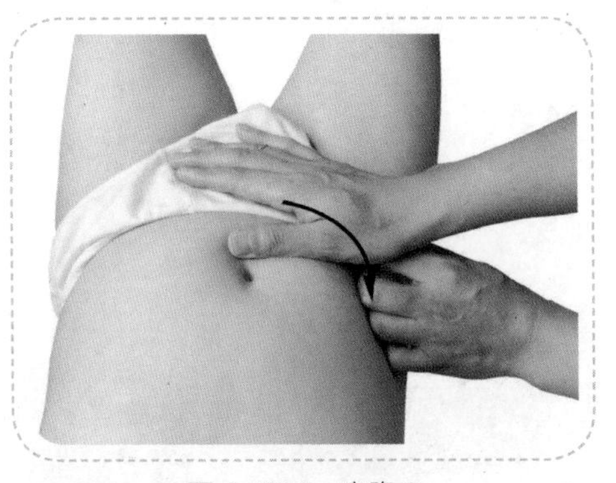

图 4–391 摩腹 3

❻ 推上七节骨：患儿取俯卧位，术者站在患儿的侧方，以双手拇指桡侧缘从患儿尾椎自下而上直推到第四腰椎处为“推上七节骨”，操作 50 次。注意要紧贴患儿腰部皮肤，压力适中，动作要连续，速度要均匀且要沿直线往返操作，不可歪斜（图 4–392、图 4–393）。

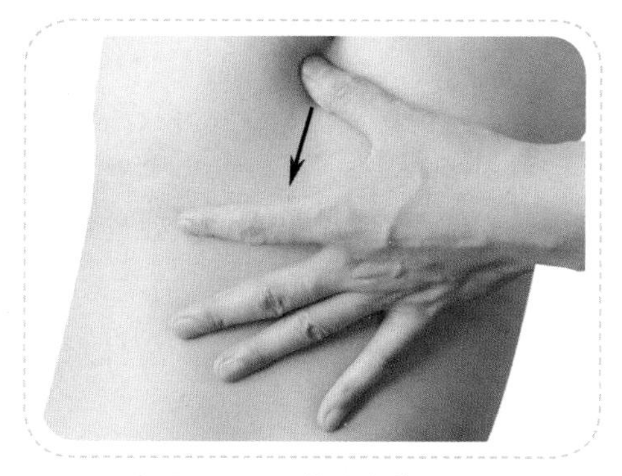

图 4-392　推上七节骨 1

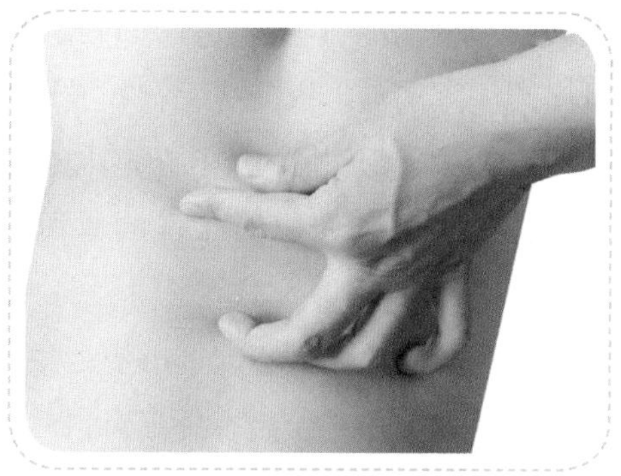

图 4-393　推上七节骨 2

⑦ 捏脊：患儿取俯卧位，术者双手食指抵于背脊之上，再以两手拇指伸向食指前方，合力夹住肌肉，捏起，采用食指向前拇指后退之翻卷动作，二手交替向前移动。自长强穴（尾骨端下，当尾骨端与肛门连线中点处）起一直捏到大椎穴（后正中线上，第七颈椎棘突下凹陷中）为 1 次。如此反复操作 5~6 次。注意要直线捏，所捏皮肤的厚、薄、松、紧应适宜，捏拿速度要适中，动作轻快、柔和，避免肌肤从手指尖滑脱（图 4-394、图 4-395）。

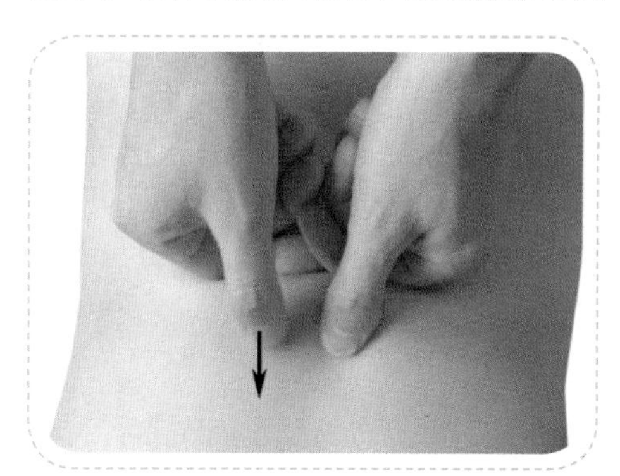

图 4-394　捏脊 1

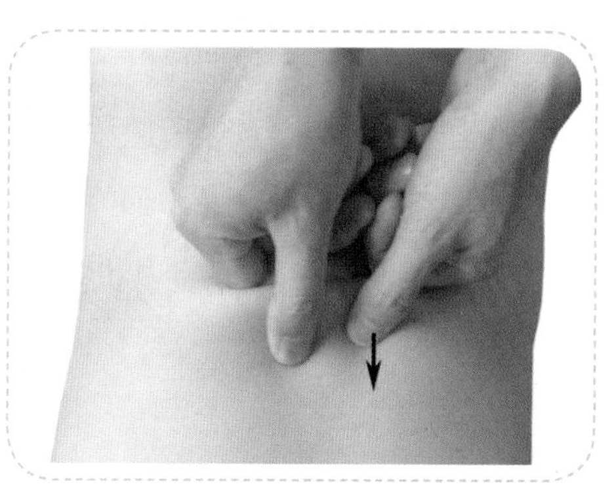

图 4-395　捏脊 2

5 预防保健

（1）日常生活应注意保暖，避免腹部受凉，寒冷等因素刺激可能诱发泄泻发作。

（2）腹泻严重者，应禁食 6~12 小时，好转后再逐渐恢复正常饮食，由少到多，由稀到稠，循序渐进以免加重肠胃负担。

（3）注意饮食卫生，给孩子吃的食物应新鲜、清洁、富有营养，搁置时间较长或变质的食物一定不可以给孩子吃。孩子应该有自己专用的食具，而且必须注意消毒。饭前洗手，养成良好的卫生习惯。

（4）尽量母乳喂养，母乳中含有 IgA，可中和大肠埃希菌肠毒素，有预防感染的作用。所以有条件的妈妈都应尽量母乳喂养，可以增强婴儿抗病能力。

（5）平时注意小儿体格锻炼，加强户外活动，增强体质，提高机体抵抗力，避免感染各种疾病，提高对自然环境的适应能力。

（6）合理应用抗生素，避免长期滥用广谱抗生素，以免肠道菌群失调。泄泻十分严重且脱水症状明显时，应立即到医院进行治疗。

6 饮食注意

（1）饮食宜清淡、易消化，可以多食新鲜的蔬菜水果、谷类、肉类、酸奶等营养价值较高的食物，但应避免油腻难以消化的食物，如巧克力、炸鸡、碳酸饮料、蛋糕点心等，这类食物可能加重肠胃负担，加重泄泻。

（2）推荐几种饮食疗法。①把大米研成粉，炒到颜色发黄，再加适量的水和糖，然后烧成糊状就可以了，具有较好的吸附止泻作用。②将胡萝卜切碎后加盐，置于水中煮烂后服用即可，因为胡萝卜所含的果胶能促使大便成形，还可以吸附肠黏膜上的细菌和毒素，是一种较好的止泻食物。③将苹果捣成泥后给患儿服用，苹果中含有较多的果胶，有较好的止泻作用，患儿可以经常服用。

7 应用举例

患儿刘某，女。出生以来每日便 5~7 次，诊断为乳糖不耐受，消化不良，曾多次用药未效。建议停止母乳喂养，改用人工喂养，家长不愿，遂前来就诊。就诊时 3 月龄。患儿面色㿠白，舌质淡，苔白厚。每日大便 5 次以上，便稀伴有不消化物，色淡黄，偶尔偏绿色。手足不温。诊断：腹泻（脾肾阳虚）。治疗：中药敷脐（神阙）+ 推拿手法，具体手法为补脾、补大肠、补肾，各 100~200 次，补土入水 50 次，摩腹（逆时针）3 分钟，揉天枢、按揉足三里、揉龟尾、推上七节骨各 100~200 次，捏脊 3~5 遍。2 日后大便为 1 日 2~3 次，1 个疗程痊愈，至今无复发。

参考文献： 赵慧茹，严长宏 . 推拿配合中药敷神阙穴治疗婴幼儿慢性腹泻临床观察［J］. 内蒙古中医药，2019，38（08）：140–141.

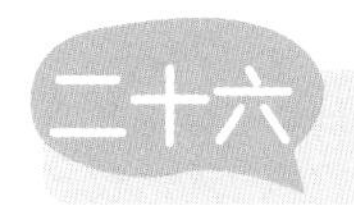

顽固便秘需警惕，小儿推拿帮助你（小儿先天性巨结肠）

本病是一种消化道畸形引起的疾病，由于小儿肠道畸形导致粪便淤积，表现为反复腹胀以及顽固性便秘。国外统计本病的发病率为每 2000~5000 人中可见 1 例；国内统计占消化道畸形第 2 位，约 90% 为男孩。首次就诊多在新生儿期，患此病的新生儿有腹胀、便秘等现象，有时甚至会出现高热、脱水、血压下降等比较严重的并发症，对小儿生长发育危害较大。本病应当早发现早治疗，故家长朋友们应当重视。

1 疾病简介

先天性巨结肠是最常见的消化道发育畸形之一，常见症状为部分性或完全性肠梗阻。属于中医学“腹痛”的范畴，西医又称“无神经节细胞症”。

2 常见症状

（1）反复出现顽固性便秘和腹部鼓胀的症状。

（2）患儿出生后便无苔粪或仅排出少量苔粪，出现急性腹胀，腹部隆起，可见肠型。病情逐渐加重，病程长者可出现腹泻，患儿发育较差，消瘦、贫血。

（3）并发小肠结肠炎时，可出现腹泻、发热、呕吐及脱水。

（4）听诊肠鸣音存在或减少，偶可闻及肠鸣音亢进；叩诊呈鼓音。肛门指诊可排出大量粪便和气体。腹部 X 片显示低位肠梗阻征象。

3 辨证分型

❶ 感受寒邪：腹痛急暴，喜温喜按，得暖则舒，遇冷加剧，伴发热恶寒，

大便溏薄，小便清长，呕吐，泄泻，舌淡红，苔薄白，指纹青紫。

❷ 饮食积滞：腹胀疼痛，痛而拒按，曲腰捧腹哭闹，嗳腐泛酸，呕吐物臭秽，大便秘结或溏薄，矢气则舒，泻后痛减，大便酸臭，苔白腻，指纹沉滞。

4 治疗手法

❶ 掐合谷：患儿取抱坐位或仰卧位，术者站在患儿的侧方，一手扶住患儿的前臂，另一手以拇指指甲掐揉患儿合谷穴（在手背第一、二掌骨间，第二掌骨桡侧中点处）（图 4-396）。

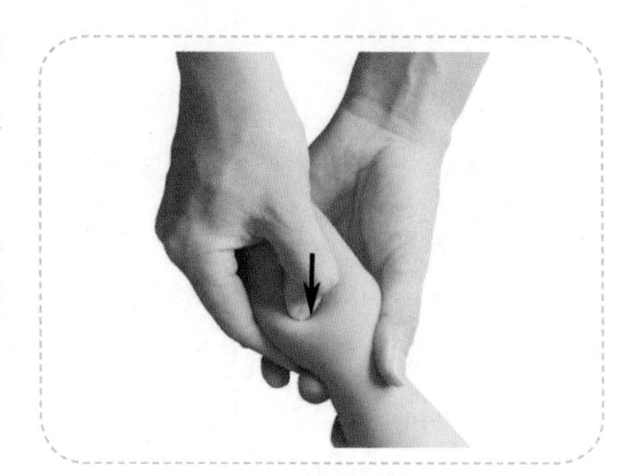

图 4-396　掐合谷

❷ 补脾经：患儿取仰卧位，术者站在患儿的侧方，一手扶住患儿的前臂，另一手以拇指罗纹面在患儿拇指末节罗纹面上做顺时针方向的旋转推动，也可以将患儿拇指屈曲，术者以拇指罗纹面循患儿拇指桡侧边缘向掌根方向直推，统称“补脾经”，反复操作 100 次（图 4-397、图 4-398）。

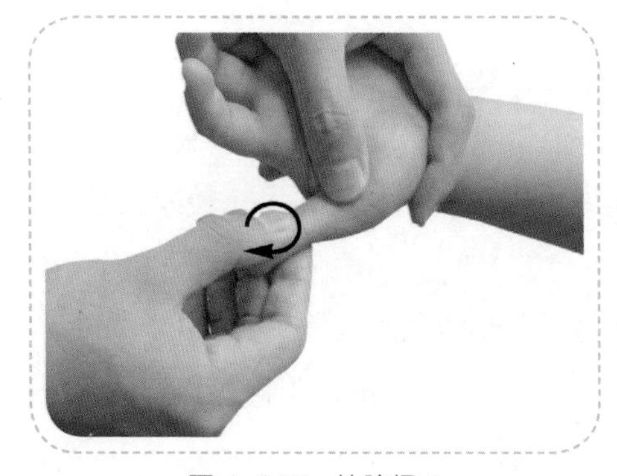

图 4-397　补脾经 1

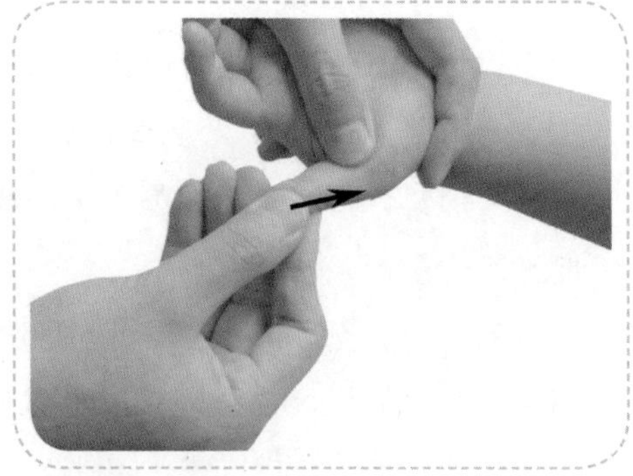

图 4-398　补脾经 2

❸ 推大肠：患儿取仰卧位，术者站在患儿侧方，一手扶住患儿的前臂，另一手以拇指罗纹面在患儿食指桡侧缘，自指尖到虎口成一直线进行直推。

从食指尖直推向虎口为补，称“补大肠”；自虎口直推向食指尖为清，称“清大肠”，两者统称“推大肠”。若患儿泄泻因伤于饮食，可用清大肠手法；若是因于脾胃虚弱可用补大肠手法。反复推 200 次（图 4–399、图 4–400）。

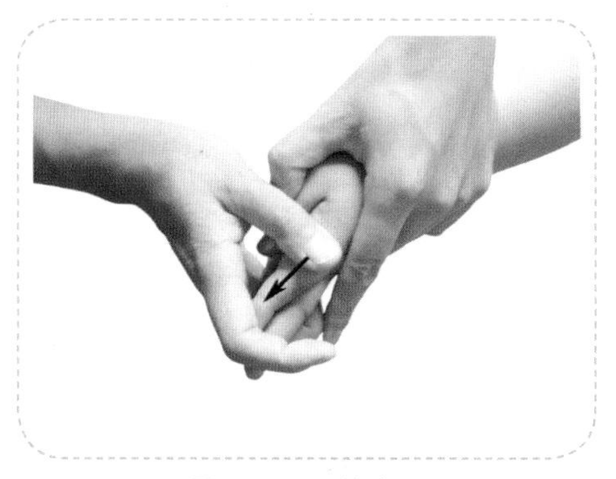

图 4–399　清大肠

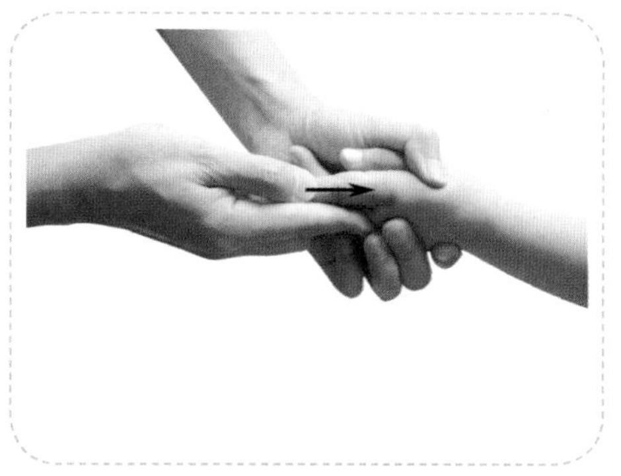

图 4–400　补大肠

❹ 退六腑：患儿取仰卧位，术者站在患儿的侧方，一手扶住患儿的前臂，另一手以拇指或食、中指指面沿着患儿前臂尺侧，从患儿的肘部向腕部直推，称为“退六腑”，反复操作 200 次。在推动的过程中，要注意指面要紧贴患儿的皮肤，压力要适中（图 4–401、图 4–402）。

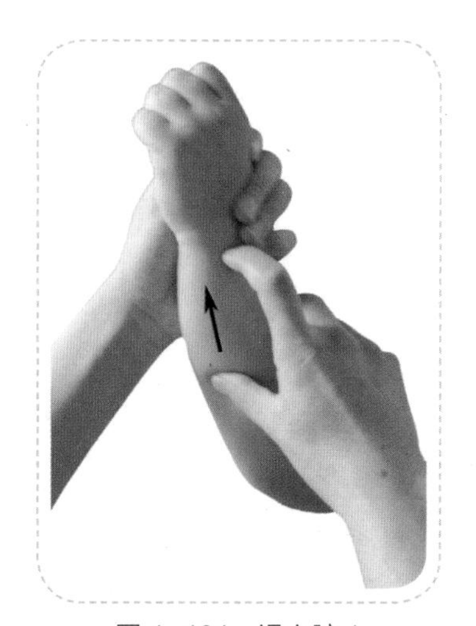

图 4–401　退六腑 1

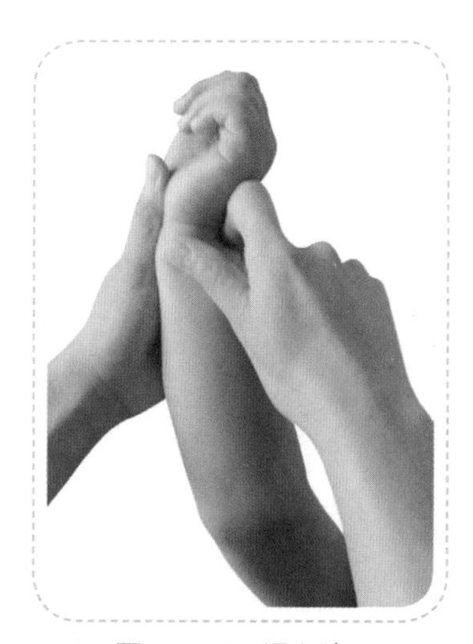

图 4–402　退六腑 2

❺ 运内八卦：患儿取仰卧位，术者站在患儿的侧方，一手扶住患儿的四指，使其掌心向上，另一手以食、中二指夹住患儿拇指，并以拇指端自患儿

掌根处顺时针方向做环形推动，称为“运内八卦”，反复操作 100 次。操作时宜轻不宜重，宜缓不宜急，在体表旋绕摩擦推动（图 4-403 至图 4-405）。

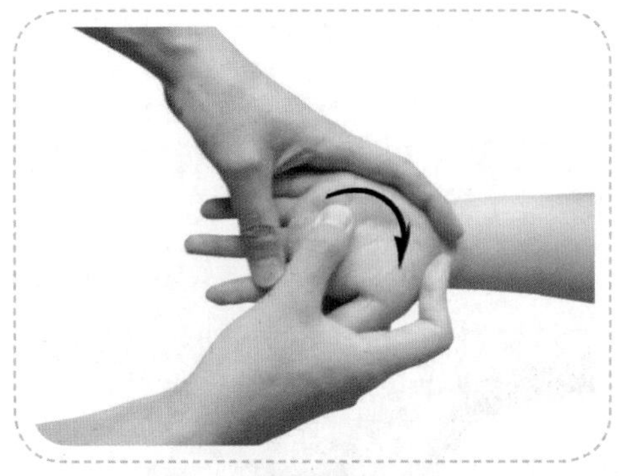

图 4-403 运内八卦 1

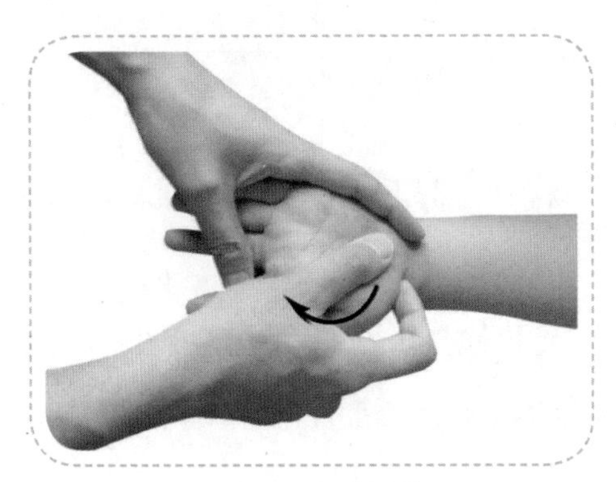

图 4-404 运内八卦 2

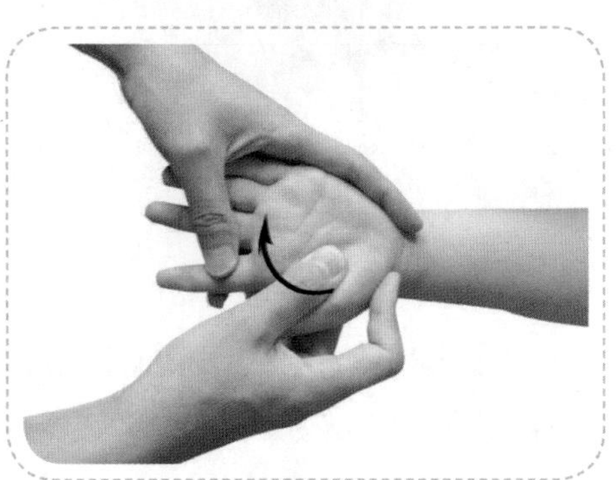

图 4-405 运内八卦 3

❻ 摩腹：患儿取仰卧位，术者站在患儿的侧方，将手掌轻放于患儿腹部，沉肩垂肘，以前臂带动腕，按照左上腹、右上腹、右下腹、左下腹的顺序做环形而有节律的抚摩约 5 分钟。用力宜轻不宜重，速度宜缓不宜急。在摩腹之前可以在患儿腹部涂上适量滑石粉，以免摩腹过程中损伤患儿皮肤（图 4-406 至图 4-408）。

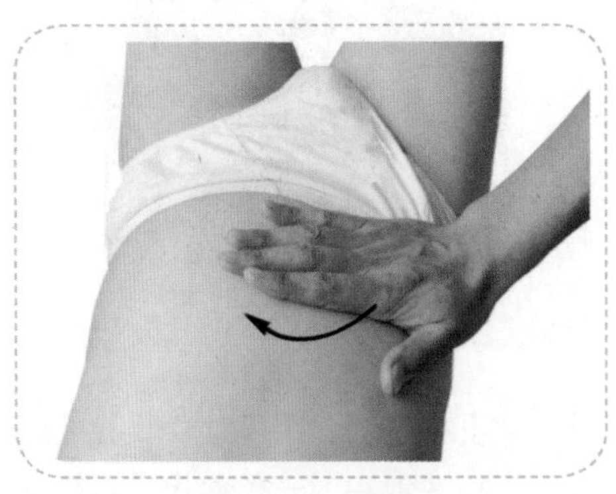

图 4-406 摩腹 1

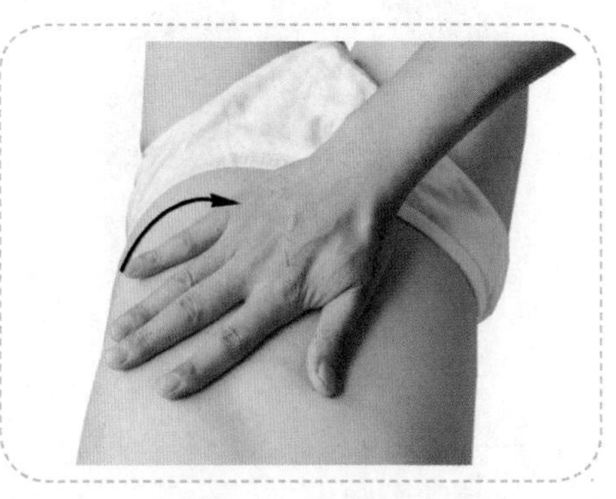

图 4-407 摩腹 2

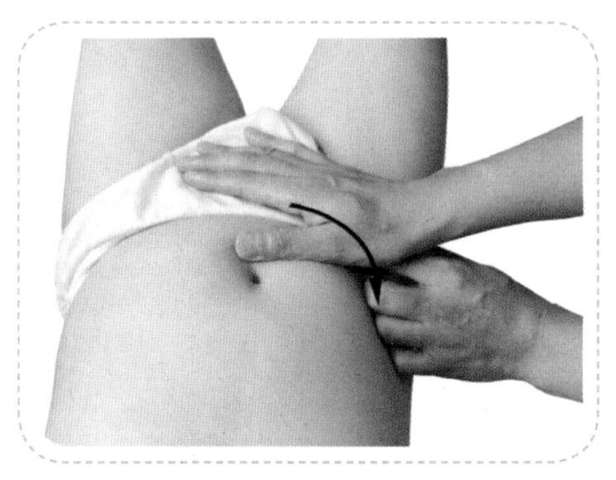

图 4-408　摩腹 3

❼ 分推腹阴阳：患儿取仰卧位，术者站于患儿侧，行分推腹阴阳 5 分钟。施术时双手拇指桡侧缘沿肋弓角边缘或自中脘至脐，向两旁分推至两侧的腋中线，称"分推腹阴阳"。注意着力部位应紧贴皮肤，压力适中，做到轻而不浮，重而不滞。可以用适量滑石粉以减少操作中对皮肤的摩擦（图 4-409 至图 4-411）。

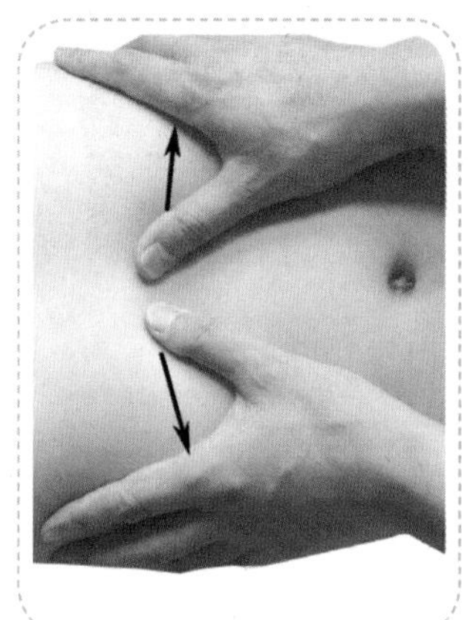

图 4-409　分推腹阴阳 1

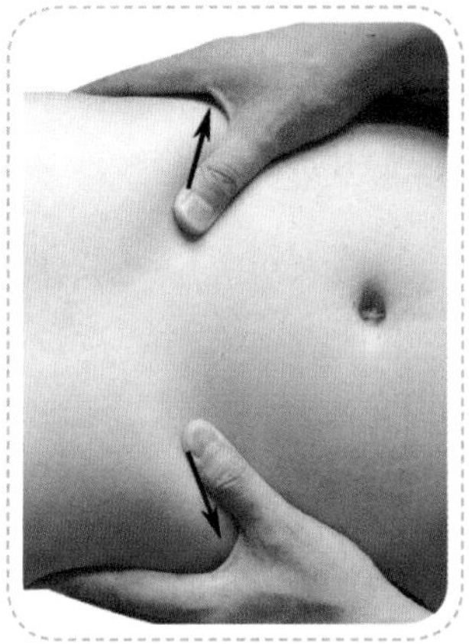

图 4-410　分推腹阴阳 2

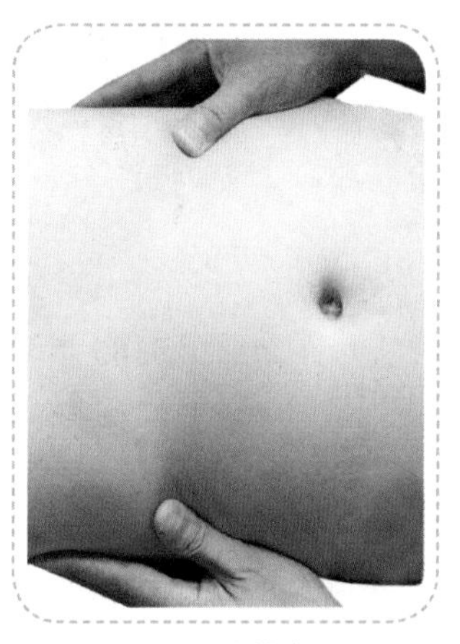

图 4-411　分推腹阴阳 3

❽ 拿肚角：患儿取仰卧位，术者站在患儿的侧方，以拇指、食指、中指三指在肚角穴（脐下 2 寸，旁开 2 寸）处拿 5~8 次（图 4-412）。

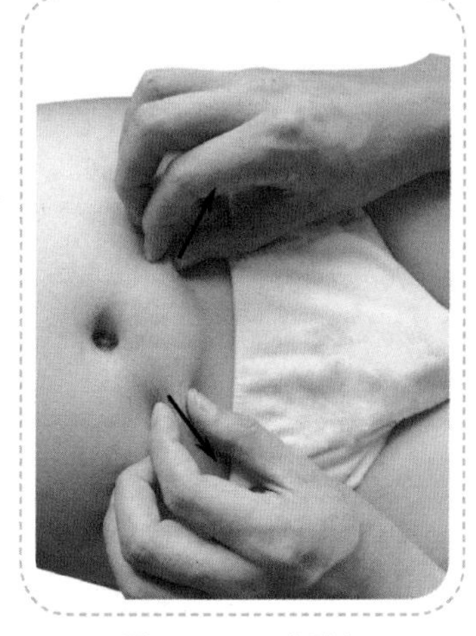

图 4-412　拿肚角

❾ 捏脊：患儿取俯卧位，术者双手食指抵于背脊之上，再以两手拇指伸向食指前方，合力夹住肌肉，捏起，采用食指向前拇指后退之翻卷动作，二手交替向前移动。自长强穴（尾骨端下，当尾骨端与肛门连线中点处）起一直捏到大椎穴（后正中线上，第七颈椎棘突下凹陷中）为 1 次。如此反复操作 5~6 次。注意要直线捏，所捏皮肤的厚、薄、松、紧应适宜，捏拿速度要适中，动作轻快、柔和，避免肌肤从手指尖滑脱（图 4-413、图 4-414）。

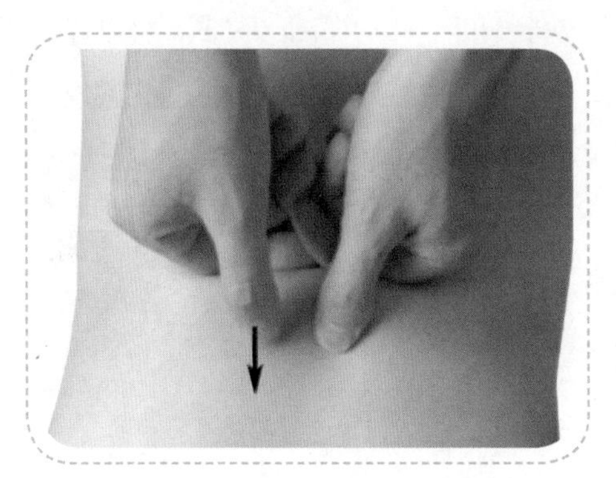

图 4-413 捏脊 1

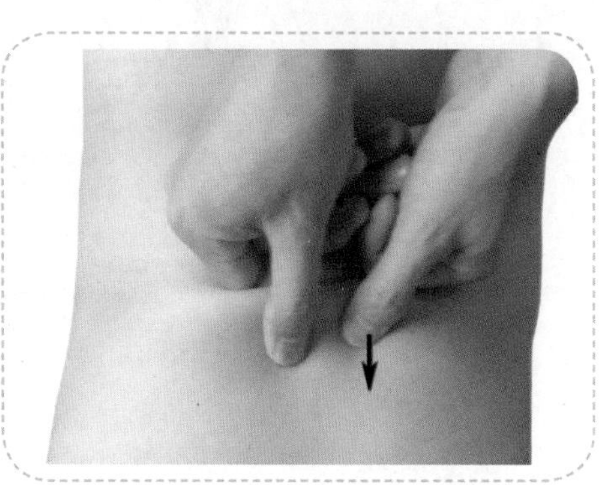

图 4-414 捏脊 2

❿ 推下七节骨：患儿取俯卧位，术者站在患儿的侧方，以双手拇指桡侧缘从患儿第四腰椎自上而下直推到尾椎处为“推下七节骨”，操作 100 次。注意要紧贴患儿腰部皮肤，压力适中，动作要连续，速度要均匀且要沿直线往返操作，不可歪斜（图 4-415、图 4-416）。

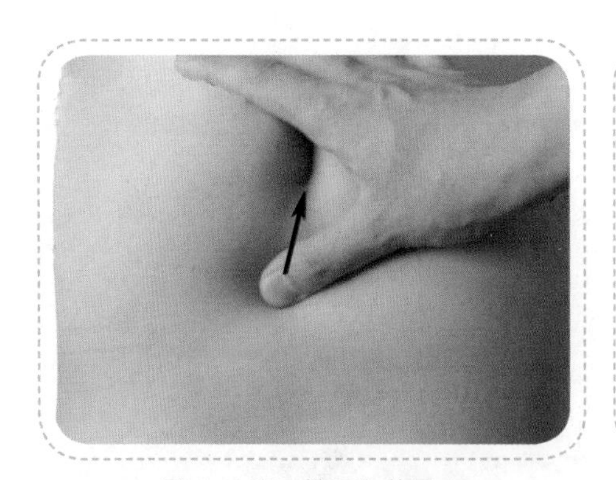

图 4-415 推下七节骨 1

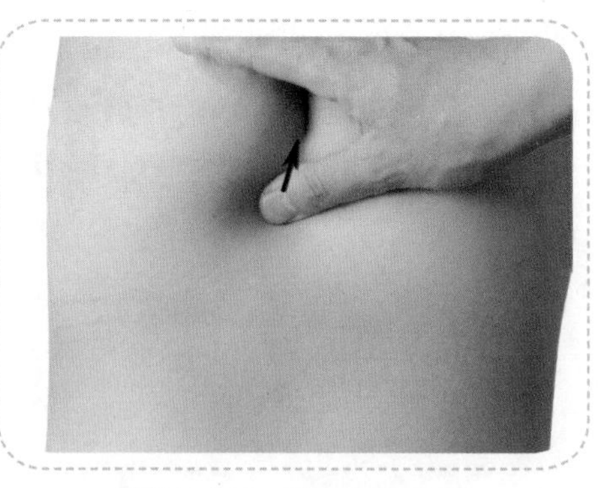

图 4-416 推下七节骨 2

⓫ 揉足三里：患儿取仰卧位，术者站在患儿的侧方，以一手拇指于患儿足三里穴（小腿前外侧，髌骨与髌韧带外侧凹陷下 3 寸，距胫骨前缘一横指）

穴上，施以点揉法5分钟。施术时以拇指指端吸定于足三里穴上，以肢体的近端带动远端，做带动深层组织的小幅度环旋揉动，压力要均匀，动作要协调有节律（图4-417）。

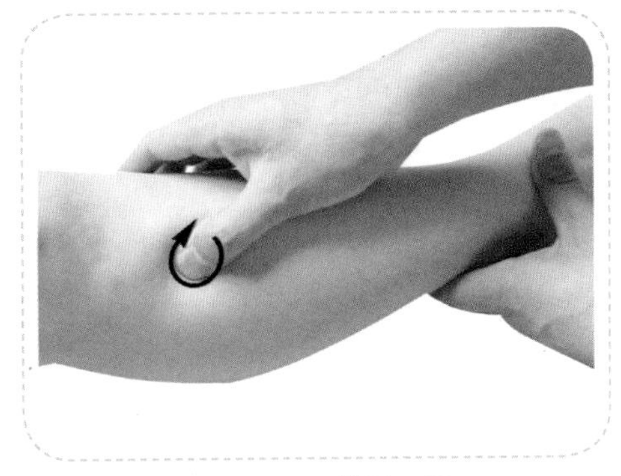

图4-417 揉足三里

5 预防保健

（1）症状较轻者可以选择保守疗法，如针灸、推拿、中药等；但保守治疗无效者，或出现极为严重的并发症者，如血压降低、高热、脱水等，应及时去医院治疗。

（2）注意食品卫生，避免肠道感染诱发或加重本病，让患儿用自己的餐具，饭后将餐具及时消毒，饭前洗手，养成良好的卫生习惯。

（3）注意劳逸结合，不可太过劳累，保持充足睡眠时间。注意衣着，气温变化时及时增减衣物，适当进行体育锻炼以增强体质和抗病能力。

（4）平时要保持心情舒畅，避免剧烈的精神刺激，合理缓解各类压力，心情低落会导致免疫力下降，容易诱发各类疾病。

6 饮食注意

（1）一般应进食柔软，易消化，富有营养的食物，如稀饭、面条、小米粥、蔬菜汤等。宜少量多餐，切忌暴饮暴食，使肠胃功能紊乱，培养良好的饮食习惯对患儿尤为重要。

（2）忌食产气食物，如大豆、牛奶、炒蚕豆、白薯、红薯等，这类食物会导致肠内气体充盈，而发生急性肠扩张或溃疡穿孔等危害较大的并发症。

（3）忌食油腻食物，如肥肉、炸鸡、红烧肉、排骨、肉包子、馄饨等，这些食物难以消化且加重身体负担。故进食这类食物的时候一定要适量，因为小儿消化系统发育不完善，在进食这类食物后易出现排便困难的情况。

（4）忌食刺激性食物，如胡椒、大蒜、韭菜、醋、辣椒、生姜、茴香等，这类食物可加重充血和炎症，引发排便不畅。

二十七 夏天到了宝宝热，小儿推拿帮您解（小儿夏季热）

小儿夏季热是指到了夏季气温升高，由于婴幼儿神经系统发育不完善，体温调节功能较差，排汗不畅，从而造成了患儿持续发热的现象。一般体温从清晨开始上升，傍晚时体温最低，而到了晚上又开始升高，每天如此循环，持续整个夏天。本病具有季节性、地域性、年龄性的特点，需家长及时处理，否则对儿童的身体健康有较大危害。

1 疾病简介

小儿夏季热是婴幼儿时期一种常见的季节性疾病，以入夏后长期发热，口渴多饮，多尿，汗闭为特征，西医又称“暑热症”。

2 常见症状

（1）该病主要发生在盛夏时节，好发于2~5岁的体弱儿童。

（2）以入夏以后，长期发热，口渴多饮，多尿，汗闭为特征。体温可高达38℃~40℃，一般午后较高，清晨较低，体温与气候有密切关系，天气愈热，体温愈高，天气转凉，体温亦随之下降。

（3）病程可长达二三个月，甚至更长，但在秋凉后症状能自行消退，在发病期如无其他兼证，一般预后良好。

（4）体征及实验室检查无特殊异常。

3 辨证分型

❶初期兼表证：恶寒发热，无汗，头痛项强，口渴多饮，尿多，伴鼻塞，流涕，咳嗽，喉痒，咽喉红肿疼痛等类似感冒的症状，舌淡红，苔薄白，指

纹浮紫。

❷ 中期伤气：发热持续不退，汗闭，口渴多饮，多尿，少气乏力，精神欠佳，烦躁不安，啼哭不止，面色潮红，食欲不振，舌尖红舌根黄，指纹淡紫。

❸ 后期气阴两虚：发热持久不退，精神疲乏，少气无力，精神不振，面色㿠白少华，烦躁不安，口渴，自汗盗汗，小便量多，食欲减退，大便溏薄，小便黄赤，舌红绛少津，指纹鲜红。

4 治疗手法

—— 基本手法 ——

❶ 拿揉风池：患儿取坐位，术者站在患儿的后方，一手扶住患儿前额，另一手以拇、食二指罗纹面相对用力拿揉患儿风池穴（颈后枕骨下，胸锁乳突肌与斜方肌三角凹陷中），反复操作2分钟。注意本法操作时不可过度用力，以免引起小儿不适（图4-418）。

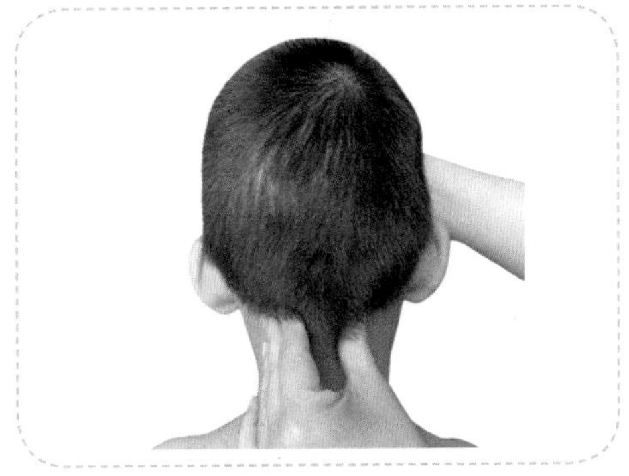

图4-418　拿揉风池

❷ 清天河水：患儿取仰卧位，术者站在患儿的侧方，一手扶住患儿的前臂，另一手以食指、中指罗纹面沿着患儿前臂正中自腕推向肘部，称为“清天河水”，反复操作100次。注意着力部位要紧贴皮肤，压力适中，做到轻而不浮，重而不滞。应沿着直线推动（图4-419至图4-421）。

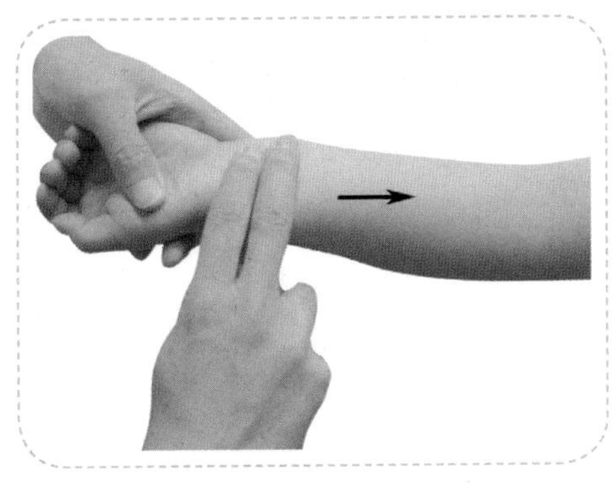

图4-419　清天河水1

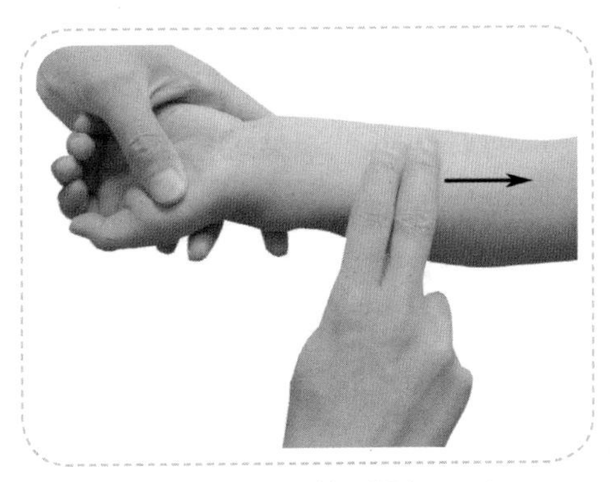

图4-420　清天河水2

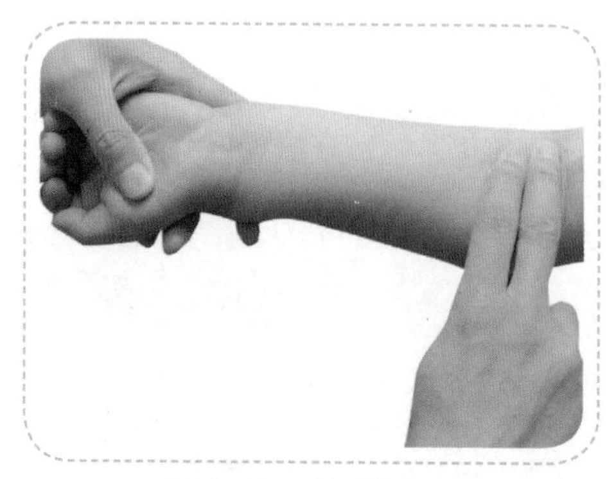

图 4-421　清天河水 3

❸ 退六腑：患儿取仰卧位，术者站在患儿的侧方，一手扶住患儿的前臂，另一手以拇指或食、中指指面沿着患儿前臂尺侧，从患儿的肘部向腕部直推，称为“退六腑”，反复操作 200 次。在推动的过程中，要注意指面要紧贴患儿的皮肤，压力要适中（图 4-422、图 4-423）。

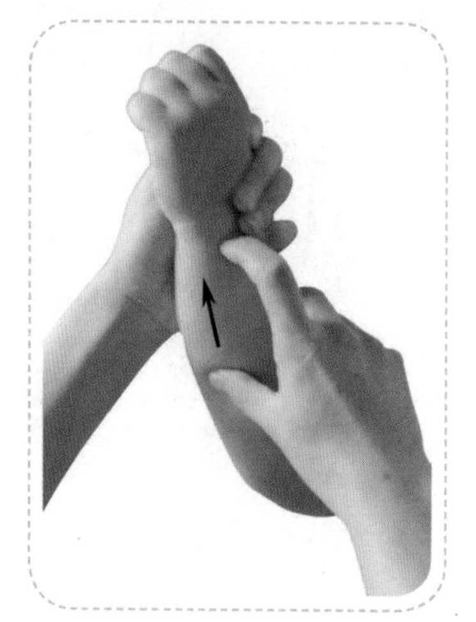

图 4-422　退六腑 1

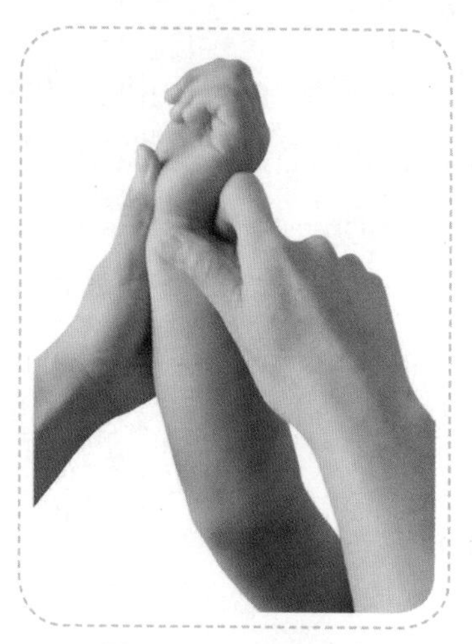

图 4-423　退六腑 2

❹ 推三关：患儿取仰卧位，术者站在患儿的侧方，一手扶住患儿的前臂，另一手以拇指桡侧面或食、中指指面沿着患儿前臂桡侧，从患儿的腕部向肘部直推，称为“推三关”，反复操作 200 次。在推动的过程中，注意指面要紧贴患儿的皮肤，压力要适中（图 4-424 至图 4-426）。

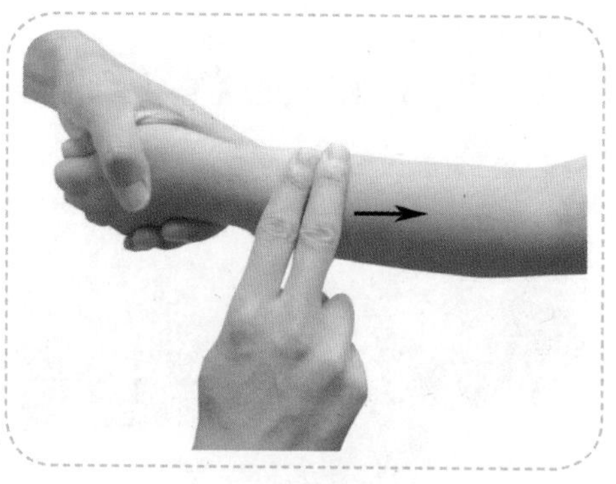

图 4-424　推三关 1

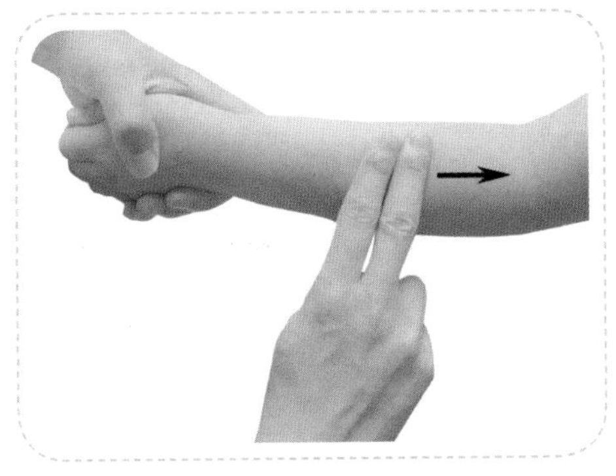

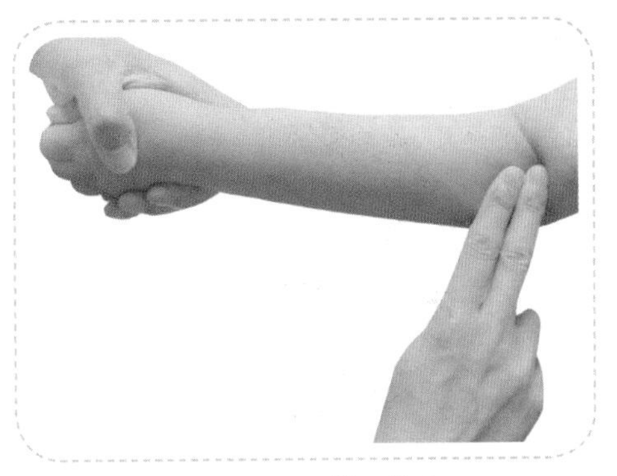

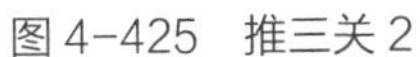

图 4-425 推三关 2

图 4-426 推三关 3

❺ 捏脊：患儿取俯卧位，术者双手食指抵于背脊之上，再以两手拇指伸向食指前方，合力夹住肌肉，捏起，采用食指向前拇指后退之翻卷动作，二手交替向前移动。自长强穴（尾骨端下，当尾骨端与肛门连线中点处）起一直捏到大椎穴（后正中线上，第七颈椎棘突下凹陷中）为 1 次。如此反复操作 5~6 次。注意要直线捏，所捏皮肤的厚、薄、松、紧应适宜，捏拿速度要适中，动作轻快、柔和，避免肌肤从手指尖滑脱（图 4-427、图 4-428）。

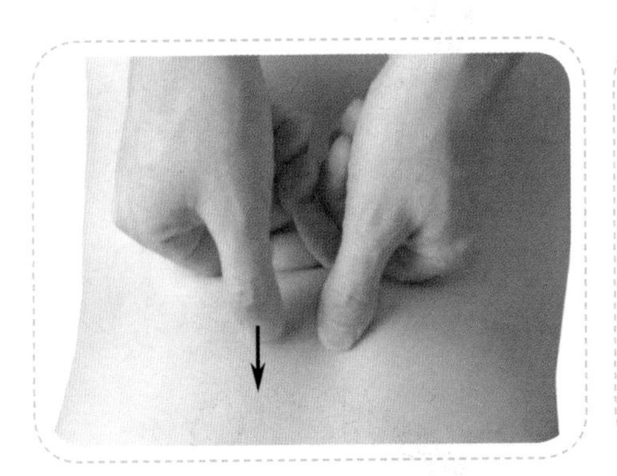

图 4-427 捏脊 1

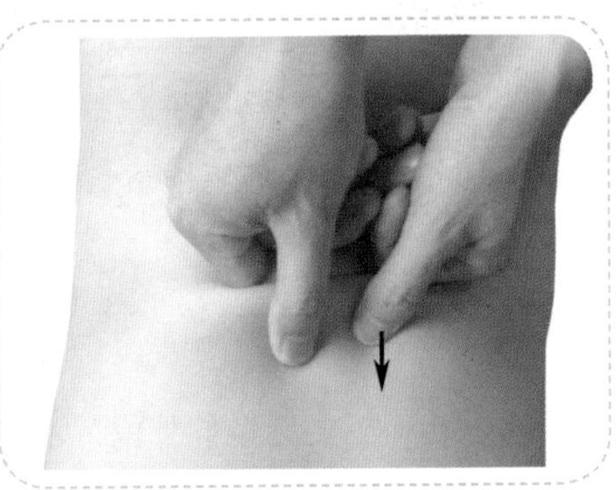

图 4-428 捏脊 2

—— 初期兼表证者配伍手法 ——

❶ 开天门：患儿取仰卧位，术者坐于患儿头前，用两手拇指指腹着力于前额，自印堂（眉心）至神庭（印堂之上，入前发际 0.5 寸）做抹法，称为“开天门”，连续做 30~50 次。施术时以拇指的近端带动远端，做上下或左右的单方向移动，其余四指置于头的两侧相对固定（图 4-429、图 4-430）。

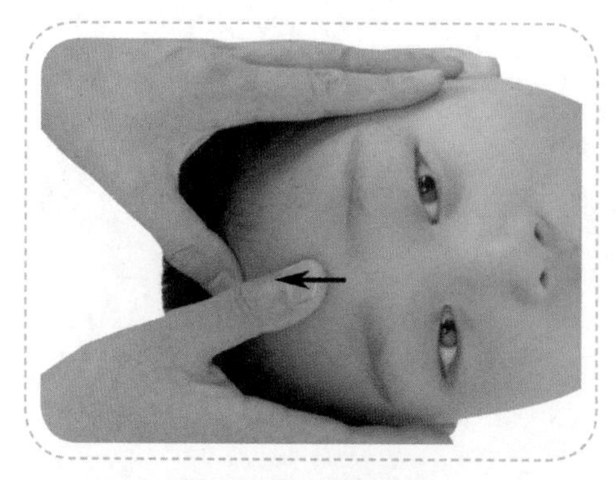

图 4-429 开天门 1

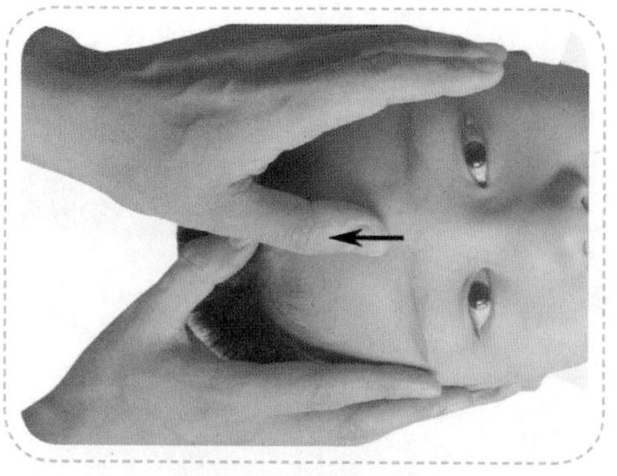

图 4-430 开天门 2

❷ 推坎宫：患儿取仰卧位，术者坐于患儿头前，用两手拇指的桡侧面着力于前额，自眉心向眉梢做分推，称为“推坎宫”，连续做 30~50 次。做此法的时候要注意压力始终，做到轻而不浮，重而不滞，方向要正确（图 4-431、图 4-432）。

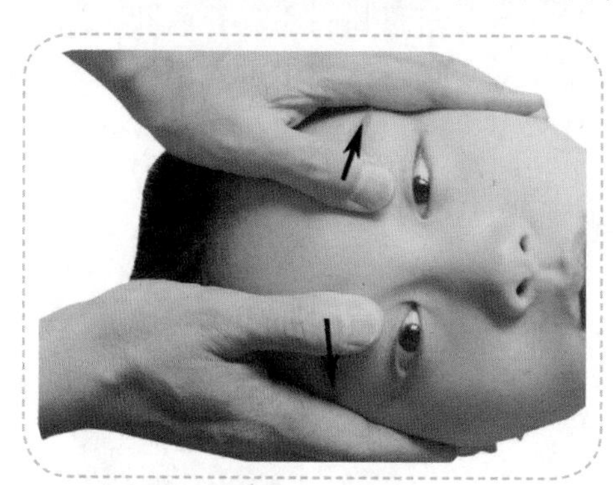

图 4-431 推坎宫 1

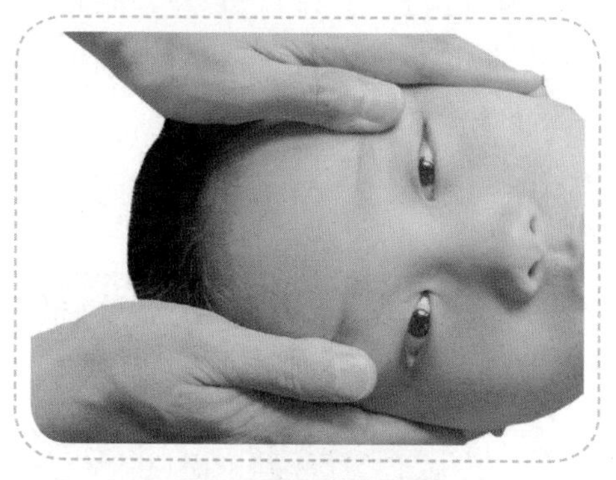

图 4-432 推坎宫 2

❸ 揉太阳：患儿取仰卧位，术者坐于患儿头前，将两拇指罗纹面紧贴于患儿头部两侧太阳穴（在眉眼后凹陷中）处做环旋揉动，其余四指轻扶于患儿脑后，称为“揉太阳”，反复揉 2 分钟。揉动时压力要均匀，动作要协调有节律。此法可以减轻感冒头痛（图 4-433）。

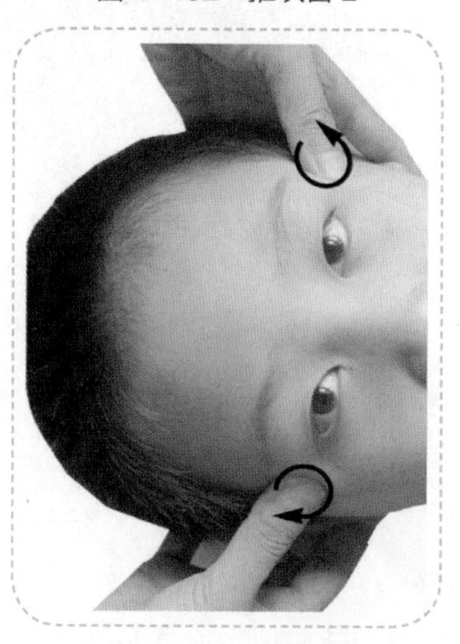

图 4-433 揉太阳

❹ 清肺经：患儿取仰卧位，术者站在患儿的侧方，一手扶住患儿的前臂，另一手以拇指罗纹面从患儿无名指末节罗纹面向其指根方向直推，称为“清肺经”，反复操作 100 次。注意做推法时力量要均匀，着力部位要紧贴患儿皮肤沿直线推（图 4-434）。

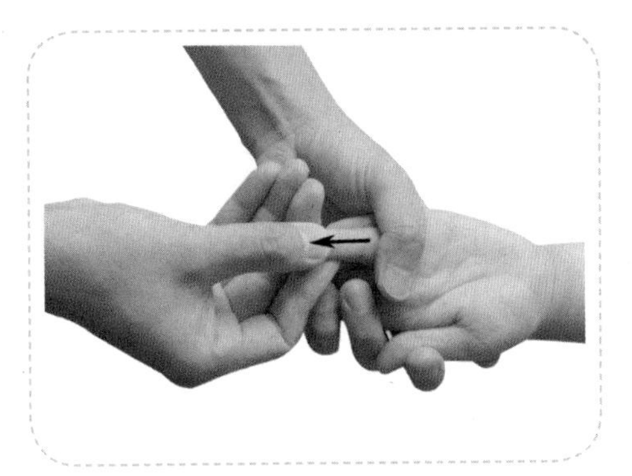

图 4-434 清肺经

❺ 揉外劳宫：患儿取仰卧位，术者站在患儿的侧方，一手扶住患儿的前臂，另一手以拇指端在患儿外劳宫（在手背侧，第一、二掌骨之间，掌指关节后 0.5 寸处）穴上环旋揉动 300 次。此法对于风寒感冒效果较好（图 4-435）。

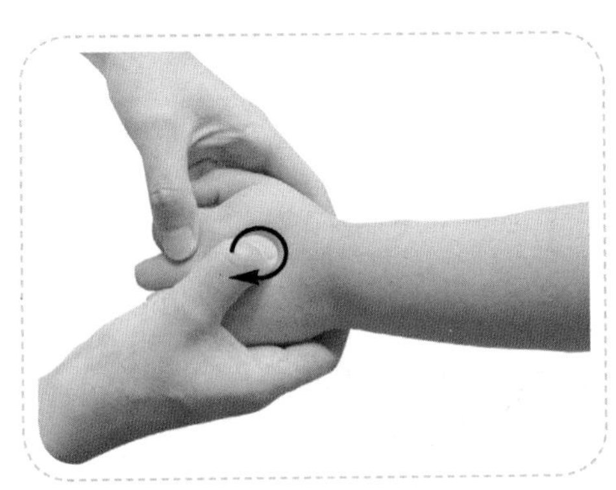

图 4-435 揉外劳宫

—— 中期伤气者配伍手法 ——

❶ 补脾经：患儿取仰卧位，术者站在患儿的侧方，一手扶住患儿的前臂，另一手以拇指罗纹面在患儿拇指末节罗纹面上做顺时针方向的旋转推动，也可以将患儿拇指屈曲，术者以拇指罗纹面循患儿拇指桡侧边缘向掌根方向直推，统称“补脾经”，反复操作 100 次（图 4-436、图 4-437）。

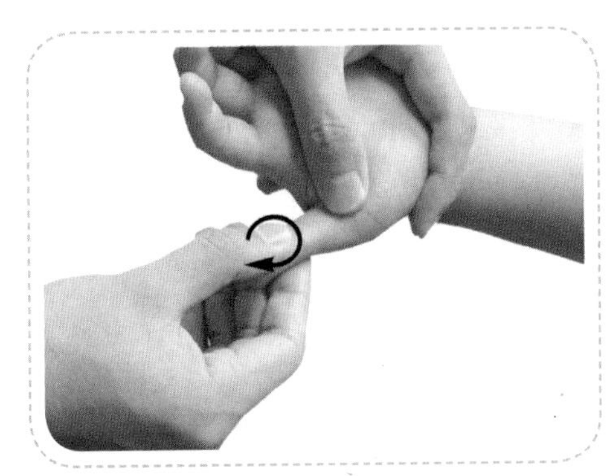

图 4-436 补脾经 1

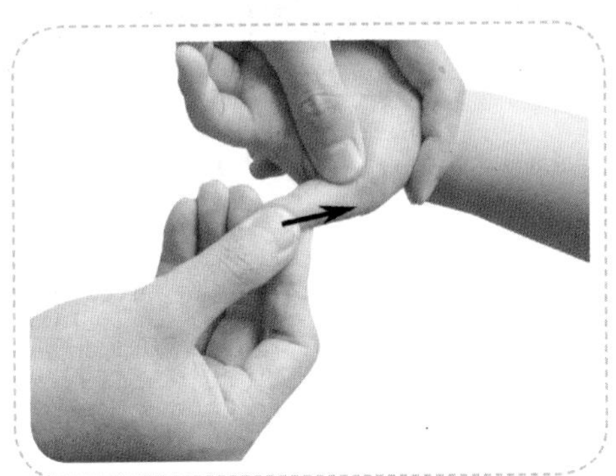

图 4-437 补脾经 2

❸ 揉中脘：患儿取仰卧位，术者站在患儿的侧方，将手掌轻放于患儿中脘穴（脐上 4 寸，位于剑突与脐连线的中点），沉肩垂肘，以前臂带动腕，顺时针、逆时针间隔反复操作，各 100 下。用力宜轻不宜重，速度宜缓不宜急，随患儿呼吸节律按揉（图 4-438）。

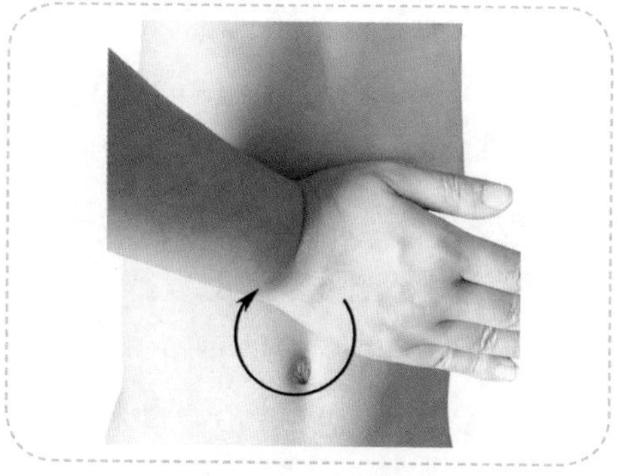

图 4-438　揉中脘

—— 后期伤阴者配伍手法 ——

❶ 推肾经：患儿取仰卧位，术者站在患儿的侧方，一手扶住患儿的前臂，另一手以拇指罗纹面从患儿小指指尖向其指根方向直推，称为"推肾经"，反复操作 100 次。注意做推法时力量要均匀，着力部位要紧贴患儿皮肤，沿直线推（图 4-439）。

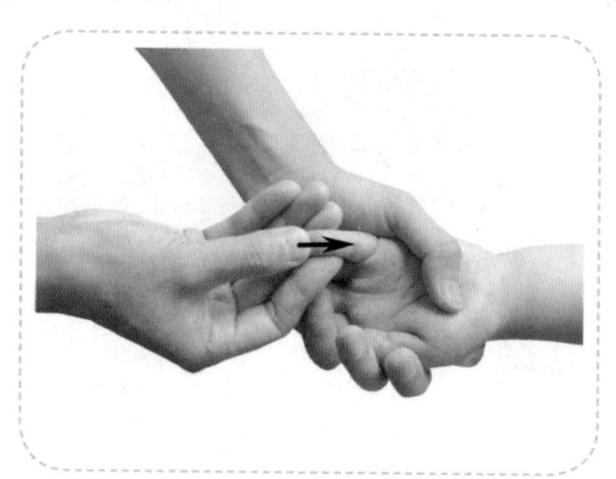

图 4-439　推肾经

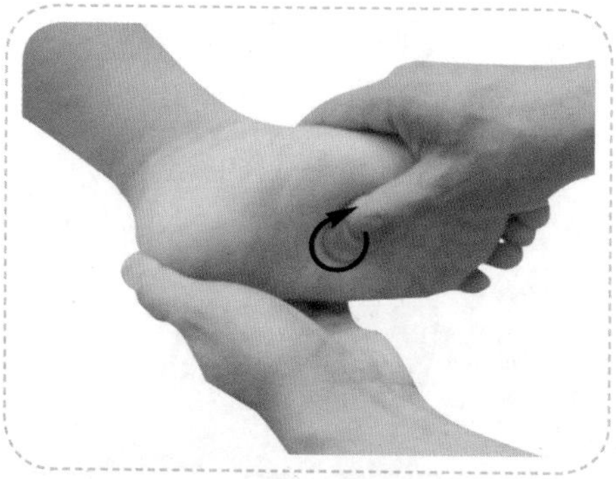

图 4-440　揉涌泉

❷ 揉涌泉：患儿取仰卧位，术者站在患儿的侧方，一手托住患儿足跟，另一手以拇指罗纹面揉患儿涌泉穴（足底部，卷足时足前部凹陷处，约当足底二、三趾趾缝纹头与足跟连线的前 1/3 与后 2/3 交点处）50~100 次（图 4-440）。

—— 惊掣者配伍手法 ——

❶ 清心经：患儿取仰卧位，术者站在患儿的侧方，一手扶住患儿的前臂，另一手以拇指罗纹面从患儿中指末节罗纹面向指根方向直推，称为"清心经"，反复操作 200 次（图 4-441）。

❷ 清肝经：患儿取抱坐位或仰卧位，术者站在患儿的侧方，一手扶住患儿的前臂，另一手以拇指罗纹面从患儿食指末节罗纹面向指根方向直推，称为“清肝经”，反复操作 100 次（图 4-442）。

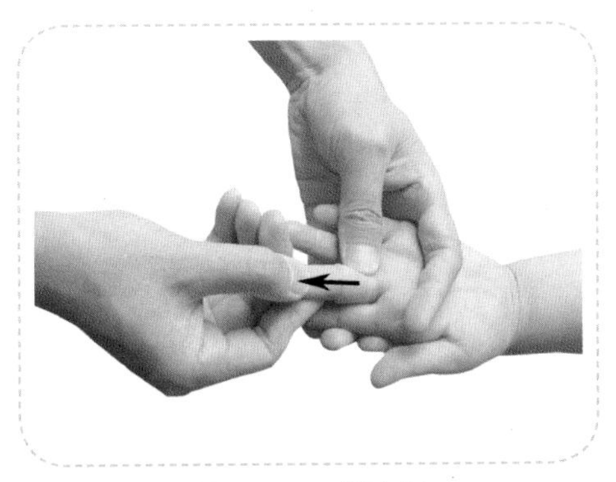

图 4-441 清心经

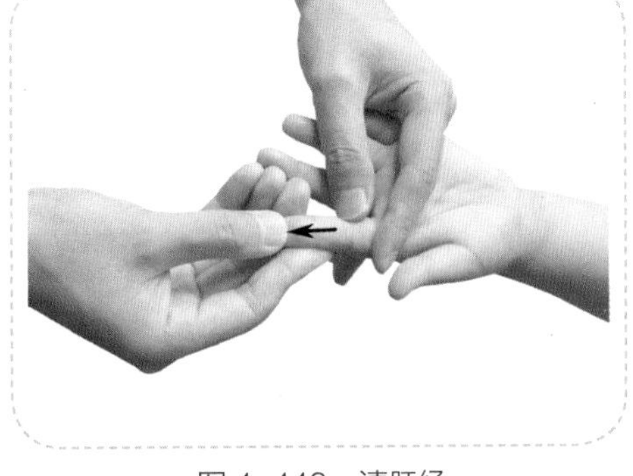

图 4-442 清肝经

❸ 揉小天心：患儿取仰卧位，术者站在患儿的侧方，一手托住患儿的前臂，使其掌心向上，另一手以拇指罗纹面在患儿手掌大小鱼际交界的凹陷处按揉为“揉小天心”，反复操作 300 次。注意用力均匀，力度适中，以患儿可以忍受为度（图 4-443）。

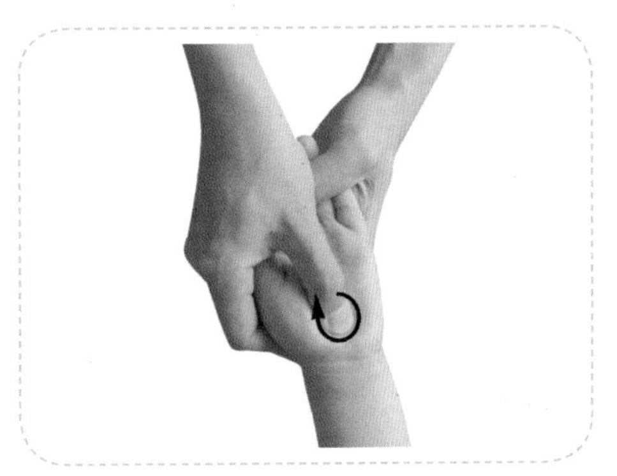

图 4-443 揉小天心

5 预防保健

（1）夏季时，有条件的家庭居室内是尽量安装空调或者风扇降低室内温度，但要注意室内温度不宜过低，一般维持在 26℃ ~28℃为宜，以防气温过低导致儿童感冒。

（2）夏季由于气温较高导致分泌物较多，故夏季应该勤洗澡，保持良好的个人卫生，注意室内通风，保持空气清新，避免滋生病菌。

（3）孩子体温过高时，可采用物理降温法，如温水洗浴（40℃左右）、毛巾擦拭、冰块敷头等，并多喝温水，一般情况下高温的情况能够有所缓解。

（4）对于经常患有小儿夏季热的儿童应经常进行户外活动，增强对于温度变化的抵抗能力，可以在每天的清晨或者傍晚温度比较适宜时外出锻炼，增强体质，推荐的运动有游泳、慢跑、羽毛球等。

6 饮食注意

（1）夏天体温过高，出汗较多，体内水分丢失较多要注意及时补充，可以给小儿饮用绿豆汤，西瓜汁，玉米汁等清暑解热的饮品。但避免冰淇淋、碳酸饮料等饮品。这类饮品容易损伤患儿的脾胃，造成消化能力下降；避免一些阳性助热的食物，有可能加重体温升高的情况，如荔枝、龙眼、韭菜、橘子等食物。

（2）鲜荷叶可以益气消暑，取新鲜的荷叶两张，洗净后煎汤 500 毫升左右，然后加入粳米 30 克，煮成稀粥，每天早晚服用可以有效缓解小儿体温过高的情况。

（3）西洋参、北沙参、石斛可以益气养阴，知母为清热滋阴之品，取西洋参 2 克，北沙参 10 克，石斛 10 克，知母 5 克，粳米 30 克。先将北沙参、石斛、知母用布包加水煎 30 分钟，去渣留汁备用。再将西洋参研成粉末，与粳米加入药汁中煮成粥，早晚服用可以有效预防小儿发热。

（4）绿豆具有清热解暑之功，取绿豆 250 克，红枣 15 枚，共同煎汤，煎好后加糖少许温服，适用于夏季发热而微汗者。

7 应用举例

王彦军等采用小儿推拿治疗治疗小儿夏季热（外感暑邪证），具体操作手法为：清脾经、清肺经各 100 次、开天门、推坎宫、揉太阳各 150 次；高热烦渴者加拿桥弓，清大肠，清小肠，揉精宁、威灵各 150 次；咳嗽者加揉天突、按揉膻中各 100 次，擦胸 3 分钟；呕吐者加揉天突、推天柱、揉膻中各 50 次，开璇玑 10 次；腹泻者加补脾经、揉中脘、补大肠、补小肠、揉龟尾、按揉足三里各 100 次，摩腹 3 分钟。结果显示总有效率高达到 96.97%，说明小儿推拿疗效较好，值得推广。

参考文献：王彦军，邓小玲，冯燕华，张胜男．辨证推拿治疗小儿暑热病 66 例的临床体会［J］. 中国中医药现代远程教育，2018，16（8）：130-131+158.

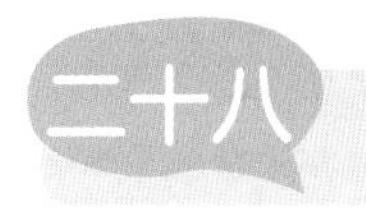

流口水总不好，小儿推拿有妙招（小儿流涎）

小儿流涎是指小儿口水不自觉从口中溢出的情况，是小儿常见病之一，常见于6个月至3岁的小儿。可能是由于脾胃虚弱、胃肠积热等原因造成的，推拿治疗本病的效果较好。

1 疾病简介

小儿流涎，通常称流口水，是指小儿口涎（口水）不自觉地从口角流出，渍于口周。本症一般见于3岁以内的小儿。本病常见于西医中的唾液分泌功能亢进、脾胃功能失调、吞咽障碍、脑膜炎后遗症。

2 常见症状

（1）经常流涎，浸渍两口角及胸前，胸口衣襟被口水浸润常湿。

（2）口唇周围每有发疹潮红。

3 辨证分型

❶ 脾胃实热：口角流涎，甚则口角红肿溃烂，口涎稠黏味臭，口渴喜饮冷水，大便臭秽或干结，小便短赤，面赤唇红，舌质红，苔黄，指纹紫。

❷ 脾胃虚寒：口角流涎，食欲不振，面色无华色白，唇舌色淡，大便溏薄，小便清长，舌淡或胖大，指纹青紫。

4 治疗手法

—— 基本手法 ——

❶ 摩腹：患儿取仰卧位，术者站在患儿的侧方，将手掌轻放于患儿腹部，沉肩垂肘，以前臂带动腕，按照左上腹、右上腹、右下腹、左下腹的顺序做环形而有节律的抚摩约5分钟。用力宜轻不宜重，速度宜缓不宜急。在

摩腹之前可以在患儿腹部涂上适量滑石粉，以免摩腹过程中损伤患儿皮肤（图 4-444 至图 4-446）。

❷揉板门：患儿取仰卧位，术者站在患儿的侧方，一手扶住患儿的前臂，另一手以拇指罗纹面按揉患儿手掌大鱼际处往返按揉为“揉板门”，反复操作 300 次（图 4-447）。

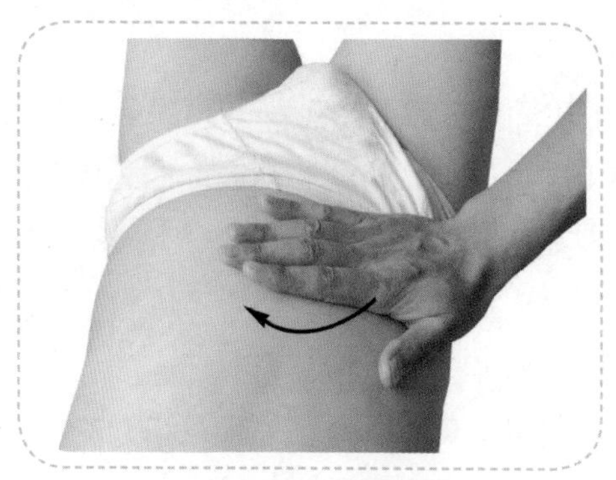

图 4-444　摩腹 1

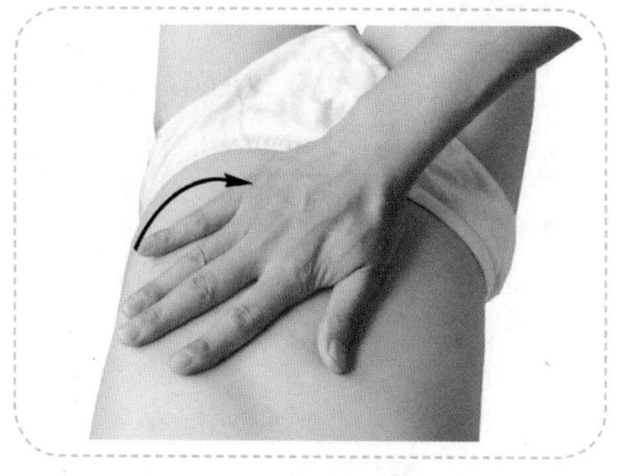

图 4-445　摩腹 2

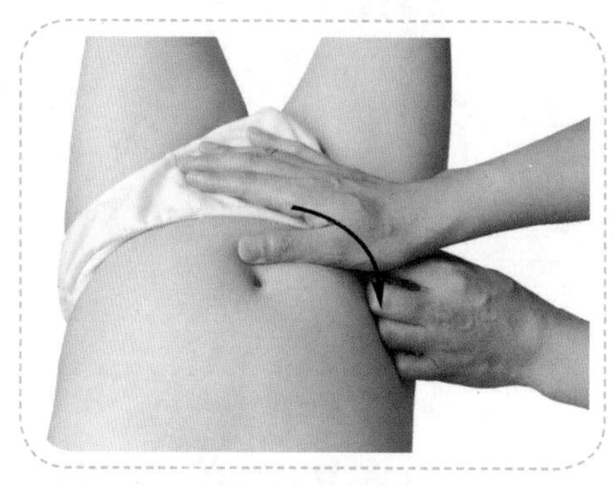

图 4-446　摩腹 3

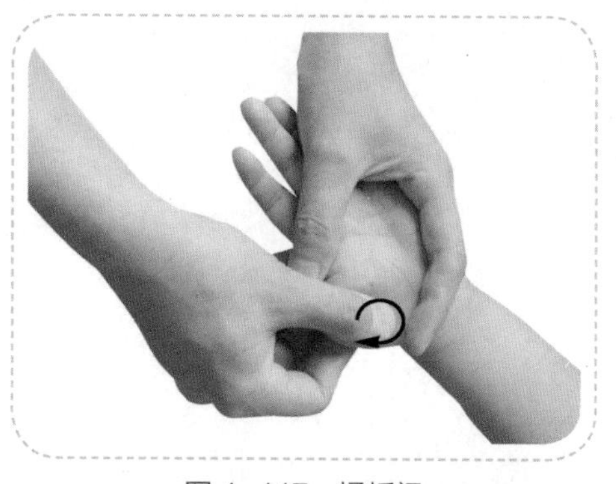

图 4-447　揉板门

❸揉足三里：患儿取仰卧位，术者站在患儿的侧方，以一手拇指于患儿足三里穴（小腿前外侧，髌骨与髌韧带外侧凹陷下 3 寸，距胫骨前缘一横指）穴上，施以点揉法 3 分钟。施术时以拇指指端吸定于足三里穴上，以肢体的近端带动远端，做带动深层组织的小幅度环旋揉动，压力要均匀，动作要协调有节律（图 4-448）。

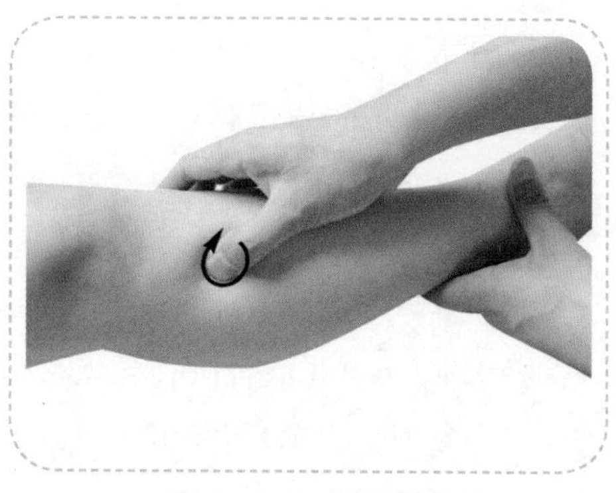

图 4-448　揉足三里

❹ 揉三阴交：患儿取正坐位，术者站在患者的前方，一手托住患儿小腿，另一手拇指点按于患儿内踝上3寸处，即三阴交穴，施以点揉法3分钟。术者以拇指指端吸定于三阴交穴上，以肢体的近端带动远端，做带动深层组织的小幅度环旋揉动，压力要均匀，动作要协调有节律（图4-449）。

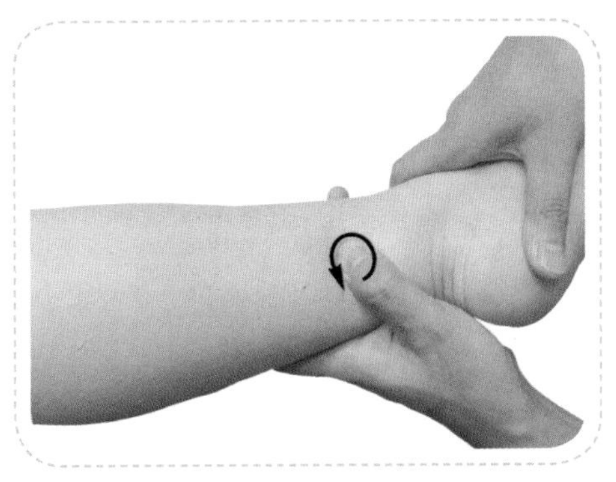

图4-449　揉三阴交

❺ 捏脊：患儿取俯卧位，术者双手食指抵于背脊之上，再以两手拇指伸向食指前方，合力夹住肌肉，捏起，采用食指向前拇指后退之翻卷动作，二手交替向前移动。自长强穴（尾骨端下，当尾骨端与肛门连线中点处）起一直捏到大椎穴（后正中线上，第七颈椎棘突下凹陷中）为1次。如此反复操作5~6次。注意要直线捏，所捏皮肤的厚、薄、松、紧应适宜，捏拿速度要适中，动作轻快、柔和，避免肌肤从手指尖滑脱（图4-450、图4-451）。

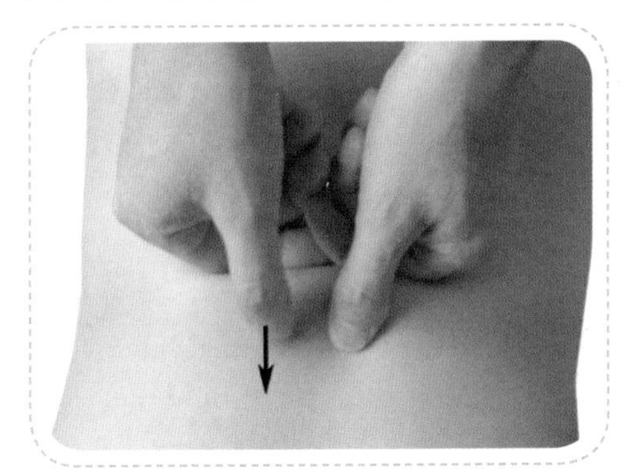

图4-450　捏脊1

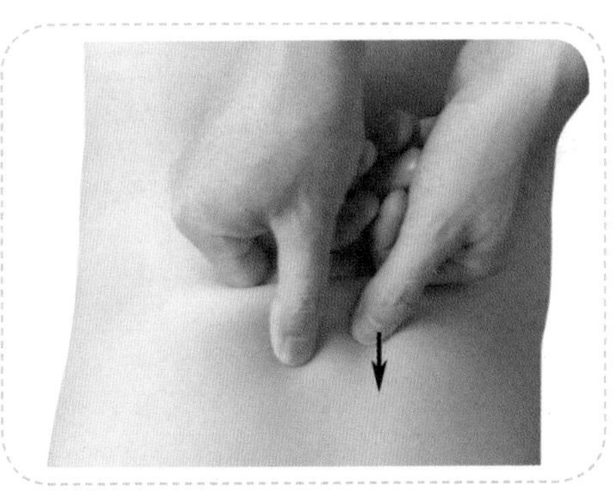

图4-451　捏脊2

❻ 揉涌泉：患儿取仰卧位，术者站在患儿的侧方，一手托住患儿足跟，另一手以拇指罗纹面揉患儿涌泉穴（足底部，卷足时足前部凹陷处，约当足底二、三趾趾缝纹头与足跟连线的前1/3与后2/3交点处）50~100次（图4-452）。

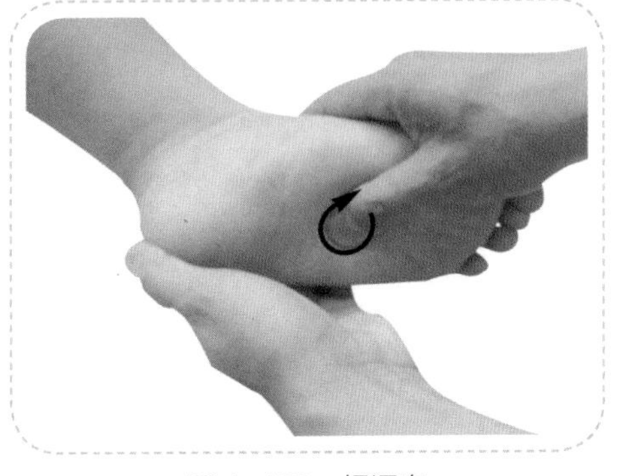

图4-452　揉涌泉

—— 脾胃实热配伍手法 ——

❶ 清胃经：患儿取仰卧位，术者站在患儿的侧方，一手扶住患儿的前臂，另一手以拇指罗纹面在患儿拇指掌侧第一节向指根方向直推，称为“清胃经”，反复操作 300 次（图 4-453）。

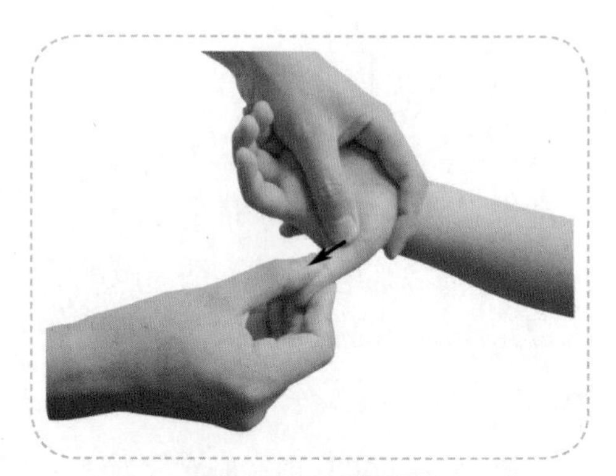

图 4-453　清胃经

❷ 推大肠：患儿取仰卧位，术者站在患儿侧方，一手扶住患儿的前臂，另一手以拇指罗纹面在患儿食指桡侧缘，自指尖到虎口成一直线进行直推。从食指尖直推向虎口为补，称“补大肠”；自虎口直推向食指尖为清，称“清大肠”。两者统称“推大肠”。若患儿泄泻因伤于饮食，可用清大肠手法；若是因于脾胃虚弱可用补大肠手法。反复推 200 次（图 4-454、图 4-455）。

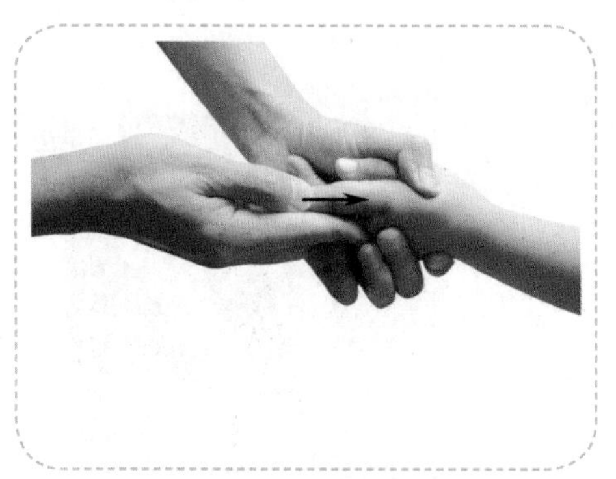

图 4-454　补大肠 1

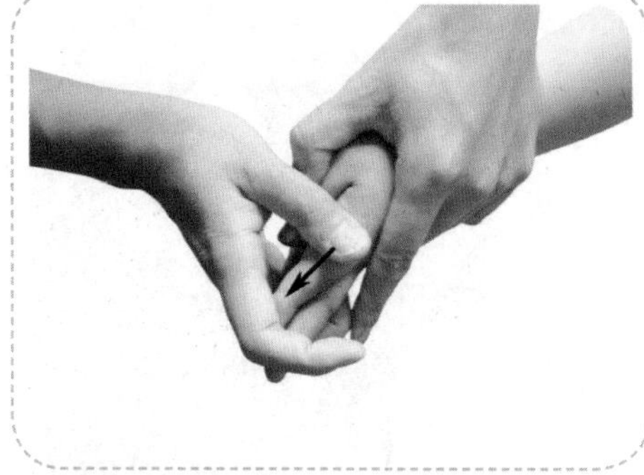

图 4-455　清大肠 2

❸ 清天河水：患儿取仰卧位，术者站在患儿的侧方，一手扶住患儿的前臂，另一手以食指、中指罗纹面沿着患儿前臂正中自腕推向肘部，称为“清天河水”，反复操作 100 次。注意着力部位要紧贴皮肤，压力适中，做到轻而不浮，重而不滞。应沿着直线推动（图 4-456 至图 4-458）。

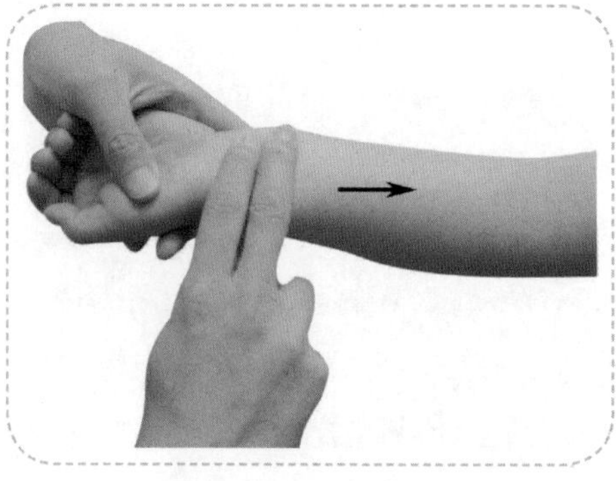

图 4-456　清天河水 1

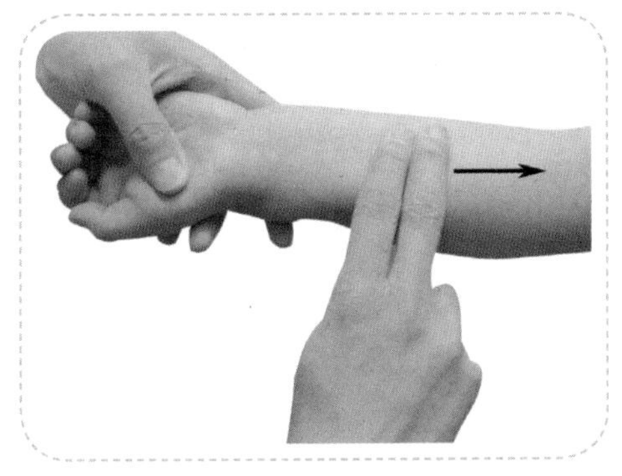

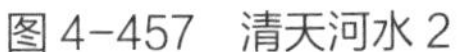

图 4-457　清天河水 2

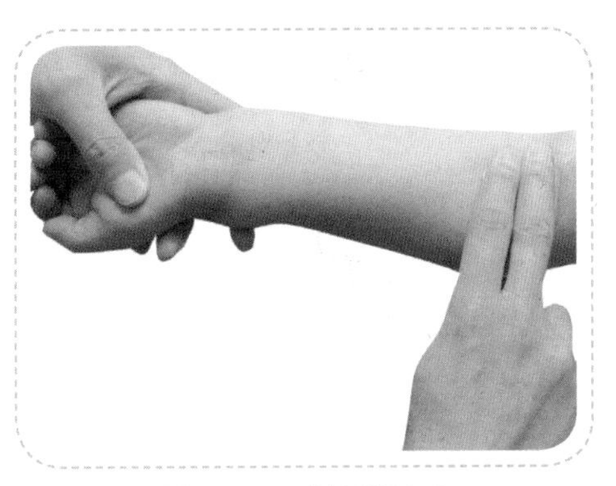

图 4-458　清天河水 3

❹退六腑：患儿取仰卧位，术者站在患儿的侧方，一手扶住患儿的前臂，另一手以拇指或食、中指指面沿着患儿前臂尺侧，从患儿的肘部向腕部直推，称为“退六腑”，反复操作 200 次。在推动的过程中，要注意指面要紧贴患儿的皮肤，压力要适中。对于一切实热证均有效（图 4-459、图 4-460）。

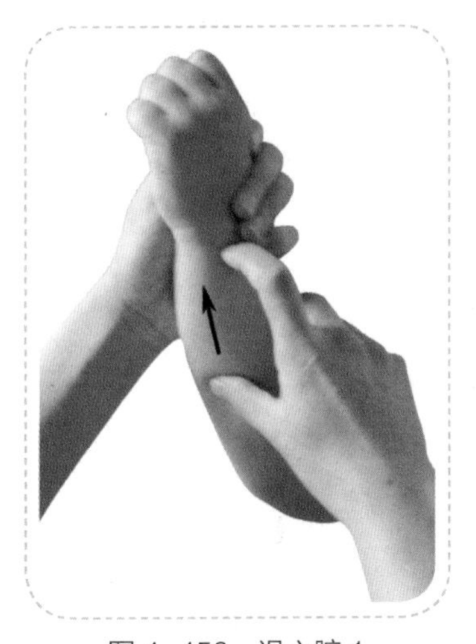

图 4-459　退六腑 1

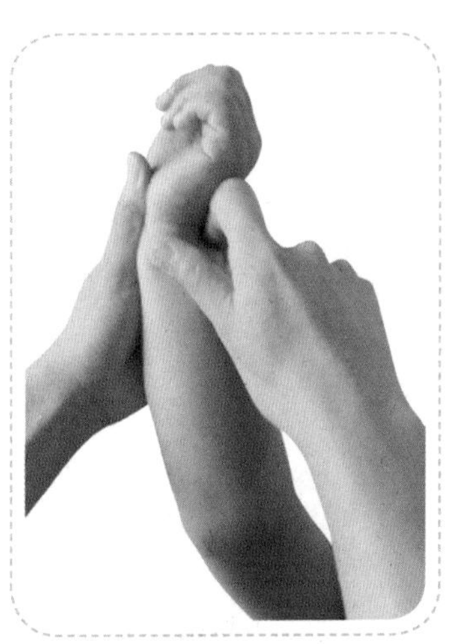

图 4-460　退六腑

—— 脾胃虚寒配伍手法 ——

❶补脾经：患儿取仰卧位，术者站在患儿的侧方，一手扶住患儿的前臂，另一手以拇指罗纹面在患儿拇指末节罗纹面上做顺时针方向的旋转推动，也可以将患儿拇指屈曲，术者以拇指罗纹面循患儿拇指桡侧边缘向掌根方向直推，统称“补脾经”，反复操作 100 次（图 4-461、图 4-462）。

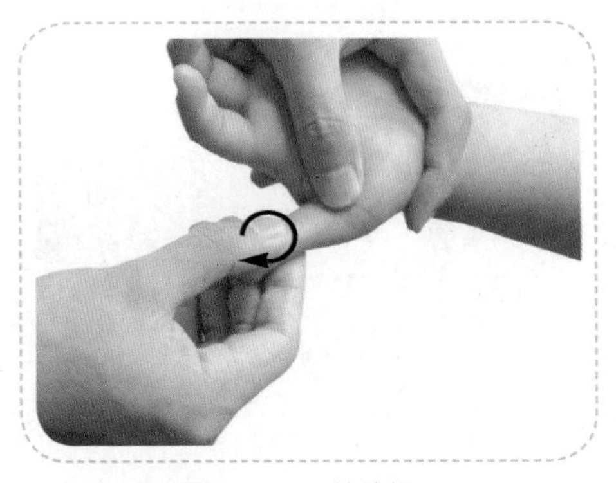

图 4-461 补脾经 1

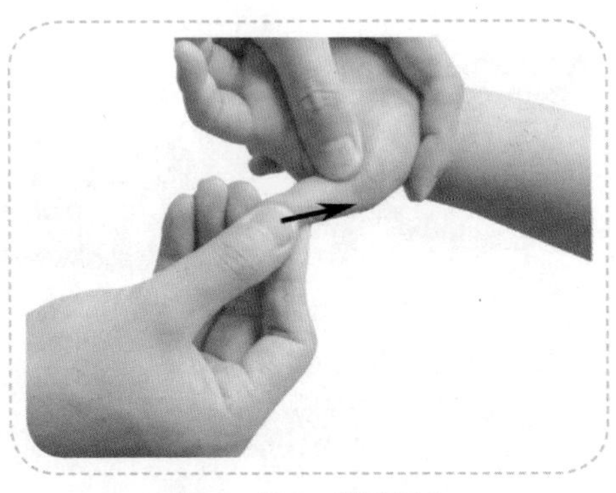

图 4-462 补脾经 2

❷运内八卦：患儿取仰卧位，术者站在患儿的侧方，一手扶住患儿的四指，使其掌心向上，另一手以食、中二指夹住患儿拇指，并以拇指端自患儿掌根处顺时针方向做环形推动，称为“运内八卦”，反复操作 100 次。操作时宜轻不宜重，宜缓不宜急，在体表旋绕摩擦推动（图 4-463 至图 4-465）。

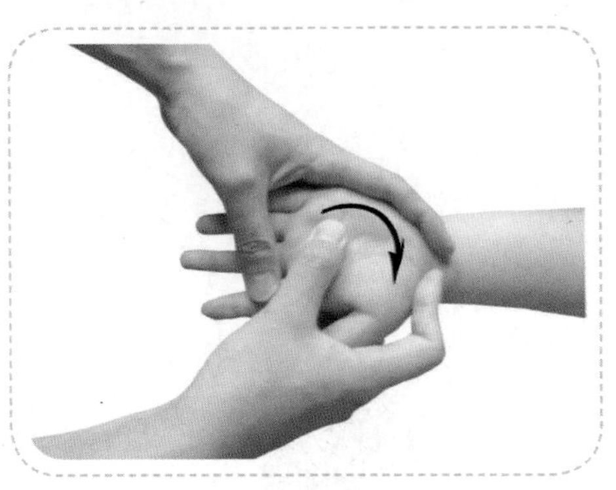

图 4-463 运内八卦 1

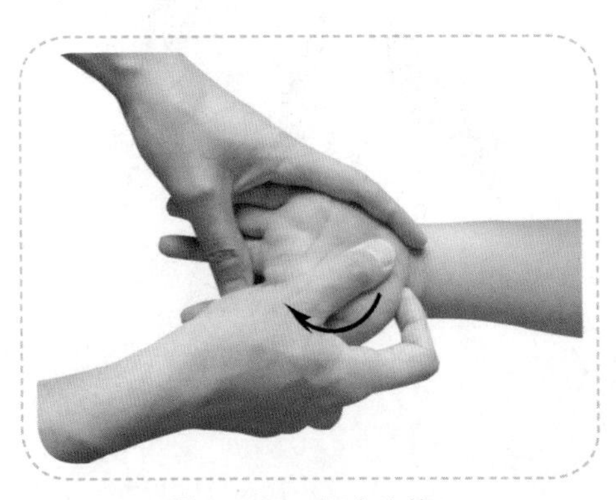

图 4-464 运内八卦 2

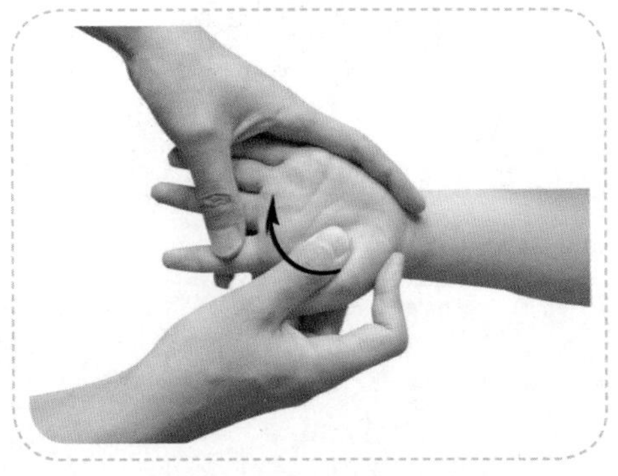

图 4-465 运内八卦 3

❸推三关：患儿取仰卧位，术者站在患儿的侧方，一手扶住患儿的前臂，另一手以拇指桡侧面或食中指指面沿着患儿前臂桡侧，从患儿的腕部向肘部直推，称为“推三关”，反复操作 200 次。在推动的过程中，要注意指面要紧贴患儿的皮肤，压力要适中（图 4-466 至图 4-468）。

❹ 推四横纹：儿童食指、中指、无名指、小指掌侧第一指间关节横纹处称为四横纹。操作此法时患儿取仰卧位，术者站在患儿的侧方，一手握住患儿的手掌，使其四指伸直并拢，掌心向上，另一手四指并拢从患儿食指横纹处推向小指横纹处为“推四横纹”，操作 100 次（图 4-469 至图 4-471）。

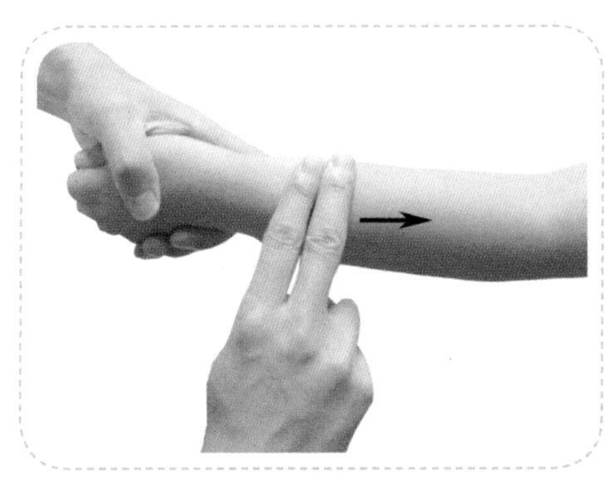

图 4-466　推三关 1

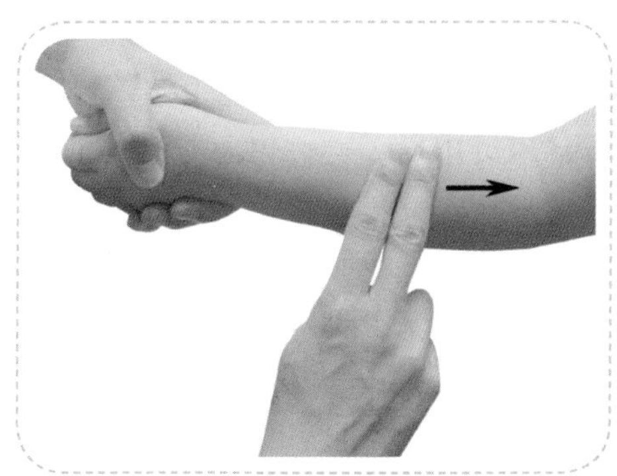

图 4-467　推三关 2

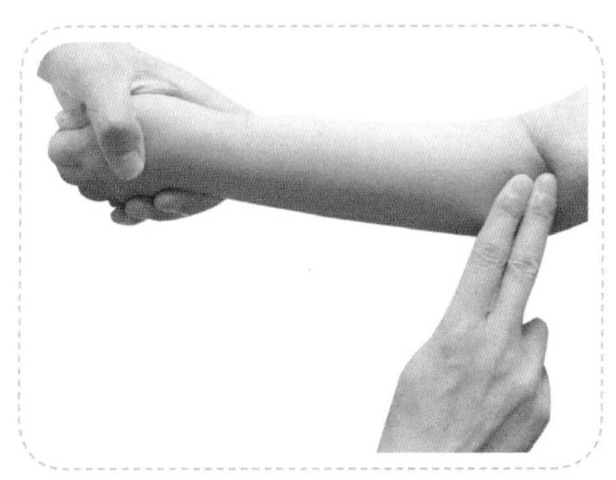

图 4-468　推三关 3

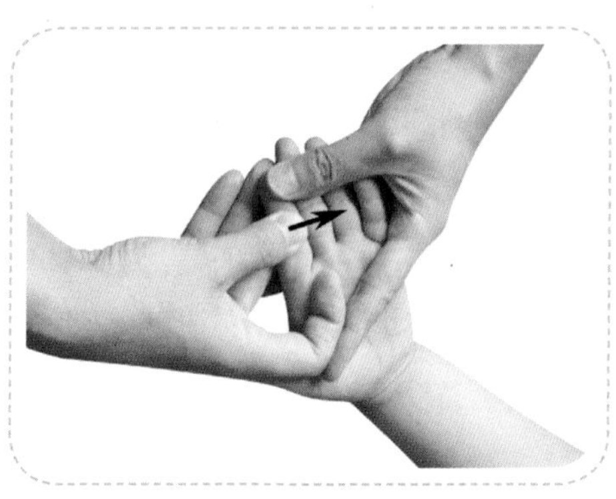

图 4-469　推四横纹 1

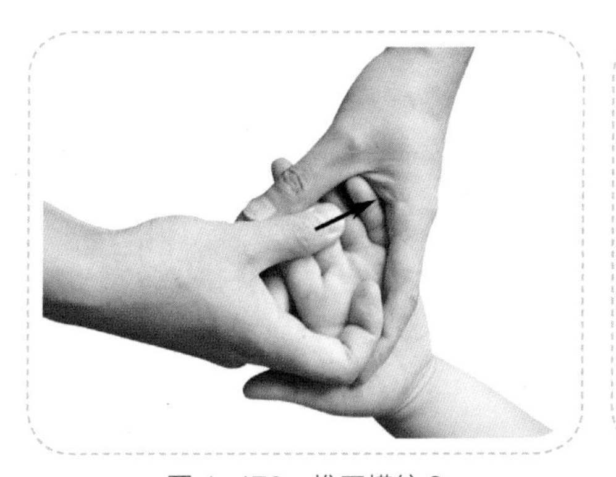

图 4-470　推四横纹 2

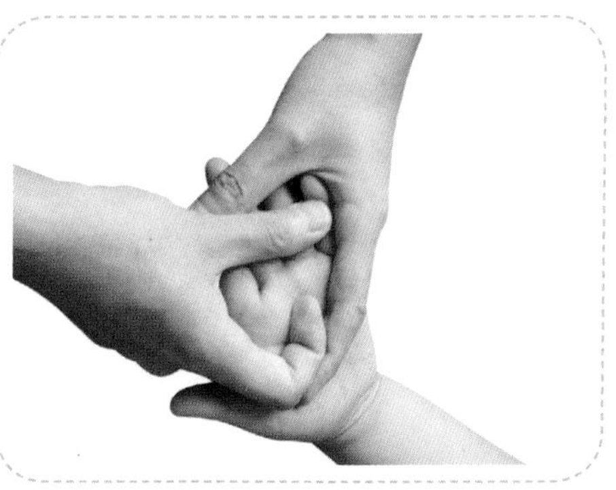

图 4-471　推四横纹 3

5 预防保健

（1）患儿口水流出较多时，应注意保持口周清洁，用凉淡盐水清洗口周，让患儿保持面部干爽，避免诱发湿疹。如果皮肤已经出疹子或糜烂，最好去医院诊治。可涂抹相应药膏，但应避免儿童误食。

（2）给儿童擦口水的手帕，要求质地柔软，吸水性强，以棉布质地为宜。擦拭不可用力，轻轻将口水拭干即可，以免损伤局部皮肤。用过的手帕要经常清洗并注意消毒。

（3）避免经常揉捏儿童脸颊，会加重口水溢出的情况。

（4）有些患儿在流口水的同时还伴有发热、鼻塞、口角周围出现水疱的现象，可能是伤风或口腔炎，应对症治疗。

6 饮食注意

（1）可以适当食用健脾益气的食物，比如莲子、玉米、红枣、山药、蜂蜜等。此外，益智仁具有较好的健脾摄唾的功效，将益智仁烘干之后，磨成细粉，每次煮粥时放入 3~5 克即可，对于小儿流涎有较好功效。

（2）陈皮具有健脾理气之功，将陈皮和大枣共同置入锅中，加清水 2 碗，煮沸后服用，每天 2 次，连续 3 天，可起到较好的健脾止唾的功效。

（3）宜少食生冷辛辣刺激等口味较重的食物，这类食物易刺激唾液的分泌，使流涎的情况加重，如辣椒、甜点、碳酸饮料、洋葱、茴香等食物。多食富含维生素的蔬菜水果，如香蕉、鸭梨、苹果、葡萄、圣女果、蓝莓、芹菜、小白菜、油菜、玉米等食物。

二十九 宝宝夜间易哭闹，小儿推拿能哄好（小儿夜啼）

小儿夜啼指小儿夜间哭闹，在小儿中比较常见，不少儿童白天好好的，可是一到晚上就烦躁不安，哭闹不止，让家长朋友们束手无策。这种情况可由多种原因导致，如情绪不安、进食过少或过多、衣服添加不适当、受到惊吓或某些疾病等，及时正确处理是十分重要的。

1 疾病简介

夜啼主要见于婴幼儿，是指婴儿每至夜间，间歇性的高声啼哭，甚至通宵达旦，而白天如正常小儿一样的一种病症。俗称“夜哭郎”。属于西医学中睡眠障碍的一种表现。

2 常见症状

（1）本病多见于未满月的新生儿，或半岁以内的乳婴儿。

（2）日间如常，夜间啼哭，其形式可为间歇，或持续不已，甚至通宵达旦，或定时啼哭。

3 辨证分型

❶ 脾气虚弱：哭声无力，曲腰而啼，睡喜俯卧，面色青白，神疲懒言，反应迟钝，口中气冷，四肢厥冷，不思乳食，大便溏薄或干，唇舌淡白，指纹淡红。

❷ 心火热盛：穿衣太厚，过于温暖邪热攻心，哭声高亢，面红心烦，见灯光啼甚，口中气热，身腹俱暖，眼屎过多，大便干，小便黄，舌尖红苔黄，指纹色红。

❸ 心胆气虚（易受惊吓）：日受惊吓，夜间阵发性啼哭，时现恐惧状，惊叫不安，面色晦暗，表情呆钝，遇声即惊，不欲见人，指纹色青。

4 治疗手法

—— **基本手法** ——

❶ 揉外劳宫：患儿取仰卧位，术者站在患儿的侧方，一手扶住患儿的前臂，另一手以拇指端在患儿外劳宫（在手背侧，第一、二掌骨之间，掌指关节后 0.5 寸处）穴上环旋揉动 300 次。此法对于风寒感冒效果较好（图 4-472）。

❷ 清胃经：患儿取仰卧位，术者站在患儿的侧方，一手扶住患儿的前臂，另一手以拇指罗纹面在患儿拇指掌侧第一节向指根方向直推，称为“清胃经”，

反复操作 300 次（图 4-473）。

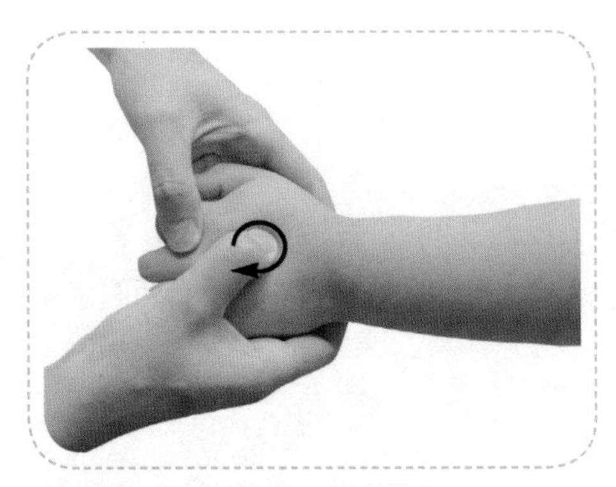

图 4-472 揉外劳宫

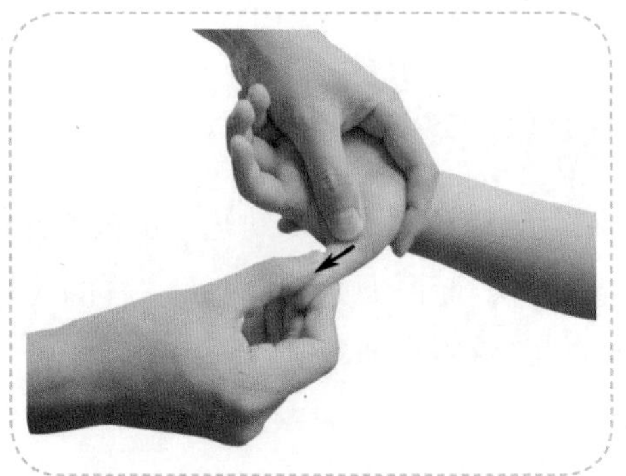

图 4-473 清胃经

❸ 清肝经：患儿取抱坐位或仰卧位，术者站在患儿的侧方，一手扶住患儿的前臂，另一手以拇指罗纹面从患儿食指末节罗纹面向指根方向直推，称为“清肝经”，反复操作 100 次（图 4-474）。

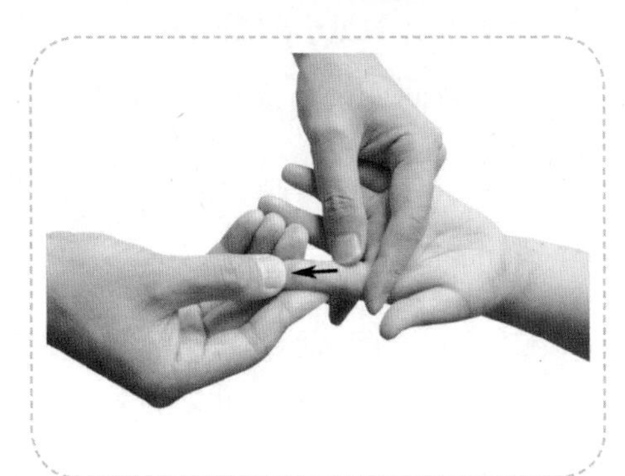

图 4-474 清肝经

❹ 补脾经：患儿取仰卧位，术者站在患儿的侧方，一手扶住患儿的前臂，另一手以拇指罗纹面在患儿拇指末节罗纹面上做顺时针方向的旋转推动，也可以将患儿拇指屈曲，术者以拇指罗纹面循患儿拇指桡侧边缘向掌根方向直推，统称“补脾经”，反复操作 100 次。可治感冒夹有食滞者（图 4-475、图 4-476）。

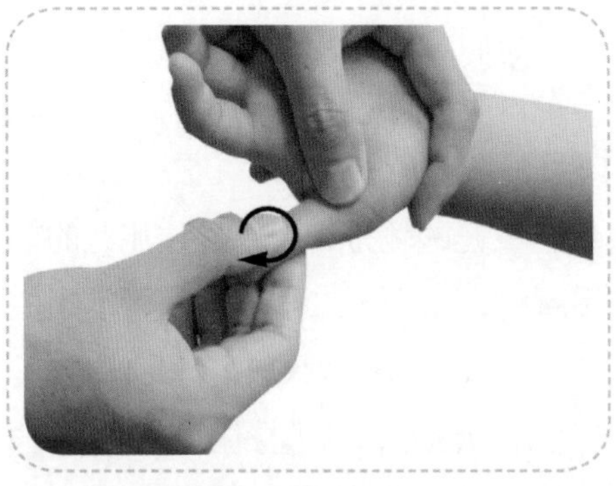

图 4-475 补脾经 1

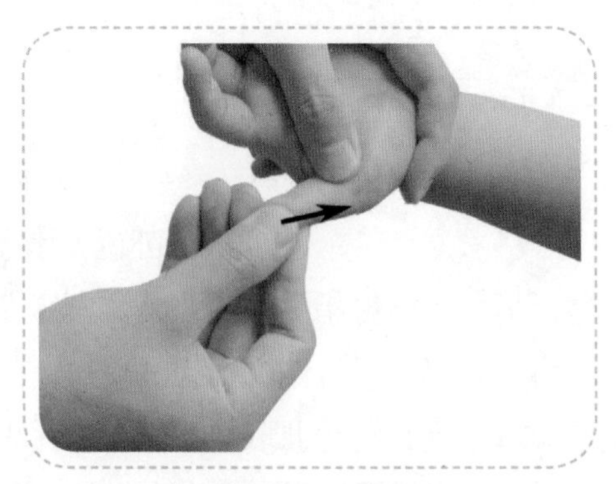

图 4-476 补脾经 2

❺ 清天河水：患儿取仰卧位，术者站在患儿的侧方，一手扶住患儿的前臂，另一手以食指、中指罗纹面沿着患儿前臂正中自腕推向肘部，称为“清天河水”，反复操作 100 次。注意着力部位要紧贴皮肤，压力适中，做到轻而不浮，重而不滞。应沿着直线推动（图 4–477 至图 4–479）。

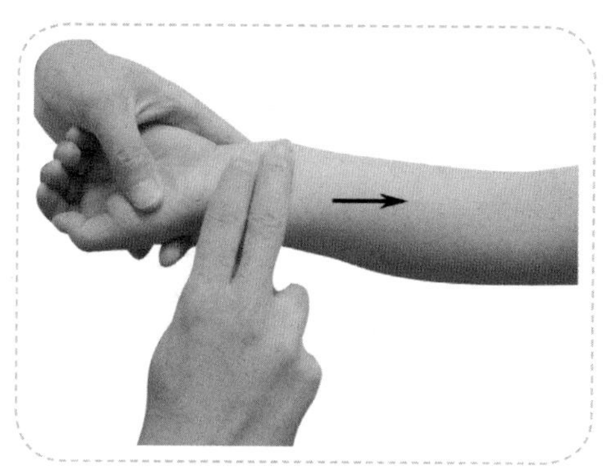
图 4–477　清天河水 1

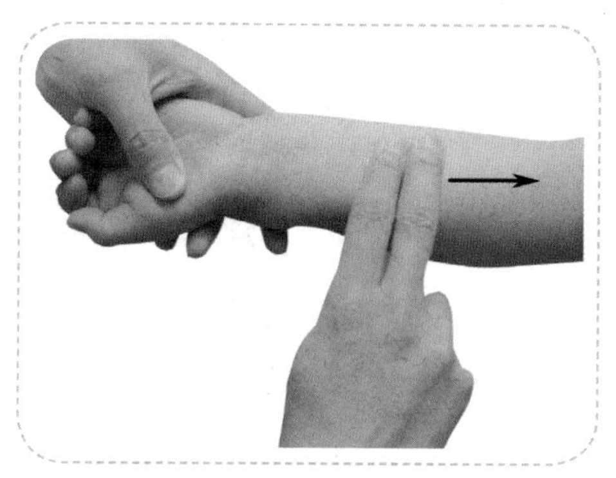
图 4–478　清天河水 2

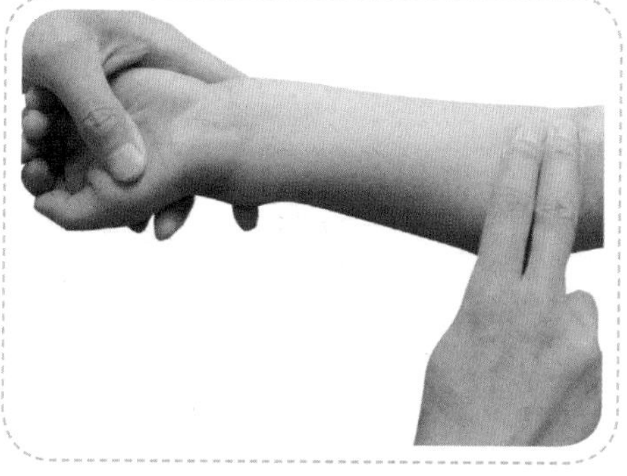
图 4–479　清天河水 3

❻ 摩腹：患儿取仰卧位，术者站在患儿的侧方，将手掌轻放于患儿腹部，沉肩垂肘，以前臂带动腕，按照左上腹、右上腹、右下腹、左下腹的顺序做环形而有节律的抚摩约 5 分钟。用力宜轻不宜重，速度宜缓不宜急。在摩腹之前可以在患儿腹部涂上适量滑石粉，以免摩腹过程中损伤患儿皮肤（图 4–480 至图 4–482）。

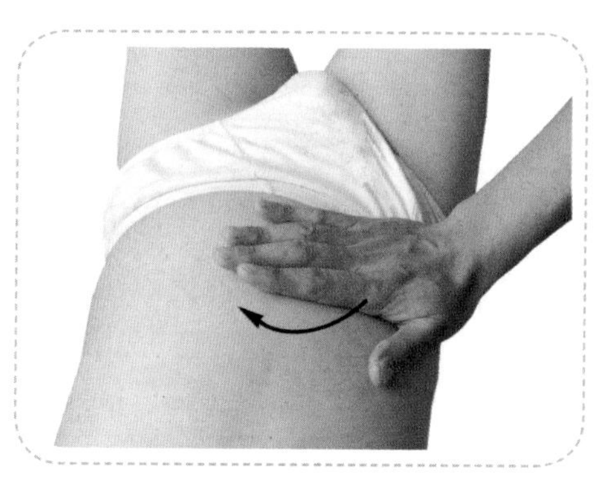
图 4–480　摩腹 1

❼ 捏脊：患儿取俯卧位，术者双手食指抵于背脊之上，再以两手拇指伸向食指前方，合力夹住肌肉，捏起，采用食指向前拇指后退之翻卷动作，二手交替向前移动。自长强穴（尾骨端下，当尾骨端与肛门连线中点处）起一直捏到大椎穴（后正中线上，第七颈椎棘突下凹陷中）为 1 次。如此反复操

作 5~6 次。注意要直线捏，所捏皮肤的厚、薄、松、紧应适宜，捏拿速度要适中，动作轻快、柔和，避免肌肤从手指尖滑脱（图 4-483、图 4-484）。

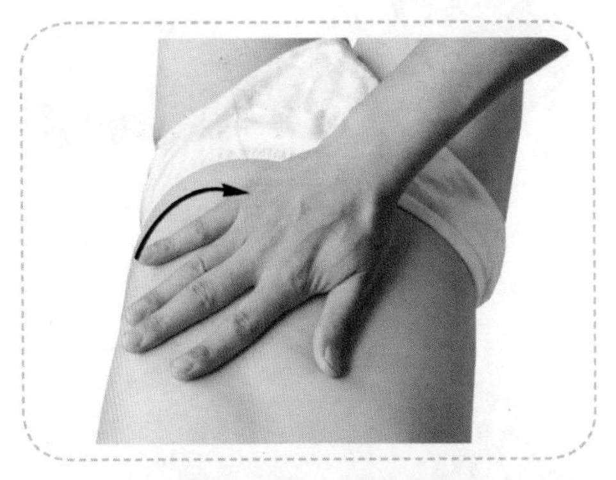

图 4-481 摩腹 2

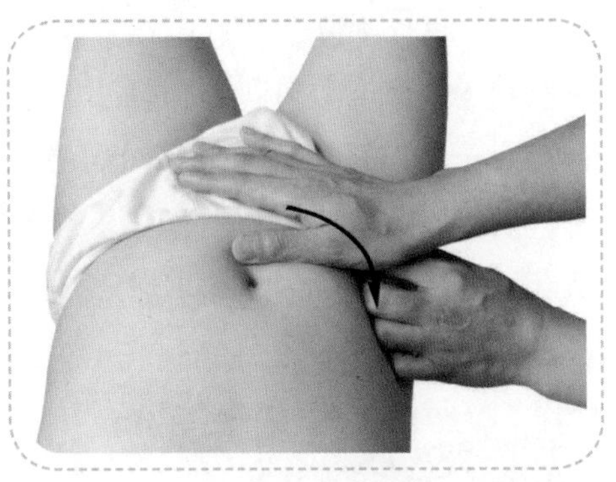

图 4-482 摩腹 3

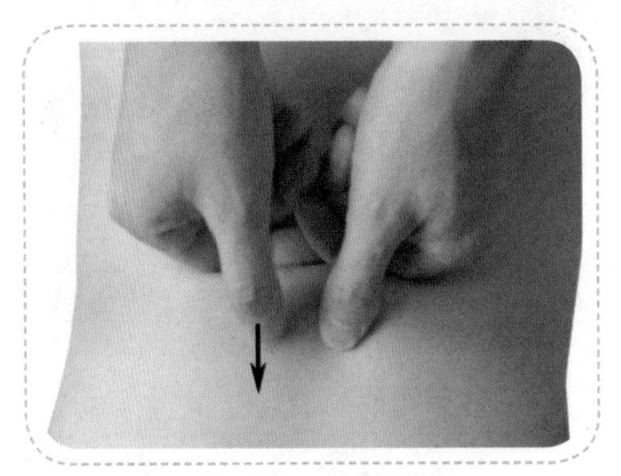

图 4-483 捏脊 1

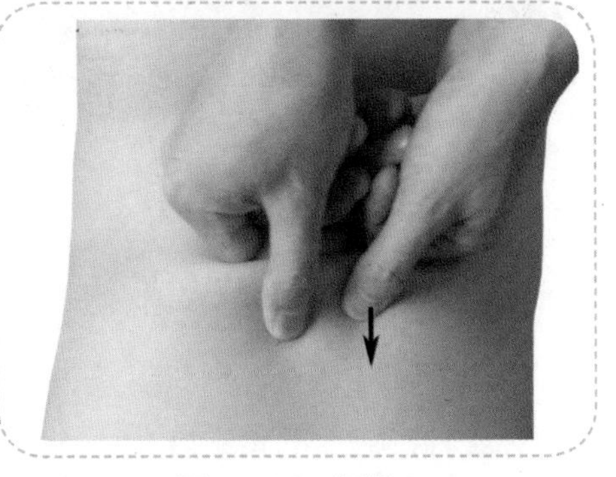

图 4-484 捏脊 2

❽ 揉涌泉：患儿取仰卧位，术者站在患儿的侧方，一手托住患儿足跟，另一手以拇指罗纹面揉患儿涌泉穴（足底部，卷足时足前部凹陷处，约当足底二、三趾趾缝纹头与足跟连线的前 1/3 与后 2/3 交点处）50~100 次（图 4-485）。

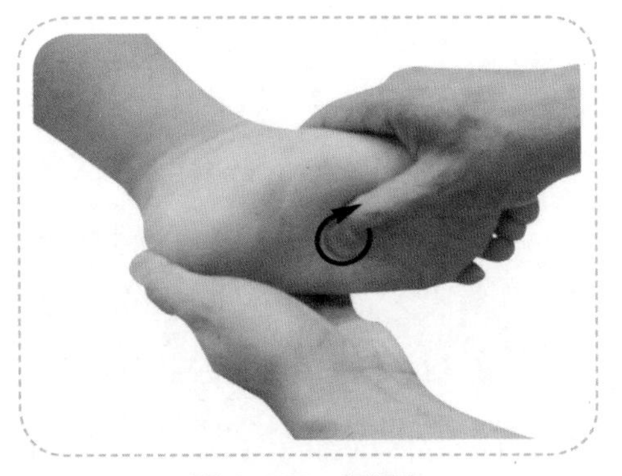

图 4-485 揉涌泉

—— 脾气虚弱配伍手法 ——

❶ 补脾经：患儿取仰卧位，术者站在患儿的侧方，一手扶住患儿的前臂，另一手以拇指罗纹面在患儿拇指末节罗纹面上做顺时针方向的旋转推动，也

可以将患儿拇指屈曲，术者以拇指罗纹面循患儿拇指桡侧边缘向掌根方向直推，统称“补脾经”，反复操作 100 次（图 4-486、图 4-487）。

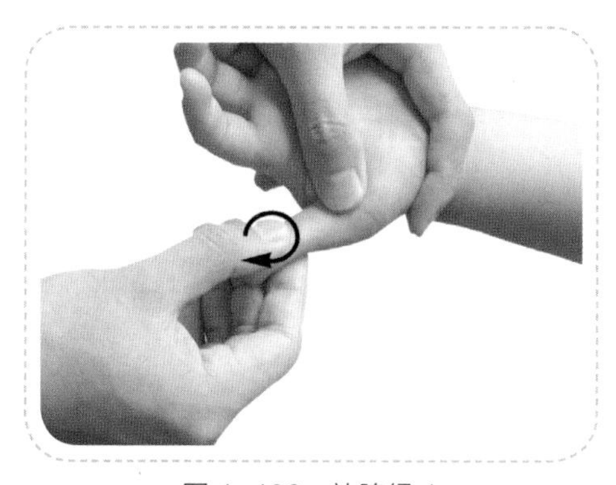

图 4-486 补脾经 1

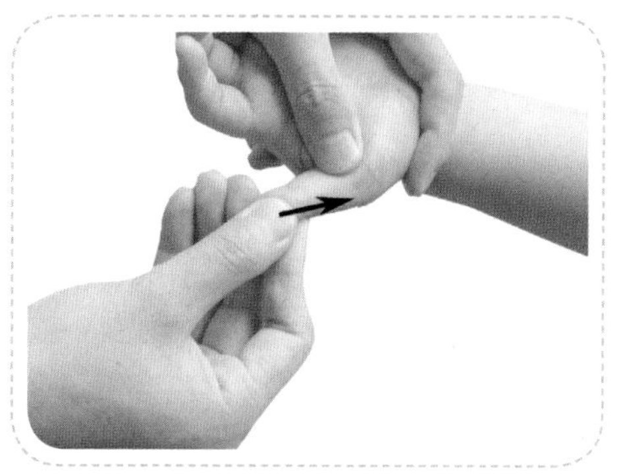

图 4-487 补脾经 2

—— 心火热盛及心胆气虚配伍手法 ——

❶ 揉小天心：患儿取仰卧位，术者站在患儿的侧方，一手托住患儿的前臂，使其掌心向上，另一手以拇指罗纹面在患儿手掌大小鱼际交界的凹陷处按揉为“揉小天心”，操作 300 次。注意用力均匀，力度适中，以患儿可以忍受为度（图 4-488）。

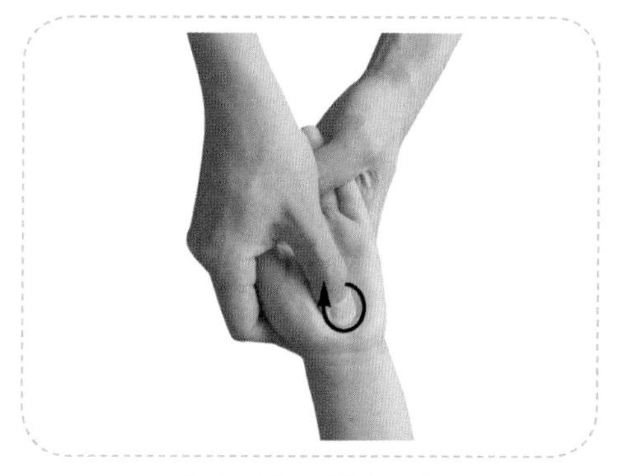

图 4-488 揉小天心

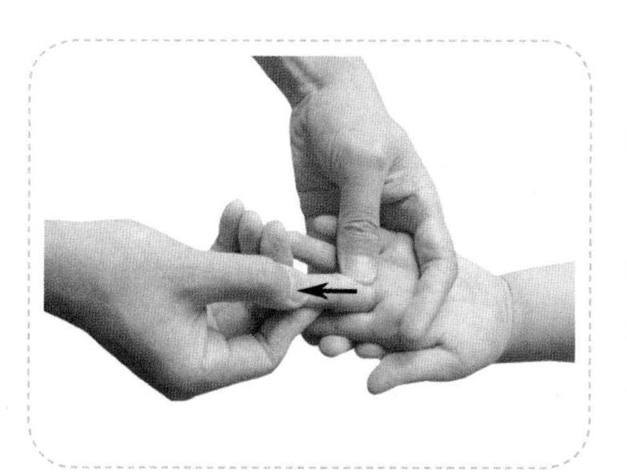

图 4-489 清心经

❷ 清心经：患儿取仰卧位，术者站在患儿的侧方，一手扶住患儿的前臂，另一手以拇指罗纹面从患儿中指末节罗纹面向指根方向直推，称为“清心经”，反复操作 100 次（图 4-489）。

5 预防保健

（1）保持室内安静，喂食不可过饱或过少，衣着适宜避免潮湿，检查衣服被褥有无异物，避免刺伤皮肤。

（2）有些儿童消化系统发育不完善，在夜间啼哭时伴有腹部胀起的表现，在排气后腹部疼痛有所缓解，哭闹也会有所减轻。这是由于肠胀气导致的，遇到这种情况家长可准备一个热水袋置于儿童腹部，有助于腹部气体的排出，减轻腹痛。

（3）有些母亲在哺乳期间进食了较多刺激性的食物，也会引起婴儿情绪的不稳定。因此在哺乳期应少食这类食物，如辣椒、咖啡、酒等，保持饮食清淡，营养均衡，有利于小儿的生长发育。

（4）应注意养成孩子日醒夜睡的习惯，白天尽量不要让小儿睡得太多，临睡前让儿童解净小便，夜间少喂奶，保证孩子充足的休息时间。

（5）一些儿童夜啼是由于其他疾病的原因。如果儿童每逢喝奶时或喝完奶后爱哭，排便稀软有酸臭味，很可能是胃肠道原因；如果有发热现象，可能是因为感染，这是体内有炎症的表现。这时都需要到医院进行相关检查，对症治疗。

6 饮食注意

（1）日常生活中应多吃新鲜的蔬菜水果，增强营养，补充身体所需的各种维生素，促进身体健康发展，如苹果、鸭梨、香蕉、茄子、菠菜、油菜、白菜等，少吃油腻、刺激的食物，这类食物营养价值较低且难以消化，如甜食、汉堡、红烧肉、薯条、炸鸡等。

（2）小儿缺钙也会导致哭闹不止，因此在饮食中适量补充钙也是十分必要的，富含钙的食物有鸡蛋、牛奶、豆制品、虾皮、芝麻、山楂、海鱼等，可以适当食用。

7 应用举例

赵某，女，80天。主诉：啼哭不安1月余。现病史：夜间啼哭不安，睡喜俯卧，屈腰而啼，啼哭声音低弱，短者10余分钟，长者1小时不止，四肢欠温，得热则舒，不思乳食，大便溏薄，小便较青。查体：精神可，面色青白相兼，发育正常，囟门平，唇青，山根青，舌淡红，苔薄白，指纹淡红。心肺未见异常，腹胀，肝门略青。中医诊断：夜啼（脾寒证）。治则：温补脾胃。处方：补脾经 200 次、摩腹 100 次、揉中脘 100 次、推三关 200 次、揉外劳 150 次、揉一窝风 150 次、掐揉小天心 30 次、掐揉五指节 30 次。复诊：经过 1 次推拿后，当晚安静睡眠 3 小时醒一次，面色略转红润，四肢欠温好转，纳可，大便仍溏薄，继续按原处方进行推拿 1 次。处方：补脾经 200 次、摩腹 100 次、揉中脘 100 次、推三关 200 次、揉外劳 150 次、揉一窝风 150 次、掐揉小天心 30 次、掐揉五指节 30 次。复诊：连续推拿 6 次，患儿母亲告知，患儿一切正常，夜间已能安静入睡，纳佳，二便调，面色红润，精力充沛。

参考文献： 李宏媛，武扬，赵保东. 张素芳教授治疗小儿夜啼案例分享［J］. 按摩与康复医学，2019，10（24）：56-58.

三十 宝宝经常“画地图”，小儿推拿有帮助（小儿遗尿）

小儿遗尿在儿童中十分常见，是指儿童在睡眠中不自觉的排尿的现象，可能与遗传因素、环境因素、精神因素等原因有关，有些家长不够重视，但本病对于儿童的身心健康发展均有较大影响，需要及时治疗，作为家长应知道如何正确及时的处理。

1 疾病简介

遗尿是指 5 岁以上的小儿在睡眠中不知不觉地将小便尿在床上，又称“尿床”。病因病机为肾气亏虚，下元不固或脾肺气虚，中气下陷或肝经湿热，下注膀胱。西医中一般分器质性遗尿和功能性遗尿两类，后者占绝大多数，前者以脊柱裂最常见。

❷ 常见症状

（1）发病年龄在 3 周岁以上，寐中小便自出，醒后方觉。

（2）睡眠较深，不易唤醒，每夜或隔几天尿床一次，甚则每夜尿床数次。

（3）尿常规及尿培养无异常发现。

（4）部分患儿腰骶部 X 线影像显示隐性脊柱裂，泌尿系 X 线造影可见其结构异常。

❸ 辨证分型

❶肾气不足：睡中经常遗尿，有时一夜数次，醒后方觉，面色少华，头发稀疏，智力欠佳，精神萎靡，反应迟钝，大便溏薄，小便清长，舌暗淡，苔薄，指纹沉而暗红。

❷肺脾气虚：尿频而量不多，经常小便自遗，神疲乏力，少气懒言，身体消瘦，纳呆食少，大便无力而溏，自汗，舌淡或胖大，苔薄白，指纹淡红。

❸肝经湿热：遗尿但尿量不多，尿味腥臊，尿色黄短赤，性情急躁易怒，或夜间梦语磨牙，口角糜烂，唇红面赤，舌红，苔黄腻，指纹色红。

❹ 治疗手法

—— 基本手法 ——

❶补脾经：患儿取仰卧位，术者站在患儿的侧方，一手扶住患儿的前臂，另一手以拇指罗纹面在患儿拇指末节罗纹面上做顺时针方向的旋转推动，也可以将患儿拇指屈曲，术者以拇指罗纹面循患儿拇指桡侧边缘向掌根方向直推，统称“补脾经”，反复操作 100 次（图 4-490、图 4-491）。

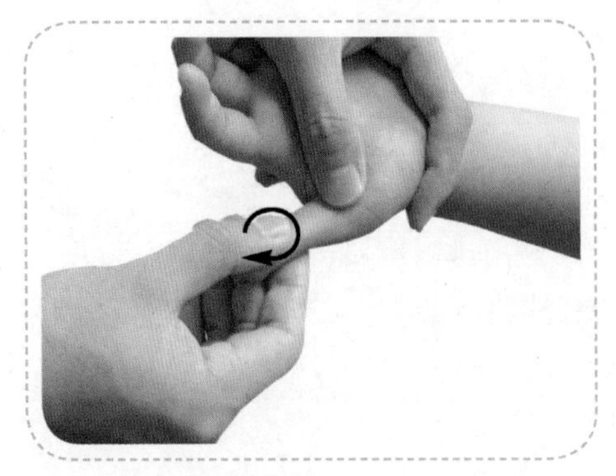

图 4-490 补脾经 1

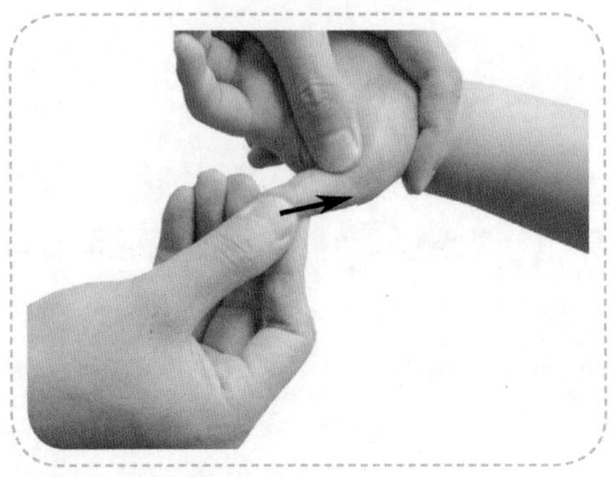

图 4-491 补脾经 2

❷ 推肾经：患儿取仰卧位，术者站在患儿的侧方，一手扶住患儿的前臂，另一手以拇指罗纹面从患儿小指指尖向其指根方向直推，称为“推肾经”，反复操作 200 次（图 4–492）。

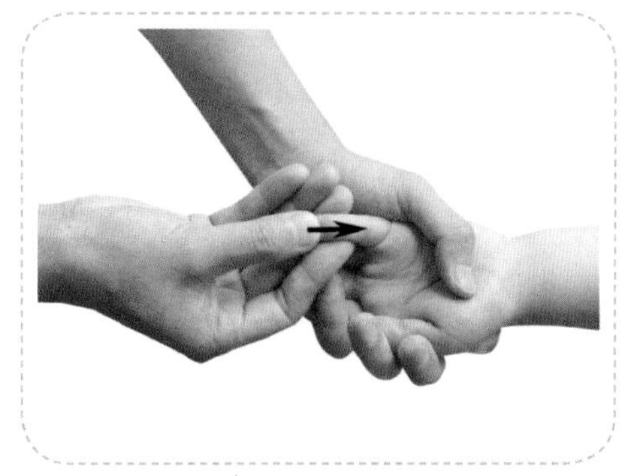

图 4–492 推肾经

❸ 推三关：患儿取仰卧位，术者站在患儿的侧方，一手扶住患儿的前臂，另一手以拇指桡侧面或食中指指面沿着患儿前臂桡侧，从患儿的腕部向肘部直推，称为“推三关”，反复操作 200 次。在推动的过程中，要注意指面要紧贴患儿的皮肤，压力要适中（图 4–493 至图 4–495）。

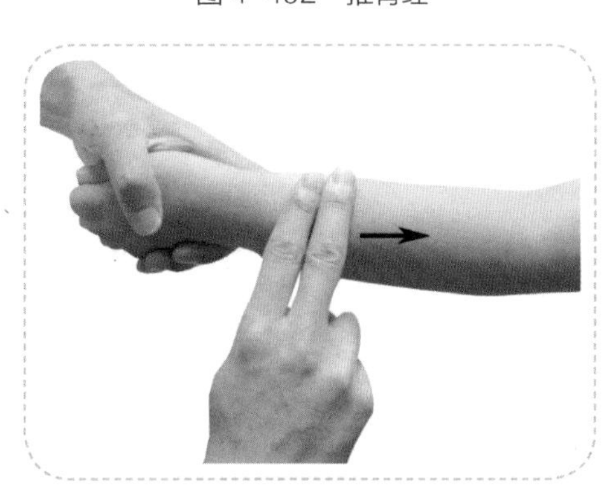

图 4–493 推三关 1

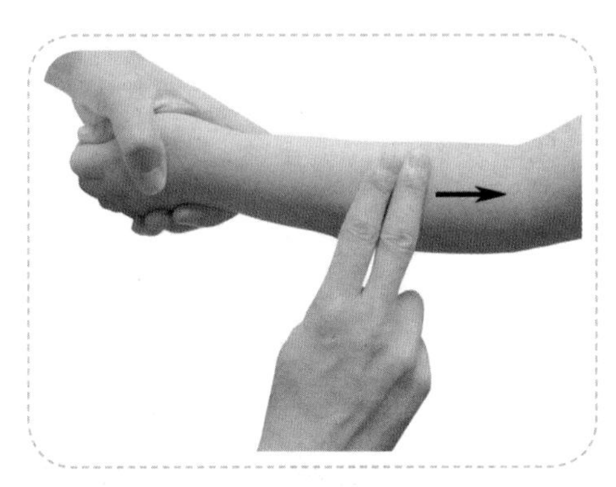

图 4–494 推三关 2

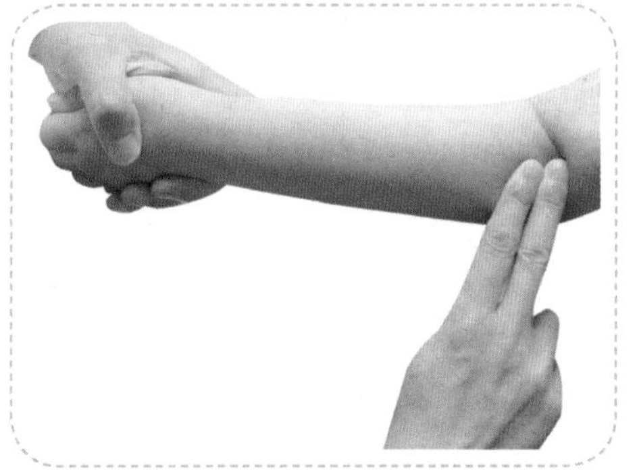

图 4–495 推三关 3

❹ 摩腹：患儿取仰卧位，术者站在患儿的侧方，将手掌轻放于患儿腹部，沉肩垂肘，以前臂带动腕，按照左上腹、右上腹、右下腹、左下腹的顺序做环形而有节律的抚摩约 5 分钟。用力宜轻不宜重，速度宜缓不宜急。在摩腹之前可以在患儿腹部涂上适量滑石粉，以免摩腹过程中损伤患儿皮肤（图 4–496 至图 4–498）。

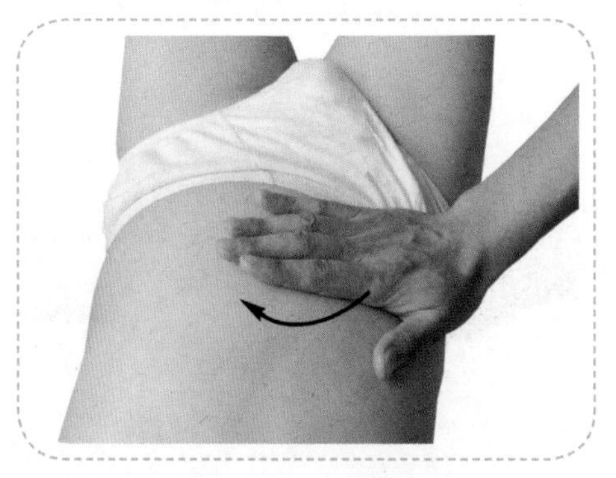

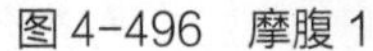

图 4-496 摩腹 1

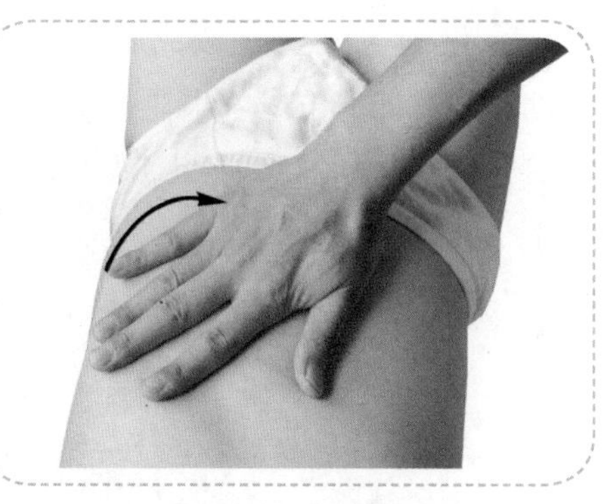

图 4-497 摩腹 2

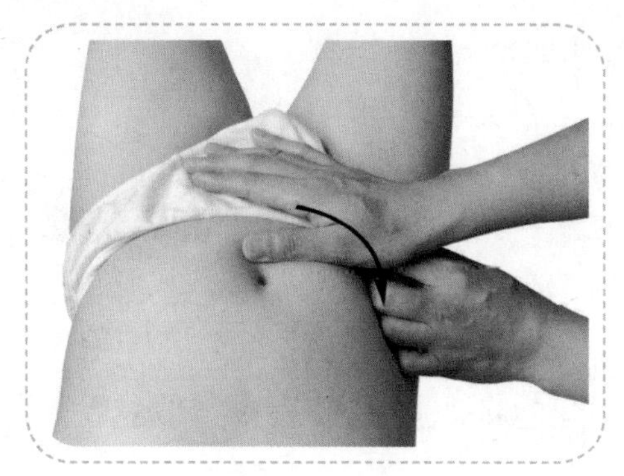

图 4-498 摩腹 3

❺ 擦八髎：患儿取俯卧位，术者站在患儿的侧方，将一手手掌放于患儿骶部八髎穴（正对八个骶后孔处，左右各四）处，沿着八髎穴走向做往返直线快速擦动 3 分钟。注意手掌要紧贴患儿腰部皮肤，压力适中，速度要均匀且快，要沿直线往返操作，不可歪斜，使产生的热量透达深层组织，即“透热”（图 4-499 至图 4-502）。

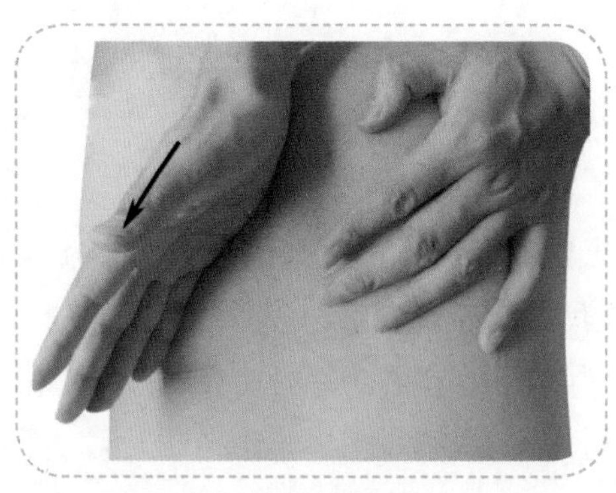

图 4-499 擦八髎 1

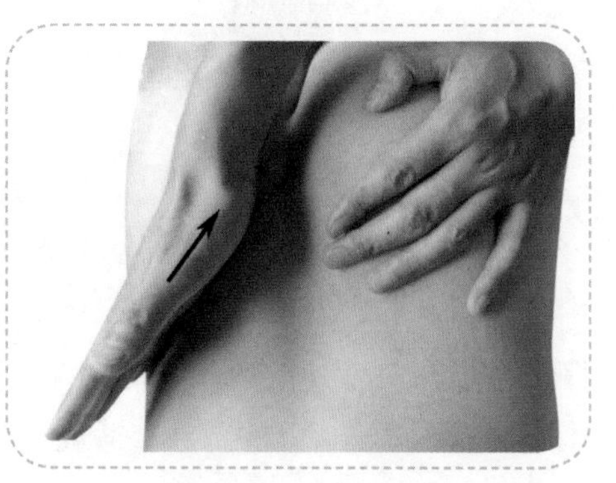

图 4-500 擦八髎 2

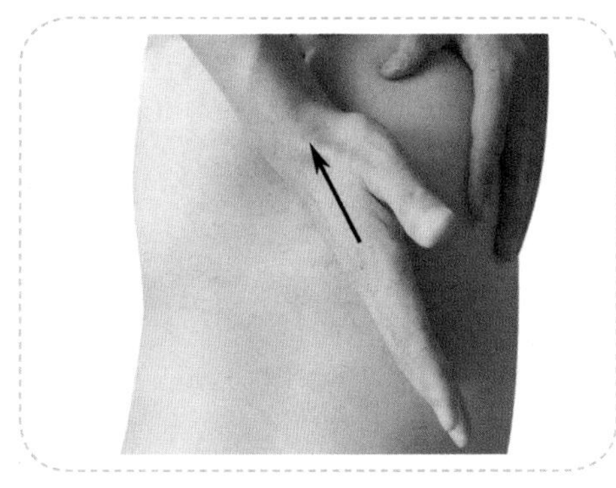

图 4-501　擦八髎 3

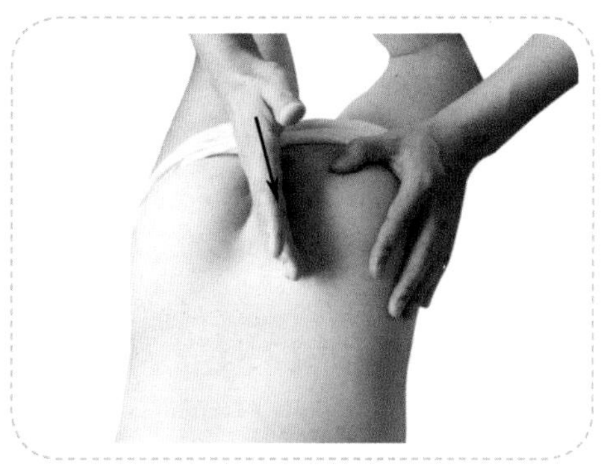

图 4-502　擦八髎 4

❻ 揉三阴交：患儿取正坐位，术者站在患者的前方，一手托住患儿小腿，另一手拇指点按于患儿内踝上 3 寸处，即三阴交穴，施以点揉法 3 分钟。术者以拇指指端吸定于三阴交穴上，以肢体的近端带动远端，做带动深层组织的小幅度环旋揉动，压力要均匀，动作要协调有节律（图 4-503）。

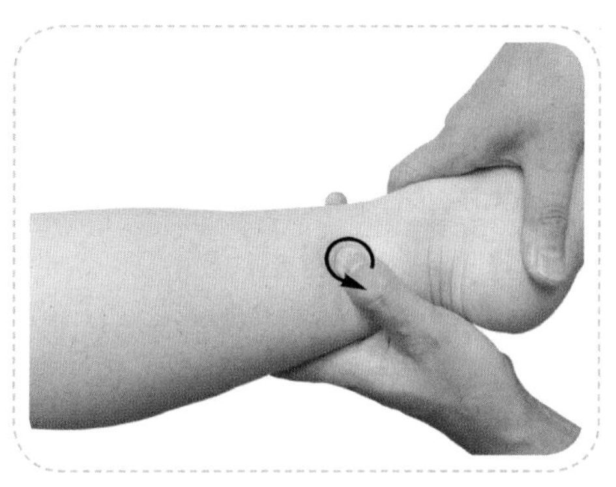

图 4-503　揉三阴交

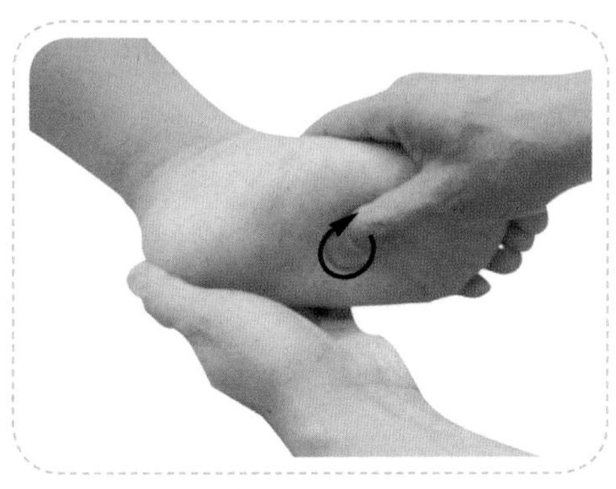

图 4-504　揉涌泉

❼ 揉涌泉：患儿取仰卧位，术者站在患儿的侧方，一手托住患儿足跟，另一手以拇指罗纹面揉患儿涌泉穴（足底部，卷足时足前部凹陷处，约当足底二、三趾趾缝纹头与足跟连线的前 1/3 与后 2/3 交点处）50~100 次（图 4-504）。

—— 肝经湿热者配伍手法 ——

清肝经：患儿取抱坐位或仰卧位，术者站在患儿的侧方，一手扶住患儿的前臂，另一手以拇指罗纹面从患儿食指末节罗纹面向指根方向直推，称为“清肝经”，反复操作 100 次（图 4–505）。

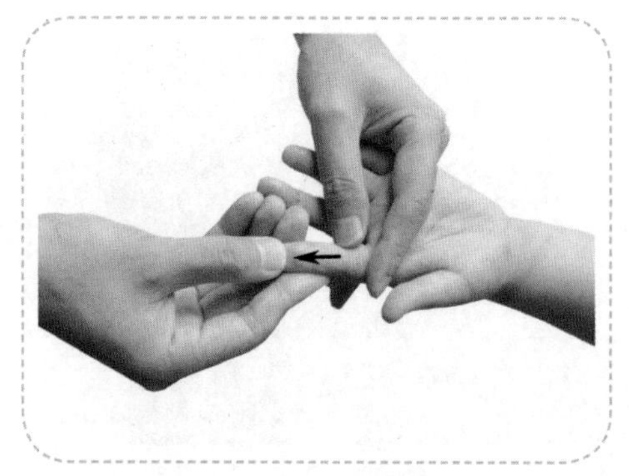

图 4–505 清肝经

5 预防保健

（1）调整饮食结构，晚饭宜偏干不宜偏稀，睡前少饮水、牛奶、果汁等饮料，养成睡前把小便排干净彻底的习惯，也可夜间应定时叫醒小儿，让其排尿。

（2）孩子睡觉的被褥要干净、暖和，尿湿之后，应及时更换，不要让孩子睡在潮湿的被褥里，不仅会导致孩子更容易尿床，还会导致损害皮肤。

（3）如果家长不顾及儿童的自尊心，采用打骂、威胁、惩罚的手段，会使患儿更加委屈和忧郁，加重其心理负担，症状不但不会减轻，反会加重，因此心理关怀十分重要，让患儿处于紧张、焦虑的状态不利于疾病的恢复。

6 饮食注意

（1）遗尿与肾气虚有关，应多吃一些补益肾气的食物，如糯米、黑芝麻、山药、核桃、桂圆、莲子、乌梅等。也可多吃一些温脾固肾的食物，如桂圆、银耳、红枣、核桃等。

（2）小儿肝胆火旺也容易造成遗尿，这时候可以吃一些清肝火的食物，像豆腐、银耳、山药、莲子、大米、绿豆、鸭肉、鸡内金等都是不错的清补食材。

（3）一些具有利尿作用的食物可能会加重病情，如白萝卜、冬瓜、西瓜、玉米、红小豆、薏米等，这类食物患儿应当少食。

（4）饮食多盐多糖皆可引起多饮多尿，还会损害消化功能。如罐头、冰淇淋、碳酸饮料、蛋糕、炸鸡等食品也应少食。此外，辛辣刺激的食物容易引起神经兴奋，可能会加重小儿遗尿的症状，也应少食，如辣椒、蒜、茴香、咖啡等食物。

7 应用举例

朱某，男，7岁2个月，初诊。主诉：尿床3余年。家长诉患儿近3年常夜间尿床，每周3~4次，每晚1~2次，醒后方觉，平时常感冒，时觉疲乏劳累，日间小便清长，次数较多，无尿急、尿痛，大便较稀薄，胃纳欠佳，挑食，喜食素菜，夜寐尚安，面色萎黄，舌质淡，苔薄白，脉细无力。中医诊断：遗尿，证属肺脾气虚型。治法：健脾补肺，益气升清。小儿推拿处方：补脾经、补肺经各300次，顺运内八卦100次，推三关200次，揉丹田100次，按揉双侧足三里、三阴交各300次，揉肺俞、脾俞各300次，横擦腰骶部以透热为度，捏脊6次，隔日治疗1次。嘱患儿家长配合进行合理家庭调护，治疗3个月患儿方见成效，后改每周1次，调理3月余痊愈，随访至今未复发。

参考文献： 饴擎，黄萍，史琳琳，许丽．许丽运用小儿推拿治疗原发性遗尿临床经验总结［J］．中国乡村医药，2020，27（7）：24–25.

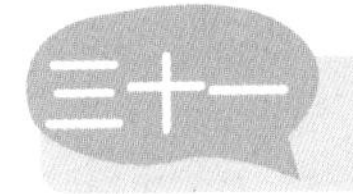

宝宝腹痛别轻视，小儿推拿帮您治（小儿腹痛）

小儿腹痛是一种十分常见的疾病，在腹痛发作的同时多伴随着哭闹和叫喊，大多数家长朋友们多会束手无策，而且引起小儿腹痛的原因较多，往往不能及时找到真正原因，此时应注意观察孩子的症状，不应随意服用止痛药，否则会影响疾病的诊断与治疗，因此充分了解本病的表现与原因十分重要。

1 疾病简介

腹痛是小儿常见的一种病症，指胃脘以下，脐两旁及耻骨以上部位发生的疼痛。西医分为急性腹痛和慢性腹痛两类。

2 常见症状

（1）患儿腹痛发作时，可见哭声尖锐及呻吟。

（2）腹肌紧张，重者面色苍白，出虚汗，精神差。

3 辨证分型

❶ 感受寒邪：腹痛急暴，喜温喜按，得暖则舒，遇冷则腹痛加剧，四肢怕冷，常伴发热恶寒，大呕吐，泄泻，便溏薄，小便清长，舌质淡，苔薄白，指纹青紫或浮红。

❷ 饮食积滞：腹胀疼痛，曲腰捧腹啼哭，疼痛拒按，呕吐，嗳腐泛酸，痛无定处，大便秘结或溏泻，矢气则舒，泻后痛减，大便酸腐，舌苔白厚腻，指纹紫滞。

❸ 虚寒腹痛：腹痛隐隐，喜温喜按，面色无华或萎黄，形体消瘦，食欲不振，大便稀薄，小便清长，舌淡或胖大，苔薄白，指纹淡红。

❹ 虫积腹痛：突然发作性腹痛，脐周为甚，时作时止，痛时高声啼哭不止，腹部有时可摸到蠕动之块状物，时隐时现，面黄肌瘦，有便虫史，嗜食异物，如有蛔虫窜行于胆道则痛如钻顶，口吐清涎或伴呕吐，指纹青紫。

4 治疗手法

❶ 补脾经：患儿取仰卧位，术者站在患儿的侧方，一手扶住患儿的前臂，另一手以拇指罗纹面在患儿拇指末节罗纹面上做顺时针方向的旋转推动，也可以将患儿拇指屈曲，术者以拇指罗纹面循患儿拇指桡侧边缘向掌根方向直推，统称“补脾经”，反复操作100次（图4-506、图4-507）。

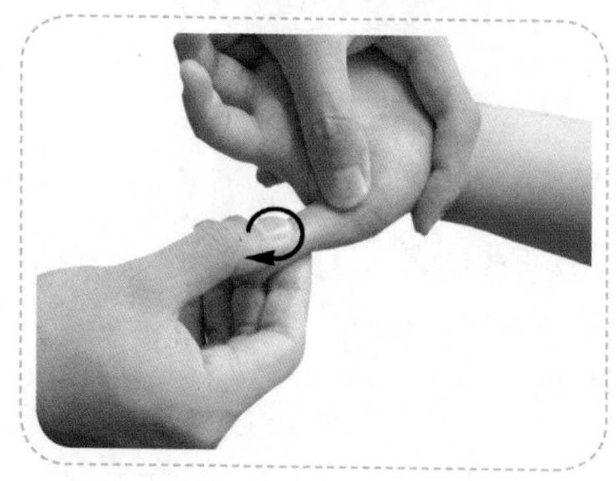

图4-506 补脾经1

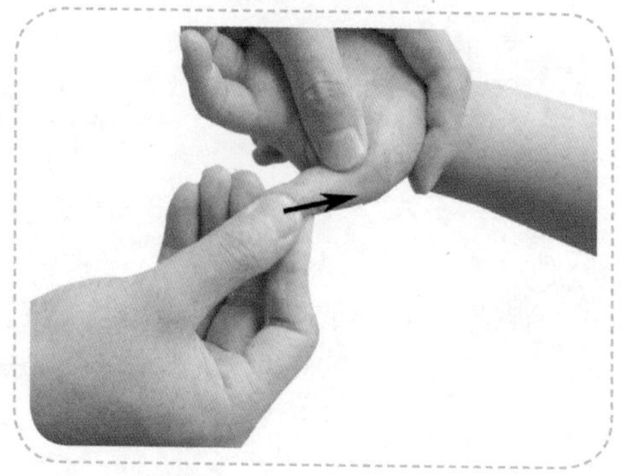

图4-507 补脾经2

❷ 清大肠：患儿取仰卧位，术者站在患儿的侧方，一手扶住患儿的前臂，另一手以拇指罗纹面在患儿食指桡侧缘，自虎口向食指尖直推，称为清大肠，推 100 次（图 4–508）。

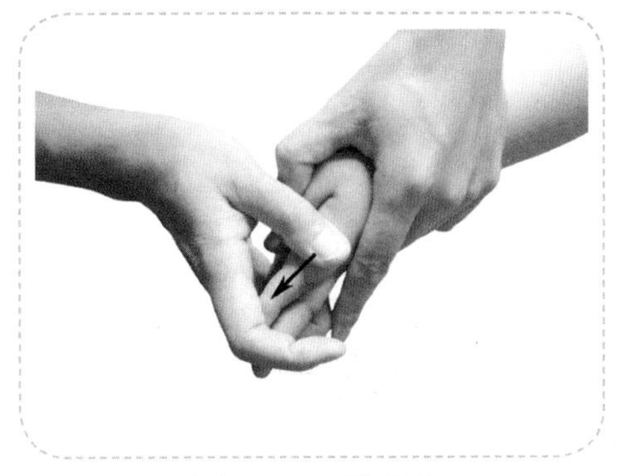

图 4–508　清大肠

❸ 运内八卦：患儿取仰卧位，术者站在患儿的侧方，一手扶住患儿的四指，使其掌心向上，另一手以食、中二指夹住患儿拇指，并以拇指端自患儿掌根处顺时针方向做环形推动，称为“运内八卦”，反复操作 100 次。操作时宜轻不宜重，宜缓不宜急，在体表旋绕摩擦推动（图 4–509 至图 4–511）。

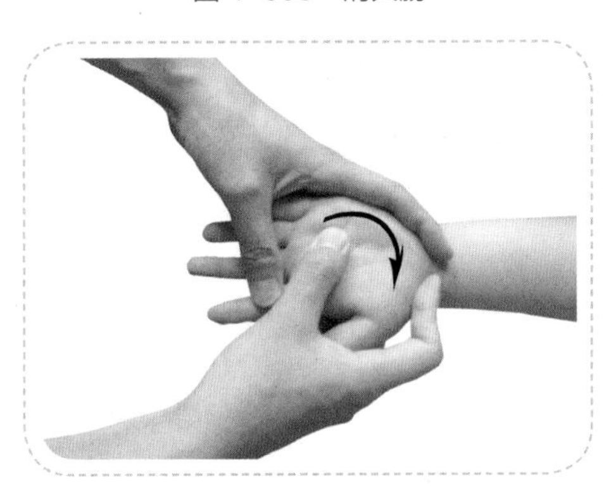

图 4–509　运内八卦 1

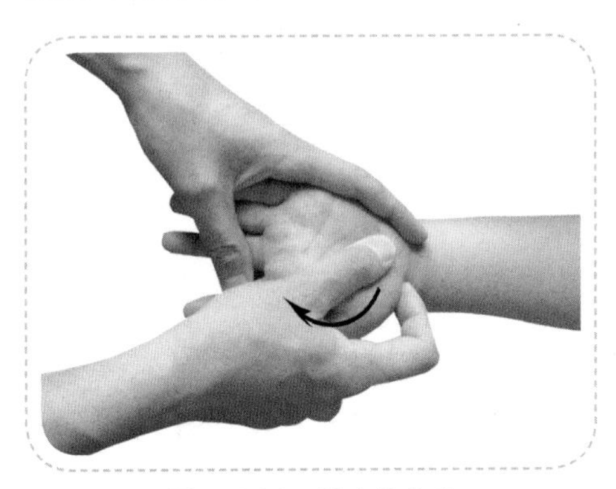

图 4–510　运内八卦 2

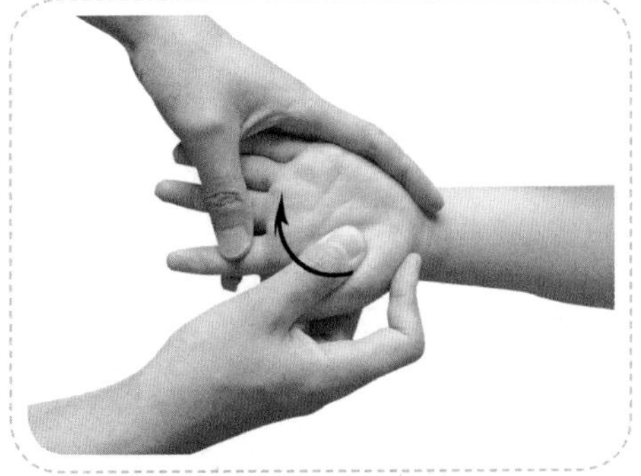

图 4–511　运内八卦 3

❹ 拿肚角：患儿取仰卧位，术者站在患儿的侧方，以双手拇指、食指、中指三指向肚角穴（脐下 2 寸，旁开 2 寸）处拿 5~8 次（图 4–512）。

❺ 揉中脘：患儿取仰卧位，术者站在患儿的侧方，将手掌轻放于患儿中脘穴（脐上 4 寸，位于剑突与脐连线的中点），沉肩垂肘，以前臂带动腕，顺

时针、逆时针间隔反复操作，各100下。用力宜轻不宜重，速度宜缓不宜急，随患儿呼吸节律按揉（图4–513）。

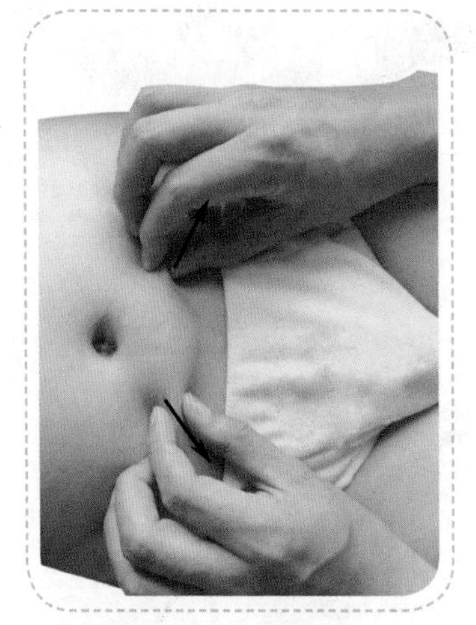

图4–512 拿肚角

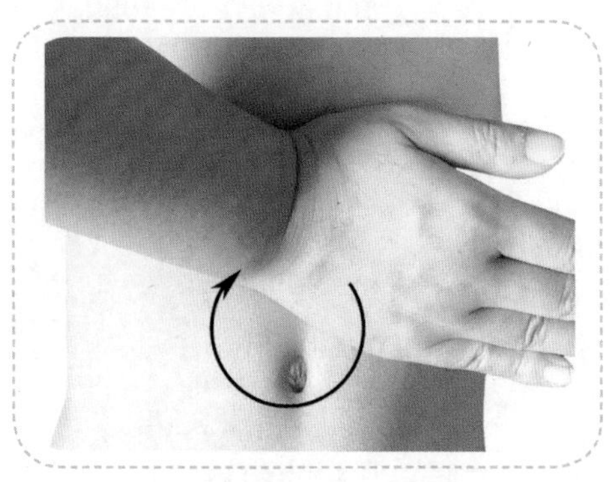

图4–513 揉中脘

❻ 摩腹：患儿取仰卧位，术者站在患儿的侧方，将手掌轻放于患儿腹部，沉肩垂肘，以前臂带动腕，按照左上腹、右上腹、右下腹、左下腹的顺序做环形而有节律的抚摩约5分钟。用力宜轻不宜重，速度宜缓不宜急。在摩腹之前可以在患儿腹部涂上适量滑石粉，以免摩腹过程中损伤患儿皮肤（图4–514至图4–516）。

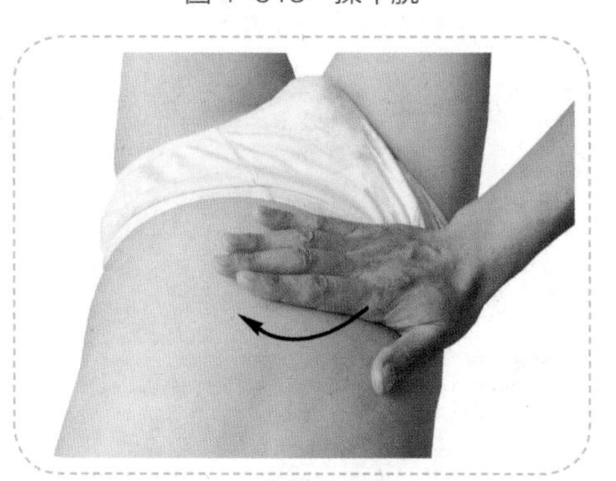

图4–514 摩腹1

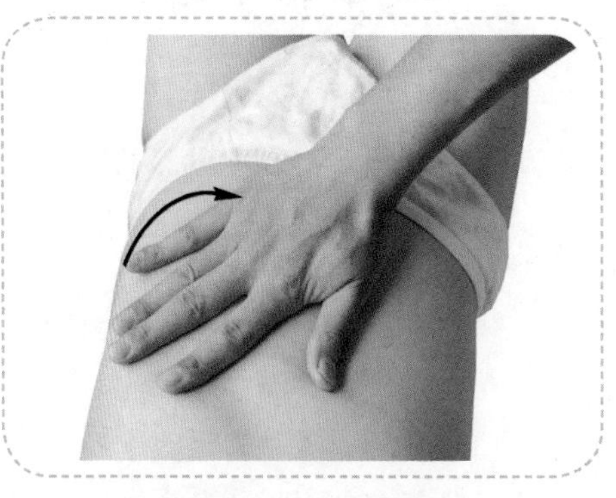

图4–515 摩腹2

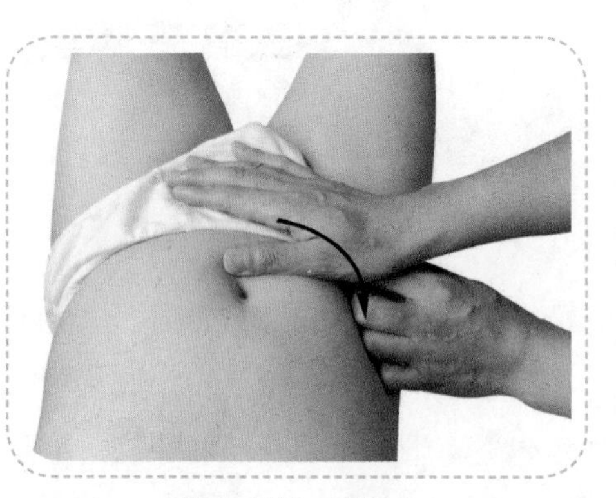

图4–516 摩腹3

❼揉足三里：患儿取仰卧位，术者站在患儿的侧方，以一手拇指于患儿足三里穴（小腿前外侧，髌骨与髌韧带外侧凹陷下 3 寸，距胫骨前缘一横指）穴上，施以点揉法 3 分钟。施术时以拇指指端吸定于足三里穴上，以肢体的近端带动远端，做带动深层组织的小幅度环旋揉动，压力要均匀，动作要协调有节律（图 4–517）。

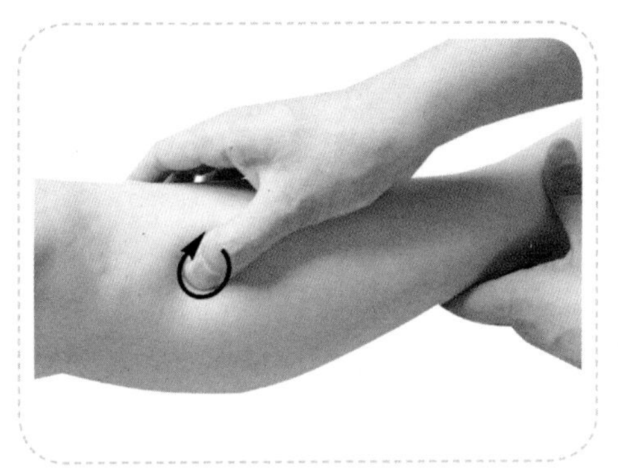

图 4–517 揉足三里

5 预防保健

（1）注意小儿腹部保暖，随季节变化及时添加衣物，避免因受凉导致腹痛发作。

（2）坚持锻炼身体，增强体质，增加抵御疾病的能力，保持心情舒畅，避免心理压力过大，从而免疫力下降感染他病。

（3）要注意孩子手部的清洁卫生，吃东西前要洗手，不吃腐败变质和过期的食物，防止病菌及寄生虫卵从口入导致疾病。

（4）也可选择热敷疗法，将热毛巾或者是热水袋置于儿童腹部，可以有效缓解腹痛。

（5）注意鉴别腹痛的原因，如腹痛比较剧烈，且伴有其他症状，如发热、呕吐、排便异常等，应及时去医院查明原因，以免延误治疗时机。

6 饮食注意

（1）避免吃剩饭剩菜。新鲜的饭菜不仅口感较好，而且营养价值较高，有利于儿童的身体发育；剩饭剩菜不仅营养流失较多，而且容易滋生细菌，导致腹痛、腹泻等情况的发生。

（2）禁忌食用油腻、生冷、辛辣等刺激性的食物。这些食物可刺激肠蠕动的增加，引起腹痛的加重，如冰淇淋、冷饮、辣椒、红烧肉等食物。

（3）“细、软、嫩、烂”是饮食的总体原则，可以进食如牛奶、鸡蛋羹、蔬菜汤、鱼类、豆制品、面条、米粥、新鲜蔬菜水果等。不仅容易消化还富有营养，有利于儿童的生长发育。

（4）如腹痛症状很严重应该立即禁食，在医生的指导下用输液的方式维持身体所需的营养，待到可以进食了，再合理地少量进食一些清淡易消化的食物，然后逐渐恢复正常饮食。

7 应用举例

患儿，男，8 岁 10 月。主诉：腹痛 4 年，加重 2 月。患儿 4 年来反复发作性腹痛，轻则 2 日发作一次，重则每日发作数次。近 2 月来腹痛每日皆有发作，频率增多，且伴有食欲下降，食量明显减少，为以前的 1/3。平时易反复上呼吸道感染，睡眠正常，大便偏干，每日一次，小便近 2 月来频数，且淋漓不尽。超声检查示多发性肠系膜淋巴结肿大。刻下症见：腹痛，日发作 2~3 次，每于饭前、饭后疼痛，睡前、睡后亦有疼痛，食欲下降，食量明显减少，睡眠时间正常，夜眠呼吸音粗，打鼾，大便干，小便频数。查体：面色萎黄而无泽，舌质淡，舌尖红，苔黄厚底，手足心热，手掌面蜕皮现象严重，腹部微胀，脐周压痛（+）。中医诊断为腹痛；西医诊断为肠系膜淋巴结炎。治疗予小儿推拿疗法，取脾经、外劳宫、大肠、四横纹、足三里、腹、小肠、心经、肝经、天枢、肚角、肺俞、肝俞、脾俞、胃俞、大肠俞、捏脊。行清大肠 300 次、掐揉四横纹 300 次、揉足三里 5 分钟、顺摩腹 5 分钟、清小肠 300 次、清心经 300 次、清肝经 300 次、揉天枢 2 分钟、拿肚角 8 次。上述治疗以治标为原则，每日 1 次，每次约 20 分钟，治疗 10 天为 1 个疗程。治疗 10 天后，腹痛 2~3 日发作一次，食欲略有好转，大便便质正常，小便频次减少，但仍淋漓不尽。第二疗程，根据治本原则加补脾经 600 次，揉外劳宫 600 次，揉肺俞、肝俞、脾俞、胃俞、大肠俞各 2 分钟，捏脊 5 遍。日常护理时嘱患儿饮食宜清淡，忌冷饮、肥甘厚味等。治疗 1 个月后，患儿基本痊愈。

参考文献：王丹，段亭，赵兴林，等．小儿肠系膜淋巴结炎个案举隅[J]. 按摩与康复医学，2017，8（23）：75-76.

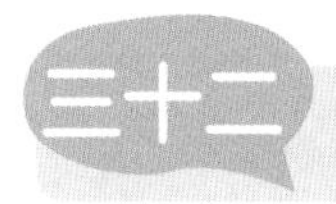

三十二 排尿困难怎么办，小儿推拿有经验（小儿癃闭）

小儿癃闭指的是小儿排尿困难，是儿科很常见的一种疾病。引起排尿困难的原因很多，但可分为病理性和生理性两大类。由于小儿脏器娇嫩，不到万不得已时，不能像成人一样进行导尿等治疗措施，故及时正确地处理小儿排尿困难十分重要。

1 疾病简介

小儿癃闭是以排尿困难，甚则小便闭塞不通为主症的一种儿科病症。小便不利，点滴短少，病势较缓者称为癃；小便不通，欲解不出，病势较急者为闭，临床上统称为癃闭。西医称为“小儿尿潴留”。

2 常见症状

（1）小腹胀满疼痛，有强烈尿意，而小便不得排出。

（2）严重者大便不畅，口渴不欲饮。

3 辨证分型

❶ 湿热下注，水道闭塞：小腹胀满疼痛，尿意强烈，而小便不得排出，伴大便不畅，渴不欲饮，呼吸急促，舌红，苔根部黄腻，指纹紫红。

❷ 肾阳不足，命门火衰：小便不通或点滴不畅，排出无力，面色㿠白，神疲乏力，神气怯弱，腰以下冷，腿脚无力，舌淡或胖大，指纹暗红。

4 治疗手法

❶ 揉小天心：患儿取仰卧位，术者站在患儿的侧方，一手托住患儿的前臂，使其掌心向上，另一手以拇指罗纹面在患儿手掌大小鱼际交界的凹陷处按揉为“揉小天心”，操作 300 次。注意用力均匀，力度适中，以患儿可以忍受为度（图 4–518）。

❷ 揉二马：二马穴位于小儿掌背无名指与小指掌指关节后凹陷处。患儿取仰卧位，术者站在患儿的侧方，一手托住患儿的前臂，另一手以拇指指端揉其二马穴，揉 100~300 次（图 4-519）。

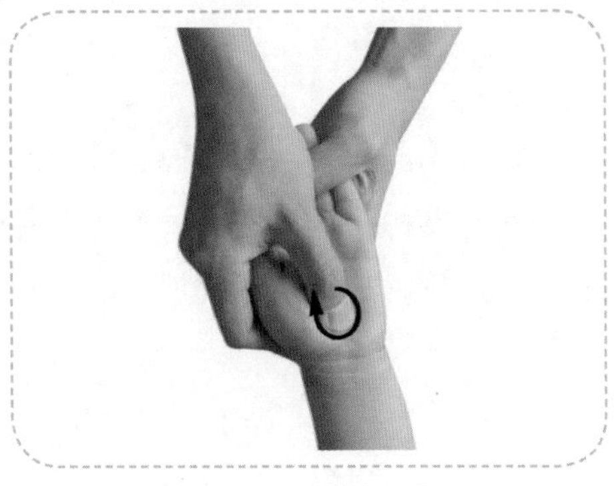

图 4-518　揉小天心

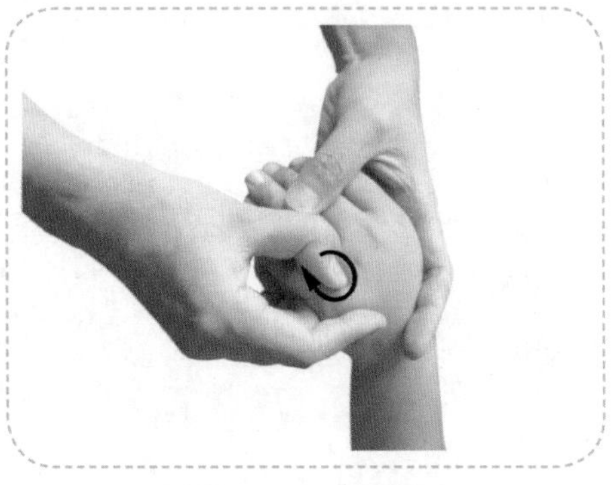

图 4-519　揉二马

❸ 清天河水：患儿取仰卧位，术者站在患儿的侧方，一手扶住患儿的前臂，另一手以食指、中指罗纹面沿着患儿前臂正中自腕推向肘部，称为“清天河水”。推 100 次。注意着力部位要紧贴皮肤，压力适中，做到轻而不浮，重而不滞。应沿着直线推动（图 4-520 至图 4-522）。

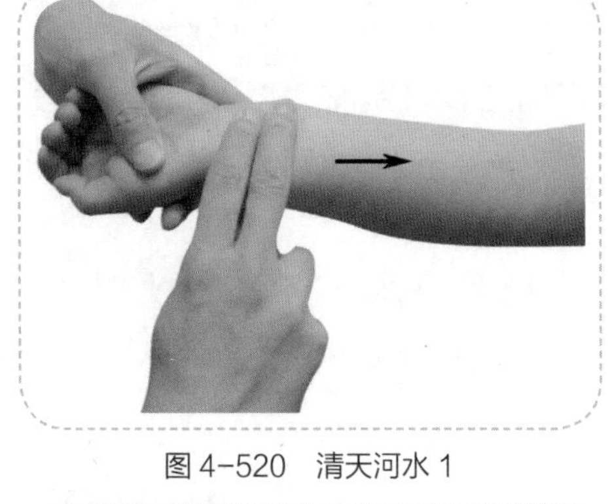

图 4-520　清天河水 1

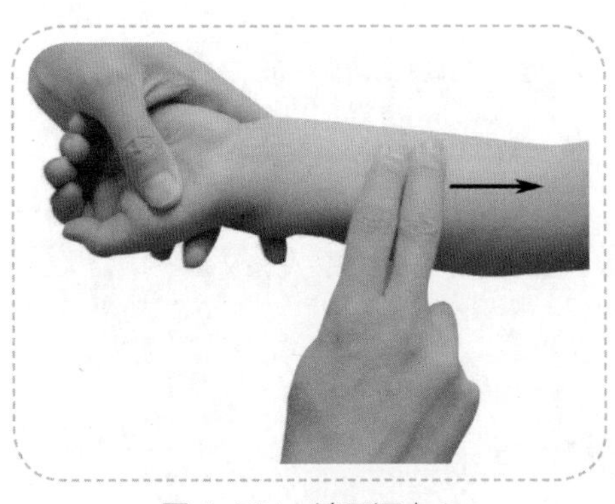

图 4-521　清天河水 2

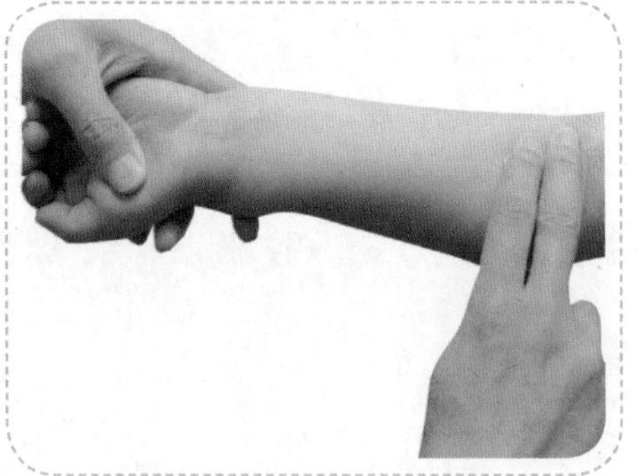

图 4-522　清天河水 3

❹ 推肾经：患儿取仰卧位，术者站在患儿的侧方，一手扶住患儿的前臂，另一手以拇指罗纹面从患儿小指指尖向其指根方向直推，称为“推肾经”，反

复操作 200 次（图 4–523）。

❺清小肠：患儿取仰卧位，术者站在患儿的侧方，一手扶住患儿的前臂，另一手以拇指罗纹面沿着患儿小指尺侧缘自指根向指尖直推为“清小肠”，操作 300 次（图 4–524）。

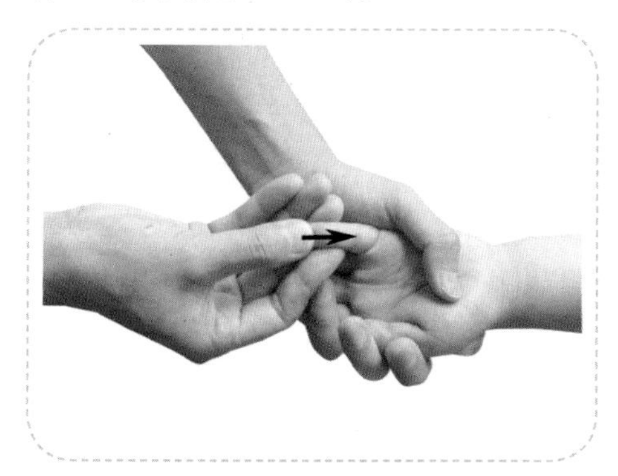

图 4–523　推肾经

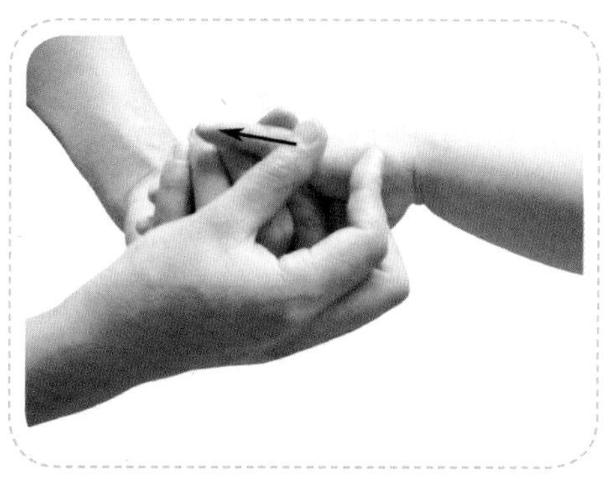

图 4–524　清小肠

❻揉三阴交：患儿取正坐位，术者站在患者的前方，一手托住患儿小腿，另一手拇指点按于患儿内踝上 3 寸处，即三阴交穴，施以点揉法 3 分钟。术者以拇指指端吸定于三阴交穴上，以肢体的近端带动远端，做带动深层组织的小幅度环旋揉动，压力要均匀，动作要协调有节律（图 4–525）。

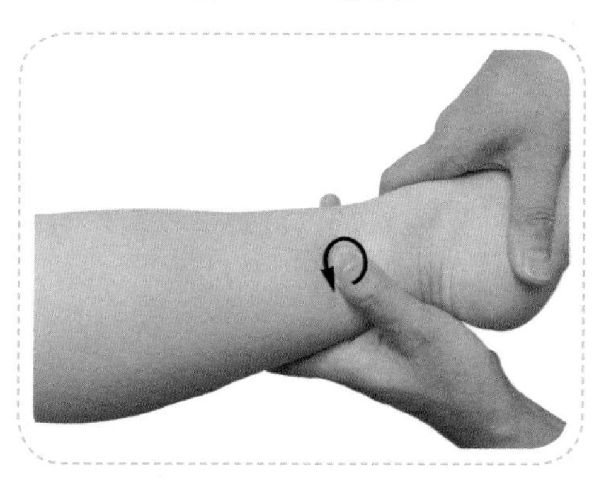

图 4–525　揉三阴交

❼摩腹：患儿取仰卧位，术者站在患儿的侧方，将手掌轻放于患儿腹部，沉肩垂肘，以前臂带动腕，按照左上腹、右上腹、右下腹、左下腹的顺序做环形而有节律的抚摩约 5 分钟。用力宜轻不宜重，速度宜缓不宜急。在摩腹之前可以在患儿腹部涂上适量滑石粉，以免摩腹过程中损伤患儿皮肤（图 4–526 至图 4–528）。

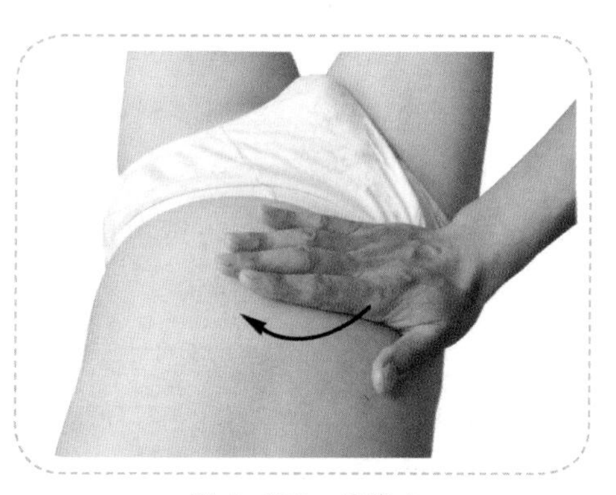

图 4–526　摩腹 1

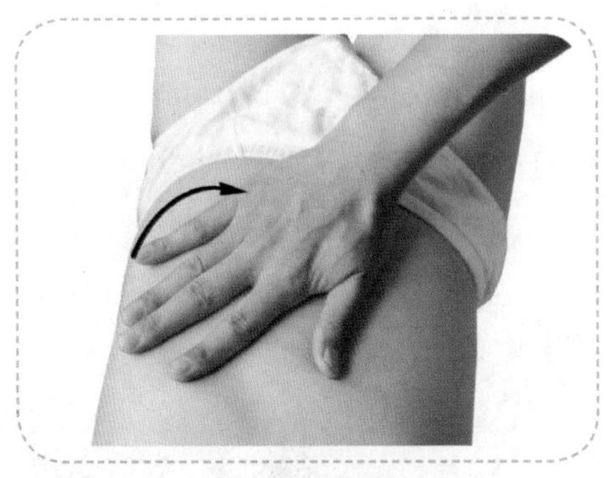

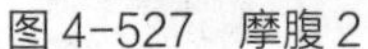

图 4-527 摩腹 2

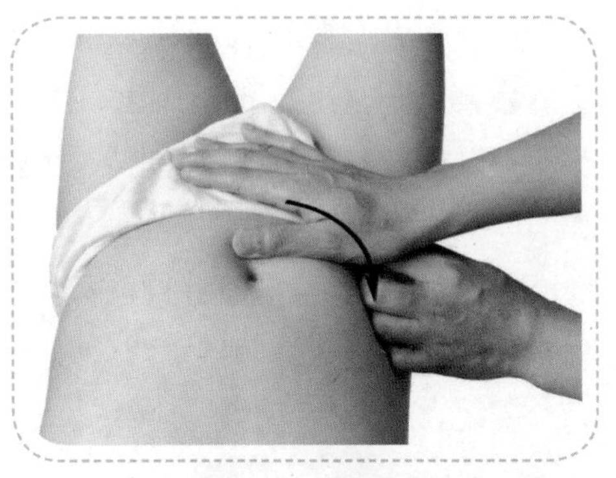

图 4-528 摩腹 3

5 预防保健

（1）本病还可配合中药治疗、针灸治疗、物理疗法等，这些疗法对于改善血液循环，促进新陈代谢也有较好的疗效。

（2）多运动，多锻炼，增强身体素质，保持心情舒畅，过度紧张不利于疾病的恢复。

（3）热敷疗法对本病也有较好的效果。待患儿有尿意时，用一条热毛巾在小腹处敷 5 分钟，再换一条冷毛巾在小腹处敷 5 分钟，这样冷热交替敷可以促进排尿。

（4）本病经保守治疗无效，或伴随其他症状者，如发热、尿频、尿痛等，应及时去医院进行相关检测，进行针对性治疗。

6 饮食注意

（1）平常应多吃清淡、富含水分、利于排尿的食物，以便能够多排尿。可以多吃橘子、柠檬、梅子、苹果、西瓜、玉米、薏米、红小豆等。

（2）可以多吃一些清热解毒、利尿的食物如金银花、蒲公英、黄瓜、板蓝根、绿豆、豆腐、芹菜、荸荠、菱角、马齿苋等。

（3）也可以多吃一些具有苦寒败火利尿的食物，如苦瓜、苦菜、蕨菜、丝瓜、茄子、小米、荞麦等。

（4）多饮水，合理安排饮食，避免辛辣、刺激、油腻的食物，这类食物难以消化且营养价值较低，不利于儿童的生长发育，如红烧肉、炸鸡、汉堡、辣椒、蛋糕等。

7 应用举例

黄某，男，3 岁。初诊。其母代诉：自昨天起哭闹不适，小便量少而热赤，小腹胀，大便不畅，口渴但不欲饮。舌质红苔黄。诊断为膀胱湿热型癃闭。予揉中极、气海各 5 分钟，揉水道 3 分钟，推箕门 2 分钟，按揉三阴交、阴陵泉各 10 次，加清小肠 300 次，运土入水 20 次。经 1 次治疗后，小便较前清长，末段仍有少许赤热感。再治 1 次，小便正常，大便通畅，已不哭闹。再予上法治疗 1 次，以巩固疗效。

参考文献：陈海林.推拿治疗小儿癃闭 18 例［J］.上海中医药杂志，1999（2）：35.

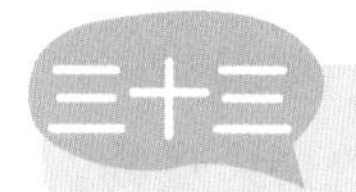

宝宝脱肛不用慌，小儿推拿有妙方（小儿脱肛）

小儿脱肛在临床中十分常见，引起的原因多是婴幼儿身体发育不完善、排便姿势不正确、长时间的咳嗽等原因导致腹压过高，从而引起脱肛。本病如不及时治疗，直肠可能会出现坏死，出血等较为严重的并发症，对儿童生长发育产生不利的影响，故家长朋友们应当引起注意。

1 疾病简介

脱肛是指小儿肛门部直肠脱出的病症。若不及时治疗，迁延日久，则肛门愈加松弛，脱而不收，较为难治，西医称之为“直肠脱垂”。

2 常见症状

（1）大便时肛门直肠脱出。轻者便后自行回纳或按揉后方能回纳，严重者肛门直肠脱出不收。

（2）伴身体消瘦，精神欠佳，神疲乏力，大便干结，便时用力努挣，哭闹不安。

3 辨证分型

❶ 气虚脱肛：大便时肛门直肠脱出，轻者便后自行回纳，重者须加按揉方能回纳，脱出部色淡而红肿，无血，不疼痛，身体消瘦，乏力，自汗，精神欠佳，面白唇淡，舌淡红，苔薄白，指纹淡红。

❷ 湿热脱肛：肛门直肠脱出不收，脱出物红肿疼痛，瘙痒难忍，便时用力努挣，面红耳赤，哭闹不安，大便干结、色深黄，小便短赤，舌红，苔黄腻，指纹色红。

4 治疗手法

❶ 补脾经：患儿取仰卧位，术者站在患儿的侧方，一手扶住患儿的前臂，另一手以拇指罗纹面在患儿拇指末节罗纹面上做顺时针方向的旋转推动，也可以将患儿拇指屈曲，术者以拇指罗纹面循患儿拇指桡侧边缘向掌根方向直推，统称“补脾经”，反复操作 100 次（图 4-529 至图 4-530）。

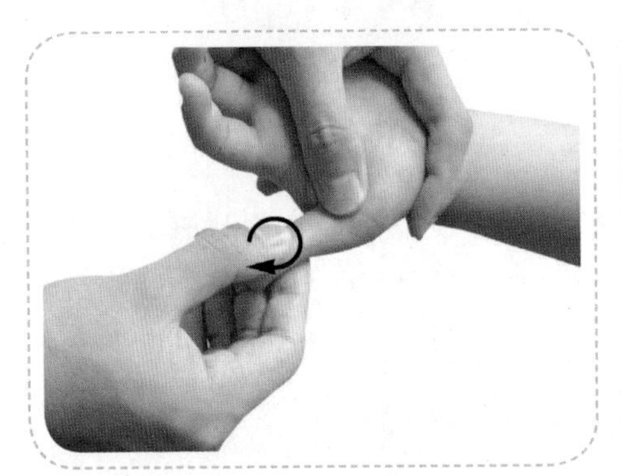

图 4-529 补脾经 1

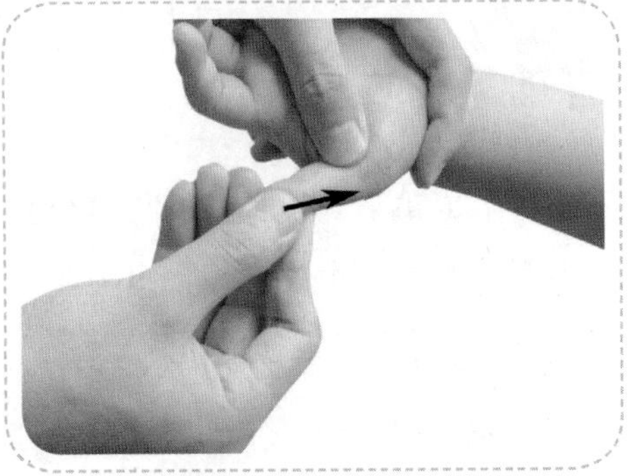

图 4-530 补脾经 2

❷ 补大肠：患儿取仰卧位，术者站在患儿的侧方，一手扶住患儿的前臂，另一手以拇指罗纹面在患儿食指桡侧缘，自指尖到虎口成一直线进行直推，称“补大肠”，操作 200 次（图 4-531）。

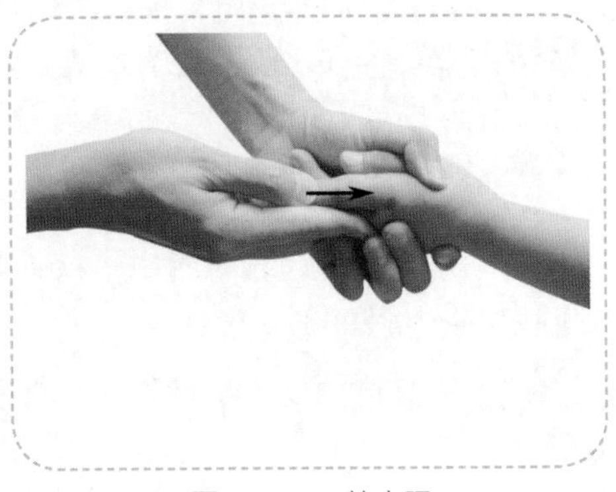

图 4-531 补大肠

❸ 运内八卦：患儿取仰卧位，术者站在患儿的侧方，一手扶住患儿的四指，使其掌心向上，另一手以食、中二指夹住患儿拇指，并以拇指端自患儿掌根处顺时针方向做环形推动，称为“运内八卦”，反复操作 100 次。操作时宜轻不宜重，宜缓不宜急，在体表旋绕摩擦推动（图 4-532 至图 4-534）。

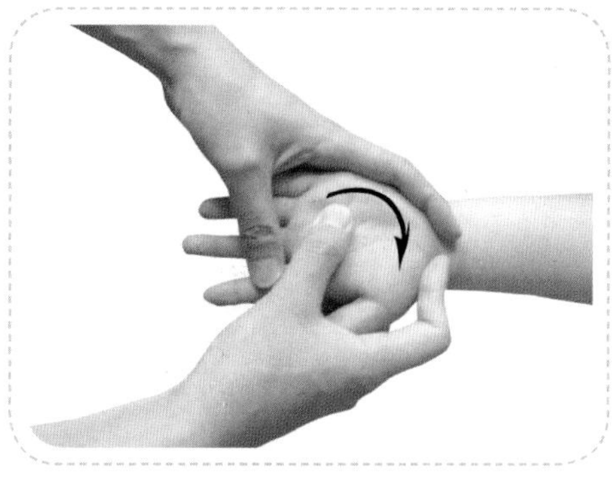

图 4-532　运内八卦 1

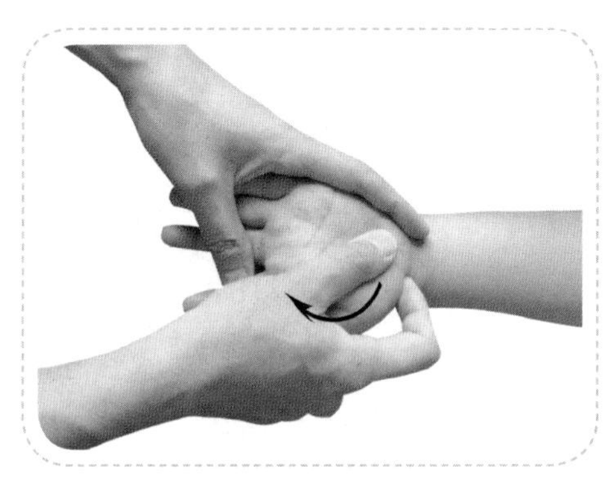

图 4-533　运内八卦 2

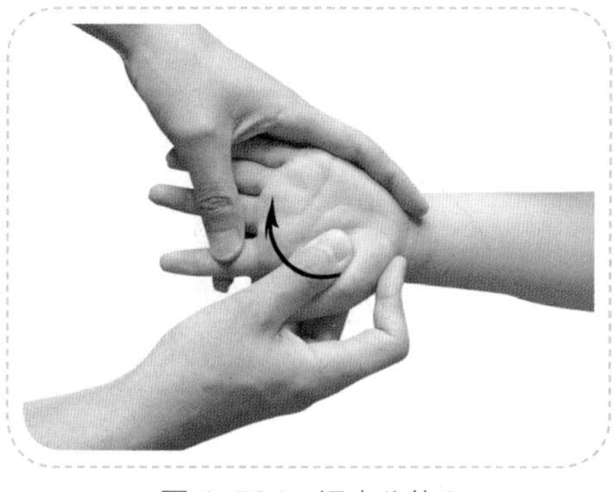

图 4-534　运内八卦 3

❹ 揉外劳宫：患儿取仰卧位，术者站在患儿的侧方，一手扶住患儿的前臂，另一手以拇指端在患儿外劳宫（在手背侧，第一、二掌骨之间，掌指关节后 0.5 寸处）穴上环旋揉动 300 次。此法对于风寒感冒效果较好（图 4-535）。

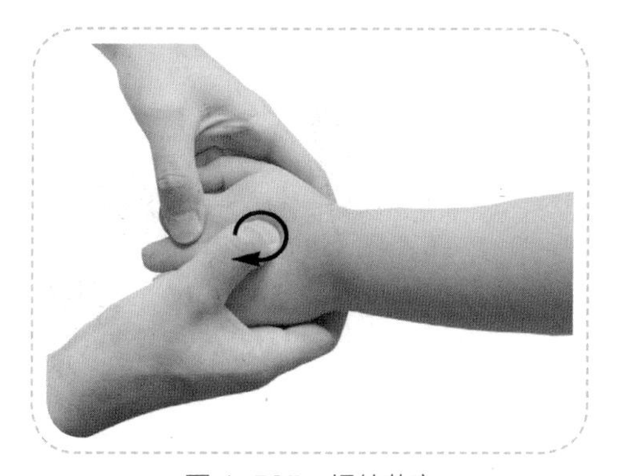

图 4-535　揉外劳宫

❺ 摩腹：患儿取仰卧位，术者站在患儿的侧方，将手掌轻放于患儿腹部，沉肩垂肘，以前臂带动腕，按照左上腹、右上腹、右下腹、左下腹的顺序做环形而有节律的抚摩约 5 分钟。用力宜轻不宜重，速度宜缓不宜急。在摩腹之前可以在患儿腹部涂上适量滑石粉，以免摩腹过程中损伤患儿皮肤（图 4-536 至图 4-538）。

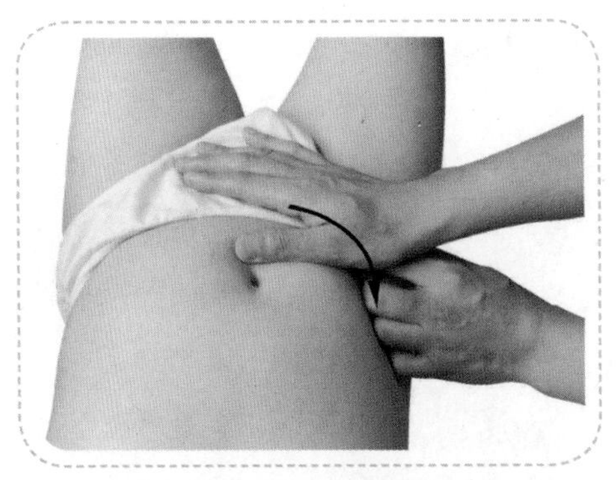
图 4-536 摩腹 1

❻ 推下七节骨：患儿取俯卧位，术者站在患儿的侧方，以双手拇指桡侧缘从患儿第四腰椎自上而下直推到尾椎处为“推下七节骨”，操作 100 次。注意要紧贴患儿腰部皮肤，压力适中，动作要连续，速度要均匀且要沿直线往返操作，不可歪斜（图 4-539、图 4-540）。

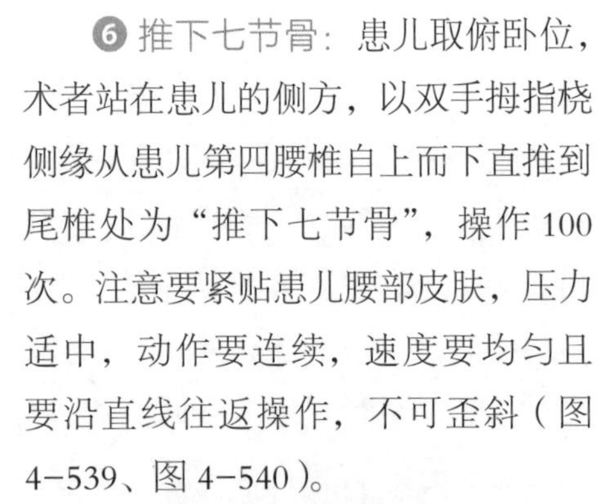

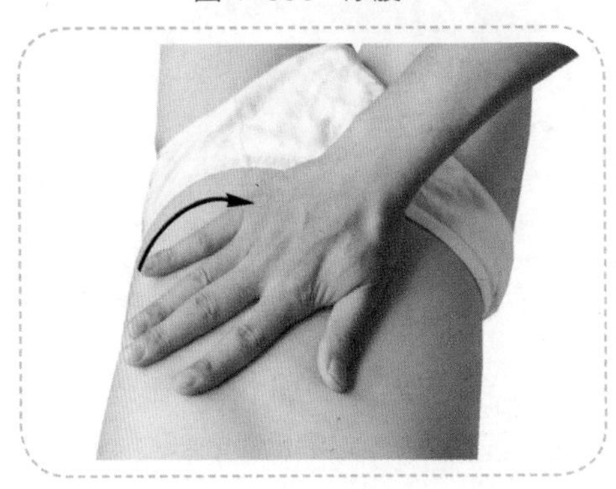
图 4-537 摩腹 2

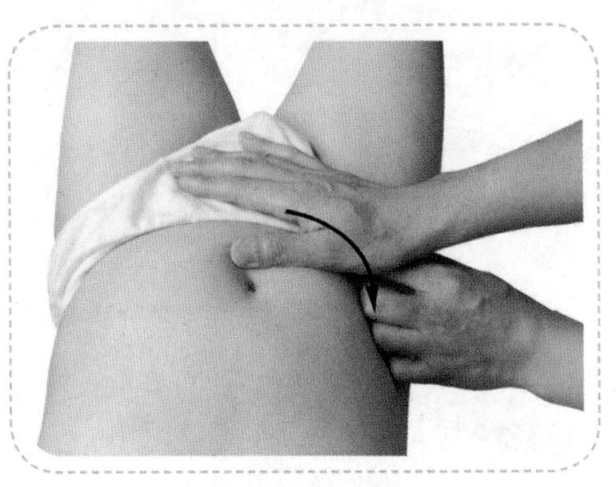
图 4-538 摩腹 3

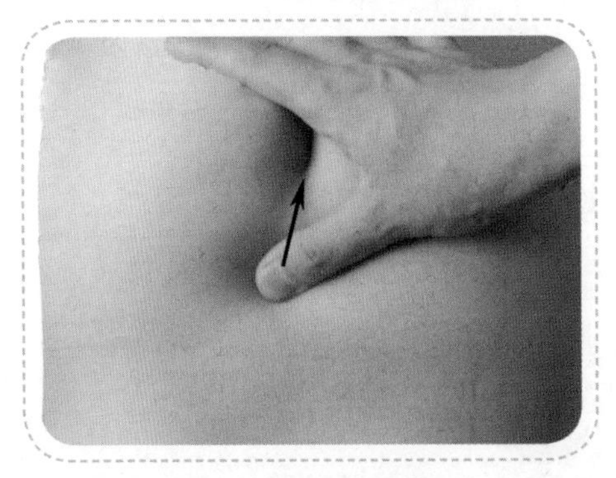
图 4-539 推下七节骨 1

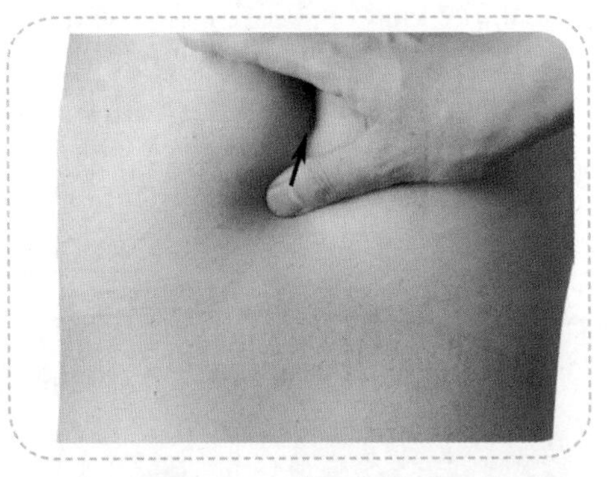
图 4-540 推下七节骨 2

❼ 捏脊：患儿取俯卧位，术者双手食指抵于背脊之上，再以两手拇指伸向食指前方，合力夹住肌肉，捏起，采用食指向前拇指后退之翻卷动作，二手交替向前移动。自长强穴（尾骨端下，当尾骨端与肛门连线中点处）起一直捏到大椎穴（后正中线上，第七颈椎棘突下凹陷中）为 1 次。如此反复操作 5~6 次。注意要直线捏，所捏皮肤的厚、薄、松、紧应适宜，捏拿速度要

适中，动作轻快、柔和，避免肌肤从手指尖滑脱（图 4–541、图 4–542）。

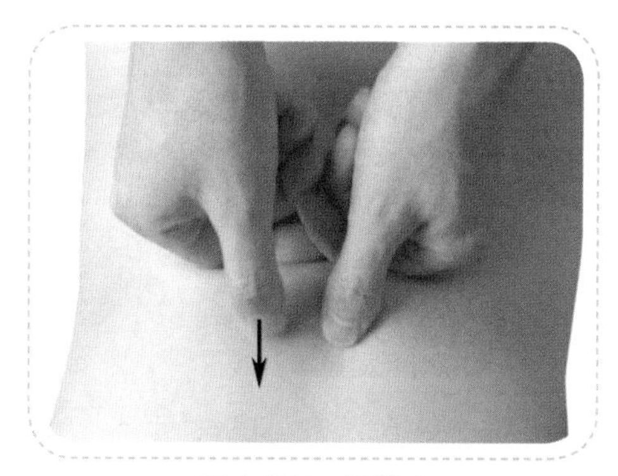

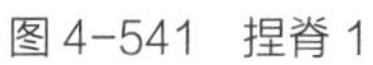
图 4–541　捏脊 1

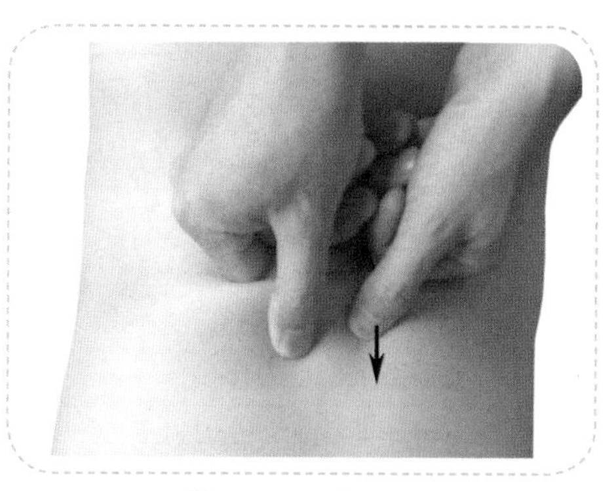

图 4–542　捏脊 2

❽ 擦八髎：患儿取俯卧位，术者站在患儿的侧方，将一手手掌放于患儿骶部八髎穴（正对八个骶后孔处，左右各四）处，沿着八髎穴走向做往返直线快速擦动 3 分钟。注意手掌要紧贴患儿腰部皮肤，压力适中，速度要均匀且快，要沿直线往返操作，不可歪斜，使产生的热量透达深层组织，即“透热”（图 4–543 至图 4–546）。

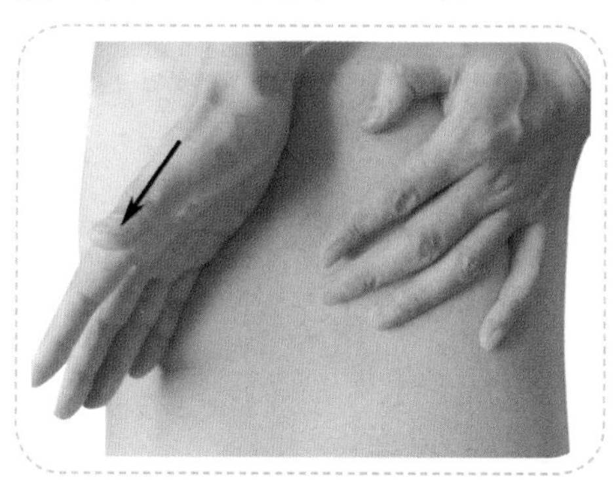

图 4–543　擦八髎 1

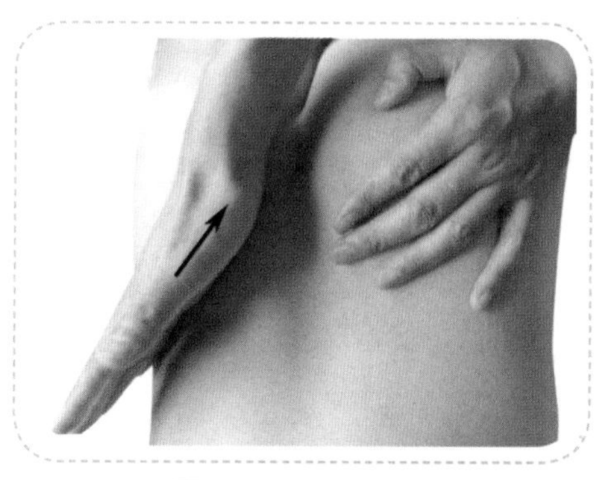

图 4–544　擦八髎 2

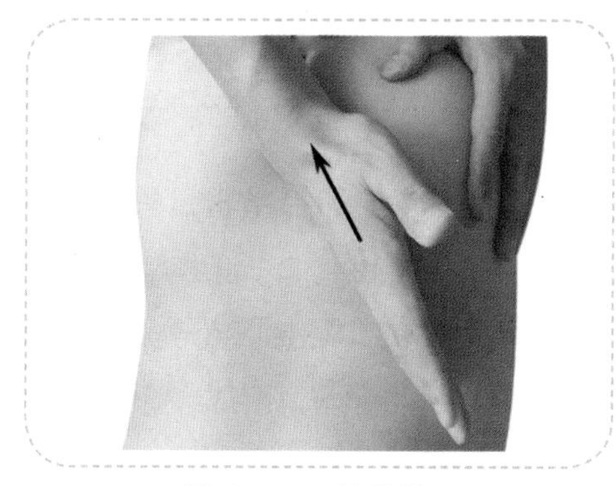

图 4–545　擦八髎 3

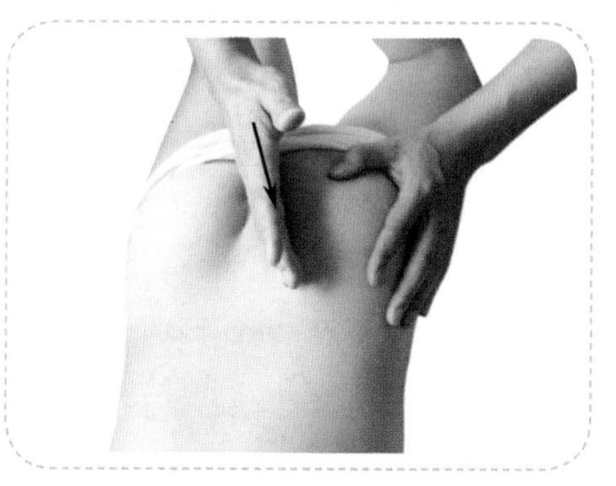

图 4–546　擦八髎 4

5 预防保健

（1）使小儿养成每日定时排便的好习惯，切忌排便时间过长，排便过度用力，或者排便时不专心，养成良好的排便习惯，每次排便后要用温水清洗肛门部，然后将脱垂部分轻柔托还。

（2）可以做一些提肛运动，增加肛门和腹肌的收缩能力，可预防脱肛的发生。

（3）有其他症状的患儿，如咳嗽及反复腹泻等，应到医院查明原发病，积极治疗原发病，以预防脱肛的发生。

6 饮食注意

（1）若是婴幼儿身体虚弱或营养不良的话，需补充足够营养，如鱼类、豆类、蔬菜和肉类等。

（2）合理补充膳食纤维，能防止大便干结。多吃富含纤维素的食物，如玉米、糙米、大豆、燕麦、荞麦、茭白、芹菜、苦瓜、菠菜、油菜、白菜、红薯、山药、马铃薯、萝卜、西红柿、黄瓜等。水果类有苹果、犁、桃、杏、枣、柑、橙、香蕉、山楂等。年幼的儿童，不方便进食，可把蔬菜及水果榨成汁。

（3）避免生冷、辛辣、油腻之物，如肥肉、糍粑、葱、蒜、辣椒、花椒、巧克力等食物。这类食物会刺激肠胃，容易引发排便困难，诱发脱肛。

三十四 宝宝便秘不用急，小儿推拿疗效奇（小儿便秘）

小儿便秘指的是小儿排便困难，是临床比较常见的一种疾病，可能导致的原因有进食成分不当，或进食过少、缺乏定时排便的习惯、肠功能失常等原因。家长朋友们应注意分析，对症下药解决问题。本病长时间持续可能会影响小儿的学习和生活，造成小儿注意力不集中，学习能力下降，影响身体健康等危害，应引起家长朋友们的重视。

1 疾病简介

小儿便秘，是指小儿大便秘结不通，排便不畅，排便时间延长的一种症状。约有30%的儿童有不同程度的便秘。其原因多种多样，西医分为器质性和功能性两类，但以功能性便秘为主，器质性少见。

2 常见症状

（1）大便秘结不通，两至三日不解，排便时间延长，难于排出。

（2）可伴有腹痛、腹胀、恶心、疲乏无力、食欲减退、烦躁易怒、口舌生疮等症状。

（3）体检时可在腹部摸到粪块及痉挛的肠段。

3 辨证分型

❶ 实秘：排便困难，数日不行，大便干结呈羊粪状，腹痛腹胀拒按，烦躁不安，口干渴而臭，舌红苔黄或少苔，指纹紫红。重者肛裂出血。

❷ 虚秘：大便艰涩不畅，便时汗出，神疲乏力，肢体倦怠，面色苍白，口唇发白，舌淡苔薄白，指纹沉而淡红。日久可引起脱肛。

4 治疗手法

❶ 补脾经：患儿取仰卧位，术者站在患儿的侧方，一手扶住患儿的前臂，另一手以拇指罗纹面在患儿拇指末节罗纹面上做顺时针方向的旋转推动，也可以将患儿拇指屈曲，术者以拇指罗纹面循患儿拇指桡侧边缘向掌根方向直推，统称“补脾经”，反复操作100次(图4-547至图4-548)。

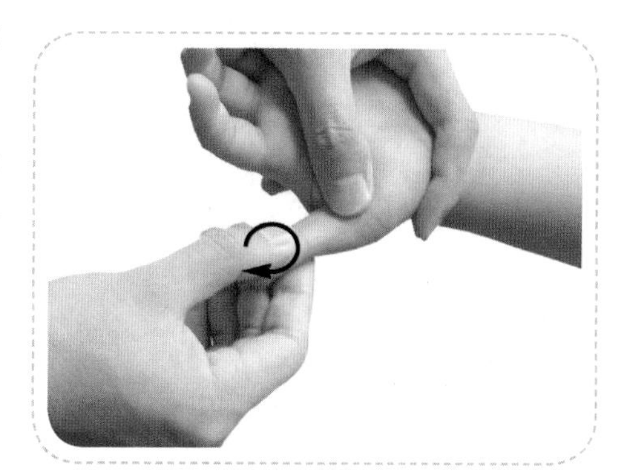

图4-547　补脾经1

❷ 拿肚角：患儿取仰卧位，术者站在患儿的侧方，以双手拇指、食指、中指三指在肚角穴（脐下2寸，旁开2寸）处拿5~8次（图4-549）。

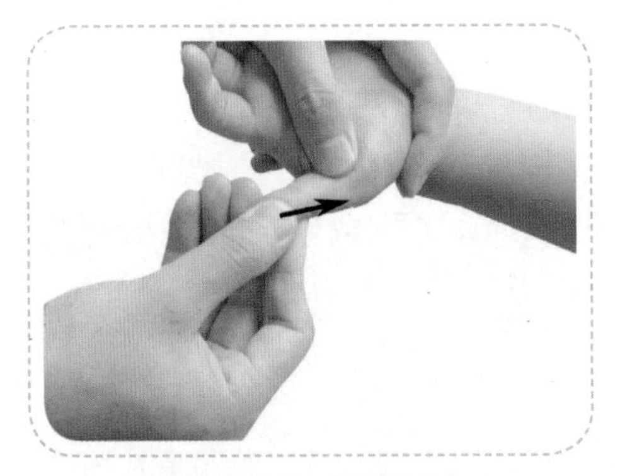
图 4-548 补脾经 2

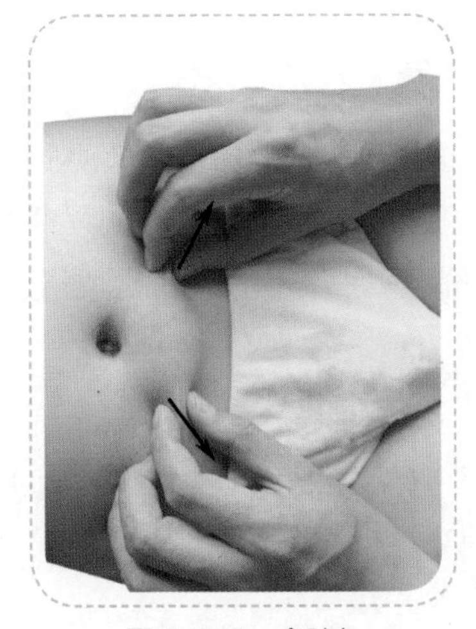
图 4-549 拿肚角

❸ 揉中脘：患儿取仰卧位，术者站在患儿的侧方，将手掌轻放于患儿中脘穴（脐上 4 寸，位于剑突与脐连线的中点），沉肩垂肘，以前臂带动腕，顺时针、逆时针间隔反复操作，各 100 下。用力宜轻不宜重，速度宜缓不宜急，随患儿呼吸节律按揉（图 4-550）。

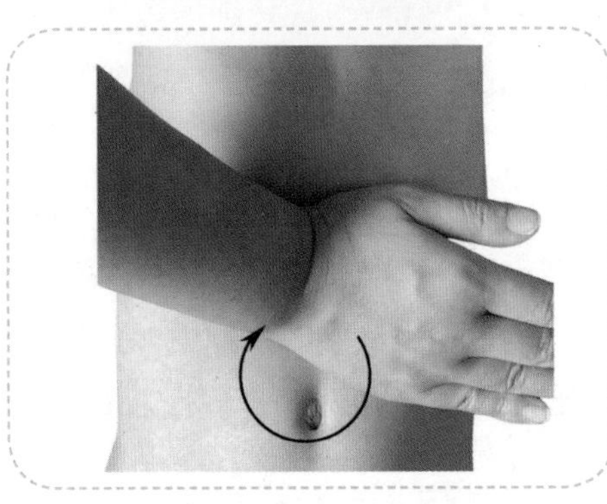
图 4-550 揉中脘

❹ 摩腹：患儿取仰卧位，术者站在患儿的侧方，将手掌轻放于患儿腹部，沉肩垂肘，以前臂带动腕，按照左上腹、右上腹、右下腹、左下腹的顺序做环形而有节律的抚摩约 5 分钟。用力宜轻不宜重，速度宜缓不宜急。在摩腹之前可以在患儿腹部涂上适量滑石粉，以免摩腹过程中损伤患儿皮肤（图 4-551 至图 4-553）。

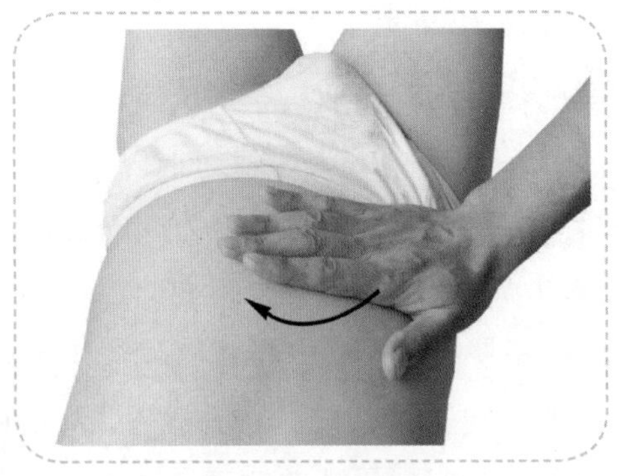
图 4-551 摩腹 1

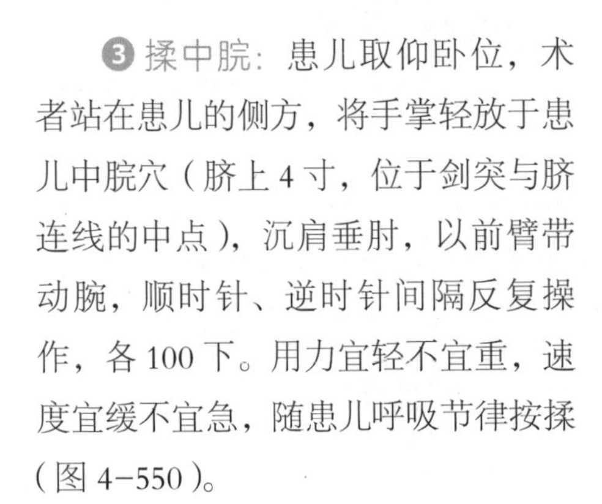

❺ 推下七节骨：患儿取俯卧位，术者站在患儿的侧方，以双手拇指桡侧缘从患儿第四腰椎自上而下直推到尾椎处为“推下七节骨”，操作 100 次。注

意要紧贴患儿腰部皮肤，压力适中，动作要连续，速度要均匀且要沿直线往返操作，不可歪斜（图 4–554、图 4–555）。

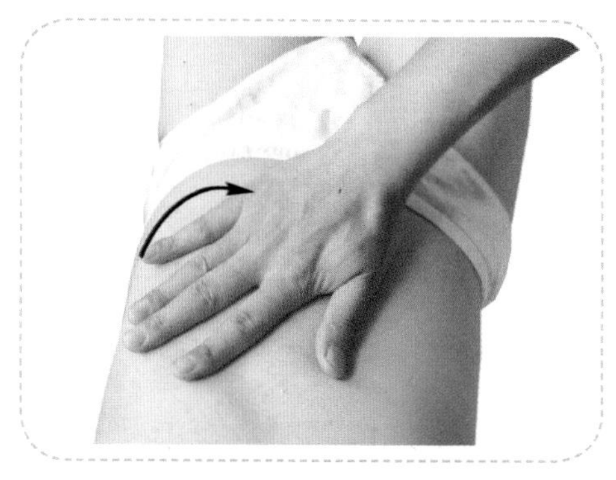

图 4–552　摩腹 2

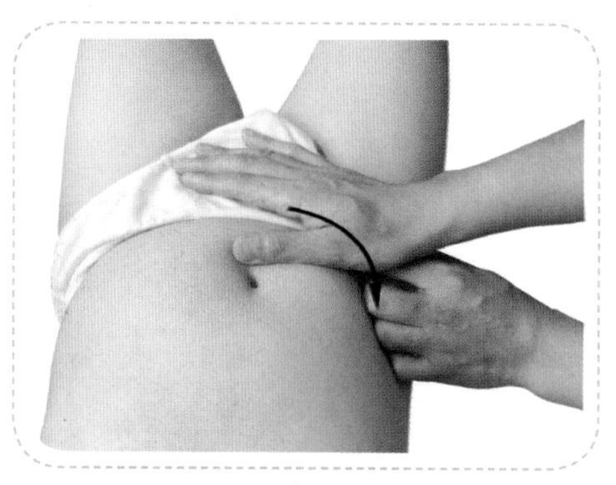

图 4–553　摩腹 3

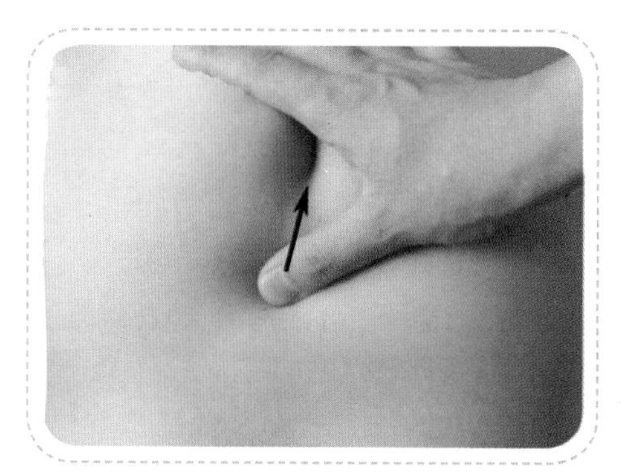

图 4–554　推下七节骨 1

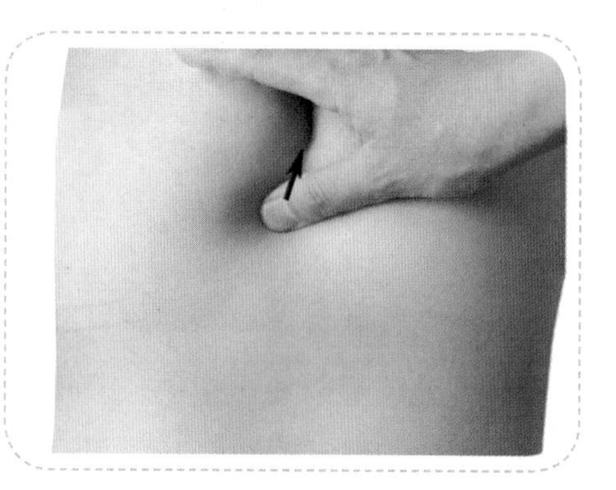

图 4–555　推下七节骨 2

❻ 捏脊：患儿取俯卧位，术者双手食指抵于背脊之上，再以两手拇指伸向食指前方，合力夹住肌肉，捏起，采用食指向前拇指后退之翻卷动作，二手交替向前移动。自长强穴（尾骨端下，当尾骨端与肛门连线中点处）起一直捏到大椎穴（后正中线上，第七颈椎棘突下凹陷中）为 1 次。如此反复操作 5~6 次。注意要直线捏，所捏皮肤的厚、薄、松、紧应适宜，捏拿速度要适中，动作轻快、柔和，避免肌肤从手指尖滑脱（图 4–556、图 4–557）。

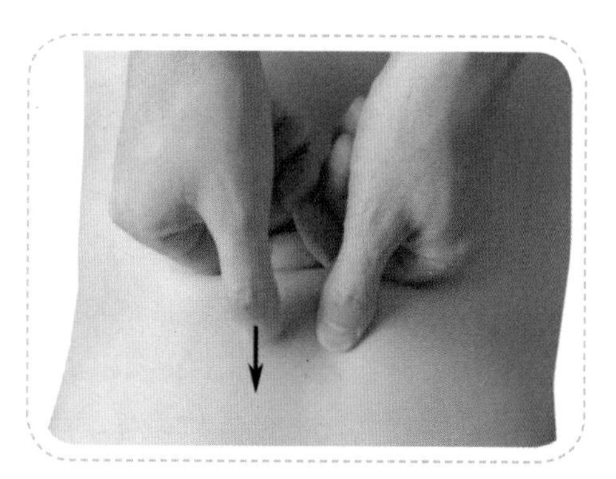

图 4–556　捏脊 1

❼ 揉足三里：患儿取仰卧位，术者站在患儿的侧方，以一手拇指于患儿足三里穴（小腿前外侧，髌骨与髌韧带外侧凹陷下 3 寸，距胫骨前缘一横指）穴上，施以点揉法 3 分钟。施术时以拇指指端吸定于足三里穴上，以肢体的近端带动远端，做带动深层组织的小幅度环旋揉动，压力要均匀，动作要协调有节律（图 4–558）。

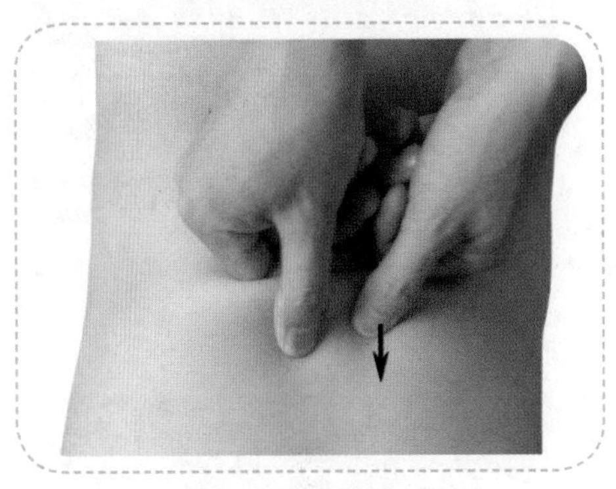
图 4–557 捏脊 2

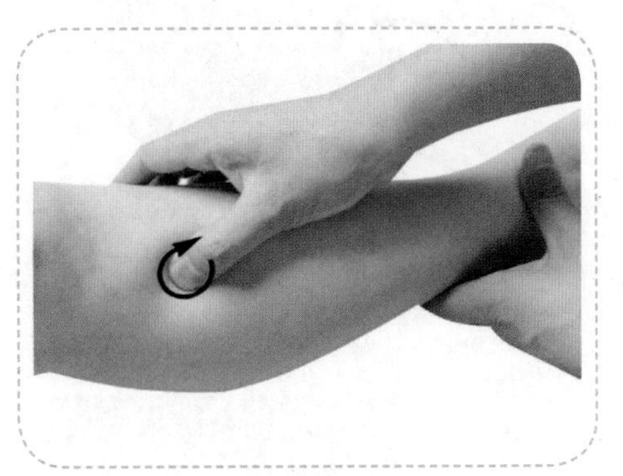
图 4–558 揉足三里

5 预防保健

（1）培养儿童良好的生活习惯，缺乏规律睡眠，尤其是夜晚不睡、白天多睡的儿童，最易发生便秘。因此养成良好的睡眠习惯十分重要，此外养成定时排便的习惯，也是预防便秘很重要的方法。

（2）注意观察儿童的心理活动，过于紧张、焦虑、悲伤的心情对消化系统也会产生影响，保持积极乐观的心态有利于排便通畅。

（3）适当增加儿童的活动，运动量大了，体能消耗多，肠胃蠕动增加，排便功能也会加强。可多做游泳、散步、跑、跳之类的有氧运动。

（4）必要情况下可以在医生的指导下使用一些药物帮助排便，如乳果糖、开塞露等，但应避免长期使用，否则会产生药物依赖。

6 饮食注意

（1）合理饮食，增加富含膳食纤维的蔬菜，膳食纤维可以增强消化功能，稀释食物中的致癌物质和有毒物质，保护脆弱的消化道和预防结肠癌，促进排便，推荐的食物有竹笋、芹菜、茄子、胡萝卜、四季豆、豌豆、裙带菜等。

（2）主食不宜太精细，应配合粗粮共同食用，如全麦面包、玉米、红薯、糙米等。适宜排便困难的儿童的水果有西梅、梨、红心火龙果、葡萄、橙子、木瓜、桃子、苹果、番石榴等。

（3）多饮水也可缓解小儿便秘的情况，若患儿不喜欢喝水，可以喝一些蔬菜汁或者果汁，如橘子汁、红枣汁、苹果汁、白菜汁等。

（4）可以多吃产气多的食物，如红薯、土豆、白萝卜、花椰菜、洋葱、青椒等，这些食物可以促进大肠蠕动，改善便秘的情况。

7 应用举例

焦某，8 个月。母乳喂养，已添加辅食 1 个月。因添加辅食后便秘 10 天入院。入院症见：便秘，3~5 日一行，近 4 日未解，便质不干，努责难下，无腹胀、腹痛，恶心、呕吐，咳嗽、咳痰等不适。舌淡，苔白，脉细，指纹淡。查体：心肺阴虚，腹部稍微膨隆，全腹软，未触及硬结及包块，全腹无肌紧张，按压全腹时，小儿未哭闹。中医诊断：虚秘之食积便秘。推拿处方如下：清大肠（200 次），退六腑（100 次），揉膊阳池（100 次），运内八卦（200 次），顺时针摩腹（3~5 分钟），推下七节骨（150 次），揉龟尾（100 次），补脾经、补肺经、补肾经（各 200 次），点揉足三里（200 次），分腹阴阳 50 次，捏脊 3 遍，按揉脾俞、大肠俞 100 次。二诊：患儿家属诉已解大便 1 次，便质不干。继续予以原方推拿，连续推拿 5 次。近 5 日，大便约 1 次 / 日，便质不干，较前易解。1 月后患儿随诊，便秘明显改善，1~3 日一次，便质不干，大便易解。

参考文献：王廷梅，冯玲媚．小儿推拿治疗儿童便秘临床心得体会［J］．临床医药文献电子杂志，2018，5（88）：31-32.

三十五 宝宝排尿次数多，小儿推拿帮您解（小儿尿频）

小儿尿频是儿科的常见病之一，由于社会竞争日益激烈，儿童也会受到影响，在学校与社会均随之增大，再加上家长要求严格。精神上整天处于紧张状态，导致了小儿尿频的频发，故及时正确地处理十分重要。本病长时间持续可能会影响生活和学习，对心理健康也会产生一定影响，故家长朋友们应当引起重视。

1 疾病简介

尿频是小儿的常见症状之一，多因情绪紧张，膀胱蕴热，肝气郁滞，先天不足或平素肺脾气虚体弱而引起。西医分为病理性和生理性两类。

2 常见症状

小便频数，时有便意，每次尿量不多，总尿量正常。

3 辨证分型

❶ 肾气不足，下元虚冷：尿量频数，面色㿠白，反应迟钝，智力不发达，神疲乏力，形寒肢冷，腰腿酸软，大便溏薄，小便清长，头晕耳鸣，舌质淡苔白，指纹暗淡。

❷ 脾肺气虚：尿量频数，小便无力，少气懒言，面色少华，形体消瘦，食欲不振，大便溏薄，舌淡红，苔薄白，指纹淡红。

❸ 肝经郁热：小便黄赤而频数短涩，尿味腥臭，性情急躁，烦躁易怒，手足心热，面红唇赤，口渴喜冷饮，舌红，苔黄，指纹色红。

4 治疗手法

—— 基本手法 ——

❶ 补脾经：患儿取仰卧位，术者站在患儿的侧方，一手扶住患儿的前臂，另一手以拇指罗纹面在患儿拇指末节罗纹面上做顺时针方向的旋转推动，也可以将患儿拇指屈曲，术者以拇指罗纹面循患儿拇指桡侧边缘向掌根方向直推，统称“补脾经”，反复操作100次（图4－559、图4－560）。

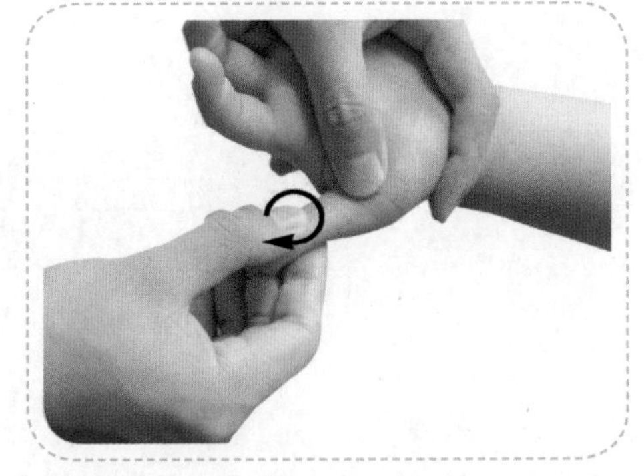

图4－559 补脾经1

❷清心经：患儿取仰卧位，术者站在患儿的侧方，一手扶住患儿的前臂，另一手以拇指罗纹面从患儿中指末节罗纹面向指根方向直推，称为“清心经”，反复操作 100 次（图 4−561）。

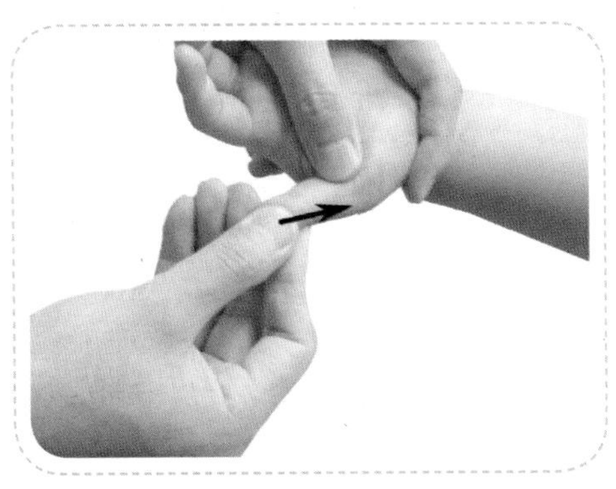

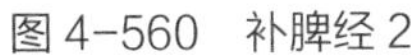
图 4−560　补脾经 2

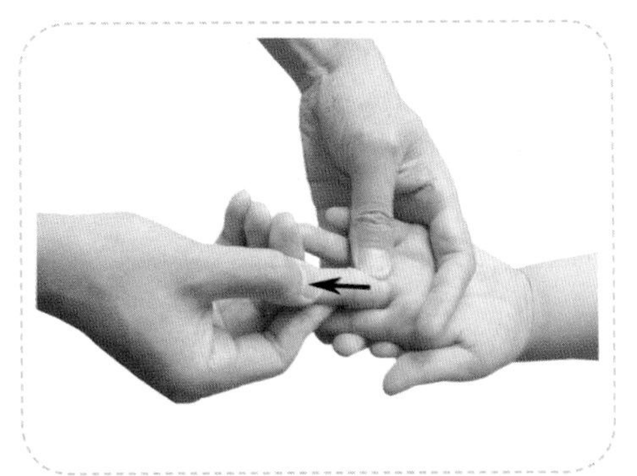

图 4−561　清心经

❸清小肠：患儿取仰卧位，术者站在患儿的侧方，一手扶住患儿的前臂，另一手以拇指罗纹面沿着患儿小指尺侧缘自指根向指尖直推为“清小肠”，操作 300 次（图 4−562）。

❹推肾经：患儿取仰卧位，术者站在患儿的侧方，一手扶住患儿的前臂，另一手以拇指罗纹面从患儿小指指尖向其指根方向直推，称为“推肾经”，反复操作 300 次（图 4−563）。

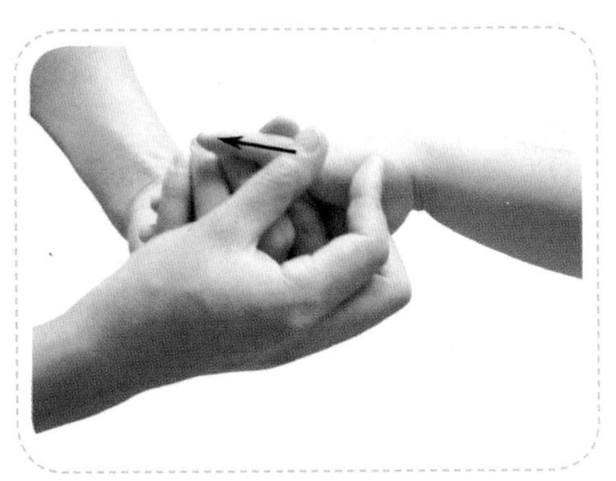

图 4−562　清小肠

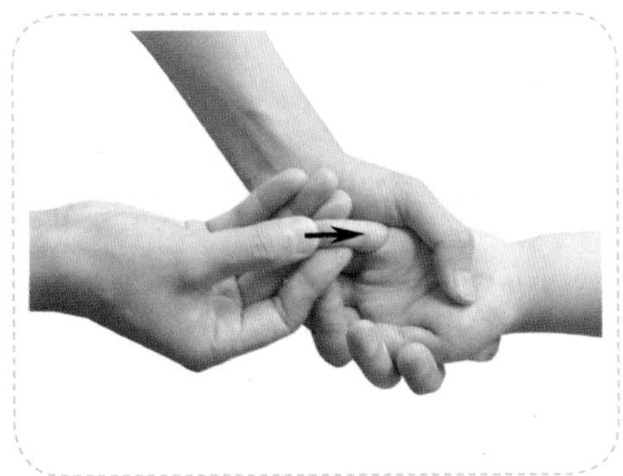

图 4−563　推肾经

❺分阴阳：患儿取仰卧位，术者坐于患儿侧方，以两手食指按于患儿掌根之间，中指托住患儿手背，无名指在下，小指在上，夹持固定其四指，用两手拇指指端由患儿手腕部总筋向两侧分推 100~200 次。注意分推时压力不要过大，以患儿能忍受为度（图 4−564、图 4−565）。

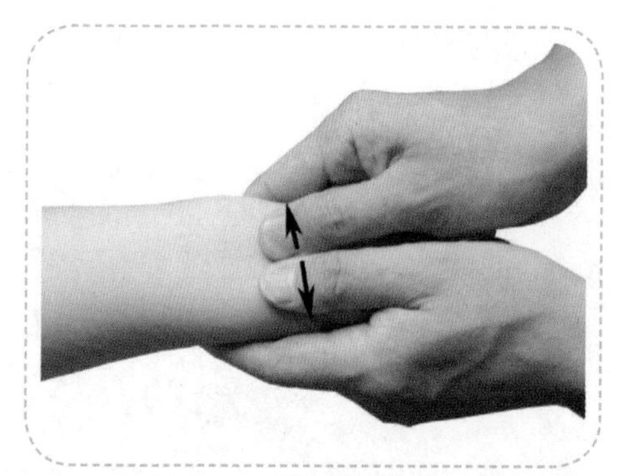

图 4-564 分阴阳 1

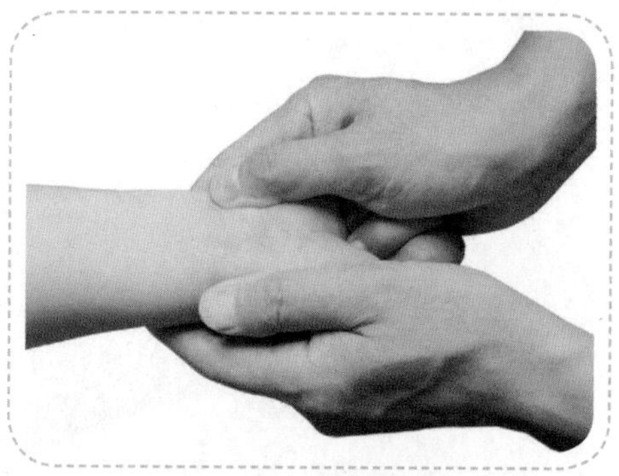

图 4-565 分阴阳 2

❻ 清天河水：患儿取仰卧位，术者站在患儿的侧方，一手扶住患儿的前臂，另一手以食指、中指罗纹面沿着患儿前臂正中自腕推向肘部，称为“清天河水”，反复操作 100 次。注意着力部位要紧贴皮肤，压力适中，做到轻而不浮，重而不滞。有退热功效（图 4-566 至图 4-568）。

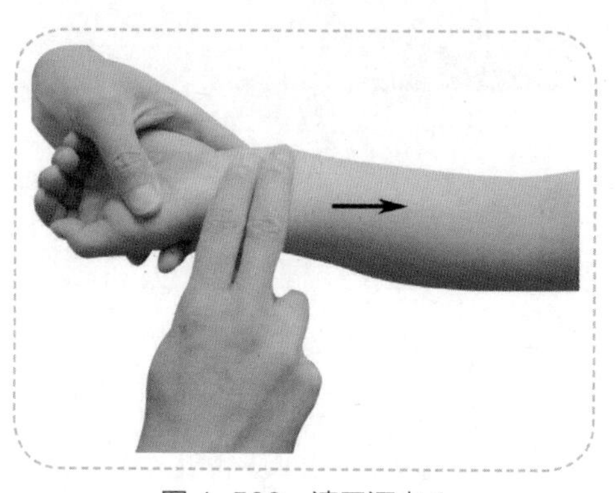

图 4-566 清天河水 1

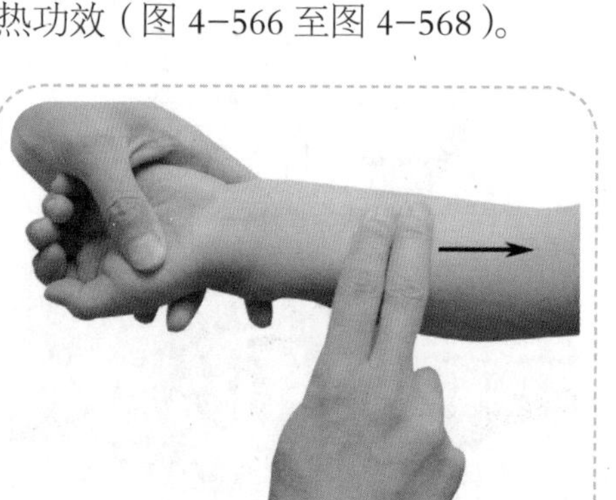

图 4-567 清天河水 2

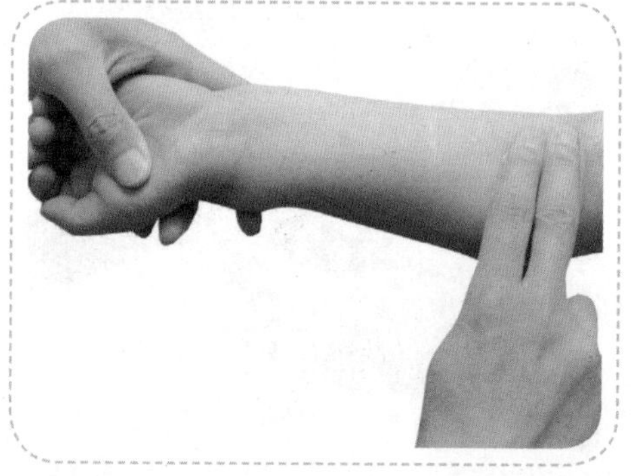

图 4-568 清天河水 3

❼ 退六腑：患儿取仰卧位，术者站在患儿的侧方，一手扶住患儿的前臂，另一手以拇指或食、中指指面沿着患儿前臂尺侧，从患儿的肘部向腕部直推，称为“退六腑”，反复操作 200 次。在推动的过程中，要注意指面要紧贴患儿的皮肤，压力要适中（图 4-569、图 4-570）。

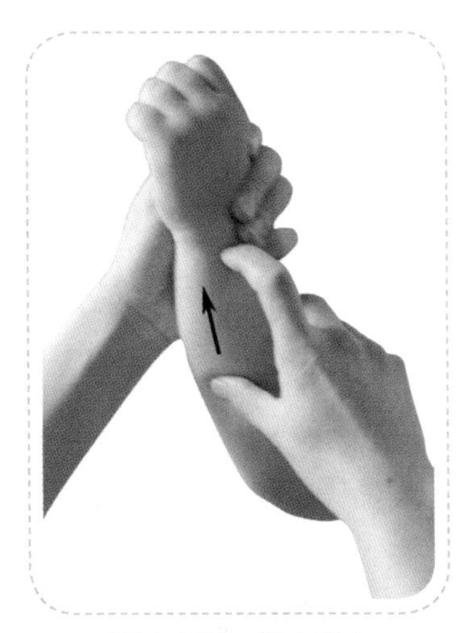
图 4-569　退六腑 1

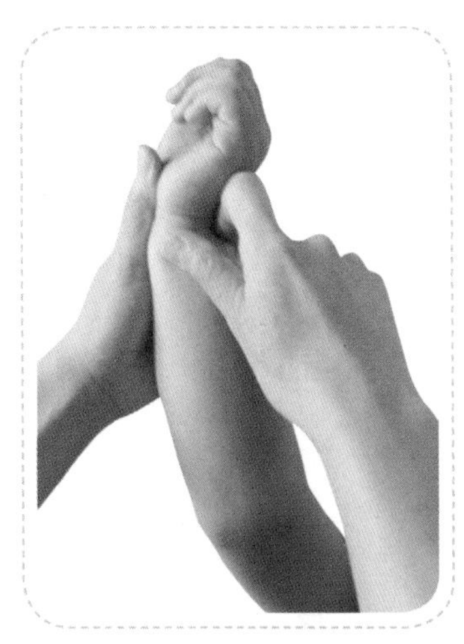
图 4-570　退六腑 2

❽ 摩腹：患儿取仰卧位，术者站在患儿的侧方，将手掌轻放于患儿腹部，沉肩垂肘，以前臂带动腕，按照左上腹、右上腹、右下腹、左下腹的顺序做环形而有节律的抚摩约 5 分钟。用力宜轻不宜重，速度宜缓不宜急。在摩腹之前可以在患儿腹部涂上适量滑石粉，以免摩腹过程中损伤患儿皮肤（图 1-571 至图 1-573）。

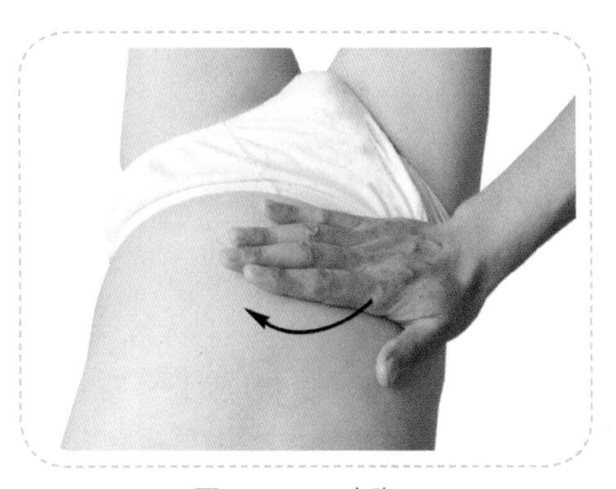
图 1-571　摩腹 1

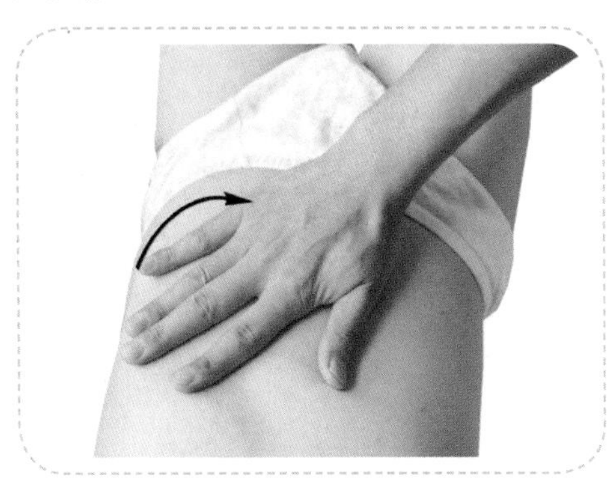
图 4-572　摩腹 2

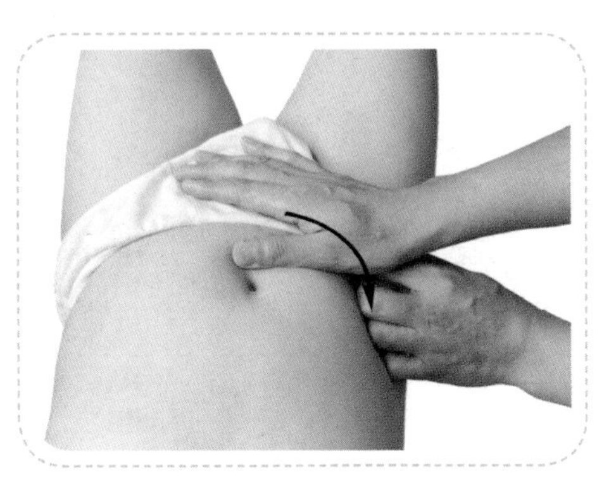
图 4-573　摩腹 3

❾ 捏脊：患儿取俯卧位，术者双手食指抵于背脊之上，再以两手拇指伸向食指前方，合力夹住肌肉，捏起，采用食指向前拇指后退之翻卷动作，二手交替向前移动。自长强穴（尾骨端下，当尾骨端与肛门连线中点处）起一直捏到大椎穴（后正中线上，第七颈椎棘突下凹陷中）为1次。如此反复操作5~6次。注意要直线捏，所捏皮肤的厚、薄、松、紧应适宜，捏拿速度要适中，动作轻快、柔和，避免肌肤从手指尖滑脱（图4−574、图4−575）。

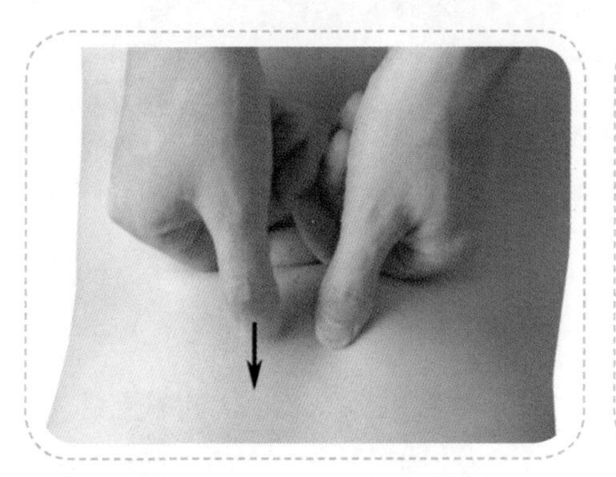

图4−574 捏脊1

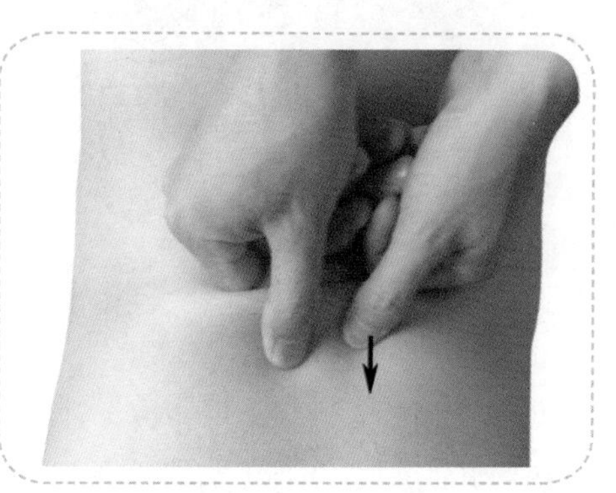

图4−575 捏脊2

❿ 擦八髎：患儿取俯卧位，术者站在患儿的侧方，将一手手掌放于患儿骶部八髎穴（正对八个骶后孔处，左右各四）处，沿着八髎穴走向做往返直线快速擦动3分钟。注意手掌要紧贴患儿腰部皮肤，压力适中，速度要均匀且快，要沿直线往返操作，不可歪斜，使产生的热量透达深层组织，即“透热”（图4−576至图4−579）。

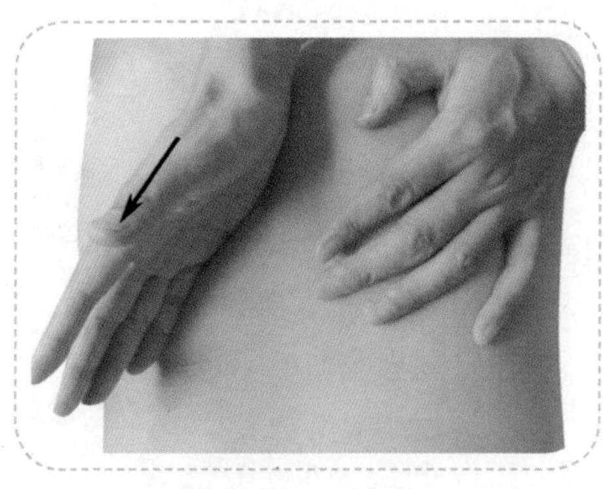

图4−576 擦八髎1

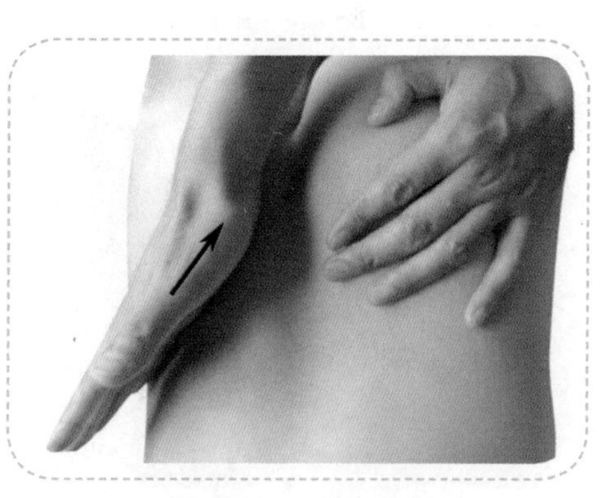

图4−577 擦八髎2

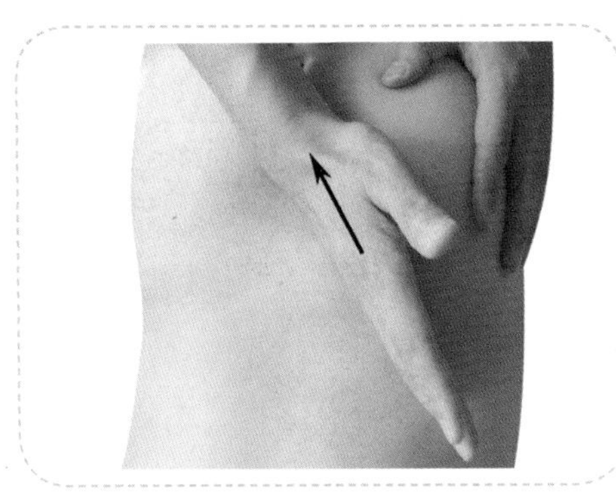
图 4-578 擦八髎 3

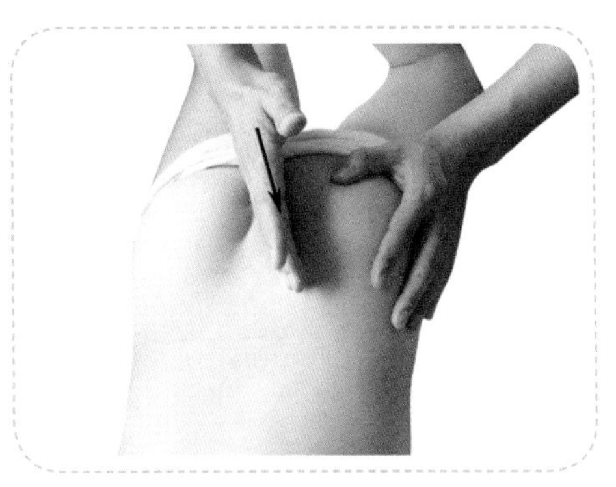
图 4-579 擦八髎 4

⑪ 揉足三里：患儿取仰卧位，术者站在患儿的侧方，以一手拇指于患儿足三里穴（小腿前外侧，髌骨与髌韧带外侧凹陷下 3 寸，距胫骨前缘一横指）穴上，施以点揉法 3 分钟。施术时以拇指指端吸定于足三里穴上，以肢体的近端带动远端，做带动深层组织的小幅度环旋揉动，压力要均匀，动作要协调有节律（图 4-580）。

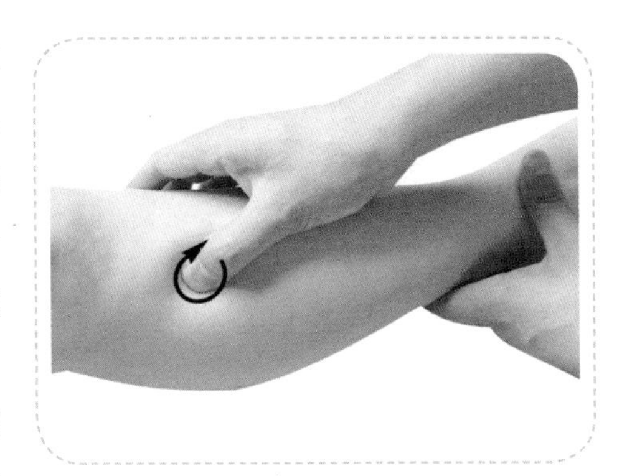
图 4-580 揉足三里

⑫ 揉三阴交：患儿取正坐位，术者站在患者的前方，一手托住患儿小腿，另一手拇指点按于患儿内踝上 3 寸处，即三阴交穴，施以点揉法 3 分钟。术者以拇指指端吸定于三阴交穴上，以肢体的近端带动远端，做带动深层组织的小幅度环旋揉动，压力要均匀，动作要协调有节律（图 4-581）。

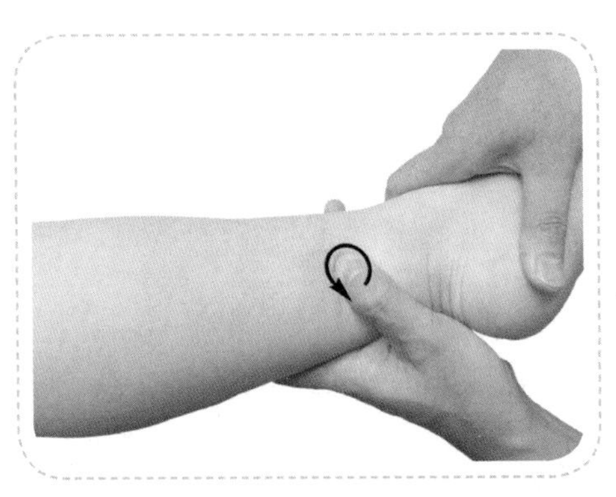
图 4-581 揉三阴交

⑬ 揉涌泉：患儿取仰卧位，术者站在患儿的侧方，一手托住患儿足跟，另一手以拇指罗纹面揉患儿涌泉穴（足底部，卷足时足前部凹陷处，约当足底二、三趾趾缝纹头与足跟连线的前1/3与后2/3交点处）50~100次（图4-582）。

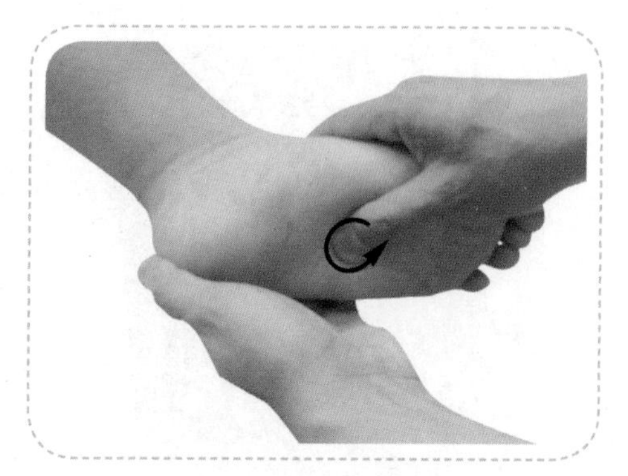

图4-582 揉涌泉

—— 脾肺气虚配伍手法 ——

揉肺俞：患儿取俯卧位，术者站在患儿的侧方，以一手食、中指端分别置于患儿两侧肺俞（在背部第三胸椎棘突下，旁开1.5寸处）穴上环旋揉动2~3分钟（图1-583）。

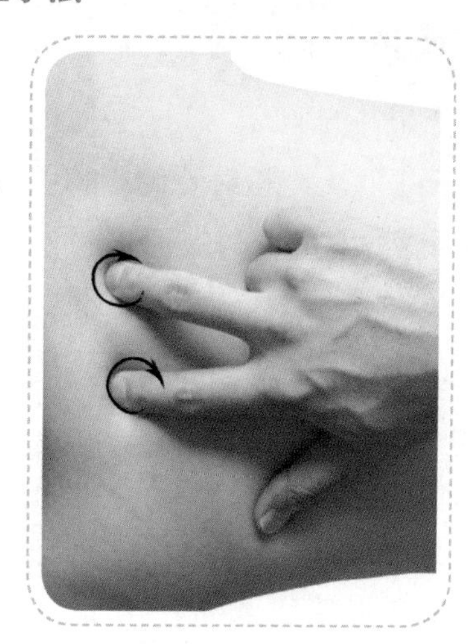

图4-583 揉肺俞

—— 肝经郁热配伍手法 ——

清肝经：患儿取抱坐位或仰卧位，术者站在患儿的侧方，一手扶住患儿的前臂，另一手以拇指罗纹面从患儿食指末节罗纹面向指根方向直推，称为“清肝经”，反复操作100次（图4-584）。

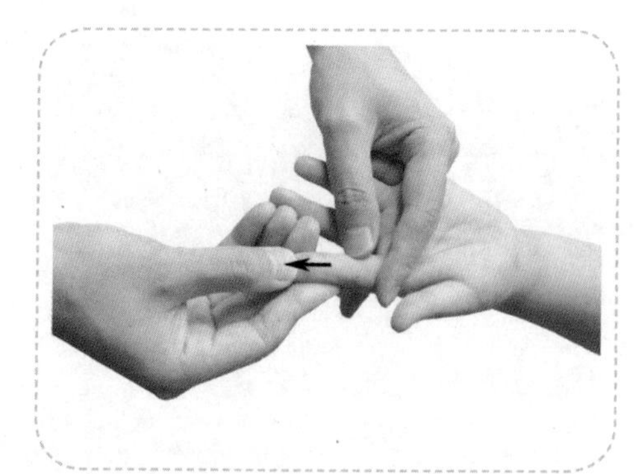

图4-584 清肝经

5 预防保健

（1）多参加户外活动，勤锻炼身体，改善体质，增强对疾病的抵抗能力。

（2）适当延长两次排尿的时间间隔，鼓励患儿延长排尿时间，避免短时间内频繁排尿，如患儿完成较好，应及时给予鼓励，形成良好的正向反馈。

（3）若发现孩子患有神经性尿频，家长不必太紧张，大部分神经性尿频患儿在治疗后数日内，大多会自愈，要让孩子相信尿频并不是什么大问题，减轻孩子的心理压力，让孩子处于轻松愉快的状态中，对于疾病恢复有较好疗效。

（4）排尿过多经保守治疗无效者，且伴有其他症状如消瘦、口渴多饮等，应考虑其他疾病，需及时到医院进行检查，对症治疗。

6 饮食注意

（1）饮食应清淡，避免孩子摄入辛辣、刺激性食物，如辣椒、茴香、大蒜、生姜、碳酸饮料等，多吃补益肾气的食物，如山药、红枣、莲子、锁阳、肉苁蓉、杜仲、白茯苓等，并且多吃点新鲜蔬菜和水果，有利于身体健康。

（2）尿频患儿由于排尿次数较多，体内钾离子丢失较多，可以吃一些富含钾离子的食物，如香蕉、柿子、杏子、猕猴桃、刺梨、沙棘、黑加仑、山芋、马铃薯、笋、菠菜、黑枣、木耳等。

（3）此外，芡实是药食两用食材，芡实能益肾固精，对滋补身体很有效，适用于小便频数等病症，可以将芡实和小米共同熬粥，每天 3 次，对于尿频有较好的功效。

7 应用举例

李鹏观察小儿推拿治疗尿频的临床疗效，将 68 例神经性尿频患儿随机分为两组，对照组 33 例，采用超短波疗法治疗，治疗组 35 例，采用小儿推拿疗法治疗。具体推拿手法为：①依次按揉百会、足三里、三阴交各 2~3 分钟。②一手食、中、无名、小指并拢，用并拢的四指指腹按揉丹田。力度以指下可以触及腹腔脏器为宜，按揉 3~5 分钟。③用双手拇指同时用力按压肾俞穴，力度以局部皮肤凹陷 3~5mm 为宜。稍停留后（3~5 秒钟）两手同时逐渐抬起，稍停留数秒钟后进行可下一次。如此反复操作 50 次。④在八髎穴处涂少许介质（冬青膏或滑石粉均可），然后用手掌面在八髎穴上做擦法至局部发热为止。以上方法每天进行一次，5 次为 1 疗程，连续治疗 2 个疗程。观察 2 个疗程后比较两组疗效。结果：小儿推拿治疗组有效率为 97.14%，超短波对照组有效率为 87.88%，治疗组治疗前后临床疗效评定优于对照组。

参考文献： 李鹏 . 推拿治疗小儿神经性尿频临床疗效评价［D］. 长春中医药大学，2014.

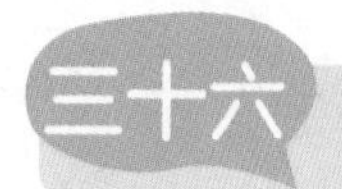

剧烈腹痛不要慌，小儿推拿来帮忙（小儿肠痉挛）

每一个儿童都是家长细心呵护的宝贝，但是儿童由于身体器官未完全发育成熟，经常会出现小儿肠痉挛的现象，可能表现为突然剧烈的腹痛，严重者甚至满地打滚。由于患儿往往疼痛难忍，描述不清具体疼痛的位置，会造成家长精神上极大的恐慌，因此，面对这种情况，及时正确地处理十分重要。

1 疾病简介

肠痉挛是由于肠壁平滑肌阵阵强烈收缩而引起的阵发性腹痛，在小儿急性腹痛中最常见。属于中医学“腹痛”的范畴，西医又称之为“痉挛性肠绞痛”。

2 常见症状

（1）可发生于婴儿至学龄期儿童，以 5~6 岁最多见。

（2）健康小儿突然发生阵发性腹痛，脐周为甚，每次发生一般持续数分钟。且时痛时止，反复发作，可持续数小时。

（3）发作时，患儿哭闹不止，面色苍白，手足发凉，腹部胀痛拒按，一般能自行缓解。可伴有呕吐及上呼吸道感染的症状。

（4）发作时，触诊腹部有痛觉过敏，腹肌紧张，发作间歇表现如常。

③ 辨证分型

—— 基本手法 ——

❶ 腹中寒：腹部疼痛，阵阵发作，喜温细按，得温则舒，四肢厥逆，或呕吐，腹泻，大便溏泻，小便清长，面色苍白，甚则唇色紫暗，舌淡苔白滑，指纹青紫。

❷ 乳食停滞：腹部胀满疼痛拒按，按之痛甚，不思乳食，或食少纳呆，腹痛欲泻，泻后痛减，时有呕吐，呕吐物酸腐，夜卧不安，时时啼哭，嗳腐吞酸，口气酸臭，频转矢气，粪便秽臭，舌苔厚腻，指纹青紫。

❸ 脏腑虚冷：腹痛绵绵，时作时止，痛处喜温喜按，得温稍舒，得食暂缓，四肢发冷，饮食较少，或食后腹胀，食后良久方吐，突出物无臭无味，大便稀溏，小便清长，面色皖白，神情倦怠，舌淡苔白，指纹沉而色青。

❹ 气滞血瘀：脘腹胀满疼痛，痛而拒按，痛有定处，或触之有包块，位置固定不移，按之痛剧，面色晦暗无光泽，口唇色青紫，舌紫暗或有瘀点、瘀斑，指纹紫滞。

④ 治疗手法

❶ 补脾经：患儿取仰卧位，术者站在患儿的侧方，一手扶住患儿的前臂，另一手以拇指罗纹面在患儿拇指末节罗纹面上做顺时针方向的旋转推动，也可以将患儿拇指屈曲，术者以拇指罗纹面循患儿拇指桡侧边缘向掌根方向直推，统称“补脾经”，反复操作 100 次（图 4-585、图 4-586）。

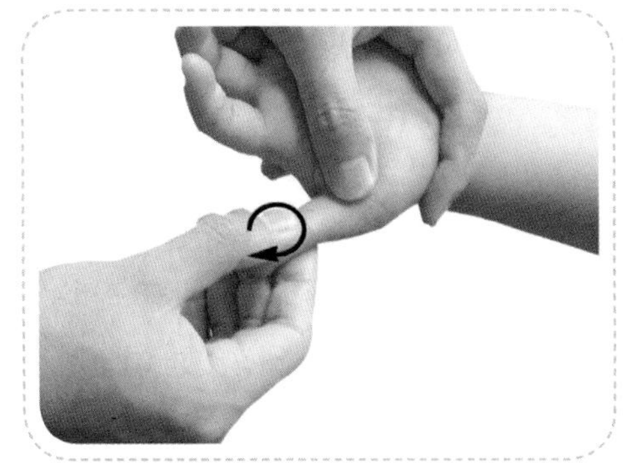

图 4-585 补脾经 1

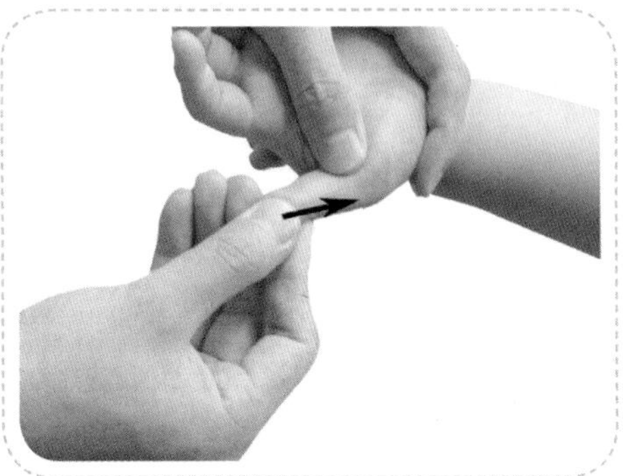

图 4-586 补脾经 2

❷ 清大肠：患儿取仰卧位，术者站在患儿的侧方，一手扶住患儿的前臂，另一手以拇指罗纹面在患儿食指桡侧缘，自虎口向食指尖直推，称为清大肠，推 100 次（图 4–587）。

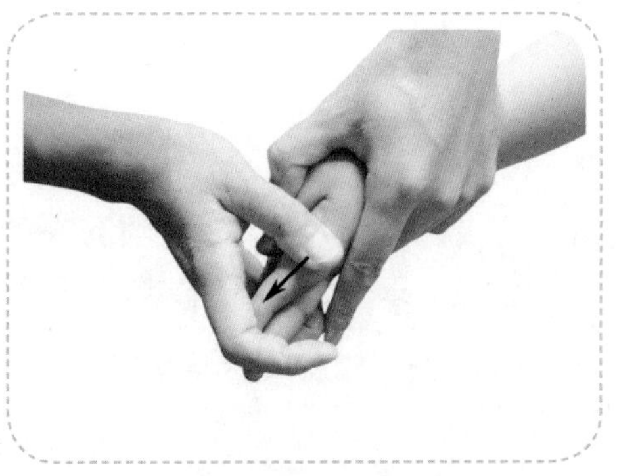

图 4–587 清大肠

❸ 运内八卦：患儿取仰卧位，术者站在患儿的侧方，一手扶住患儿的四指，使其掌心向上，另一手以食、中二指夹住患儿拇指，并以拇指端自患儿掌根处顺时针方向做环形推动，称为"运内八卦"，反复操作 100 次。操作时宜轻不宜重，宜缓不宜急，在体表旋绕摩擦推动（图 4–588 至图 4–590）。

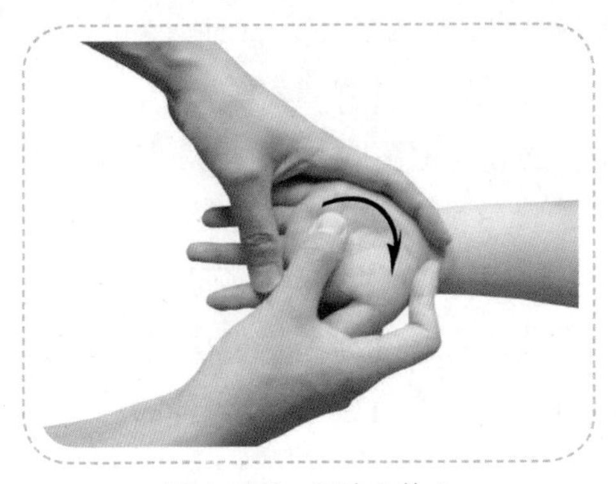

图 4–588 运内八卦 1

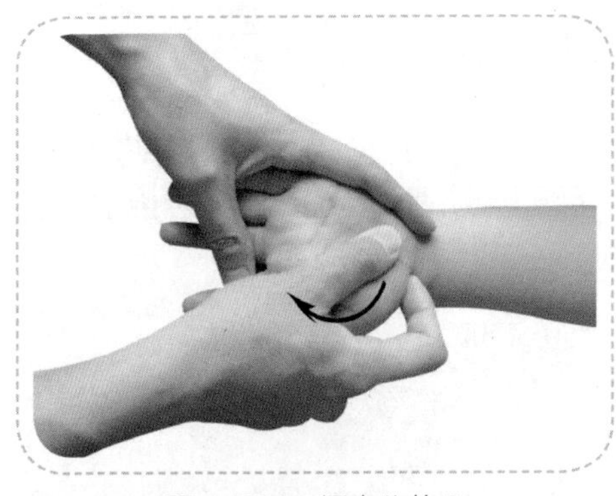

图 4–589 运内八卦 2

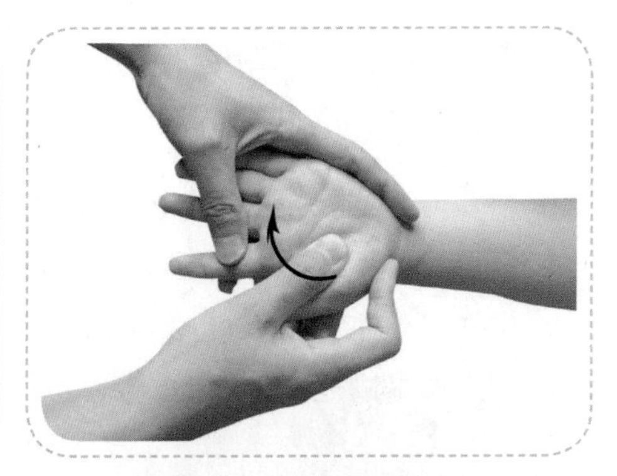

图 4–590 运内八卦 3

❹ 拿肚角：患儿取仰卧位，术者站在患儿的侧方，以双手拇指、食指、中指三指向肚角穴（脐下 2 寸，旁开 2 寸）处拿 5~8 次（图 4–591）。

❺ 摩腹：患儿取仰卧位，术者站在患儿的侧方，将手掌轻放于患儿腹部，沉肩垂肘，以前臂带动腕，按照左上腹、右上腹、右下腹、左下腹的顺序做环形而有节律的抚摩约 5 分钟。用力宜轻不宜重，速度宜缓不宜急。在

摩腹之前可以在患儿腹部涂上适量滑石粉，以免摩腹过程中损伤患儿皮肤（图 4-592 至图 4-594）。

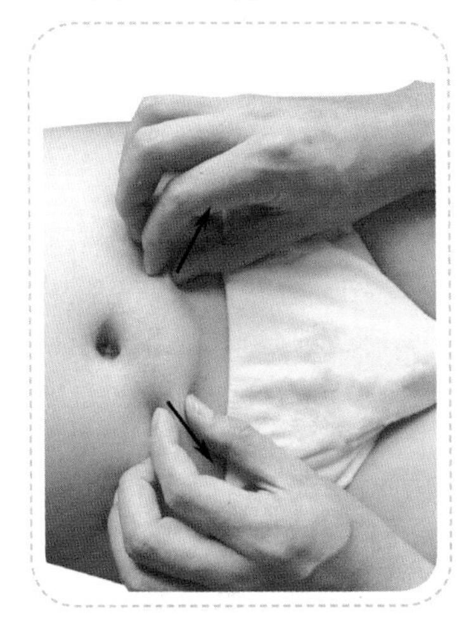

图 4-591 拿肚角

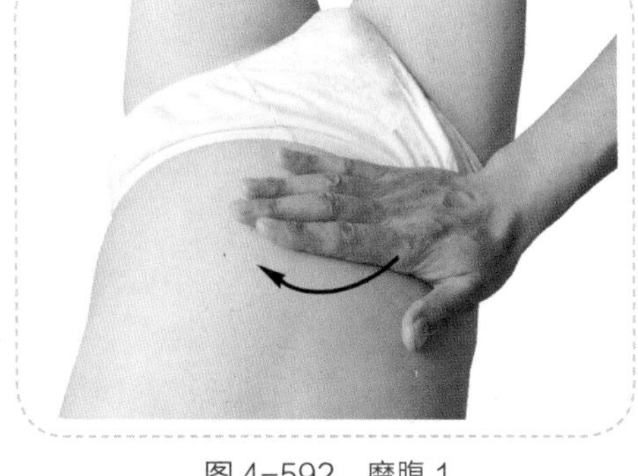

图 4-592 摩腹 1

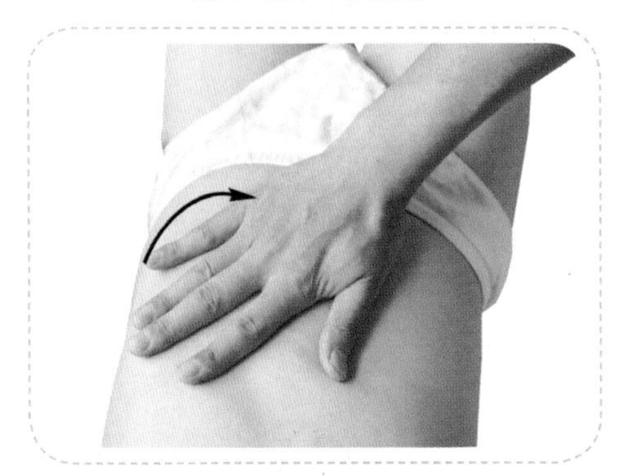

图 4-593 摩腹 2

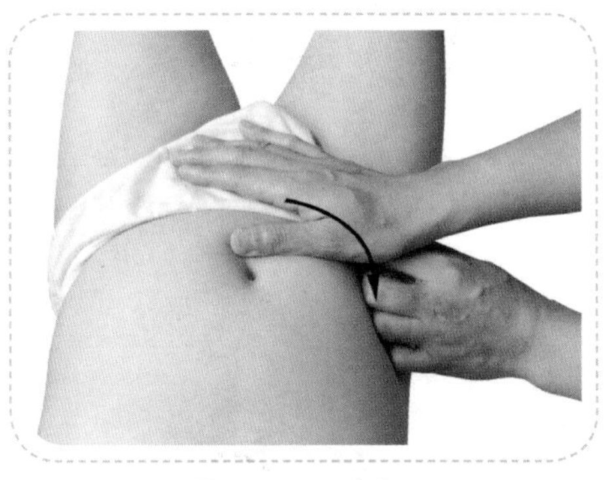

图 4-594 摩腹 3

❻揉足三里：患儿取仰卧位，术者站在患儿的侧方，以一手拇指于患儿足三里穴（小腿前外侧，髌骨与髌韧带外侧凹陷下 3 寸，距胫骨前缘一横指）穴上，施以点揉法 3 分钟。施术时以拇指指端吸定于足三里穴上，以肢体的近端带动远端，做带动深层组织的小幅度环旋揉动，压力要均匀，动作要协调有节律（图 4-595）。

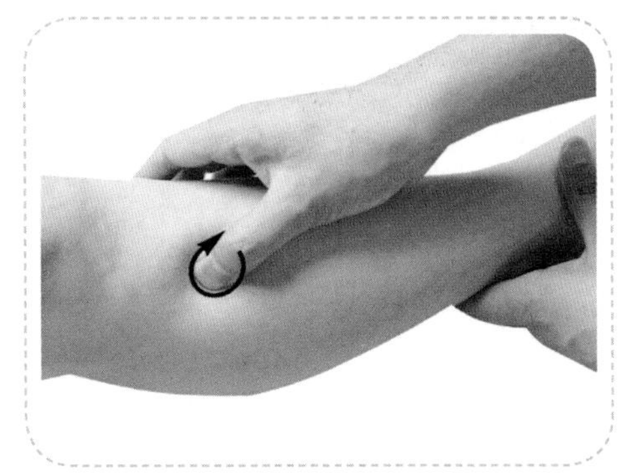

图 4-595 揉足三里

—— 乳食停滞配伍手法 ——

❶揉板门：患儿取仰卧位，术者站在患儿的侧方，一手扶住患儿的前臂，另一手以拇指罗纹面按揉患儿手掌大鱼际处为“揉板门”，反复操作约300次（图4-596）。

❷推四横纹：儿童食指、中指、无名指、小指掌侧第一指间关节横纹处称为四横纹。操作此法时患儿取仰卧位，术者站在患儿的侧方，一手握住患儿的手掌，使其四指伸直并拢，掌心向上，另一手四指并拢从患儿食指横纹处推向小指横纹处为“推四横纹”，操作100次（图4-597至图4-599）。

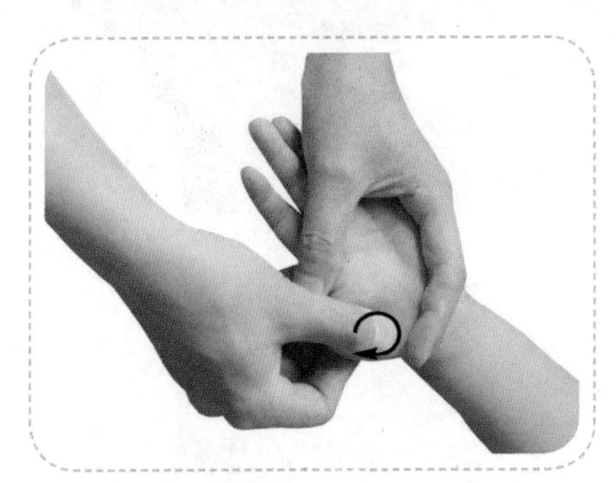
图4-596 揉板门

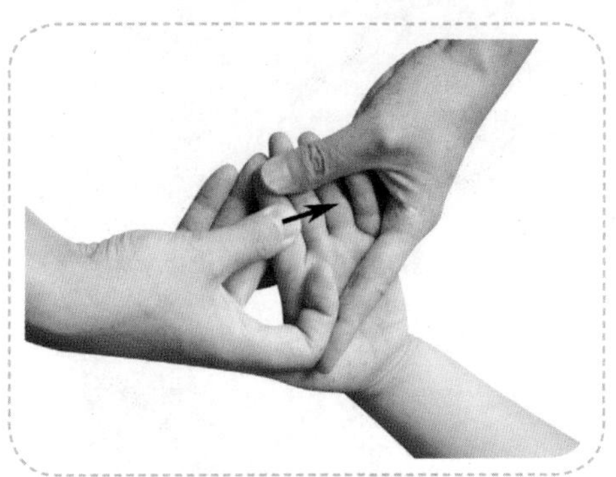
图4-597 推四横纹1

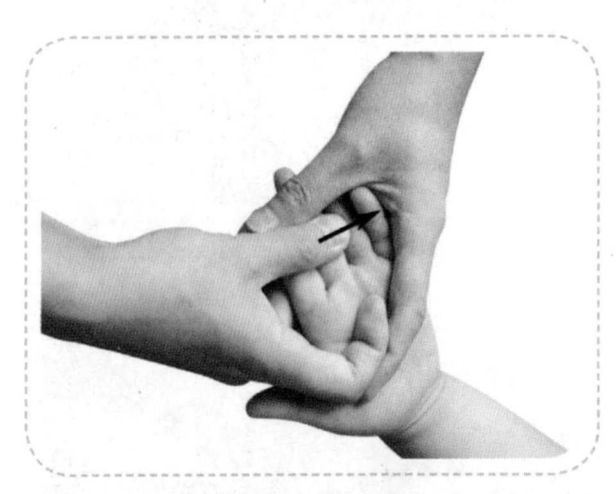
图4-598 推四横纹2

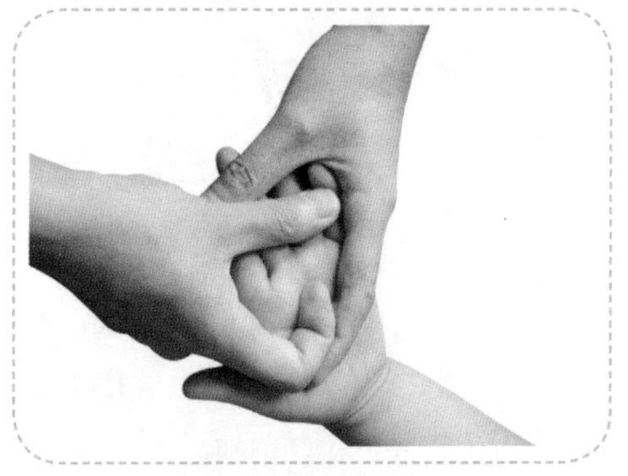
图4-599 推四横纹3

5 预防保健

（1）应建立起规律的饮食习惯，饭后禁止立刻剧烈运动，注意腹部局部的保暖，防止腹部受凉。

（2）热敷对于本病有较好的疗效，取热水袋置于患儿腹部，可以有效缓解患儿腹部疼痛的情况。

（3）本病应注意与一些外科急症相鉴别，如急性阑尾炎、急腹症等，如腹痛剧烈应立即到医院就医，对症治疗。

6 饮食注意

（1）避免摄入量大量的生冷食品，或暴饮暴食等。有时食物中糖分过高也会引起小儿肠痉挛。应少吃零食，如冰淇淋、冷饮、蛋糕、面包、巧克力、炸鸡等食物，多吃蔬菜水果，如香蕉、苹果、草莓、火龙果等。有些儿童对牛奶或其他食物过敏，进食后可能会诱发肠痉挛，应避免进食这些食物。

（2）生姜可以温胃散寒，可以取几片姜，用水煮开后，然后放点红糖给孩子服下，这样可以祛寒止痛，能够治疗孩子因肠道受凉引起的痉挛性腹痛。

7 应用举例

刘某，女，7岁。阵发性腹痛1年余。曾在多家医院求治，腹部B超肝、胆、脾、肾、胰均正常。肠电图示：肠痉挛。患儿面色萎黄，瘦弱，阵发性腹部疼痛，食欲不振，夜间睡眠时经常痛醒，蜷曲，影响睡眠，大、小便基本正常，舌质淡，苔薄，脉细弱。初步中医诊断为脾胃虚弱之腹痛。治则：健运脾胃，温中止痛。取穴：补脾经300次，运内八卦500次，揉天枢300次，拿肚角50次，揉一窝风500次，捏脊12次。治疗1次后，患儿腹痛明显缓解。因患儿腹痛时间长，食欲差，每天根据患儿舌苔、脉象对穴位略加调整。如舌尖红，配清心经；苔略厚，配清板门。调理10次后，患儿腹痛几乎消失，夜寐安，食欲转佳，面色略红润。后隔日一次，继续巩固治疗10次，腹痛完全消失，面色、食欲均佳，治愈。

参考文献： 肖红.小儿推拿治疗肠痉挛疗效观察［C］. 中国针灸学会，2015：169-170.

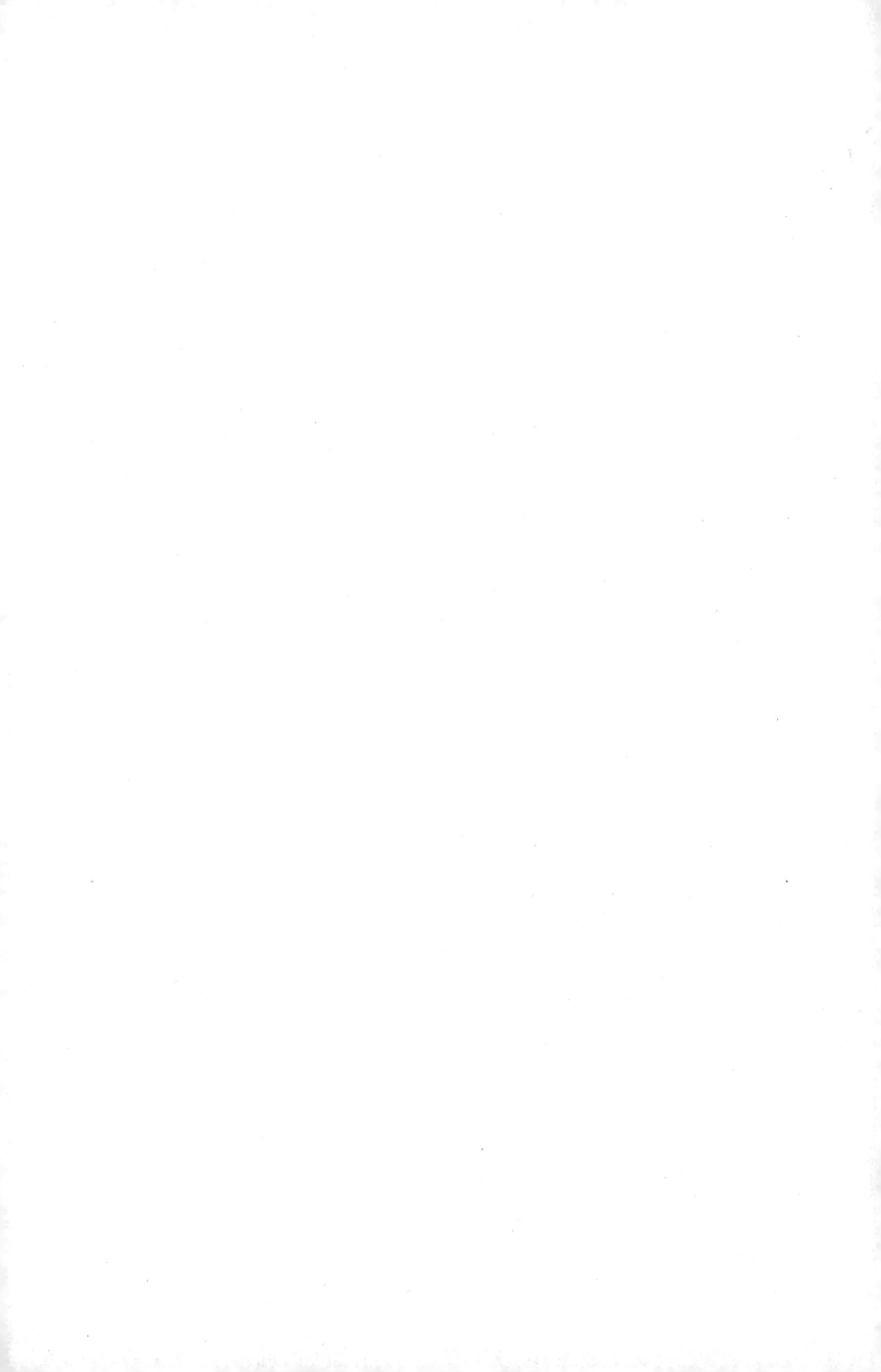